ハンセン病児問題史研究

国に隔離された子ら

清水　寛

新日本出版社

はしがき

清水　寛

私がハンセン病問題について初めて知ったのは一九六九年八月のことである。その経緯は第Ⅰ部の「補章」に記した。埼玉大学教育学部に「養護学校教員養成課程」が新設され、障害者教育学の教員になりたての時である。日本の戦前・戦後における国のハンセン病隔離政策により、ハンセン病者・家族が受けた想像を絶する人権侵害と人生全般にわたる被害の深刻さに息をのむとともに、官民一体となった「無癩《らい》県運動」を通して、私たち国民一人ひとりがそのような政策を容認・助長してきたことを知り、胸をえぐられる思いがした。

障害児教育・福祉史研究にとりくんできた私が最も疑問に思ったのは、どのような病をもっていようと、子どもは決して小さな大人ではなく、固有な発達の道筋を有し、それにふさわしい教育と環境が不可欠であり権利なのに、大人の患者と一緒の一大混合雑居施設に強制収容させられていることであった。それで、私は韓国・台湾の旧植民地下のハンセン病療養所を含め、全国の療養所を訪ね、在園者の方々から子ども期を中心に聴き取りを重ねてきた。

一九七八年一〇月二三日、初めて長島愛生園を訪れたとき、かつての患者用浅橋で島田等《ひとし》さんと宇佐美治さんが出迎えて下さった。邑久《おく》高校新良田《にいらだ》教室などを見学し、「長島事件」「らい予防法改正闘争」など愛生園における患者たちのたたかいの歴史も聴いた。当時、島田さんたちは長島愛生園入園者五十年史の編纂《へんさん》にとりかかろうとしていた。それは『隔絶の里程』（一九八二年、日本文教出版）として刊行された。その後記を島田さんは次の文で結んだ。

「（小川正子著『小島の春』〔一九三八年〕の「悲しき病世に無からめ」の短歌を引用し――編者注）しかし〝悲しき病〟をこの地上からなくすことは、はたして人間に可能なのかどうか。ハンセン病はなくなることがあっても、どのような別の〝悲しき病〟に、人間はみまわれるかも知れない。／だが〝悲しき政策〟はなくすることができなくてはならない。それは人間じしんの手になるものであるからである。」と。

この言葉がそれから三五年近く経つ今まで私のハンセン病児問題史研究を支え、貫く力となった。

本書は書名に「研究」と銘うっているが、実際には私たちが埼玉大学で一九八〇年代から九〇年代にかけて、「ハンセン病療養所における子どもの生活・教育・人権の歴史」をテーマにゼミでとりくんだ共同の学習と研究が中心的な内容になっている。ゼミ員は、私の所属する障害児教育講座の学生たちだけではなく、他大学の学生や大学院生、元・小学校教員や韓国出身の研究生、いわゆる家庭の主婦である女性たちの聴講生、療養所から社会復帰したハンセン病だった作家など、多様である。国立療養所である多磨全生園（東京都）、栗生楽泉園（群馬県）、長島愛生園（岡山県）を主な対象として、夏休みには一週間くらいは各園に合宿させていただき、在園者の方々と交流しながら学びあった。

本書に何か特徴があるとすればそのようなゼミ活動が基礎となっていることによるものであろう。と同時に、本書が研究書としてはその構成・内容に不十分さを残す要因ともなっている。

序章と第Ⅰ部「研究編」第1章は、〝特殊日本型の〟ハンセン病者強制収容・絶対隔離・義務労役・絶滅・民族浄化政策（以下、癩《らい》者隔離絶滅政策と略す）下のハンセン病児問題を概括し、今後の研究課題を提示した。同第2章〜第6章は療養所の病児たちの意識を戦前・戦後の文集で考察し、「黒髪小事件」（竜田寮児童通学拒否事件）との比較を念頭に韓国のハンセン病回復者たちの「定着村《チョンチャクチョン》」の「未感染児」（健常児）の共学拒否事件を分析している。第Ⅱ部「証言編」は全生園、楽泉園、愛生園の在園者たちの主として子ども期の証言を、「資料編」には在園者・社会復帰者も加わっての学会での自主シンポジウムとハンセン病児問題史年表を掲載した。

近年、ハンセン病児問題を含むハンセン病問題全般から子ども・青年さらには市民の人権・共生・平和への教育をめざす実践が広がり、深まりつつある。本書がそれらの教育実践の発展にも寄与することを希《ねが》っている。

目次

第Ⅱ部　証言編

序章　ハンセン病児問題について

清水　寛

第1節　ハンセン病隔離政策とハンセン病児問題

1　ハンセン病とは——定義と差別・偏見の由来

ハンセン病は、結核菌などと同じ抗酸菌の一種である「らい菌」（一八七三〔明治6〕年、ノルウェーのG. H. Armauer Hansen《ハンセン》が発見したMycobacterium leprae）による細菌感染症であり、主として末梢神経と皮膚が冒される疾患で慢性に経過する。

「らい菌」の伝染力は極めて弱く、ほとんどの人に対して病原性（感染力と発症力の総和）を持たないため、人の体内に「らい菌」が侵入し感染しても、発病することは極めてまれであり、発病しても早期発見・早期治療すれば治癒《ちゆ》する。

ハンセン病の成立に最も強い影響を与える要因には、「らい菌」に対する免疫力（病気から免れる力）と環境の問題がある。一般的にヒトは成長とともに免疫システムが備わり、おおむね一五歳くらいになると「らい菌」に対する免疫力を獲得し、ハンセン病の発症はほとんどなくなる。また衛生状態や食料・生活状態などハンセン病をとりまく環境の改善によって、ハンセン病者を少なくすることができる。現在、日本での新患発生は年間零〜二名くらい、外国人から三〜五名くらいである。

日本では現在、診断法・化学療法・理学療法などの確立によって、ハンセン病は治る病気となっている。ハンセン病療養所入所者および社会生活への移行者、社会復帰者のほとんどはハンセン病が治癒した回復者である。ハンセン病では、そうであるにもかかわらずハンセン病が他の感染症と違ってはなはだしく忌み嫌われ、患者・家族が差別・偏見にさらされ、社会から疎外され排斥されてきたのはなぜか。主な理由として次のようなことがあげられるという。◆1

第一は、体の変形と機能障害である。有効な治療法がほとんどなかった時代、病気が進行すると体のいろいろな部位に変形をきたしただけでなく、感覚障害（知覚まひ）のため外傷や火傷、またはそれによる骨髄炎などにより、手足の指を失ったり、顔に結節の跡が残ったりした。これらの症状はすべて末梢神経障害によって二次的に生じた後遺症である。そのため無菌状態となり病気自体はずっと以前に治癒しているのにもかかわらず、治らない病気のような印象を与え、差別・偏見につながった。

第二は、医学的知識の乏しかった時代、遺伝病と考えられていたことである。患者が同じ家族にあらわれることが多かったため、患者の家系を「らい筋《すじ》」と呼び、少なからず疎《うと》まれ、迫害を受けた。そのうえ、多くの宗教が本病を「天刑病」（天が罰している刑）とか「業病《ごうびょう》」（過去に悪いことをした報い）といい、布教にも利用したため、悪いイメージが広がり固定化した。

第三は、ハンセン病に関する法律が、一貫して患者を隔離の対象と定め、法律の執行に警察官が関与したり、収容された患者の家などを保健所職員が大々的に消毒したりしたためである。それによって、「恐ろしい、強烈な伝染病」というレッテルがはられ、多くの悲劇を生み続けた。

これらの理由のなかでも、ハンセン病児および親などが本病に罹患《りかん》している子どもたちを含め、ハンセン病患者・家族全体の人間としての自由と権利を奪った一連の法律による影響が最も強く、そして大きい。そこで、次にハンセン病に関する戦前・戦後の法律と政策について簡略に述べることにする。

2　ハンセン病関連法とハンセン病政策の沿革

明治期以降、日本のハンセン病政策は九〇年近く、国民をも巻き込んで、いわば特殊日本型の〈ハンセン病患者に対する強制収容終生絶対隔離絶滅政策〉を策定・実施し、患者と家族に未曽有の、深刻かつ取り返すことのできない人権侵害・人生被害をもたらした。

なお、ここで筆者は、「絶対隔離」という言葉には、病状の程度、症状の類型、性別、年齢などの違いや自宅療養、通院治療の実際とその可能性などにかかわらず、ハンセン病に罹患した者全員に対して、絶大な国家権力が行使され、患者の人間としての基本的な自由と権利が、生涯にわたり根本的・全面的に剝奪・蹂躙されたという意味をこめて用いている。また、「絶滅」という言葉には、ハンセン病を予防・治療・リハビリテーションなどによって皆無にしていくのではなく、ハンセン病患者を療養所に終生隔離し、そこで絶命させていくという意味をこめて使っている。

つまり、「絶対隔離」とは、患者によっては病院に通院・入院して治療を受けるか、あるいは社会から療養所に一時的に隔離されたかたちで、入所し療養生活を行うかを患者・家族が選択し得る方式としての相対的隔離とは全く相対立する概念・措置として、筆者は位置づけている。

そのようなハンセン病政策の基盤となった一連の関連法制、および政策遂行を助長したいわゆる「無癩《らい》県運動」の沿革について略記する。

一九〇七（明治40）年、法律第一一号「癩予防ニ関する件」が公布された。

富国強兵策による大国化を目指した明治政府は、無資力で浮浪するハンセン病患者を文明国たる大日本帝国の〝国辱〟であると考え、治安維持の立場から警察力による取締りの対象とした。同法の下、一九〇九（明治42）年以降、連合道府県立療養所五か所を設立し強制収容・終生隔離を開始した。

一九一六（大正5）年、「癩予防ニ関スル件」を一部改定した「法律第二十一号」によって療養所長に懲戒検束権を付与し、すべての療養所に監禁所を設け、救護ではなく懲罰による統制を強化した。

一九三一（昭和6）年、「癩予防法」を制定して、従来の主として無資力・浮浪「癩」患者を対象とする相対的隔離政策を変更して「療養所」という名の、いわば〈刑務所的収容所〉へと隔離対象を全ての患者に拡大し、絶対隔離の強化によるハンセン病患者の根絶を企図した（傍点は筆者による。以下同じ）。天皇制国家日本がアジアへの侵略を進めていったこの時期、日本民族の質を低める病気は全て排除される必要があると考えられた。軍国主義、国粋主義の台頭による〝民族浄化〟のための患者絶滅という優生主義の思想がその基礎にあった。同年一月三〇日、「国立癩療養所患者懲戒検束規程」を認可した。同年七月一五日公布の「癩予防法施行規則」の第五条でも懲戒検束について規定した。

一九四八（昭和23）年、「優生保護法」を制定した。この法律制定以前より、収容施設内において夫婦が子を産み育てることは禁じられており、結婚を許す条件として、事実上の強制的な断種手術、妊娠した女性には人工妊娠中絶が行われてきた。それが本法によりハンセン病患者は合法的に強制断種・強制堕胎の対象となった。◆2

一九五三（昭和28）年、「らい予防法」を、全国国立癩療養所患者協議会（「全癩患協」、のちの「全患協」）などの国会陳情、座り込み、患者作業拒否、ハンガーストライキなどの激しい反対・抗議を押し切って制定した。本法は強制収容・強制診察・秩序維持・従業禁止、無断外出に対する処罰などの規定を定め、退所規定を盛り込まないものであり、「癩予防法」の絶対隔離体制をそのまま引き継いだ。それは患者による感染・伝染の危害から社会を護るためという〝社会防衛論〟に立脚していた。

患者団体の運動は、本法に九項目の付帯決議をつけさせ、その一つには「近き将来本法の改正を期する」とあるが、実際には以後四三年間も本法は存続した。

このように政府がハンセン病患者対策を患者の一部を対象とする相対隔離から全ての患者を対象とする絶対隔離に転換し、患者が絶命するまで療養所に強制収容する法制と措置を保持し得たのは、各都道府県が官民一体となって患者の絶滅を図った「無癩県運動」があってのことである。このハンセン病罹患者を一人残らず〈探し出し、燻《いぶ》り出し、療養所に送り込む〉運動は、戦前においては「癩予防法」により絶対隔離が実施され、とくにハンセン病患者の「二〇年根絶計画」が開始された一九三六（昭和11）年以降に強まり、植民地朝鮮・台湾、日本の委任統治下にあった「南洋諸島」などでも日本が「東亜の盟主」として「大東亜の癩を一掃」していくという名目で展開された。戦後も「無らい県運動」は、療養所の拡張、藤楓協会（癩予防協会の後身）の設立、「らい予防法」の成立によって強化・維持され、療養所に隔離された患者が漸減していく一九六〇年代に終焉《しゅうえん》に向かっていったようである。なお、藤野豊が、「無らい県運動のなかで、国民に浸透した認識、すなわちハンセン病は恐ろしい感染症である、社会にとっても隔離されることが幸福であるという認識は、患者とその家族への偏見の温床となり、今に至るハンセン病回復者への差別意識の基盤となっている。[3]」と指摘していることは重要である。

そのほか、日本のハンセン病政策の重大な問題点としては、例えば、①「疫学的にみたわが国のハンセン病は隔離とは関係なく終焉に向かっていた。減少の実態は、社会の生活水準の向上に負うところが大きく、伝染病の隔離を目的に制定された『旧法』（「癩予防法」）すら、あえて立法化する必要はなかった[4]」と指摘されていること。②国際的なハンセン病に関する知見・対策の進展に逆行する隔離の強化がなされたこと。すなわち、「日本のらい対策における『隔離』は、家庭や地域社会から患者を排除し、そのつながりを厳しく遮断するもの」であって、「国際的ならい対策において使用される『隔離（厳密には強制的分離――Compulsory isolation――筆者注）に比べて極めて厳しく、患者の人権・人格への配慮を著しく欠くもの」であったこと。[5]③ハンセン病は慢性感染症であるが、その対策が「あるべき感染症予防対策をいかに逸脱したものであったかは、一九五一年に制定された『結核予防法』による結核予防対策と比較することによって、極めて明瞭になる[6]」ことなどを挙げなければならない。

こうした状況に対して、全患協（現・ハンセン病療養所入所者協議会＝全療協）をはじめとする団体・関係者たちの果敢な取り組みによって、一九八〇年代から九〇年代にかけて、政府のそれまでのハンセン病政策と措置を全面的に批判し、「らい予防法」の改正・廃止と処遇保障継続を要求する運動が高まっていき、それを支持する世論も広がっていった。

その結果、一九九六年、「らい予防法の廃止に関する法律」が制定された。こうして一九〇七年制定の「癩予防ニ関スル件」以来、八九年間に及んだハンセン病隔離法制は失効した。

さらに一九九八年七月三一日、国立ハンセン病療養所の菊池恵楓園（熊本県）と星塚敬愛園（鹿児島県）の入所者一三人が熊本地方裁判所に「らい予防法」違憲国家賠償請求訴訟をおこした。国に謝罪と賠償を求める療養所入所者たちによる訴訟は、一九九九年三月に東京地方裁判所、同年九月に岡山地方裁判所でも起こされ、二〇〇一年五月上旬には原告者の数は七七九人にのぼった。

裁判で争点となったのは、①隔離の必要性の有無、②国の法的責任の有無、③損害賠償の認定、④除斥《じょせき》期間（民法による賠償請求権の消滅）の適用の可否であった。

二〇〇一年五月一一日、熊本地裁で原告勝訴の判決が出された。判決は、①厚生大臣（「らい予防法」制定当時）の職務行為に国家賠償法上の違法性と過失があること、②「らい予防法」の隔離規定の違法性が明白になっているのにこれを改廃しなかった点で、国会議員の立法上の不作為について国家賠償法上の違法性、過失があることを認め、③除斥期間については、被害は「らい予防法」廃止時（一九九六年）まで継続的に発生しており、また人生全体におよんでいるととらえて適用しないとした。

この判決に対して、原告団、弁護団、支援者などは、直ちに、国に控訴しないよう求める要請行動を起こし、マスコミも大きく取り上げ、世論も広く支持した。その結果、国は控訴断念を表明し、二〇〇一年五月二五日に熊本地裁判決は確定した。この判決を受けとめて、同年七月、東京地裁、岡山地裁では和解が成立した。

二〇〇一年六月二二日、「ハンセン病療養所入所者等に対する補償金等に関する法律」（「補償法」と略記する）が制定された。

二〇〇四年、韓国の「更生園」（旧「朝鮮総督府癩療養所小鹿島《ソロクト》更生園」）、台湾の「楽生院」（旧「台湾総督府癩療養所楽生院」）が東京地裁に補償請求を起こした。その両方の判決が二〇〇五年一〇月二五日にあり、同趣旨の訴えにもかかわらず更生園の請求は棄却され、楽生院の請求は認められた。更生園と楽生院が「補償法」でいう国立療養所にあたるかどうかをめぐって判断が分かれたのである。原告団・弁護団は、二〇〇一年熊本地裁判決以後もハンセン病問題をたたかい続けてきた、国賠訴訟の原告団や全療協、訴訟支援者たちなどの支援を受けながら、厚生労働省と交渉を重ね、二〇〇六年二月三日、「補償法」改正により、朝鮮、台湾を含む旧植民地の「ハンセン病療養所入所者が補償対象に含まれる」ことを確認するに至った。

このいわゆるソロクト・楽生院訴訟は、ハンセン病病歴者の人権と人間回復の課題を「アジアへ、さらに世界へ広げていく契機をつくったという意味でも大きな意義を持つ裁判[7]」となった。

二〇〇八年六月一八日、「ハンセン病問題の解決の促進に関する法律」(通称「ハンセン病問題基本法」)が公布され、翌年三月三一日に施行された。

さらに、二〇一六年一月一五日、長年にわたる国のハンセン病隔離政策によって差別され被害を受けてきたとして、ハンセン病回復者の子ども・配偶者・兄弟姉妹など家族五九人が国に謝罪と損害賠償を求める集団訴訟を熊本地裁に起こした。原告の人数は増え続け、同年三月末現在で五六八人(二〇歳代から九〇歳代の男女)に達している。「らい予防法」廃止から二〇年、熊本地裁判決確定から一五年、「ハンセン病問題基本法」施行後七年が経つ。そのなかで起こされたハンセン病回復者の家族による集団提訴である。

ハンセン病問題は決して解決しておらず、過去の問題ではない。今、ようやく最も深刻で重大な家族の問題が当事者たちによって国民全体に問われ始めたのである。

一九〇七(明治40)年、法律第一一号「癩予防ニ関スル件」公布以降、国によるハンセン病隔離政策が今に至るまで及ぼしている影響と、私たち国民一人ひとりが未来に向かって担うべき市民としての社会的責務についてあらためて自覚しなければならない。そのためには、まずハンセン病患者・家族などが国の隔離政策によって被った被害・損害の実態を知らなければならない。そこで、次に、「らい予防法」違憲国家賠償請求裁判において原告たちが法廷で自らの体験に基づいて明らかにしたことがらのうち、とくに子どもについての被害について、その一端を見ていく。

3　ハンセン病違憲国賠裁判にみるハンセン病患者の子ども期の被害

前述した三つの地方裁判所における「らい予防法」違憲国家賠償請求訴訟（以下、ハンセン病違憲国賠裁判と総称する）の全容は、ハンセン病違憲国賠裁判全史編集委員会編集・発行『ハンセン病違憲国賠裁判全史』全九巻（発売元・皓星社、二〇〇六年）にまとめられている。本裁判は「朝日訴訟」の〝人間裁判〟と並び〝人間回復裁判〟といえよう。日本近現代の人権保障史における歴史的裁判である。

なお、本書では熊本地裁での訴訟は「西日本訴訟」、東京地裁での訴訟は「東日本訴訟」、岡山地裁での訴訟は「瀬戸内訴訟」と呼んでいる。筆者は本書から、原告五六人の「陳述書」（各裁判所宛提出）、「本人調書」（陳述書に基づく弁護士と原告との質疑応答）を子ども期を中心に通読した。原告の人数の訴訟別の内訳は西日本訴訟四〇人[8]（男性二八人、女性一二人）、東日本訴訟一六人[9]（男性一三人、女性三人）、瀬戸内訴訟七人[10]（男性四人、女性三人）である。年齢は六〇歳代後半から七〇歳代が多い。次に、幾人かの原告の「陳述書」から子ども期の被害の実態について重点的に紹介する。

（1）安《アン》　述壬《スーニン》[11]（女性、七六歳）

一九二四（大正13）年、韓国で生まれた。

四歳の時に親に連れられて日本（大阪市）に移住。ハンセン病を発病していた父親と一緒に、一九四一（昭和16）年、一六歳で邑久光明園に他のハンセン病患者らと、貨物列車の最後尾に客車が連結されたいわゆる〝お召し列車〟で強制入所。

「療養所は一〇畳の部屋に五人の生活であり、一六歳以上は夫婦舎に入れられました。通い婚のため夜は八、九人になるひどい有様で、プライバシーも人間らしさも全く顧みられない生活状態でした。そうした中で独身の女性がいると恥ずかしいからか、すぐに通い婚の相手を紹介されました。私の場合、父から韓国人互助会の責任者を紹介されて、断り切れずに結婚しました。入所した翌年、一七歳の時でした。」

「邑久光明園でも戦前から断種は行われていました。私は、最初の夫から結婚前に強引に関係を迫られ結婚前に妊娠してしまいました。そのため私は園から子どもをおろせと言われ、夫は結婚と同時に断種されました。夫は断種されて子どもができなくなったので、私に子どもをおろすなと言い、夫婦でいろいろ悩んで、子どもの育てられる草津（国立癩療養所栗生楽泉園――筆者注）の自由療養地区に行くことを考えました。ところが父がどうしても一緒に行かないと反対したため実現できず、やむなく妊娠九ヶ月目に中絶することになったのです。そのときも手術は医者でなく婦長がしました。胎児を引っ張り出したら、もう大きくなっており、一人前に声をあげて泣いていたのですが、婦長はこの子どもを私の目の前でうつぶせにし、押さえつけて殺してしまいました。この恐ろしい光景を私は生涯忘れることができません。」

（2）山本榮良◆12（六七歳、奄美和光園）

一九三二（昭和7）年一〇月二六日、鹿児島の徳之島に生まれた。

一九四三（昭和18）年、小学校四年生の頃、「最初に小指に麻痺を感じた」。学校で身体を清潔にしているかどうかを調べる「容儀検査」の際、先生に「みんな爪を見せろ」と言われ、「他の指も全部中途半端に曲げたようなかたち」で出したら、「お前はこじきか。真っすぐに伸ばせ」と言っていきなり私の頬を殴った。「こじき」とは当時島ではハンセン病を意味していた。その日の下校の時、一級上の校長の息子が待ち伏せていて、「こじき、手を見せろ」と言い、子どもたちも集まってきたので恐ろしくなり逃げ帰った。「その日あまりの悔しさに我慢できず」、家の近くの大木の枝に縄を結び首吊り自殺を図ったが両足の爪先が地面についてしまった。「この自殺未遂のことは家族の気持ちを考えるとその後もずっと誰にも言え」ず、翌日から学校に行かず農業を手伝った。三歳上の次兄も同じ頃に発病（菊池恵楓園ですでに死去）。長兄は一九四四（昭和19）年にフィリピン沖で戦死。「次男、三男のハンセン病は、住んでいた集落の根強い差別意識のために、人付き合いまで避けなければならず、家族にとって苦難の日々でした。」

一九四四年の三月か四月頃に一度、四五年、四六年にもそれぞれ一度、警察官が家に来て父に療養所へ入れるよう説得。四六年三月一四日、兄と一緒にトラックに乗せられた。トラックには「顔や手が変形したり、膿が流れているような人もいて、臭気が漂って」おり、「あ、、自分の病気はこんなひどい病気だったのか」と思った。奄美大島の名瀬港まで船に乗せられた。家族は一緒に乗ることを禁じられていたのに父は毛布をかぶって隠れて乗り、和光園まで付いてきてくれた。「当時私は一四歳、兄は一七歳でした。二人の息子と離れがたく付いてきた父の気持ちを思うと今でも涙が出ます。」

「三月一五日に和光園に一緒に入ったのは、与論島、沖永良部島、徳之島からの七三人でした。（略）名瀬港に着いて下船する際は、下りる直前に、患者はすべて頭から全身にＤＤＴの消毒薬噴射を受けました。まるで動物に等しい扱いでした。」

「奄美和光園は、昭和一八年に国立のハンセン病療養所として名瀬市郊外に建てられました。ハブの棲息地ということで、あまり人の近づかない場所でした。／昭和二〇年、戦争に負けると、南西諸島は米軍の軍政下に置かれました。奄美群島政府は、戦前からの『癩予防法』による強制隔離政策を引き継ぎ、昭和二二年に大がかりな強制収容を行ないました。私が連れて来られたのはこの時でした。この時収容された患者は一五六名にのぼったと言われています。（略）できたばかりの時に戦火に巻き込まれた和光園の設備は、極めて貧弱なものでした。私が来た当時には独立した少年舎もなく、ようやく学校らしきものが双葉分校として園内に作られたのは昭和二七年四月でした。／（原文は改行。以下同じ）すでにそれまでに学齢期を終えていた人たちは、満足な教育も受けられませんでした。今でも高齢者の中には、全く読み書きができない人がいます。標準語をうまく話せない人もいます。／昭和二二年六月頃から、先輩方の配慮により、子どもばかりが一室に集められ、先輩患者が親代わりの責任者となり、私たちに読み書きを教えてくれました。独立した少年舎ではありませんでしたが、みんなはこの部屋を少年舎と呼びました。独立した少年舎が建てられたのは、昭和三〇年以降だったと思います。」「園の生活は、衣食住、医薬品、医療機器、人、物すべてが不足していました。園のまわりは有刺鉄線で囲われ、門扉のところには駐在所が設置され（昭和二三年から二五年頃まで）、巡査が常勤して、毎日囚人のように監視されていました。」

一九四九年頃からカトリックの伝道師の話を聞き、仲間と勉強会を開いたりして、「昭和二五年七月カトリックの洗礼」を受けた。「人生に絶望を感じているときにカトリックと出会い、私はそこに生きる意味を見いだそうとして」いた。一九五二年、一九歳で少年舎から青年寮（若竹寮）に移動。その後、私立のキリスト教に基づく療養所「待労院」（熊本）、「神山復生病院」（静岡）に転院し、一九五九年、和光園に再入園。

一九六九年、園内で結婚し、妻が妊娠。和光園でも一九五二年頃までは断種・堕胎が行われていた。しかし、「カトリック信者であった松原若安が昭和二七年に事務長に就任したこと、園内のカトリック教会のパトリック神父が断種・堕胎に反対され、職員にもカトリック信者が多かったこと、自治会でこの問題を取り上げたことが効を奏して、強制的な断種・堕胎は行われなくなり、園内で妊娠出産することも認められるようになっていました。」しかし、「職員の中にはやはり子どもを持つことに否定的な人も多く、実際には堕胎の勧奨が進められて」いた。

山本夫妻にも「職員が何度も何度も堕胎するように言って」きた。しかし、「妻はどうしても産みたい」と言い、「私は、しつこく言ってくる職員の前に立ちはだかって、『妻は産みたいと言っている。妻と子を守るのは義務だろう』と言って、堕胎を拒否しました。妻はこの時七～八回呼び出されて堕胎の話をされました。その時、私は看護婦から『貴方もくくってもらわねば困ります。』とまで言われました。『私は豚ではありません』と反駁しました。職員はその後勝手にしろといった対応になり、妻は病棟での出産の準備もしてもらえず、自室で長男をお産しました。昭和四五年七月三〇日でした。／昭和四六年八月二〇日には次男も誕生しました。」

長男も次男も産まれるとすぐに母親から引き離され、名瀬市の西仲勝にある「天使園」という乳児園に入り、二歳の誕生日を迎えると「白百合寮」に移され、長男は一五歳まで、次男は一八歳までそこで育てられた。「天使園」も「白百合寮」も和光園の子どもたちのためのカトリックの施設であった。以前は一三歳未満の子は和光園に出入り禁止であったが、山本夫妻の息子たちの頃は、「一年に一度くらいはシスターが連れてくる」ことがあり、「事前に承諾を得て会いにいくことができるようになって」いたという。

「私たちは、療養所のなかにいる限り、厚生省に飼い馴らされた人間です。私はそういう人間を拒否したいと思います。篤い愛情を注いでくれた父が生きていれば、この裁判で私が人間としての名乗りをあげることを喜んでくれたと思います。父の悲しさは、二〇年以上も前のことで片付けられる程度のことではありません。私はその意味で平然と二〇年の除斥期間を主張する国の不誠実さを見逃すことができません。私は、何としても父の墓に、私たちの裁判の勝利を知らせてやりたいと思っています。」

(3) 平野　昭◆13 **(六九歳、多磨全生園)**

一九三二（昭和7）年一月九日、京都府の京友禅染物業の家に生まれた。

母は二七歳のときハンセン病を発症し離婚、「四歳の兄と二歳の私を残して」実家に戻った。父は一九三五（昭和10）年に再婚、弟（三男）誕生。母の発病で「我が家はご近所から『村八分』の扱いを受け」、愛知県に移住。一九四一（昭和16）年六月頃、兄発病。一九四二（昭和17）年一月、「行政機関は有無を言わさず兄を多磨全生園へ」、いわゆる〝お召し列車〟で強制収容し、家中を消毒。

一九四八（昭和23）年六月、一六歳のとき、「栄養失調と過労が重なったため、今度は私が発病」。保健所から「ハンセン病は危険な病気なのでこれからは消毒の回数を増やすと宣告」され、「消毒は週一、二回の頻度で行われ（略）私達家族は、『村八分』扱いされ、働くこともできず、といって誰かが援助してくれるはずもなく、途方に暮れる毎日の積み重ね」となった。「そんなとき、とうとう弟（四男）が発病してしまいました。一九五〇（昭和25）年のことでした。」

一九五〇（昭和25）年一一月二四日、保健所の車に私と弟は乗せられ、大府駅から「貨物列車の最後尾に客車が連結された」いわゆる〝お召し列車〟で「人里離れた山奥の駿河療養所へ収容」された。

「私と弟（四男）が収容された後、残された家族は『村八分』から逃れるため、京都の方へ新天地を求めて引っ越したようですが、その後私とは音信不通となり、家族がどこで暮らすことになったかは全く知らされませんでした。」

その後、全生園に在園している兄が結核に罹《かか》ったので介病したく一九五七（昭和32）年に全生園に転園。「この当時の療養所は職員が少なかったので、不自由舎の付き添い介護が転園の絶対条件」であり、「一日二四時間の介護」にも従事。

一九六三（昭和38）年、三男の弟までもがハンセン病を発病。「このように、我が家族のうち、社会で死んだ父以外の男は全員ハンセン病を発病し、全員が療養所に収容されましたので、社会に残された継母とその連れ子

（義姉）と妹（次女）の女性三人だけで社会の片隅で細々と生きていました。」

一九六四（昭和39）年、自分の意思で許可を得ないで自己退所（療養所側は「事故退所」と称した）。ハンセン病療養所に入所していたことは隠して働いていたが過労から再発、失明寸前となり、ハンセン病のための薬（DDS）は社会の中では入手できないため一九八六（昭和61）年に、多磨全生園に再入園。

「兄のように、多くの入園者は子供のころに発病し、何十年もの療養所内での生活を余儀なくされています。ハンセン病患者は、人間として生まれながら人間として扱われず、忌み嫌われ、ただ国から命じられるままに生きて死んでいくだけの人生です。このようなハンセン病患者に対して、人間としての価値を認めることが、どうしてできないのでしょうか。国は、私達から奪った人間としての価値を返して下さい。らい予防法の廃止だけでは、何も変わりません。国は、これまでのハンセン病政策が誤っていたことを兄や、妻、弟たち、父母、そしてすべてのハンセン病者に謝罪していただきたい。そして、既に大半が高齢化しており、もう働ける年齢ではないのですから、これからは国と地方行政が一体となって住居の斡旋《あっせん》、生活の援助、介護の援助、ハンセン病に対する偏見の打破などを完全保証すべきです。このようになって、初めて本当の社会復帰と言えると私は思います。」

（4）原告政石道男の元「寮父」としての手紙◆[14]

さいごに、ハンセン病回復者で国立療養所大島青松園の在園者であり、かつて「少年舎」の「寮父」をした体験を有する原告の政石道男（筆名・政石蒙）が弁護士団に宛てた手紙で、「原告最終準備書・損害編」の「第三章隔離収容によって受けた被害」において例証として用いられている内容を紹介する。ハンセン病に罹患した少年少女たちが国による「絶対隔離絶滅政策」によって受けた被害を明らかにしている貴重な資料なので、その全文と弁護団による論評を転記する。

「子供たちと長年接してきた者として感じることは、『予防法』の被害を最も強くこうむったのは子供たちだった、と思うのです。子供でありながら大人と同様の環境の中で同様の苦しみを味わわねばならなかったのですから（傍線は筆者による。以下同じ）。私の預かった子供の最年少は五歳で、小学生が多く、そのような幼いうちから世の偏見と差別を受け、病気が分かると登校を拒否され、療養所に入ることを強要されねばならなかったのです。最も両親をはじめ肉親たちの愛情の必要な時期に、家庭から離され、全く知らない寮園へ連れ込まれたのです。子供たちが心に受けた傷の深さは量り知れないものがあったはずです。それなのに浅薄な私は明るく振舞っている子供たちの姿にまどわされ、その心の傷を深く思いやることができなかったように思われます。

幼い時期に発病し、世間の冷たさ酷しさを体験したことが、成長して社会復帰を考えるとき影響しないはずがありません。私が九年間に預かった二十数人の少年のうち、社会復帰したのは、三分一に満たないのも、そのせいのように考えられます。」（甲一一〇八号証の九）

そして、弁護団は次のように論評している。

「ここには、収容がもたらす被害がいかなるものであるかが、自らも半世紀以上を隔離の島で暮らす者の分析によって緻密《ちみつ》に述べられている。

収容は、隔離の開始であると同時に、それ自体がすべての被収容者の人生と人格に対する全的な破壊である。」

なお、政石道男は二〇〇〇年二月二三日に、熊本地方裁判所第三民事部へ原告番号第一〇八番として「陳述書」を提出している。◆[15] それによると、一九二三（大正12）年六月一五日、愛媛県に生まれ、一九四八（昭和23）年七月二日、大島青松園に入所。原告になったのは七六歳の時であり、大島青松園で少年舎の寮父をしていた時期は一九四九（昭和24）年四月から一九五八（昭和33）年三月までである。自治会の依頼で「一年契約」で寮父になったが後任者がみつからず、「不自由な体」になり辞めるまで続けたとのこと。「陳述書」では「この間、子ども達と親しくふれ合うことは喜びでしたが、幼い彼らが『死んだ方がよい』などと口にすることに心を痛めたものでした。」と述べている。

筆者は政石道男の「手紙」に記されている国立療養所に入所させられている少年少女たちの問題についての指摘に、心より共感するとともに、同じ問題意識をもってハンセン病児問題史の研究にとりくんできている。

4 ハンセン病違憲国賠裁判にみる国のハンセン病政策の誤り

前述した原告たちの子ども期における被害は、ハンセン病患者・回復者全体に対する国のハンセン病政策・措置によってもたらされたもののごく一部にすぎない。

しかも、大人の患者が受けた被害と同一であると同時に、政石道男が指摘したように、子どもであるがゆえに、より深刻で特異な面を有することに留意しなければならない。そこでまず、ハンセン病患児・者に対して共通する国のハンセン病政策・措置の基本的な性格・特徴とその誤りについて、ハンセン病違憲国賠裁判のとくに西日本訴訟において、「原告ら訴訟代理人」すなわち弁護士たち（徳田靖之など約一四〇名）が熊本地裁に提出した「訴状」（一九九八年七月三一日）・「原告準備書面」（一九九八年一一月六日〜二〇〇〇年一二月八日）、同地裁による「判決」（二〇〇一年五月一一日）を参照し、概括する。

「訴状」では、「請求の原因」として、大きく「被告国による強制収容・終身隔離政策の展開、継続と放置」、「絶対隔離・断種政策下における人権侵害状況」を指摘し、「被告国の責任」として「国会の責任」と「政府・厚生省の責任」をあげ、「損害と結語」では「ハンセン病は感染力及び発病力が弱く、又発病しても、適切な治療により、治癒する病気になっているにもかかわらず、『癩予防法（旧法）』及び『らい予防法（新法）』基づく誤った強制隔離政策のもとで、原告らは、数十年にわたり、その人間としての尊厳を奪われ、多くの痛みと深い苦しみを受けてきた。」と述べ、これら「違法行為による逸失利益及び慰謝料その他の損害」の金額を請求している。「原告準備書面」は原告たちの陳述書・本人調書、証人たちの「意見書」、証拠調べ、弁論などに基づいて「原告最終準備書面」まで七回にわたって提出されている。それは、原告たちが置かれてきた、人権をめぐる実態と人間としての悲痛で正当な訴えを受け止めて、回を追うごとに総合的で迫真の内容となっていることに注目し、評価したい。

これら七つの「原告準備書面」は全体として、「訴状」で立論している二つの大きな「請求の原因」の内容を一貫して、より実証的、かつ系統的・体系的に深め、前掲の「旧法」および「新法」がいかに憲法一三条（個人の尊重、幸福追求権）、一四条（法の下の平等）、一八条（奴隷的拘束及び苦役からの自由）、二二条（居住・移転・職業選択の自由）、三一条（法的手続きの保障）に違反しているかを論証しているといえる。

ここでは、「原告準備書面」の到達点であり集大成である「原告最終準備書面」（二〇〇〇〔平成12〕年一二月八日）から、とくに重要な論述について抄記する。

まず、その「責任編」の「第二章　厚生省（厚生大臣）の責任」において「絶対隔離絶滅政策の本質とその特殊性」を指摘している箇所からである。やや長くなるが国のハンセン病政策の基本的性格と全体像および被害の根本的な原因をとらえて責任の所在を明らかにしているので、ほぼ全文を引用する（傍点は筆者による。以下同じ）。

「1．絶対隔離政策の一体性

国の隔離の本質は（略）わが患者の人権・人格を無視して、その存在そのものを根絶することを目的とし／①家庭内、地域内における分離を超えて、強制的に離島・僻地《へきち》の療養所に収容して外部との交流を厳しく遮断し（強制収容、完全隔離）／②症状、家庭内療養手段の有無、病型、感染症の有無を問わず全員を（絶対隔離）／③退所を厳しく制限して、終生の隔離を行い（終生隔離）／④患者作業が強制され、子孫を絶つための優生手術が強制された（絶滅政策）（略）

これらの相互の関連は（略）政策の目的が『ハンセン病患者の根絶』であるが故に隔離施設への収容が必要となり、且《か》つ根絶のためには、全員を対象とする絶対隔離が要請され、一旦《いったん》収容したハンセン病患者は必然的に終生隔離されることになる。また、目的がハンセン病患者の根絶であるために、患者自らが療養所への入所を希望することは期待できないため、無らい県運動に象徴される強制収容という手段を用いることとなる。

したがって、わが国のハンセン病政策は、『ハンセン病患者の根絶』という目的のもとに、右の①ないし④の特徴を持つ政策が一体のものとして遂行されたものである。

2　『日本型』隔離政策の本質とその特異性

わが国における絶対隔離絶滅政策の他に例をみない特徴は、次の二点にある。

第一は、患者の絶滅（根絶）が政策の目的とされたということである。断種等の優生手術の強制、患者作業の強制といった、世界に例を見ない政策遂行は、すべてこの患者の絶滅という目的に発している。

第二は、その政策の遂行のために、無らい県運動という患者の社会的排除（あぶり出し）を官民一体の運動として組織し、徹底的な恐怖宣伝と患者狩りを行ったという点である。現在もなお根強く残るハンセン病患者に対する社会的差別・偏見は、隔離政策がこのような特殊な手段によって遂行されたところによるところが大きい。（略）

問われるべき厚生省の責任は、このいわば『日本型隔離政策』の策定、維持、遂行責任である。

3　絶対隔離絶滅政策の策定・遂行過程の特異性[16]（略）」

次に、「損害編」では、「絶対隔離絶滅政策」による「被害の特徴」として、「共通性」「累積性」「現在性」をあげ、「第三章　隔離収容によって受けた被害」について多方面にわたって、原告者たちの陳述なども引用して詳細に述べている。先に本裁判にみるハンセン病児の被害として全文引用した原告一〇八番の政石道男（筆名・政石蒙）は「第一　収容被害」の例証として位置づけられており、弁護団がハンセン病患者の被害に関してその子ども期に受ける被害の重大性についても留意していることが分かる。

そして、「原告最終準備書面」の最終章の「第一　本件被害の回復のために」では、「本件被害は、未曽有のもの」であり、「本件加害行為の特質が、国による犯罪というべき人権蹂躙《じゅうりん》であるとともに、患者排除システムを構成する形で、加担させられた社会全体の加害責任にもあることに鑑みて、その全体としての加害責任の大きさに照応するものでなければならない[17]」という重要な提起をしている。

さらに、「第二　原告らにとっての本件訴訟の意義」では、療養所に五一年間隔離されてきた七二歳の原告一二七番が国賠訴訟が起こされたのを知ったときに、「『この日のために自分は地獄のような日々を耐えてきた』と全身を震わせて号泣」した姿を述べ、次のような言葉で結んでいる。すなわち、「原告らすべてがこの訴訟にかける思いの発露である。／五〇年余のあまりにも長すぎる沈黙を超えて、原告らは、その身の奥に刻み込み塗り込めてきた被害の一端を明かしつつ『人間を返せ』の叫びを結んで、裁判所に問いかけている。／日本国の裁判所は憲法の番人たるかと。／今ほど、司法の責任が問われているときはない。今こそ、真の救済のための扉が開かれなければならない[18]。」と。

二〇〇一年五月一一日、熊本地裁の「判決」は原告勝訴であった。

判決文において、とくに注目されるのは、「遅くとも昭和三五年以降においては、もはやハンセン病は、隔離政策を用いなければならないほどの特別の疾患ではなくなっており、病型のいかんを問わず、すべての入所者およびハンセン病患者について、隔離の必要性が失われたものといわざるを得ない。[19]」というように、「遅くとも」という言葉を繰り返し指摘していることである。

また、国の隔離政策による被害・損害を、次のように人生被害、人格権侵害としてとらえていることである。

「ハンセン病患者の隔離は、通常極めて長期間にわたるが、たとえ数年程度に終わる場合であっても、当該患者の人生に決定的に重大な影響を与える。ある者は、学業の中断を余儀なくされ、ある者は、職を失い、あるいは思い描いていた職業に就く機会を奪われ、ある者は、結婚し、家庭を築き、子供を産み育てる機会を失い、あるいは家族との触れ合いの中で人生を送ることを著しく制限される。その影響の現れ方は、その患者ごとに様々であるが、いずれにしても、人として当然に持っているはずの人生のありとあらゆる発展可能性が大きく損なわれるのであり、その人権の制限は、人としての社会生活全般にわたるものである。このような人権制限の実態は、単に居住・移住の自由の制限ということで正当には評価し尽くせず、より広く憲法一三条に根拠を有する人格権そのものに対するものととらえるのが相当である。[20]」

この法理は未来に生きることに存在の本質がある病児において、いっそう真実であるといえよう。

判決を勝訴に導き、被告国に控訴を許さなかった原動力は何よりも生命をかけて立ち上がった原告者たちにあろう。一つのエピソードを記す。熊本地裁に最初に提訴した原告の一人、上野正子（当時八〇歳代で星塚敬愛園在園）は判決の日の未明、「この裁判。負けたら死にます。どうか、私の遺骨は、ふるさとの沖縄の海にまいてください。（略）」と夫の上野清と連名でまとめた遺言を郵便貯金の通帳と印鑑と一緒に療養所の自室に残して裁判所に向かったという。[21]と同時に、司法の仕事に正義を貫こうと真摯《しんし》に学びたたかい続け、迫真の力がこもった一連の原告準備書面などを作成し、法廷での弁論活動に尽力した弁護団、そして原告の立場にたった証人、さらには訴訟の支援者、真実を取材し広く伝えた報道関係者なども大きな力となったことであろう。

なお、藤野豊は、熊本地裁判決に対して、第一に「画期的と評価」する点は、①「らい予防法の違憲性を認めたこと」、②「戦前・戦後にわたる隔離政策により、ハンセン病が強烈な感染力を持つとの過度の恐怖心を多くの国民に与え、差別・偏見を助長したことを認めたこと」、③「優生保護法下でのハンセン病患者への優生手術の事実上の強制にまで言及し、それを『非人道的取扱い』と厳しく批判した」ことを挙げ、第二に「大きな限界」としては、①「国の責任を一九六〇年以降について認めた」こと、②「患者をいたわるかのような言辞を並べながら、隔離を美化し、それに反対する患者を懐柔」した「事実への言及」がなく「隔離政策という大きな国策の全体像の解明が不鮮明である」ことを指摘し、第三に今後の課題としては、①「特に、国はどのような判断」で「『らい予防法案』を作成した」のか、国に「資料を開示して、真相を公表」させる「真相究明の調査機関を設置」すること、②「アジア・太平洋地域の患者に対する日本の国の責任」を果たしていくために「事実の解明を進めていくべきであること」を提起している。◆22

ハンセン病患者・回復者たちが子ども期に受けたさまざまな被害の実態および同じく親・家族にハンセン病者がいる子どもたちがどのような差別・偏見にさらされ、それらがどのような影響をその後の精神生活や人生全般に及ぼしたか、すなわちハンセン病患児とハンセン病患者全体とが受けた人権侵害（とくに人格権侵害）と人生被害共通性、特異性などについては、前述したような長年にわたるハンセン病隔離法制のもとでの、国の特殊日本型ハンセン病絶対隔離絶滅政策によりつくりだされたハンセン病問題全般の中に位置づけてとらえていかなければならない。

第2節　ハンセン病児問題史研究の課題

ハンセン病児問題はハンセン病問題の一環であり、広義にはハンセン病に罹患している病児だけではなく、親・家族にハンセン病患者・回復者がいる健常児などをも含む子どもたちの主として生活・教育・人権にかかわる諸問題から成り立つ。したがって、ハンセン病児問題は、いわゆる特殊日本型のハンセン病患者絶対隔離絶滅政策によるハンセン病問題と共通する面をもつと同時に、当事者が子どもであることによる相対的に独自な側面を有する。

ハンセン病児問題史研究の目的は、ハンセン病児問題をハンセン病問題全般と関わらせながら、ハンセン病児および親・家族にハンセン病患者・回復者がいる非病児・健常児などが、国による隔離政策・措置や広く国民に根深くうえつけられてきたハンセン病に対する差別・偏見などによって、どのような人格権を含む権利侵害や人生被害と損害をどのように受けてきたかを歴史的に究明し、どのような病気をもっていようと成長・発達過程にあるすべての子どもたちが普遍的に備えている〈子どもの権利〉の保障という視点に立って、私たち国民一人ひとりの責務と社会全体が未来にわたって共有していくべき課題を明らかにしていくことにある。

そのためには、少なくとも、例えば次のような研究課題にとりくんでいく必要がある。筆者が「日本ハンセン病児問題史研究〔I〕――研究の課題と『日本ハンセン病児問題史年表（第一次案[◆23]）』」（一九九九年三月）で提案した課題を修正・加筆し、あらためて一〇の課題を提起する。

課題1　ハンセン病児問題史研究が対象とすべき子どもたちについて

ハンセン病児問題史研究の主たる対象はハンセン病児であり、その生活・医療・教育さらには人権にかかわる問題である。しかし、ハンセン病に罹患した子どもだけがハンセン病児問題史の研究対象ではない。

親がハンセン病患者である子どもはいずれは発病するおそれがあるという憶測・予断により「未感染児」と呼ばれ、この呼称自体がハンセン病への怖れ・偏見を助長することともなった。他の伝染病に罹患した親・家族の子どもたちの場合においては見られないことである。親が発病し療養所に入所しなければならなくなったが代って扶養する者がなく、一緒に伴われてきた子どもは「携伴（帯）児」などとも呼ばれ、園内あるいは園外に設置された療養所附帯事業である「未感染児保育所」（実際の名称は療養所によって異なり、入所児の年齢も乳幼児・学齢児とは限らない）に入所させられ、偏見に晒《さら》されることもあった。

そのほか、親が療養所の職員として勤務し、園内の職員地帯の官舎に入舎している子どもたちと園内の病舎や保育所に入所している患者や子どもたちなどとの関係[24]や職員の子どもたちが周辺の住民からやや特異な目で見られる場合があったこと、および療養所を学校行事として慰問に訪れた学童たちのなかにはその後の生き方に何らかの影響を受けた場合もあることなども視野に入れて研究していく必要があろう[25]。

さらに、療養所に入所中の女性が妊娠した場合に、療養所当局の意向・強制で堕胎させられた胎児および出生したけれども職員によって殺害された胎児についても、ハンセン病児問題の一環として重視していかなければならない[26]。

課題2　他の伝染病の子どもたちとの比較検討

ハンセン病は一般的感染症の概念から逸脱するようなものは皆無で、けっして特殊な感染症ではなく、しかも、ハンセン病は病原性のきわめて弱い感染症である。

そうであるにもかかわらず、ハンセン病に罹患した子どもを含めハンセン病患者はなぜ他の伝染病患者とはあまりにも異なる苛酷で非人道的な扱いを受けてきたのか。そのなかで、ハンセン病患者は、とくに子ども期においてどのような人権侵害をこうむり、それがさらには人生被害にまで及んだのであるか。

それらのことを明らかにするためには、結核など他の伝染病における場合と比較検討していくことが必要である。

その際、とくに他の伝染病に罹患した子どもたちで、ハンセン病児と同様に療養所という名の大人たちとの一大混合雑居施設に強制隔離され、しかも無菌状態になってからも収容され続けるような場合があったのかどうかなどについて、事実に基づいて究明していかなければならない。

課題3　ハンセン病政策史のなかでのハンセン病児問題の位置づけ

ハンセン病問題は、その時代の法律に基づく国のハンセン病政策と各地方自治体におけるその運用によって大きく規定されるとともに、古来からの因習・偏見に加えて、官民一体となった「無癩県」運動などによってつくりだされた国民大衆のハンセン病者観、さらにはハンセン病医学・医療の発展による「治る病気」への変革などさまざまな要因が作用して、極めて特異な史的性格を示す。

したがって、ある時期のハンセン病児問題の状況と特質を知るには、その時代のハンセン病問題の全体像と関連づけながらとらえなければならない。そのうえで、とりわけハンセン病児の人権をめぐる問題は、ハンセン病政策が依拠する関連法制との関係において分析しなければならない。

近代日本のハンセン病政策の基盤となった法令は、①「癩予防ニ関スル件」（明治四年三月一八日法律第十一号）、②「癩予防法」（昭和六年四月一日公布、〔旧法〕）、③「らい予防法」（昭和二八年八月一五日公布、〔新法〕）であるが、共通している基本的性格は、「癩患者」の療養所への隔離であり、しかも隔離に際して、年齢による特別な配慮はみられなかったことである。

ただし、すべての「癩患者」を強制隔離の対象とする絶対隔離主義を確立した②の〔旧法〕を踏襲した③の〔新法〕においては学校教育、「親権の行使」および「児童の福祉」に関して年齢にかかわる規定（第一四条、第一七条、第二二条）を設けている。

これらの規程は、戦後の新憲法下で制定された教育基本法・学校教育法、児童福祉法（一九四七年一二月公布）に基づくものであろう。しかし、小・中学校の教育が「教員を派遣して」行う不十分な方式を義務づけた以外は、全て、「措置を講ずることができる」といういわゆる任意規定であって、「入所患児」の権利と国・自治体の義務との関係は曖昧《あいまい》にされ、教育と福祉に関する上位法である憲法・教育基本法と児童福祉法の理念・原理からは程遠い内容である。

したがって、今後、これらの規程の運用の実態を明らかにすることをはじめ、なぜ戦前からのハンセン病に関する法令や政策には子どもに関する独自性が欠落ないし不十分なのかを究明していく必要がある。

課題4　「子どもの権利」の思想と運動との関係

ハンセン病児の権利の侵害の状況を知り、その権利保障のあり方を明らかにするためには、その時代において「子どもの権利」の思想がどこまで深められ、またそれが運動としてどのように展開されていたのかがわからなければならない。

とくに、「子どもの権利」の提唱者であり、ハンセン病問題にかかわっていた人物について、その思想と運動の性格・特質を分析・考察する必要がある。

一九二〇年代は、民本主義の思潮や総合的児童保護立法を求める運動ともあいまって、「子どもの権利」に関してさまざまな分野から多様な主張が展開された。[◆27]

そのなかで、「子供の権利」を唱え、かつ「救癩」の事業にも携わった人物の一人として、賀川豊彦（一八八八～一九六〇。キリスト教伝道者・社会運動家）を挙げることができる。

賀川は、例えば「子供の権利」と題する論稿で、「私は子供の権利としてここに九つの権利を主張する。[◆28]それは第一に生きる権利、第二に喰ふ権利、第三に眠る権利、第四に遊ぶ権利、第五に指導して貰ふ権利、第六に教育を受ける権利、第七に虐待されない権利、第八に親を選ぶ権利、最後に私は人間――人格としての待遇を受ける権利を主張したい。」として、とくに「下層社会」の子どもたちの実態と「貧民窟」での自らの生活体験にもとづきそれぞれの権利の内容と論拠を具体的に述べている。これらの権利は療養所という名の絶対隔離の〈特殊なムラ〉に終生入所することを強制されるに至ったハンセン病児たちにも保障される必要が少なからずあるといえる。

他方、賀川は日本ＭＴＬ（Mission to Lepers）の発起人の一人であり、その活動は、会則によれば日本の「癩者ニ基督ノ福音ヲ宣伝シ癩ノ予防救癩事業ノ促進ヲ図リ之ガ絶滅ヲ期スル」（会則第三条）ことを目的として、「伝道」「相談」「慰問」のほか後援（隔離療養事業を後援す）」「請願（隔離療養事業の完成促進其他重要事項に関し当局に請願）」などを、推進していくというものであった。

なお藤野豊は、「賀川は、日本ＭＴＬをとおして、ハンセン病患者に『同情して、愛と犠牲を献げる』ことを訴えるが、その愛と同情の背後には、大国意識と排外的優越民族意識とがあった。[29]」と指摘している。

今後、「子どもの権利」の思想・運動とハンセン病児問題との史的関係について、ハンセン病患者に対する〈隔離監禁主義〉を批判し、〈治療開放主義〉を主張した医学・医療関係者、社会事業関係者などをも対象として、「子どもの権利」の思想・運動とハンセン病児問題との史的関係についても究明していく必要がある。

課題５　療養所に入所した子どもたちの問題

療養所に入所した病児およびその附帯事業としての保育所に入所した健常児の問題について、重点的に幾つかの課題を提起する。

（１）療養所における病児に対する「処遇」の分化の過程

大人の患者の問題と子どもの患者の問題とが未分化のまま、いわば〈雑居混合収容〉されていた段階から、どのような過程を経て、病児に必要な処遇が分化し、最終的には子どもの患者が入所しなくなり、療養所において病児問題が終息したのかを明らかにしていく必要がある。

その際、大人の患者に対する処遇が療養所側の要因（例えば、管理・運営方針、職員数と専門職種、施設・設備の規模・機能など）と入所者側の要因（例えば、人数・性別・年齢・未婚・既婚、病型の違いと症状・傷病の程度など）との相互関係でどのように変化していき、そのこととかかわって子ども（病児および「未感染児」[◆30]）に対する処遇もまた変容・分化していったのかという視点からとらえていくことが重要である。

（2）療養所での生活と教育

いわゆる「衣食住」など基本的なことがらをはじめとして、医療、養護、訓練、娯楽、スポーツ、文化的活動、作業・労働などの諸分野にわたって、とくに子どもたちの集団とその中での個々の子どもたちの発達（その疎外の面も含めて）にも視点をあてながら、多面的・総合的に明らかにしていく必要がある。

とくに、少年舎・少女舎での集団生活や園内に設置された校舎での教育活動の意義と問題点を「寮父・寮母」、「患者教師・派遣教員」と子どもたちとの関係に焦点をあてて究明していくことが重要である。[◆31]

全国の療養所における病児たちの教育の歩みについて筆者は次の四つの時期区分を提案している。第一期「私塾的寺子屋期」、第二期「学園期」、第三期「分校期」、第四期「分校閉鎖期」である（詳しくは◆23の清水の論稿、三八頁、参照）。

しかし、この時期区分は療養所によっては、その創設過程や設置主体の違い、療養所の性格なども反映して一律に当てはめることはできない。また、病児といわゆる「未感染児」とでは、私的教育から公教育への移行過程にも、それぞれ異なる面があることに留意しなければならない。

また、「未感染児」保育所の健常児が地域の小・中学校で共学する際に、「黒髪小事件[◆32]」（一九五四年から五五年にかけて、国立療養所菊池恵楓園附属保育所「竜田寮」の小学生が学区の黒髪小学校に通学しようとして同校ＰＴＡの一部から激しい妨害を受けた）にみられるような共学拒否などが他の地域などにおいても生じたか否かなどについても調査する必要がある。

（3）病児のため生活・教育空間の区分と居住・教育関係の建物の分立の過程

ハンセン病の療養所の歴史のなかでも、とりわけ〝徹底的癩者強制収容・絶対隔離・癩（実質的には癩者）撲滅政策〟下の国立療養所は、それ自体が一般社会から隔絶した特殊な性格を有する一大空間であり、地域社会と療養所とはコンクリートの塀や溝・生垣などで仕切られていた。入所者にとっては病児を含め、その中だけで生活し、生涯を終えなければならない〈特殊で閉鎖的なムラ社会〉であり、園当局が決めた「入園者心得」などに違反すれば所長に付与されている「懲戒・検束権」によって処罰される〝人権の真空地帯〟であった。その特異な空間は大きく職員地帯（無菌・無毒地帯などとも呼ばれた）と患者地帯（有菌・有毒地帯などとも呼ばれた）に区分され、その境界には土塀や金網を張った療養所もあった。そして、患者が職員地帯に立ち入ることは禁じられていた。

全体として、このような性格・構造を有する療養所に開設時から一定の施設構想に基づいてさらに特定の空間が区分され、さまざまな建物が一定の順序性をもって造られていった。

その過程において、病児たちが遊ぶための空間や、少年舎・少女舎、学園の校舎など生活と教育のための建物が、いつ頃から、どこに、どの程度の規模で造られ、それらの空間や建物の利用の仕方がどのように変化していったのかを明らかにしていくことは、この〈隔離的ムラ社会〉を管理し、病院を含む〈ムラ人たち〉を統制していく園当局の側の病児観や病児に対する処遇の理念・方針を知るうえでもきわめて重要なことである。

（4）病児たちの人格形成に影響を与えた諸要因

子ども期に発病して療養所に入所した病児たち、あるいは子ども期に親・家族が病者として療養所に入所したためにいわゆる「未感染児」として療養所の附帯事業である「保育所」に入所した健常児たちの人格形成に影響を及ぼした要因は何か。また、双方の子どもたちが子ども期に受けた衝撃や精神的苦痛は成人期・高齢期においてどのようなトラウマとして残っているか。

これらの問いに答えることは至難である。しかし、ここにハンセン病児問題史研究における最も重要な課題の一つがあることは強調しておきたい。当事者たちのプライバシーに配慮しつつ、さしつかえのない限りにおいて個別・具体的に究明していくことが重要である。

課題6　療養所と周辺住民・地域社会との関係

近年、いずれの療養所でも周辺住民・地域社会との交流・連携活動が積極的に推進されてきている。しかし、どの療養所も入所者が高齢化し、在園者も少なくなってきている。全国ハンセン病療養所入所者協議会（全療協）は、二〇〇九年に施行された「ハンセン病問題の解決の促進に関する法律」（通称・ハンセン病問題基本法）にも基づき、各療養所が入所者たちの苦難の歴史を永く伝え、療養所が人権を守り、人間の尊厳を築いていくための拠り所となっていくための将来構想の策定と実現のために力を尽くしている。各療養所においても、さまざまな取り組みがなされてきている。だが、各地の療養所がその地域の一つの医療・福祉施設として住民たちに受け入れられ、さらには療養所の入所者・職員の取り組みが地域の福祉の向上に寄与し得るところまでに至るには、長く厳しい道程があり、今後も多くの困難がある。

療養所の病児たちが療養所の外に出ることは、たとえそれが社会科の授業としての社会見学や行事としての遠足、修学旅行などであっても当初はさまざまな障壁があり、その行先、交通手段などについても制限を受けていた。そのような状況が、いつ頃から、どのようにして、どの程度まで改善され、その地域の中の一つの医療的福祉施設において療護を受けながら生活し学習している子どもたちとして、地域社会の住民、とりわけそのなかの子どもたちにも理解され、その子どもたちとの何らかの交流や共同学習などがなされるようになっていったのか。あるいはそうしたことはなされぬままに療養所に入所する子どもたち自体が居なくなっていったのか。療養所内に設置された「分校（分教室）」と本校の児童・生徒との関係はどうであったのか。これらのことを各療養所について具体的に調査していくことは、療養所に入所した子どもたちの発達と権利をめぐる実態を明らかにしていくために不可欠な課題である。

課題7　各ハンセン病療養所における子どもの問題史の比較検討

日本国内のハンセン病の療養所は、一九三〇年代から五〇年代半ば頃まで、とくに国立療養所においては、〈絶対隔離・監禁主義〉の傾向が強かった。しかし、その期間においても各療養所間で、実際の「患者処遇」においてはある程度、相互に異なる面やそれぞれの特徴を有していた。ましてや、その期間の以前や以後においては、その差異や独自性は一層多く存在するように思われる。

その主要な原因の一つは、それぞれの療養所の創設過程に求めることができるように思われる。すでに事業を廃止した私立の療養所を含め、日本における療養所は、その創設の動機・経緯に焦点をあてて類型化すると、未だ仮説の域を出ないが、五つに分類できると考える（五類型については◆23の清水の論稿の四〇〜四一頁、参照）。しかし、これらの型は観点を変えれば違う類型化が可能であり、またその必要もある。

いずれにせよ、各療養所における子どもたちの生活や教育などのあり方も、それぞれの療養所の成り立ちや性格・特質などとかかわらせながらとらえていかなければ、その共通性と独自性を明らかにすることはできないといえよう。少なくとも公立（連合府県立）・国立療養所と宗教家個人・団体などによる民間社会事業としての私立療養所との比較検討は重要な課題である。

課題8　植民地・占領地のハンセン病療養所の子どもたち

第二次世界大戦の敗戦前、政府は日本が侵略し植民地とした台湾および朝鮮、さらに占領し従属地帯とした日本の傀儡《かいらい》国家「満州」（中国東北部）や南洋諸島の一部にも、「癩療養所」を設置した。日本の植民地統治政策は、いわゆる「内地延長主義」ないし「同化主義」を基本的な性格・特徴としていると言われるが、実際には「植民地・占領地でのハンセン病政策は、国内以上に患者に対して、非人道的で残虐であった」◆33のではないか。それら「癩療養所」の管理・運営は日本帝国主義による植民地・占領地の支配政策の一環として行われた。朝鮮と台湾には、唯一最高の権力機関としてそれぞれ総督府を置き、南洋諸島の占領従属地帯には南洋庁をもってそれに当てた。

それら海外の「癩療養所」としては、「小鹿島《ソロクト》慈恵病院」（一九一六〔大正5〕年五月、全羅南道に朝鮮総督府立として開設。一九三四〔昭和9〕年に小鹿島更生園と改称）、「楽泉院」（一九三〇〔昭和5〕年一二月に台北に台湾総督府立として開設）、「ヤルート癩療養所」（一九二八〔昭和3〕年、南洋庁立として開設）、「サイパン癩療養所」（一九二九（昭和4）年、同前）、「パラオ癩療養所」（一九三一（昭和6）年一月、同前）、「同康院」（一九三九（昭和14）年一一月、満州国鉄嶺県に満州国立として開設）などがある。[34]

なお、日本国内における場合と同様に、一九三二（昭和7）年一二月に「朝鮮癩予防協会」、翌年六月には「台湾癩予防協会」が設立された。そして、一九三四（昭和9）年六月、台湾に勅令として「癩予防法」公布（同年九月、総督府令で「癩予防法施行細則」公布）、一九三五（昭和10）年四月、同様に「朝鮮癩予防令」公布（同年六月施行）された。

こうした天皇制国家日本による侵略と植民地化の中で設立されていった療養所において、病児を含め入所患者たちはどのような処遇を受けたか。民族差別とハンセン病者であることによる二重の差別を受けたのではないか。また、「強制連行」などさまざまな経緯で日本に入国してから発病し、国内の療養所に強制的に隔離収容された人たち及び病者である親と共に入所した子どもたちはどのような処遇を受け、日本の敗戦後は在日朝鮮人・韓国人である患者・回復者としてどのように歩んできたか。[35]

朝鮮・台湾などにおいて、日本が療養所を設置する以前に主として外国人の宣教師たちなどによって創設・運営されていた私立の療養所と朝鮮・台湾の各総督府の管理・統制下に置かれた各療養所とではどのような違いがあり、それはなぜか。

筆者は一九九八年一月に韓国の国立小鹿島《ソロクト》病院（元・小鹿島更生園）を訪れ、旧「慈恵院」「患児学園」「監禁所」などの建物を見た。[36]「恵生園」時代に在園したハルモニ（おばあさん）、ハラボジ（おじいさん）によれば、「多いときは、六〇〇〇人もの患者が強制収容され、煉瓦を造るところから建物を建てるまでやらされつらかった」、「キリスト教の信徒なので園内に設けられた神社に参拝を強制されるのが苦痛だった」という。また、所長に付与されていた「懲戒・検束権」は「逃亡をはかった」などだけでなく「反日的態度を示した」とみなされた者にも及び、監禁所に入れられた男性は出所を許されても処罰として精管切除すなわち断種されることがあったという。体罰に焼き鏝《ごて》を当てられた者もあり、資料館にはそれも展示されていた。

日本の旧植民地・占領地のハンセン病政策の実態を明らかにすることは、日本におけるハンセン病者（児）対策の本質と構造をとらえるためにも不可欠である。そして、日本がアジア諸国をはじめとして他民族・他国民に対して犯した過ちを正しく認識し、その反省にもとづいて私たち国民が戦争責任・戦後責任を果たしていくためにも重要な課題である。

課題9　ハンセン病問題の国際的動向との関連

日本近代のハンセン病政策は外国における先進的な取り組みと比べてあまりにも立ち遅れていたばかりではなく、ハンセン病者（児）・回復者の権利保障の国際的動向から逸脱し、むしろ逆行していた。

例えば、戦前からの隔離主義を受け継ぐ「らい予防法」がハンセン病患者団体の強く激しい批判・抗議を押し切って制定されたまさにその年（一九五三年）の一一月に、インドのラクノー市で、TLM（The Leprosy Mission　英国救らい協会）とALM（The American Leprosy Mission　米国救らい協会）は同年の国際らい学会会議が内服薬ダプソンの有効性を認めたのを受けて救らいNGO（国際民間団体）の国際会議を共催し、〈治る時代〉にふさわしい救らい事業を推進するために、採択した決議のなかで「治療を優先するための在宅治療の促進、患者の人間性回復のため、入所患者の社会復帰の推進、そのための後遺症矯正手術の実施等を強調」しているのである。

また、その三年後の一九五六年四月、ローマでカトリックの「マルタ騎士協会」（Sovereign Military Order of

Malta）が主催した「らい患者の救済と社会復帰のための国際会議」（日本を含め五一ヵ国二五〇名の代表参加）の決議の通称「ローマ宣言」は、「ライが、低い伝染性の疾病であり、且つ医療により左右され得る疾病である」という立場から、注目すべき提言をしている。

この宣言は各療養所の機関誌などでも紹介され、入所者たちに強い衝撃を与えた。

したがって、日本のハンセン病児問題史における問題点と背景を明らかにしていくには、少なくとも近代以降の国際的なハンセン病問題に関する動向との関連を、例えば関連国際会議に参加した日本代表の言動と国内関係学会や関係民間団体の反応、関係国際機関の指針・勧告などへの日本政府の対応などについて、外国の場合と比較検討しつつ、分析・考察していくことが必要である。

課題10　近代ハンセン病児問題の前史とハンセン病療養所・保育所からの退所後の生活史

本書の巻末の「年表」においても、ハンセン病児問題の記載は一九〇九（明治42）年の公立癩療養所での大人の患者を対象に含んだ教育的営為から始められ、一九八〇年代から九〇年代にかけての各療養所から子どもたちが存在しなくなることをもって終えている。しかし、いうまでもなく「年表」の空白は史的事実が存在しないことを意味するものではない。むしろ、〝本史〟の事項の大部分が隔離収容所である療養所における問題に限定されていることに、〈特殊日本的なハンセン病児問題史〉の特徴や問題状況が反映されているともいえよう。

したがって、前近代（少なくとも近世末期）におけるハンセン病問題史の中での子どもの問題の生成・顕在化過程を〝前史〟として究明していくこと、およびハンセン病療養所とその附帯事業として設置されたいわゆる「未感染児保育所」を退所した子どもたちのその後の生活史・人生史を当事者のプライバシーを厳守しつつ、必要かつさしつかえのない限りにおいてフォローしていくことは、ハンセン病者（児）と家族が受けた基本的人権・人格権侵害と人生被害を明らかにし、ハンセン病回復者（児）と家族の人間としての尊厳をきずくために不可欠な課題であり、かつ日本ハンセン病者（児）問題史の本質的性格・全体像を正確にとらえ、国民全体が共有すべき責務と未来への教訓を導き出すためにきわめて重要な課題である。

ただし、以上で述べた諸課題は、筆者が今後のハンセン病児問題史研究のために必要・不可欠と考えることとして提起したものであり、本書ではこれらの諸課題のうち、せいぜい課題の1、3、5に関して、不十分ながら論及しているにすぎないことを断っておかなければならない。

◆注

◆1　神美知宏・藤野豊・牧野正直共著『知っていますか？　ハンセン病と人権　一問一答』（解放出版社、二〇〇五年）、一一～一四頁、参照。

◆2　藤野は「戦後、基本的人権の尊重を明文化した『日本国憲法』のもとで、ハンセン病患者への強制隔離・強制断種・強制堕胎を正当化する論理が、まさにこの『公の利益』＝『公共の福祉』という価値観であったのではないか。戦後の民主主義が不徹底であったから絶対隔離が維持されたのではなく、民主主義の下の『公共の福祉』という価値観そのものが、絶対隔離を支えた、わたくしはそう考える。」と述べている。藤野豊著『ハンセン病と戦後民主主義――なぜ隔離は強化されたのか』（岩波書店、二〇〇六年）、五九頁、参照。

◆3　藤野豊「無らい県運動の概要と研究の課題」（無らい県運動研究会著『ハンセン病絶対隔離政策と日本社会――無らい県運動の研究』六花出版、二〇一四年）、三九頁。

◆4　ハンセン病違憲国賠裁判全史編集委員会編集発行『ハンセン病違憲国賠裁判全史』第1巻「裁判編　西日本訴

訟（1）」（発売・皓星社、二〇〇六年）、六〇頁。

◆5　◆4第1巻の「原告最終準備書面・事実編」の「第二　隔離限定にむかう知見とこれに逆行する『らいの根絶策策定』」、三六九〜三九五頁、参照。

◆6　「結核予防法」（一九五一年改正）は①新しく開発された化学療法を普及するために、在宅の患者への指導、外来治療の費用の援助を制度化、②直接強制の規定なし、③一定期間治療したら退所することが前提などが特徴。

◆7　◆4第1巻の「（三）結核予防対策との比較」、五三二〜五三八頁、参照。

◆8　◆4第5巻の「第七章　旧植民地における問題」、三二五頁。

◆9　◆4第6巻「被害実態編　西日本訴訟（1）」所収の「陳述書と本人調書」、四五六〜九一九頁、参照。同第7巻「同（2）」所収の「陳述書と本人調書」、四〜五五三頁、参照。

◆10　◆4第4巻「裁判編　東日本訴訟」所収の「訴状と意見陳述」一六〜八三頁、参照。同第8巻「被害実態編　東日本訴訟」所収の「陳述書と本人調書」、九六〜五〇二頁、参照。

◆11　◆4第9巻「被害実態編　瀬戸内訴訟他」所収の「陳述書と本人調書」、四二〇〜七四〇頁、参照。

◆12　◆4第8巻所収の「原告安逑壬」の「陳述書」「本人調書」、三五五〜三九四頁、参照。

◆13　◆4第7巻所収の「原告山本榮良」の「陳述書」「本人調書」、四五〇〜五一六頁、参照。奄美和光園におけるカトリックを中心とした妊娠・出産・保育・養育の経緯・背景については、森山一隆・菊池一郎・石井則久「ハンセン病患者から生まれた子供たち――奄美大島における妊娠・出産・保育・養育のシステムの軌跡」（『日本ハンセン病学雑誌』第78巻第3号、二〇〇九年九月）、二三一〜二五〇頁、参照。

◆14　◆4第8巻所収の「原告平野昭」の「陳述書」「本人調書」、三九五〜四三七頁、参照。

◆15　◆4第1巻所収の「原告最終準備書面・損害編（除斥期間論を含む）」の「第三章　隔離によって受けた被害　第一　収容被害」の「原告番号一〇八番からの手紙」六二〇〜六二一頁、参照。

◆4第6巻所収の「原告政石道男」の「陳述書」「本人調書」、七二四〜七五六頁、参照。なお、筆者は大島青松園で二〇〇〇年一〇月一〇日、政石蒙に二度目の聴き取りをした。モンゴル人民共和国抑留中にハンセン病を発病し草原で隔離された生活を過したことや、青松園での寮父の体験についてなどであった（筆名の「蒙」はモンゴルにちなんでのことであろう）。前者の内容については藤野豊著『戦争とハンセン病』（吉川弘文館、二〇一〇年）、八二〜八七頁、参照。歌集を受贈し文通を交した。歌集『乱泥流』（創作社、一九六四年）には、「戦場に果てるをひたに願ひゐきひそかにらいを病みゐし我は」、「癩を病む苦に耐へきれず自殺せし母は母なり我は生きゆかむ」などの作品が収められている。第二歌集『遥かなれども』（讃文社、一九九〇年）。二〇〇九年四月一一日逝去、享年八五歳。

◆16 ◆4第1巻所収の「原告最終準備書面・責任編」の「第二章　厚生省（厚生大臣）の責任」、四九八〜五〇〇頁。

◆17 ◆4第1巻所収の「原告最終準備書面・損害編」の「第六章　まとめ」、六八六〜六八七頁。

◆18 ◆4第1巻、六八七〜六八八頁。

◆19 ◆4第3巻「裁判編　西日本訴訟（Ⅲ）」所収の「判決　熊本地裁（第一次〜第四次）」、二九九頁ほか。

◆20 ◆4第3巻「裁判編　西日本訴訟（Ⅲ）」の「判決」、三〇六頁。

◆21 高木智子著『隔離の記憶——ハンセン病といのちと希望と』（彩流社、二〇一五年）、一三〜二四頁、参照。なお、「原告上野マサ」の熊本地裁での「陳述書」「本人調書」は◆4第7巻「被害実態編　西日本訴訟（Ⅱ）」、五九〜一〇九頁、「ワゼクトミーに奪われた未来——上野正子《うえのまさこ》」（ハンセン病違憲国賠訴訟弁護団著『開かれた扉——ハンセン病裁判を闘った人たち』（講談社、二〇〇三年）、一六六〜一六八頁、参照。

◆22 ◆4第5巻「裁判編　瀬戸内訴訟」所収の「藤野意見書」、一九一〜一九二頁、参照。

◆23 清水寛「日本ハンセン病児問題史研究［I］——研究の課題と『日本ハンセン病児問題史年表（第一次案）』」（『埼玉大学紀要教育学部（教育科学）』第48巻第1号、一九九九年三月）、二三〜七四頁。

成田稔「官舎の子供たちの行状記㈠、㈡、㈢」（自治会企画編集委員会編集『多磨』全生互恵会発行、第八二巻第九号、二〇〇一年九月〜第八二巻一一号、二〇〇一年一一月、参照。成田稔（多磨全生園名誉園長）が多

◆24 磨全生園の元・准看護士鈴木義宏に同園の官舎に居住していた「子供の頃（小学三、四年から中学一年あたり

で、一九四九年ないし五四年）」に「官舎のガキども」五、六人と堀を渡って患者の居住区に忍び込み、柿の実を盗んだり、礼拝堂の屋根に登って鳩や雀の卵や雛を取ったり、在園者と触れ合ったり、煉瓦塀を越えて監房を覗《のぞ》き込んだり監禁所の房中の者にたいして、「枳殻の実」を与えたりしたことなどを聞き書きしている。筆者は本連載を読んで驚嘆し、鈴木義宏さんに実地に案内してもらい説明を録音した。

◆25 一例として、民衆史研究者の小池喜孝（一九一六年、東村山村生まれ。オホーツク民衆史講座主宰）は「秩父事件――二つの鮮烈な出会い」（栗原克丸編集『冬扇通信』冬扇社、第13号、一九八八年六月で「『秩父事件』と出逢うまでの、自分の歴史意識や人権意識の形成過程から辿ってみたい。」として、化成小学校の児童の時の全生病院への「患者慰問」の体験と「未解放部落の友人たちの存在」について述べている（前者に関しては『倶会一処』巻末の「年表」の一九二四年二月一六日、一九二六年二月一六日に記載されている。引率の「小池校長」は喜孝の父親。筆者は紋別市の高校の教員をしていた小池喜孝さんを訪ね、「鎖塚」の跡地などを案内していただきながら、小学生のときの体験と思い出を聴き取りした）。主要著書『鎖塚――自由民権と囚人労働』、『秩父颪――秩父事件と井上伝蔵』、『伝蔵と森蔵――自由民権とアイヌ連帯の記録』いずれも現代史出版刊。

◆26 伊志嶺恵徹「胎児の人権――残されていた最後の人権？」（『志学館法学』第4巻第1号、二〇〇三年三月、四七～七三頁）。『ハンセン病市民学会年報　二〇〇六』（二〇一六年一二月）所収「シンポジウム　胎児標本問題を考える」、宮坂道夫「『胎児標本』問題について考えるために――生命倫理学の視点から」。佐川修「『胎児標本』は隔離政策の一環」『多磨』第九四巻第一二号、二〇一三年一二月、二～一五頁。辻岡健像著『小さな鼓動のメッセージ』（いのちのことば社、一九九三年）、参照。

◆27 上笙一郎編『日本〈子どもの権利〉叢書　全二〇巻別巻一巻』（久山社、一九九六年）。石原剛志「菊池俊諦児童保護論の展開と『児童の権利』概念――一九二〇年代後半における業績の検討を中心に」（『中部教育学会紀要』第五号、二〇〇五年八月）。復刻版『子供の世紀』全一五巻（六花出版、二〇一六年）、参照。

◆28 賀川豊彦「子供の権利」（『社会事業研究』第一五巻第六号、一九二七年六月）六～一五頁、参照。賀川の「子

どもの権利」論に関しては、中野光「戦間期における『子どもの権利』論」（中央大学教育学研究会『教育学論集』第34集、一九九二年三月）、参照。

◆29 藤野豊著『「いのち」の近代史——「民族浄化」の名のもとに迫害されたハンセン病患者』（かもがわ出版、二〇〇一年）、一二三頁。例証として、賀川豊彦「社会問題として見たる癩病絶滅運動」（『雲の柱』六巻三号、一九二七年三月）の内容を紹介している。荒井英子著『ハンセン病とキリスト教』（岩波書店、一九九六年）二三～二五頁、参照。

◆30 服部正「ハンセン病と保育——日本保育史の落丁」（待井和江先生古稀記念論文集編集委員会編『障害児保育論　その理論と方法』全国社会福祉協議会、一九八八年、二五五～二七二頁）は、いわゆる「未感染児保育」をハンセン病政策史の一環として位置づけ、その反福祉的性格と人権侵害の歴史を追究した先駆的な論稿として評価できる。

◆31 佐久間建著『ハンセン病と教育——負の歴史を人権教育にどう生かすか』（人間と歴史社、二〇一四年）は各地の療養所を訪ねてハンセン病回復者たちから子ども期のことについて「聞き取り調査」を行うとともに、療養所における戦前・戦中・戦後の子どもと教師の生活と教育の歩みをまとめ、さらに小学校の教員として「ハンセン病にかかわる人権教育」の実践にとりくんだ優れた労作である。療養所の入所者たちとの交流・学習を含めたハンセン病問題の歴史研究と学校などでの教育実践との統一したとりくみについては、延和聰《のぶかずとし》（盈進《えいしん》中学高等学校）などによる『手と手から——ハンセン病療養所の方々との出合い』（私家版、一九九八年）、延和聰「ハンセン病問題から学ぶ——加害責任の自覚の上に」（歴史教育者協議会編集発行『歴史地理教育』八五四号、二〇一六年九月、二八～三五頁）、教育部会準備委員会「教育部会準備会設立の経緯とこれからの教育部会」（『ハンセン病市民学会年報　二〇〇六』二〇〇六年一二月）八八～九五頁、参照。

◆32 金福漢《キム・ボクハン》・清水寛「ハンセン病『未感染児』の共学拒否問題に関する史的検討〔I〕——国立療養所菊池恵楓園附属竜田寮の児童に関する熊本市立黒髪小学校事件」（精神薄弱問題史研究会編集・発行『障害者問題史研究』第38号、一九九七年一〇月、一～一四頁）、参照。

◆33　滝尾英二著『近代日本のハンセン病と子どもたち・考』（人権図書館・広島青丘文庫、二〇〇〇年）、三九五頁。

◆34　◆29藤野豊の著書の「V　植民地・占領地のハンセン病政策」、三四七～四四六頁、藤野豊著『戦争とハンセン病』（吉川弘文館、二〇一〇年）、参照。清水寛「植民地台湾におけるハンセン病政策とその実態」（近現代資料刊行会企画編集・発行『植民地社会事業関係資料集（台湾編）』別冊、二〇〇一年、一三四～一三九頁）、ハンセン病問題に関する検証会議『ハンセン病問題に関する検証会議　最終報告書』（日弁連法務研究財団、二〇〇五年）所収「第十七　旧植民地、日本占領地域におけるハンセン病政策」、清水寛・平田勝政「解説　台湾におけるハンセン病政策」（編集復刻版『近現代日本ハンセン病問題資料集成〈補巻7〉解説・総目次』不二出版、二〇〇五年一二月、一～一三頁）、参照。

◆35　①立教大学史学科山田ゼミナール編『生きぬいた証《あかし》に――ハンセン病療養所多磨全生園朝鮮人・韓国人の記録』（緑蔭書房、一九八九年）。②金福漢・清水寛「日本のハンセン病療養所への韓国・朝鮮人の入所の経緯と背景〔Ⅰ〕」（西村章次教授還暦記念論文集編集委員会編集・発行『障害児・者の発達と診断・評価と教育実践に関する研究――西村章次教授還暦記念論文集』一九九九年八月）、六三～七六頁。③同「韓国におけるハンセン病『未感染児』の共学問題に関する史的研究――日本における竜田寮児童に対する共学拒否事件との比較検討」（菊池恵楓園入所者自治会機関誌『菊池野』通巻五一二号、一九九七年九月）、二四～三二頁。④同「韓国におけるハンセン病回復者『定着村《チョンチャクチョン》』の『未感染児』に対する共学拒否事件の史的研究――一九六〇年代の慶尚道《キョンサンド》と首都ソウルを中心に」（『埼玉大学紀要教育学部〔教育科学Ⅲ〕』第51巻第1号、二〇〇二年三月）、四九～七四頁。⑤清水寛「日本植民地教育史研究の意義と課題――日本近現代障碍者問題史研究の立場から」（植民地教育史研究会編集『植民地教育の支配責任を問う　植民地教育史研究年報』第四号、二〇〇一年、皓星社）、二〇八～二一五頁。⑥研究代表　清水寛『日本及び旧植民地朝鮮・台湾におけるハンセン病児童の生活と教育と人権の歴史』（平成一〇年度～平成一二年度科学研究費補助金〔基盤研究(c)(2)研究成果報告〕二〇〇一年三月）、全三三三頁、参照。

◆36　清水寛「海外における研究活動等報告Ⅲ――韓国の国立小鹿島《ソロクト》病院と定着村益山《イクサン》農場への訪問」（『学報　埼玉

大学』第四二一号、一九九九年四月)、五〜七頁、参照。

第Ⅰ部　研究編

第1章　総論・ハンセン病療養所における子どもたちの生活・教育・人権の歩み

江連　恭弘
清水　寛

中学一年生だった一九五三（昭和28）年に青森の松丘保養園に入所し、二八歳で社会復帰をしたS・ショウジ氏は、発病した小学校時代を振り返って次のように述べている。

「六年生になって学校での予防注射の時も腕に痛みは感じなかった。（中略）担任の先生から校長先生の所へ行くように言われ、職員室の一番奥の校長先生の前に行った。先生は机の引き出しから一通の封筒を取り出し、『あしたから学校に来なくていいから』と言い、封筒を私にくれた。次の日の朝、登校前の弟に母は言っていた。何を聞かれても『知らない』と言うんだよと。私は背中でその声を聞いていた。[1]」

同じく社会復帰をし、ハンセン病退所者東日本「あおばの会」の代表をしている石山春平氏は、小学六年生だった一九四七（昭和22）年に、学校の身体検査で病気がわかった。教師からは、「お前は人に言えない汚い病気だ。学校に置くわけにはいかないから来ちゃいかん。すぐ帰れ」「もう二度と来るな」と言われ、「一言も優しい言葉なんてなかった」という。[2] 石山氏は、その後約三年間、自宅の納屋でひっそりと過ごした。S・ショウジ氏も、「学校という社会から、はじき出され」、「家の中で身を潜めるように過ご」したことは、「居場所の無い不安だらけの日々」であったと振り返る。[3]

このように、学校の身体検査においてハンセン病が「発見」されていく。そして、病気がわかると学校を辞めさせられた。この身体検査におけるハンセン病者の「発見」は、「無癩《らい》県運動」が全国的に広がる一九三〇年代から始まっていた。岡山県では、総務部長・学務部長・警察部長名で、警察署長・市町村長・中等学校長・青年学校長・小学校長・幼稚園長宛てに以下のような通知が出されている。

「学校児童生徒ニ付健診調査　各学校ニ於テハ児童生徒ノ身体検査時ニ於テハ勿論、平素ニ於テモ患者ノ早期発見ニ努メ、児童生徒中容疑者アル場合ハ其ノ住所、保護者並本人氏名、年齢、家庭ノ情態等ヲ速カニ所轄警察署長へ秘密通報スルコト」[4]

このように、学校における身体検査とは、ハンセン病の子どもを「容疑者」として「発見」する役割を果たしていた。身体検査は、ハンセン病者をあぶり出す装置として設定され、機能したのである。発病した子どもは、学びの場である学校から退学させられ、学校や地域といった共同体からも排除された。そして、親・きょうだいも地域から排除されたのである。発病した子どもたちは、子どもとしてあたりまえに生きる権利を奪われたのであり、このことは、日本におけるハンセン病政策そのものを体現していた。さらに忘れてならないのは、学校の教師自身が「無癩県運動」の担い手として、強制隔離に加担する存在であったということである。[5]

なぜ、このようなことが起きたのだろうか。本章では、「ハンセン病の子どもたち」が生きてきた状況とその特徴について、生活・教育・人権の視点にふれて検討をしたい。ここで「ハンセン病の子どもたち」という場合、発病し患者として入所した子どもたち（以下、「患者児童」）と、親が患者であり保育施設で生活した子どもたち（以下、「保育児童」）を対象に検討する。[6] 具体的には、患者児童の療養所への入所と入所後の生活、療養所内における「教育」の保障と社会復帰の課題、保育児童の生活上の課題などを取りあげ、子どもたちにとってのハンセン病児問題とは何だったのか、その特質と課題を明らかにしたい。

第1節　戦前における患者児童

1　療養所への入所

ハンセン病を発病し療養所へ行かざるを得なくなった子どもたちにとって、入所時のことはどのように記憶されているのだろうか。ハンセン病問題検証会議で証言をしたK氏は、次のように振り返る。

「五年生に上がる春休みのある日、突然母から、ほんとうにいい病院があるみたいだから、おまえはそこへ行きなさいと言われました。母はそれ以上何も言いませんでしたが、その日は一晩中私を抱いて泣いていました。そして、母に抱かれたのはこの日が最後になりました。（中略）刑務所のような療養所の高い壁、外出するにも許可が要る、それから外出許可はなかなかもらえないということから、子供心にも、だんだん、どんなに泣いても帰れないということがわかってきました。私は、あきらめるしかありませんでした。[7]」

母親との別離以来、隔離されたことで家族と関係を遮断された経験は、現在においてもつらい出来事として記憶されている。そして、療養所への収容は、不安とともに「諦め」として子どもたちを苦しめることになった。家族と一緒に「自発的」に入所した場合でも、あきらめや苦しみは変わらなかった。それは、差別や偏見によって、地域社会で生活し続けることが困難であったからである。そのことについて、一九四一年に病気の父親とともに一二歳で全生園に入所した山下道輔氏は、「父は強制的に連れてこられるよりは、自発的に入る方が家族のためによいと思ったのだろうね。自分から全生園に入ったのだね。父がハンセン病ということで都会でも村八分状態。近所の人からも避けられていた。私も少し離れた友達は遊んでくれたけれども、近くの子どもは遊んでくれなかった」[8]と語っている。

さらに、入所した子どもたちを待ち受けていたのは、「解剖承諾書」へのサインだった。一九四九（昭和24）年に一七歳で入所した宮本努氏（仮名）は、「死んだら解剖をするので、承諾書に印鑑を押してほしい」と職員から言われた。療養所で一生を終えるしかない現実を突きつけられ、「やはり帰れないのか」との「落胆」を感じている。また、宮本氏は、「まだ八歳か九歳の男の子が解剖承諾書に小さな栂印を押していた」ところを見て、「どんな思いだっただろうかと考えると、胸が締め付けられます」と語っている。[9]入所段階で解剖承諾書にサインさせることは、療養所での生活に絶望感を抱かせるものであり、療養所が病気を治療し療養する場ではないことを意味するものであった。夢や将来のある子どもに対して、強制的に承諾書を書かせることは、「死ぬまで入所者を拘束する終生隔離の一つの象徴」であった。[10]これは、社会からの排除というよりも、むしろ患者の存在を否定し、社会から抹殺することを意味した。

入所後、子どもたちは、大人と生活する場合もあれば、後には男子は少年舎に、女子は少女舎に入居させられることが多かった。少年少女舎には、それぞれに「寮父」と「寮母」が配置された。寮父母はともに入所者である。子どもたちには、寮父母を「お父さん」「お母さん」、年長者を「兄さん」「姉さん」などと呼ばせた。このように、擬似的な親子関係を築くことで療養所での生活に根付かせようとしたのである。療養所が一生生き続けなければならない終生隔離の場所だからこそ重視されたものといえよう。また、親子で入所した場合でも、分け隔てられて生活を送らざるを得なかった。先述した山下氏も父とは別々に生活をしたと語っている。本来の家族を分断してまで、子どもたちだけの世界を作り上げることが、療養生活を送るための規律とされたのである。

2　療養所における「教育」の開始

各療養所では、設立当初から患者児童が入所していたようである。学齢期に達した患者児童に対しては、敷地内の施設を利用して寺子屋式の授業が行われた。

全生病院では、一九一〇（明治43）年に院内の礼拝堂の一部で授業を開始している。開院当時は、「収容患者ハ大部分浮浪者ニシテ無教育ノ者多ク殊ニ少年者ハ幼時本病ニ罹リ為ニ学校教育ヲ受クル能ハサルモノアリ」[11]という状況から、「品性ノ涵養《かんよう》上」教育が必要という判断がなされた。戦前において学園の教師を務めたのは「患者教師」であり、同じ入所者であった。彼らは、「患者中ヨリ当テ教職ニ経験アルモノヲ選抜」[12]された。教師は小学校訓導の資格を持つ入所者に対して院長が「学事世話係」の辞令を出し、「寺子屋式教育が始まった」という[13]。正式な学校ではなく、あくまで寺子屋的な形での授業が実施されていた。生徒は、当時約三〇人で、七歳から二五歳くらいと年齢に幅があり、なかには、「故郷に残してきた子どもに手紙を書きたい一心で、三〇歳を過ぎた女子患者も恥を忍んで通った」こともあった。

キリスト教事業の例では、群馬県草津の湯之沢地区に一九二五年、イギリスの宣教師コンウォール・リーによって設置された望学校がある。教室は聖バルナバ教会の会館を臨時で借用し、土曜日を除く毎日午後六時から授業を行った。課目は、読方・珠算・歴史・聖書・聖歌の五課目であった。一九二八年には、聖バルナバ望学校と改称し、午前・午後・夜間に分けて三学級に編成され、課目も聖書・算術・珠算・読方・綴方・書方・図画・地理・国史・理科・生理・音楽の一二科目に増えている。一九三〇年には新校舎が落成し、聖望小学校と改称された。聖望小学校は、「私的な機関ではありながらも湯ノ澤に住む児童の教育機関としての役割を果たすものとして喜ばれていた」のである。そして、一九四一年の湯之沢部落解散に伴って国立栗生楽泉園に移行・合併され、「望学園」となった。[14]

各療養所に教育機関が本格的に設置されるのは、一九三〇年代である。この時期は、患者の強制隔離を推進する「無らい県運動」が全国的に拡大していく時期であり、患者の強制収容に伴って、学齢期の子どもたちが多く収容されていったことが、療養所内に教育機関を設置する大きな理由であった。各療養所では、「全生学園」や「外島学園」などの名称が付けられ、「学校らしい体裁」[15]が整えられていく。

こうした「学園」での教育と子どもたちの生活はどのようなものであったのだろうか。先に挙げた「全生学園規定」には、小学校令に準拠した「普通教育」を行うと定められており、課目としては、修身・国語・算術・国史・地理・理科・図画・手工・農業・唱歌・体操があった。女子には、これに加えて手芸があり、特別科としてエスペラント語を授けるとも規定されていた。こうした授業がどの程度なされていたのかは不明である。患者教師による限られた条件のなかでの授業であることを考えると、これらの課目が十分に実施されていたかは疑問が残る。多くの証言や自治会史を見る限り、授業の中心は「読み・書き・そろばん」であり、子どもたちに求められたのは、「新聞が読めて、手紙が書けて、園内通用券の計算ができる」ことであった。療養所で生活を送るうえで必要最小限の手段を手に入れることに限定されていたのであり、設定課目とは齟齬があったと思われる。そして、授業で「早く治療して病気が治ったら帰りたいなんていうことを書くと、なかなかいい点数はとれな」かった。[16] このように、療養所内では、隔離された療養所で生き抜く力、つまり「園内通用学力」が求められたのである。それは、隔離の思想と表裏一体をなす、いわば〝閉ざされた学力〟といえるものであった。[17]

一日のスケジュール（日課）は、どの療養所においても午前中に治療に行き、治療後（午後）に授業を受けるのが基本であった。敬愛学園では、教師の号令によって午前六時に起床し、教師とともに園内をランニングし、その後は運動場で国旗を掲揚して「つれづれの御歌」を朗読し、皇居遥拝を行っている。ラジオ体操が終わると各自部屋に戻って朝の掃除をし、朝食をとった。[18] 全生園でも、午前中は医局に行き、「痛い大風子《たいふうし》油《ゆ》注射」を受けた後に、盲人の患者らとともに「ガーゼのばし」の作業などに出かけたという。[19] 治療や作業を終えた後に、「学校」へと通ったのであり、それが患者児童ならではの療養生活の姿であった。

なお、先述したように、「学齢期の子ども」といっても年齢層には幅があった。これに関しては、患者教師の悩みの一つに学年編入の課題があったという。本来高等科に入るべき年齢の子どもでも、発病によってほとんど学校に通学していない場合もあったため、「小学二年の学歴の者を高等科にするわけにもいかず、かといって、鼻の下にうっすら髭の生えはじめた少年を、小学二年生にするのも変なものだった」というわけである。[20] このように、学歴を前提にして学年編入することの難しさは、病気による療養の必要性という理由だけではなく、ハンセン病という病気の要因が大きいと思われる。それは、発病後も自宅の目に付かないところで何年も隠れて過ごすことが多く、年齢に応じた適切な教育が保障されてこなかったからである。

子どもたちの思いや意識を垣間見ることができるものの一つに、文芸作品がある。[21] 学園でも文芸に力を入れていたところが多く、各療養所の機関誌や各学園で発行している文集には、多くの子どもたちの作品が掲載されている（第2章、第3章、第4章参照）。作文・童謡・俳句・短歌・自由詩・創作などのジャンルで作品が選者によって選ばれ、機関誌に掲載された。作品には、故郷への思いを述べたものが多い。

文芸作品は政治的にも利用された。文芸誌『呼子鳥』には、「此の不幸な児童らの明るく生き得る唯一の環境は療養所である事を思ふ時、どんな犠牲を払つても療養所が新設拡張され、彼らに暖い手を差し伸べなければならないことを痛感する」[22] と記された。「無らい県運動」という隔離推進の枠のなかに文芸活動が位置づけられ、一般社会の人びとに対する「癩」の理解と同情の念を高める役割が期待されたのである。[23] 子どもたちの文芸作品には、「救癩」による隔離の推進が期待されていたのである。

なお、教育を通して求められる人物像も、いびつなものであった。池内謙次郎氏（長島愛生園）によれば、「当時の教育方針は、よき愛生人になりなさい」ということであったという。「よき愛生人」というのは、「園の体制を受け入れて、この中でおとなしく療養生活を送る」ことにほかならなかった。[24] つまり、「よき療養人」になることが療養所内教育の目的であり、その前提には隔離された社会で生を全うするという発想があった。そこには、療養所で治療・療養して社会復帰をすることは想定されていない。それが患者児童への「教育」の特徴であった。

3 戦時下の療養所と子どもたち

一九三〇年前後は、療養所の中に軍事色が高まってくる時代でもあった。全生病院では、ボーイスカウト運動を取り入れ、一九二九（昭和4）年には、園内に「少年少女団」が結成された。少年には、国防色の団服と碧《みどり》のネッカチーフ、そして靴下からズック靴までが支給された。少女には、綿サージのセーラー服などが支給されている。[25] だが、実際には「団服は支給されても、その下に着るべきろくな肌着は持っておらず、彼らの団服の下は夏も冬もほとんど同じであった」という。毎月二回の訓練があり、教練・体操・手旗信号などの練習が行われたが、子どもたちが病気を患っていたことへの配慮はほとんどない。療養所におけるボーイスカウト運動は、来訪者に対して外見だけを整えたものであった。訓練のなかで、ハンセン病の症状である「熱こぶ」（急性結節性紅斑）によって高熱を出し、体力を消耗していく少年も多かった。そして、「昭和一〇年前後に低学年であった子供たち、無邪気に上の命令に従順だった少年たちはほとんどみな、青年期にさえ入らずに死んでしまった」という。[26]

戦時下になると、全生園では全日本少年団が行った大野営にならい、療養所内において「心身の鍛錬」を行うキャンプが実施された。子どもたちは「愛と仁義の旗じるし　進む行く手に希望あり」との全生少年団団歌を歌い、健康な子どもと同じように「健児道」に励むことが求められた[27]。全生少年少女団の指導員である牧田文雄は、日独伊三国軍事同盟締結をふまえ、「私達は政府の命令のままに身命をなげうって出来る限りを尽くせば良いのです」、「益々奉公の誠を固くしてお国のお役に立たなければなりません」などと「三国同盟と健児の務」について述べ、全生「健児」による戦争協力を呼びかけた[28]。

長島愛生園では、朝は五時半起床、「君が代」斉唱と国旗掲揚、ラジオ体操を行い、朝食後に授業を受けた。卒業した男子は、望ヶ丘地区の耕作に、女子は医局の治療手伝いに出た[29]。子どもたちも重労働に従事し、療養所の運営を補完する役割を担わされた。そして、「薪《まき》の運搬、田植え、ため池工事や望が丘の土地の開墾などの重労働によって、体に傷をつくったり、障害をさらに悪く・重くする子どもを多く出すことになった」という[30]。

敬愛学園では、「戦時下の少国民としての自覚」が強いられた。園内清掃などの奉仕作業に加え、食料の自給自足が叫ばれるようになると、学園用の菜園の耕作が日課となった。戦局が悪化すると、近くの鹿屋航空隊からは昼夜の別なく飛行機が飛び立ち、教師の声も耳に入らなかったという。木炭の詰め込みや木材運び、横穴式の防空壕掘りなどにも動員された。「防空壕の中で、真似ごとのような授業をしたが、とうてい身につく教育にはならなかった」という[31]。

戦争の直接的な被害を受けた療養所では、子どもたちも犠牲になった。沖縄愛楽園では、戦局が緊迫し、「働かざる者、食うべからずと言う《ママ》時局柄」のなか、「食糧増産突撃隊」が編成され、堆肥用の草刈りや海草集め、畑の草取り、待避壕掘りなどに協力した。愛楽園自体は空襲被害を受けたものの、子どもたちが直接爆撃で犠牲になることはなかった。しかし、壕生活から解放された後に、二人が栄養失調で死亡し、もう一人は肺結核で死亡した。[32]また、証言集にも、戦争によって命を落とした事例が記されている。
「栄養失調で壕でもたくさん死んだよ。あのときは壕の中で座って寝てるでしょう、起きたらもう死んでいるんだよ。（中略）着物敷いてそのままだったよ。『ハル子、元気だよ、やがて戦争も終わるよ』と言っていたけど、このまま死んでるさ。[33]」
宮古南静園も空襲による被害を受けた。「頭の上で地響きをする飛行機の音、そして、壕の上のアダンの木が燃え、その熱気と風にあおられた炎が壕の中に入ってきて生きた心地がせず、まるで生き地獄」のようであった。なかでも、「島尻山では、マラリヤと疫痢でたくさんの寮友が死亡」した。「餓死して死んだ子どもたちもここにはいるんですよね、これが私には今でも一番忘れられない」との証言が残っている。[34]
戦時期の子どもたちの生存状況については、一九四一年に愛生学園を卒業した近藤宏一氏（長島愛生園）も、戦時期に多くの子どもたちが死亡したと述べている。[35]食料難による飢えと栄養失調などが死期を早めたと考えられるが、全体的な統計や詳細はわかっていない。療養所という社会において、戦争が子どもたちの発達や成長、さらには社会性にどのように影響したのか。証言や統計、諸史料などをもとにした、戦時下の療養所における子どもの実態把握は今後の課題といえる。

第2節　戦後における患者児童

1　分校の設置と「らい予防法」

一九四〇年代から第二次世界大戦後になると、患者児童のための教育機関は、地域の公立学校の分校へとその位置づけを変えていく。とくに、一九四八年から五三年にかけて、学校教育法（一九四七年）に基づく公立小中学校の分校あるいは分教室となり、正式な教育機関に位置づけられていった。そして、教員免許を持った正式な教員が着任した。教員は本校から派遣されたので「派遣教師」と呼ばれた。これにともなって、患者教師は「補助教師」として派遣教師の補佐に務め、次第にその役割を終えていった。

学校教育法は、第七五条第二項において「前項における学校（小学校、中学校、高等学校および中等教育学校――筆者ら注）は、疾病により療養中の児童及び生徒に対して、特殊学級を設け、又は教員を派遣して、教育を行うことができる」と定めている。これを受け、「らい予防法」（一九五三年）は、第一四条で入所患者の教育について以下のように規定した。

「国立療養所の長（以下「所長」という）は、学校教育法（昭和二十二年法律第二十六号）第七十五条第二項の規定により、小学校又は中学校が、入所患者のため、教員を派遣して教育を行う場合には、政令の定めるところにより、入所患者がその教育を受けるために必要な措置を講じなければならない。②所長は、学校教育法第七十五条第二項の規定により、高等学校が、入所患者のため、教員を派遣して教育を行う場合には、政令の定めるところにより、入所患者がその教育を受けるために、必要な措置を講ずることができる」

さらに、「らい予防法」第一七条は、親権の行使についても規定し、療養所長が形式上の親となり、患者児童の教育と保護を行うことを規定した。こうした擬制的な家族関係を基本に、療養所における分校設置が進んでいった。

なお、学校名を付ける際に課題が生じた療養所もあった。宮古南静園では、一九五二年に琉球政府立宮古南静園小中学校と改称するが、学校名を考案することについて、「なるべく癩病臭い名前をつけないよう」にとの記録が残っている。[36]「癩病臭い」とは何を指すのか不明だが、それだけ偏見が根深かったことが窺《うかが》える。

この時期、教育環境の「整備」がなされた背景には、戦後における「無らい県運動」の強化[37]に伴う患者児童の入所の増加があった。だが、一九五六年の「ハンセン病患者の保護及び社会復帰に関する国際会議」での決議（ローマ宣言）では、「児童たちは（中略）予防施設への入所は（中略）絶対に必要な場合にのみこの手段が採られるべきである」と述べられていた。こうした国際社会の潮流とは真逆の動きが日本国内で進行していたのである。「無らい県運動」と子どもたちの収容や、学校・地域における収容と差別の実態については、国際的な動向も含めて今後のさらなる解明と検証が必要である。

また、「らい予防法」の一四条や一七条では、「必要な措置を講ずることができる」と記され、あくまで任意規定であった。実際には、「教育と福祉に関する上位法である教育基本法と児童福祉法の理念・原理からは程遠い内容」[38]であったといえる。具体的には、「教材費などの予算は皆無で、全体の物品費などから捻出している状態」であり、そもそも、国も療養所側も患者児童に対して、「正規の教育を受けさせることなど念頭になく、専門的な分野の授業は到底望むべくもなかった」というのが実態であった。[39]分校設置の時期や教材の提供、教師の派遣などは、療養所によっても時間差や温度差があった。このように学習権の保障措置が十分機能しなかった要因には、療養所を管轄する厚生省と学校を管轄する文部省の縦割り行政の問題が考えられよう。

地域社会との関わりでみると、療養所の学校が抱える課題を療養所と自治体との間で協議するようになったことが注目される。多磨全生園では、一九五三（昭和28）年に東村山町の教育関係者が来園し、自治会との懇談を行っている。自治会は、全生学園を名目だけの分校という位置づけにするのではなく、教師派遣などの援助をしてほしいと要請している。これを受けて、同町教育委員会は、厚生省と東京都教育委員会に対し全生学園を同町小中学校の正式分校として昇格するよう認可申請を行った。

教師を派遣する理由に挙げられたのは、従来から行われていた軽症患者らによる患者教師では問題があるという点であった。それは、永年隔離されているために社会的にも教育的にも一般社会とは認識がかけ離れていること、そして、その教育力では子どもたちが進学・社会復帰するときに町の卒業生より能力が劣ることが理由としてあげられた。[40]こうして、療養所の分校では、「つとめて正規の教科課程を履修せしめる方途」がとられ、それぞれ学校長の監督の下に、「園および児童・生徒の特殊環境」に即して授業が行われることになったという。[41]

教育環境が整備される中で、一般物品費などから支出していた教育費が、教材費として予算化されるようになっていく。全生園では、一九六六年九月から、市からの派遣教師が小中一名ずつ増員となり、教材費が正式に予算化されることとなった。また、予算の充実にともない、一学期は遠足、二学期は社会見学、三学期は観劇（または映画鑑賞）が実施できる予算が組まれ、「いろいろな面で充実[42]」していった。

2　学校生活と閉校

義務化された学校において、子どもたちはどのような生活を送ったのだろうか。これには、人それぞれに多様な経験と思い出が語られている。そのなかで、七歳で入所し、一九四二年から一九六八年まで全生園で暮らした冬敏之氏は、全生学園と少年舎での年月を「苦痛の日々の連続」と振り返る（第6章第3節参照）。このように、「負の思い出」として学校生活を受け止める子どもたちも多い。

また、地域の学校との関係では、ハンセン病への根強い偏見を感じる場面もあった。一九六〇年から分教室で患者教師を務めた天野秋一氏によると、一九六七年ごろに本校から運動会に招待されたものの、「特別席を設けるから余り出歩かないでほしい」といわれたと述べている（第6章第6節参照）。なお、修学旅行についても、一般の宿泊施設を利用することが出来ず、支援者らが建設した「交流の家《むすび》」（奈良市）や関西の各園を利用せざるを得なかったという。このように、学校行事なども、差別的環境によって大きく制約されていた。

一九六〇年前後になると、各療養所では、生徒数の減少にともない廃校手続きがとられるようになる。背景には、発症率の低下や社会復帰が進んだことがあげられる。なお、東北新生園では、一九六五年に迫町《はさま》立新田第二小学校と新田中学校の「葉の木沢分校」の閉校にあたって懇談会が行われた。教育委員会や本校の校長、新生園の事務職員、分校の教員などが参加した懇談では、さまざまな意見が出され、閉校後に患者児童（就学児童・生徒）が入園した場合の対応として、以下の結論に達した。

「①開校されている療養所の分校へ入るように子どもと両親にすすめる。②軽症の児童生徒の場合は、一～二年休学させて治療し、退所して自分の学校へ帰る。③一応入園させて開校している施設の分校へ転校させる場合もある。④事情やむをえない場合は、開校手続をとり開校する」[43]

懇談の結論を見る限り、閉校を機に分校存続は避けたいというのが迫町の基調であった。行政関係者との懇談の場が設けられた意義は大きいが、患者児童を迷惑な存在とみている側面は否めない。学校教育や地域行政の中にも、ハンセン病への偏見という困難な壁が残っていたのである。

多磨全生園では、一九七五（昭和50）年に青葉小学校全生分教室が閉鎖された。四年後の一九七九（昭和54）年四月には、最後の中学生二名が岡山の新良田《にいらだ》教室へ発ち、東村山中学校全生分教室が閉校した。開園七〇年目にして「子ども」はいなくなったのである。全生園では、分教室が認可されてから六六名が就学し、そのほとんどが社会復帰した。閉校を記念し、校庭の片隅には「出発」と題した記念碑が建てられた。[44]「出発」という言葉には、卒業生をはじめとした療養所の子どもたちの新たな希望が込められており、ハンセン病者である「自分」を抱えて歩みはじめようとする覚悟が伝わってくる。

第3節　新良田《にいらだ》教室と社会復帰

1　新良田教室への希望と隔離の現実

一九五〇年代に展開された「らい予防法」闘争の要求項目の一つが、高校の設置であった。[45] 背景には、戦後民主化のなかでの入園者の教育権獲得要求の高まりがあった。そして、教育の機会均等の実現という要求の先には、「社会復帰の実現」という切実な要求が見据えられていた。ここでは、子どもたち（青年たち）にとって入園者のための高校であった新良田教室とはどのような存在だったのかを、証言を中心に見ていきたい。

一九五三年の「らい予防法」闘争の過程で、高等学校の設置が決められ、一九五五年九月一六日に、岡山県立邑久《おく》高等学校新良田教室が長島愛生園内に開校した。定時制四年の課程で全寮制であり、全国の療養所から、試験を突破した計三〇名の男女が入学した。開校までの間、各療養所の子どもたちは希望と期待をもってこの決定を受け止めた。

「われわれにとって最も大きな喜びである。病人というものを除いた一個の人間としての喜びである。（中略）人員数の制限などいろいろの不満はありながらも、一応われわれは高校進学ということによって人生の光明を見出すことができた。われわれの終局の目的は人間完成にある。そして、個人が差別されるような社会の改善に努力し、社会復帰した日においては強く生きて行くために高い教養を身につけようとするのである」[46]

ここには、高校進学を目的化するのではなく、「人間完成」の場と位置づけ、ハンセン病を取り巻く差別や偏見の社会そのものを変えていきたいという願いと覚悟が見て取れる。それだけ、高校設置には期待が高く、「人間完成」のための「高い教養」の獲得は、「社会復帰」という希望の実現へ結びつくものとして捉えられていた。「当時は高校に入学することが、若者たちの社会復帰するためのステータスっていうか、資格のひとつの条件だったんですね。ですから一生懸命勉強して、ぜひとも高校へ行って社会復帰するぞとがんばっていました。それだけの熱気がほんとにあったと思っています」[47]という証言もある。

高校へ進学することは、学習権の獲得とその保障を意味するものでもあったが、子どもたちにとっては、社会復帰へ繋がる不可欠な条件であり回路として意識されていたところにその本質的な意味があった。高校での学びを経て療養所の外に出ることは、ハンセン病を自ら断ち切るための手段として認識されており、隔離された社会に生きる自分を「解放」する第一歩でもあった。

だが、こうした思いは、高校入学の段階で打ち砕かれた。長島愛生園までの移動は、あくまで「患者の輸送」であり、強制隔離政策における収容にほかならなかった。多くの証言があきらかにしているが、列車での移動は一般の客車ではなく貨物列車の後部に付けられた客車などに「患者移送」という張り紙をされた。入所者は、それを「お召し列車」と呼んで皮肉った。K氏は、他の療養所から来た青年たちと、「患者移送はないよなと、怒りと失望まじりに話し合いました。私は、改めて差別されている自分たちの立場というものを思い知らされました」と語っている。[48]また、長島に向かう船に乗った山口シメ子氏は、甲板が患者用で、船室が職員用であることを知らず、雨が降ってきたので船室に入ったところ、拒否されてしまう。「野良猫とおんなじに追い出されました。シッシッて感じで甲板のほうに追いやられたのが大変悲しかった」という。彼女は、「寂しいというか、悲しいというか、ああ、われわれはやっぱり患者だみたいな気持ちを持たされましたね」と述べている。[49]このように、高校への進学者ではなく、ハンセン病患者であることを突きつけられたのである。

なお、移送に付き添った施設職員の意識は、あくまで患者を収容するということでしかなかった。多磨全生園のある職員は、新入生を長島愛生園まで送り、帰園した際に有線放送で「無事護送してきました」と報告し、これに対して患者自治会から抗議を受けている。職員にとっては、入所者は犯罪者と同じという認識だったのである。岡山駅から新良田教室がある長島愛生園へ向かう時も対応は同じであった。

「憧れの岡山に着いたとたん、消毒衣にゴム長靴の愛生園の職員がホームに並んでいたのにはびっくりさせられました。（中略）岡山駅から愛生園までの自動車も、小さな明りとりの窓が二つあるだけで、その窓にはなぜか鉄格子がはまっていて、ドアも中からは開かないもので、犯罪護送車そのままでした」[50]

「……そのいでたちに驚かされました。みんな、白い帽子に白マスク、長靴をはいて、白い予防着姿です。それでわれわれの目の前で、いっせいに消毒を始めたんです。われわれの通った場所とか、汽車の近くとか、クレゾール液か何かを、噴射機みたいなものでまいて、徹底的に消毒してみせました。いきなり、心の底から怒りがこみあげてきました」[51]

子どもたちにとって白衣などの「白色」は、「汚れたもの」を「浄化」し、自身を隔離する権威の象徴であった。そして、進学と社会復帰への高い希望を抱いていた新良田への道のりは、大きく打ち砕かれた。こうした経験は、ハンセン病であるがゆえの屈辱的な体験として子どもたちの記憶に刻まれ、「希望が絶望に変わっていく」ことになる。[52]子どもたちにとって高校進学とは、「療養」という名の下に希望と人間性をも剝奪する現実に向き合わざるを得ないものであった。それがハンセン病者への隔離政策の実態であったのである。

2　「社会復帰」をめぐる困難

入学後の生徒たちの取り組みで注目されるのが、「ベル制」廃止と修学旅行実現の要求運動である。ベル制とは、当時職員室にいる教員を呼ぶためには入口のベルを鳴らさなければならず、生徒の職員室への立ち入りが禁止されていたもので、患者である生徒への差別的な制度として生徒から廃止要求が出され、一九七三年以降は取り外された。また、修学旅行を実現する動きも、生徒自身による要求実現運動の事例である。これらの動きは、隔離社会のなかにあった高校において、隔離の矛盾を問い、隔離そのものを相対化する試みとして注目できるものである。[53]

さらに、社会復帰を目指した子どもたち（青年たち）にとって、高校生活で課題視されたのが、卒業後をどう生きるかという点であった。それは、教師からすれば、進路指導の難しさでもあった。[54]

卒業を前にした生徒にとって、難問となったのが就職活動である。自分自身の育った環境や、場合によっては病気のことを話さざるを得ず、その点が一般の高校生との大きな違いであった。実際に、就職の面接で出身校を明かすと、ほとんどが不合格となってしまったという。そのため、学校での就職指導では、働きながら勉強をしているという「ウソをつく練習」までやらざるを得なかったのである。[55]

一九七九年二月のロングホームルームで取り上げられた、「学校を卒業し、社会生活にはいるとき、私たちはどのような心構えが必要か――とくに病気にたいする差別偏見について」という資料には、在校生や教員、自治会役員、舎監の人々の意見がまとめられている。そこでは、差別・偏見への対処について、『うそ』をつく必要がある時も、おろおろしないで、胸をはって、堂々と、言葉をはっきりと。私たちは、社会で生きていく権利がある。差別、偏見で私たちを受け入れてくれないならば、当面、生きる手段として『うそ』も許されるべきである」という意見が交わされている。[56]

「社会で生きていく権利がある」との主張は、とても重い問いである。ハンセン病者がこれまで苦汁をなめてきた歴史を考えれば、ハンセン病者であることを前提に、行動を起こそうという強い意志が感じられよう。その意味で「うそ」をつくことは、「社会で生きていく」ために不可欠なものとして受け止められていた。問題は「うそ」をつかざるを得ない状況であり、子どもたち自身がそこで葛藤《かっとう》せざるを得ない現実である。「うそ」をつくとは、自分自身の存在を否定する行為の積み重ねそのものであり、「うそ」をつくことが将来の自分を「守る」ことになるかもしれないという、屈折した教育環境にあった。自己否定の実践を積み重ねることが生きていくための手段とされたこと自体、強制隔離による差別を作り出してきたハンセン病政策の問題点にほかならない。

実際に社会復帰を果たしても、多くの困難があった。社会復帰者のK氏は、次のように語る。

「何よりもつらかったのは、過去を隠すために、心をさらけ出して語ることができなかったことです。（中略）退所した最初のころは、関西に出てきた卒業生の仲間たちと月に一回喫茶店で会って、いろいろと語り合いました。私たちにとっては、その場が唯一の自由に何でも話すことができる場でした。（中略）しかし、職場での人間関係ができたり、家庭を持つようになると、療養所の過去を消すために、だんだんと療養所時代の仲間たちとは距離を置くようになったのです。[57]」

彼は、「過去を断ち切る」ために古い日記や写真などを燃やした。そして、「厳しい偏見、差別の中では、社会復帰とは過去、僕の場合、すなわち小学校五年から高校四年までの九年間を切り捨てることだったと思います」と語っている。[58] 社会復帰とは、「過去を切り捨てること」であり、自分自身の存在とこれまでの人生を否定せざるを得ないところまで追いやったのがハンセン病差別の実態であった。

新良田教室で学んだ子どもたちの多くは、「療養所に生きる苦悩」と「社会に出て生きることの苦悩」のなかで葛藤していた。◆59 そして、社会復帰後かなりの年月が経っている現在においても、偏見・差別に苦しみながら生きている。ハンセン病に関わる人々への人権侵害は、現在進行形の課題なのである。

3　新良田教室の閉校と「希望」

新患発生率の低下とともに、病気の進行や家庭の事情などで中途退学する者もあって、新良田教室も第八期生（一九六二年入学）以降は定員割れが起こった。さらに、第一五期生（一九六九年入学）以降は、各学年の生徒数が一桁まで減少した。新良田教室は、三二年間の歴史のなかで、三〇七名が卒業し、二〇〇名以上の者が社会復帰していった。一九八七（昭和62）年には、最後の卒業生一名の卒業式が行われ、閉校式が実施された。一九八九年三月には、同窓生らの寄付金によって記念碑が建てられ、「希望」という文字が刻まれた。記念碑の裏面には、以下のような文章がある。

「希望の碑　人間回復をめざして展開された全患協のらい予防法改正運動の結果　一九五五年九月十六日（中略）病苦と闘いつゝも人間らしく生きたいとねがい　社会復帰をめざして　研学不抜　心身の鍛錬に励んだ若者は　三九七名　新良田教室　それは　こゝに学んだわれわれの青春と栄光のシンボルである」

子どもたちにとって、新良田教室とは「青春と栄光のシンボル」であった。現在においても、次のような声を聞くことができる。

「新良田教室は先輩方が、当時の私たちのような若者に、自分の分まで社会で働き、差別や偏見をなくす活躍をしてほしいと希望を託してくださった場所です。その思いを託された私たちは、勉強はもちろん、仲間との調和、絆、信頼など、人間が大切にすべき多くのものを学ぶことができました。そういう意味で、新良田教室は私の原点です。[60]」

「新良田教室での高校生活は、世間一般の高校生から見れば、差別に満ちた教育だったと思います。それでも、私たちにとっては、たくさんの高校仲間や愛生園の大人の入園者の方たちと出会うことができ、いろんな話をしたり、経験をすることができた時期だったと思います。私が社会復帰をしようと決意したのも、新良田教室や愛生園で出会った人たちが私の社会に対する目を開いてくれたからだと思っています。[61]」

K氏は、卒業文集の編集責任者となり、文集のタイトルを「起点」と名付けた。「自分たちの人生の出発点」になると思ったからだという。全国ハンセン病患者協議会も、「高校で学んだことによって社会への目を開き、己に自信をつけ、病気にうちかつ勇気をもって社会復帰した若人が六二％もいたということは、それだけでも高校設立の意義は十分達せられたといえよう」、「後期中等教育の機会が与えられたうえでも、新良田教室の存在意義は大きい」と記し、高校の存在意義を高く評価した。[62]「らい予防法」闘争の成果として高校設置が実現した意義は確認したい。

しかし、社会復帰を果たした人であっても、新良田教室の卒業生であることを隠している人はいまも多い。この点は、一般の学校と大きく違う点である。『閉校記念誌』に卒業生氏名が記入されていないことや、顔を判別できる写真が少なく、後ろ向きのものを使用するといった措置がとられたこと自体に、ハンセン病への差別の根深さが表れている。また、新良田教室の卒業証書は、「療養所で生活をしていたことの証明」にもなった。これらが、新良田教室に在籍していたことを肯定的に受け止めることを困難にしたのである。

卒業生にとっては、新良田教室に愛着を抱く人もいれば、思い出したくもないと思う人もいる。まさに、新良田教室は、「その存在自体がアンビバレント（二律背反）だった」といえるのである。[63]

4 「異邦人」としての教師

新良田教室で学んだ子どもたちは、教師たちのことをどう見ていたのだろうか。多くのエピソードとして、教師が予防着を着用し、生徒とのあいだに距離を置いていたことがわかる。第一期生の森元美代治氏は、「教師は生徒を『病原体』扱いした」として以下のように語っている。

「先生たちも病気を恐れて、厳重にマスクをし、白い帽子をかぶり、ひどい先生はゴム手袋までして、講義をしていました。われわれ生徒が使う黒板拭きとか、チョークとかに、触りたくないんですよ。同じ教室にいて、病気がうつるのではないかと心配する先生たちは、チョークにじかに触りません。チョークを挟むピンセットみたいなものを持参して、それで挟んで、書いていました。[64]」

生徒と一緒に相撲を取ったという教師もいたが、常勤・非常勤の教師を含めても、「人間的な先生は一人か二人程度」であり、「あとの先生はみんな、おっかなびっくり、人間的なつながりはなく、ただ知識をわれわれにつめこむメッセンジャー」であったという。[65]

教師たちは、自宅と学校の行き帰りには必ず消毒をしていた。長島愛生園の港に着くと、そこには消毒液が置いてあり、クレゾール液に手足を浸けて学校（新良田教室）に向かったのである。そして、白衣で授業を行った。このような教師の行動には、療養所職員からの指導の影響があった。新良田教室に限らず、全国の国立療養所では「派遣教師の予防措置」がなされているかの確認も行われた。主な予防措置としては、①派遣教諭の勤務上の服装は医局勤務の看護婦とほぼ同様の予防被服を着用させること、②毎日手洗い石鹸と洗濯石鹸を予防消毒用として支給していること、③派遣教諭室入口には手消毒用の消毒鉢の設置があること、などである。[66]

では、消毒液の臭いのする教師と接するなかで、子どもたちはどのようなことを感じたのだろうか。

「教師と生徒の間には、いつも見えない壁のようなものがありました。（中略）先生と生徒というより、健常者と病者という関係だったように思います。教師からも、世間の人とは違う存在として扱われていたので、多感な時期の私たちは、無意識のうちにいつも劣等感を植えつけられていました。そして、それがある人は園や社会への反発となり、ある人は社会や人生への絶望へとつながっていきました。[67]」

子どもたちにとって教師とは、「劣等感」を植えつけられる存在であった。[68]皮肉にも教師との出会いが、社会への「反発」や「絶望」となっていったのである。本来、学校における子どもと教師の関係を考えれば、教師とは子どもたちの不安や願いを受け止め、未来への希望を語りあい、自立に向けて学び教える存在になるはずである。しかし、新良田教室においては、それとは異質な関係が存在していたといえる。それを裏づけるアンケートが『閉校記念誌』に掲載されている（一九五八年実施）。「現在の高校生活に満足であるか」との項目に対しては、「不満である」と答えた者が約五九パーセントを占め最も多い。そのうち、「教師に関すること」が四七パーセントであり、圧倒的に多い数値であった。また、「あなたは自分の悩みを先生に相談するか」との問いには、「相談したくない」（四四パーセント）、「相談したいが云いにくい」（三六パーセント）との答えであった。さらに、「教師に最も要望する事がらは何か」との項目では、「理解と親切」（五三パーセント）、「人格と識見」（二二パーセント）、「公平な取り扱い」（九パーセント）という結果が出た。[69]こうしたアンケート結果をふまえ、第一期生であった冬敏之氏は、以下のように述べている。

「生徒にとって、異邦人である先生たち。白ずくめの予防着、予防ズボン、予防帽。そこには厚い白衣の壁が厳然と存在する。（中略）我々は生徒である前に、ハンセン病患者であるという意識を植え付けられている。それは、若い魂の、あまりにも重い負担である。しかも我々は、教師に対する時、先生と生徒という以前に、健康者と患者ということを深く意識する。[70]」

病気のことや療養生活を送らざるを得ない子どもたちの現状を理解し、人権を蹂躙《じゅうりん》されてきた半生に思いを寄せて接する教師がいかに少なかったか。ハンセン病者にとって唯一の高校であった新良田教室において、子どもたちは、ハンセン病者である現実を突きつけられ、将来への希望を打ち砕かれた。将来への願いを込めて学ぼうとしている子どもたちからみれば、教師とは、逆に子どもたち自身の人権を侵し、自身の存在をも否定するものであった。[71]

第4節　保育児童のための施設

1　親の入所と「分離保育」

ここでは、親を患者にもつ子どもたち（保育児童）について取り上げたい。母親が患者であったある少女は、母と別れた日のことを次のように振り返っている。

「その日は夏のようだった。私は家から少し離れた木戸に、夏服を着て裸足で立っていた。目の前に灰色のトラックが止まったかと思うと、いつの間にかその荷台に母が乗せられていた。母はトラックの上から『りょうこ』『りょうこ』としきりに私の名前を呼びながら泣き叫んでいた。（中略）走り去るトラックを追いかけて『かあちゃん、行かんでぇ、行かんでぇ』と泣き叫ぶ私を背後から抱きかかえていたのは祖母だった。（中略）小学校に入学すると、学校の帰り道でどこからともなく投げられた小石が、私のそばに飛んで来た。私は理由もわからぬまま涙をためていた。（中略）学校では、時に『なぜだろう』と思うことがあった。いつもは張り出される私の作文が、両親のことを書くとボツにされたのである。また、麻疹《ましん》にかかった時、ある女の子が『この人の麻疹はうつると、うちのお母さんが言っていた』と言った。これをきっかけに激しい言葉が飛び交い、同級生の女の子は一斉に私のそばから逃げた◆[72]。」

親がハンセン病を発病したことで、親と子が離別し、家族離散や生活が困難になった事例は多い。親の発病は、子どもにとって生きていくことの困難を意味した。とくに、年長の子どもは家事・育児を手伝う負担が増し、病気が世間に知れわたることでの「いじめ」や社会的な孤立を生むことが多かった。[73]なかには、やむなく子どもをつれて療養所に入ってくる場合もあった。入所に伴う子どもの養育は大きな課題であったが、母親にとっても、「自分の病気を感染させることをおそれて密接な接触を忌避する姿勢と雰囲気が、理由不明の拒否として、大きな戸惑いであった」ことは想像に難くない。子どもにとっては、「抱いてほしいと思い、甘えたくて近づくときに母親がさっと身を引いた記憶」が、生涯にわたって「痛ましい傷跡」となったのである。[74]

子どもを連れて入所すると、親子は引き離された。子どもは保育所で養育され、親との「分離保育」が実施されたのである。分離の理由は、「ハンセン氏病への偏見から」であった。[75]この「分離保育」については、キリスト教の伝道者である福田荒太郎の考えまで遡《さかのぼ》ることができる。[76]福田は、「癩病撲滅の根本義は政府の行う隔離政策にある」ことを唱え、子どもを父母から分離して保育することによって、「おそらく最も容易に、しかも巧妙に癩病撲滅を数代で達成できる」と主張していた。同様の主張は、外島療養所の所長であった村田正太が、「絶対隔離」を着々と行うことで、「おそくとも三〇年経ない内に殆どあなた方がライを見たくても見られないやうな状態にこの日本の地を浄化し得ると信じてゐます」と述べている。[77]この「浄化」のために、癩予防協会（後の藤楓《とうふう》協会）が設立され、その事業の一つとして「未感染児童」のための保育所設置が進められたのである。

「浄化」という言葉で表現されるように、分離保育論の基底には、ハンセン病者への絶対隔離の正当化と患者撲滅の思想があった。そして、伝染病であることを理由にした分離保育の主張は、ハンセン病患者に子どもを生ませないという断種の正当化へと繋がっていく。なお、所内に保育施設が無い療養所では、入所が受け入れられない場合もあった。一九四一年の全生病院の「入退院関係綴」を見ると、愛知県警からの「患者収容方に関する件」が収められており、そこには、子どもを連れて入所しようとした患者への対応が記されている。

「私生児（女三才）あり。本人以外に扶養者なく患者と共に収容相受けたき希望あり。（中略）本院には未感染児童保育所の設備なく、癩患者以外の収容は絶対不可に付き、癩患者のみなれば収容致す」[78]

全生病院は、保育施設がないことを理由に、連れてきた子どもの入所を不可とし、患者のみの収容が可能であると回答している。子どものその後は不明であるが、こうした収容の背景には、「無らい県運動」によって多くの患者が強制収容されてきた事情があった。とくに、前年一九四〇年は「らい根絶二〇年計画」の一万人隔離目標が達成された年であったことを考えると、患者である親とともに入所しようとした子どもたちが多くいたことが想像される。実際に、患者ではないが家族の一員として入所している事例は皆無ではない。

2 保育施設の設置

ここでいう「保育児童」とは、「未感染児童」などと呼ばれた子どもたちのことを指す。「未感染」という言葉には、今は感染していないが、そのうち感染・発病するかもしれないという差別的なニュアンスが多分に含まれており、子どもたちは実際に差別され精神的な苦痛を強いられてきた。[79] なお、財団法人藤楓《とうふう》協会は、「未感染児童」について以下のように説明している。

「この病が伝染病である建前からすれば、病気の親と同居している間に感染の機会が充分にあったと考えられ、一定の期間の発病観察が予防上必要であるとされたから、その観察中の児童を未感染児童と呼んだのであるが、（中略）この用語はこれらの児童の将来に大きな悪影響を与えるとともに、当初の一定の期間の観察が無条件に延長せざるを得ない条件がつくられていた。こうして、これらの児童は発病せずに健康に育っていったが、その就職、教育、結婚等には多くの難問題が生じたのであった」[80]

このように、協会側も「未感染」と称することや、その子どもたちの対応に課題があったことは認識していた。そもそも、歴史的には公立療養所が設置された一九一〇（明治43）年の療養所長会議において、「患者附随の小児がもし将来多数になる時は、収容所を置くか、養育院、孤児院に委託する」ことを申し合わせていた。しかし、養育院の受け入れが充分でない中、養護施設でも保母らがハンセン病患者の出産児ということで嫌がり、別室へ隔離してあまり世話もせず放置していた状況もあったという。[◆81]

療養所が設置された当初は、養育院や地域の受け入れ先に預ける例もあったが、その後は妊娠を防止するために断種手術が実施されはじめる。全生病院では、一九一五年に輸精管切除の手術が実施され、[◆82]他園でも、結婚し夫婦となる場合は断種などの優生手術が義務づけられた。しかし、妊娠・出産した場合は、看護婦らによって子どもが殺害される場合も発生した。ハンセン病療養所内での出産や育児は極めて困難だったのである。

なお、戦後のことではあるが、特異な事例といえるのが奄美和光園での出産であろう。[◆83]同園では、患者が園内で多くの子どもを出産しており、判明しているだけで一〇〇名以上といわれる。産まれた子どもたちのうち、親族が引き取れない場合は、名瀬天使園が引き取っていた。こうした特殊な状況が生じた背景には、優生手術を禁じたカトリックの影響が強かったことが挙げられる。キリスト教関係のハンセン病施設での一つの特徴といえよう。同時に、「医者がいない」ために、「断種しようにしても、堕胎しようにしても、そういう措置をする場所がない」[◆84]という面もあったようだ。

各療養所における保育施設は、楓蔭寮（長島愛生園内）や双葉寮（栗生楽泉園内）などのようにほとんどが療養所内に設置されたが、竜田寮（熊本市）や純真学園（横浜市）のように、療養所から離れた場所に設置される場合もあった。

日本でハンセン病者を親に持つ子どもたちのために作られた施設は、イギリスの宣教師コンウォール・リーが一九二四年に設置したマーガレット館（群馬県）が最初であろう。同館は、群馬県草津の湯之沢にあり、患者の親と同居する健康児童保育のための施設であった。その後、聖マーガレット館と改称し、男女分離保育の考えに基づいてあらたに男児のための聖テモテ館が設置された。運営は外国からの寄付に頼る慈善事業としてなされた。一九二八（昭和3）年には、学齢期の子どもたち二〇人は、「なんの差別もなく」草津町立草津小学校に通っていたというが、職員の子どもたちからいじめられることもあったようである。T氏は、次のように述べている。

「らい病の真似をしては、『お前の親はこうなんだ』という手振り身振りでからかわれたとのこと。でもそれに対して『あんたたちは、私たちがいるから食べられるんでしょ』というようなことを言い返していた。」[85]

その後、国立栗生楽泉園の開設に伴って、一九三三（昭和8）年には同園内に「栗生保育所」と「草津小学校栗生分校」が設置された。保育所の経営は基本的に救世軍に委任され、一九四一（昭和16）年には、保育児童の授産施設として「つつじ丘工芸学園」が開設された。

菊池恵楓園では、一九三五年に園内に保育所「恵楓園」が設置された。財団法人癩予防協会「未感染児童保育所恵楓園案内」によれば、皇太后の「御慈悲」と「御憐憫《れんびん》の情」による「社会事業の第一線に進出」するものとして開始され、「大御心を奉戴して此国辱病を一日も早く日本の聖土から無くしたい」との理念に貫かれていた。[86]その後、一九四二年には新たに癩予防協会付属の養護施設である保育所「龍田寮」が熊本市黒髪町に設置された。この場所は、ハンナ・リデルが開設し、一九四一年に閉鎖された回春病院の跡地であり、癩予防協会（後の藤楓協会）に寄贈された場所である。子どもたちは、当初、親戚などを里親として保育料を支払う形式で育てられることもあったが、引き取り手がない場合も多かった。

長島愛生園では、一九三一（昭和6）年八月に国立療養所で初めての保育所「楓蔭寮」が開設され、九名の子どもが収容された。入所については、母親が病気の場合に子どもの養育問題が解決しない場合が多く、「その子を連れて入所する場合が多々ある」という。なお、療養所内における出生児については、患者への優生手術を実施して以来「漸次減少し、近年に至っては極めて稀《まれ》な現象となり、各療養所を通じ殆ど皆無となった」とのことである。◆87

一般の養護施設ではなく、特別な「保育」の対象とされたのは、保育児童がハンセン病の「未感染」あるいは「未発病」の存在として認識されていたからにほかならない。病者だけでなく、その子ども（家族）をも差別する社会制度と環境が成立していたのである。

第5節　戦後における保育児童問題

1　転出と社会復帰の課題

「らい予防法」では、第二二条（児童の福祉）において保育児童（未感染児童）に対して、以下のように定めている。

「国は、入所患者が扶養しなければならない児童で、らいにかかっていないものに対して、必要があると認めるときは、国立療養所に附置する施設において、教育、養護その他の福祉の措置を講ずることができる。」

このように、保育児童に対しては、療養所の付属施設（保育所）における「教育」や「養護」の可能性を持たせた。ただし、「必要があると認めるとき」に「講ずることができる」とあるように、積極的な保育対策ではなかった。法的には不十分なものであったが、戦後になって各療養所において、保育児童に対する環境整備が進められていく。

全生園の場合、園内に保育所がなく、一九五〇年になって神奈川県横浜市の「横浜純真学園」において保育が実施された。それ以前は、保育児童については養護施設へ照会するか、栗生楽泉園の保育所（双葉寮）に委託していたようである。特殊児童養護施設であるこの学園は、「不運なる精薄児童達」のために「純真なる人間教育の正道に立」つものとされ、「精薄児童学園施設」と「精神神経科病院」から成り立っていた。この施設は、一九三三年に設置された農民道場として始まり、戦時中は「健民塾」となった。一九五〇年に厚生省関係児童養護施設に改組され、厚生省医務局国立療養所課所管多摩療《ママ》養所全生園分園として経営されることになり、事務所は横浜市に置かれた。[88] 一九五二年の資料には、要求事項として、①児童教育費の配賦、②職員の増員、③児童宿舎の整備、④職員宿舎の新設、⑤寝具被服の整備、⑥教養文庫の設置があげられている。[89] 保育環境としては、まだまだ不十分であったことが窺《うかが》える。

なお、保育児童と親との面会機会は、分離保育の方針からかなり制限されていたようである。だが、一九五〇年代に入ると親子の面会の場が設定されるようになる。全生園では、親の「切なる願い」を受けて、楽泉園側に「保育児童の面会依頼」を要請した記録が残っている。楽泉園では、保育児童四名が保母の吉井やまの引率で全生園を訪ね、三泊四日の宿泊で親との面会を果たしている。[90]

一九五〇年代には、保育児童に対する園外への「転出」運動が高まってくる。転出により、一般養護施設での保育が実施され、生活保障とともに将来にむけた職業訓練などの手立ても講じられた。長島愛生園では、社会復帰を見据えて、保育児童の園外転出のための施設が設置されていく。一九五〇（昭和25）年には、養護施設「楓蔭寮」が併設され、大阪市旭区には保育所を兼務した養護施設「白鳥寮」が開設された。白鳥寮は、大阪府・大阪市から補助金を受けて子どもたちへの職業指導を行い、大阪市立啓発小学校と中島中学校に通学し、卒業生に対しても職業訓練が行われた。さらに、藤楓協会が「赤川寮」を大阪市旭区に設け、ここでも職業訓練が実施された。[91]

こうした転出措置は、「多くの場合、親族縁者からも、各県の児童関係施設からも養育を拒否」されてきたからにほかならない。[92] それは、保育児童が「未感染児童」であることによる偏見と差別の影響が大きいといわざるを得ない。保育児童の転出後の実態解明は今後の課題である。

保育児童たちにとっての課題は、社会復帰であった。栗生保育所では、退所児童総数二六〇人（一九六四年現在）の内、自宅・近親者による引き取りが一三八名（五三パーセント）、直接就職が六三名（二四パーセント）であった。そのうち、就職の「手づる」を一般社会人に依っている者の八一パーセントは、自分の身分を隠して退所していった。[93]

社会復帰の際に障害となったのは、「らいに対する社会的嫌悪感の問題に尽きる」という。[94] 一般養護施設では、施設長に理解があって子どもたちを受け入れた場合でも、他の職員から「冷眼視」されて逃げ帰る例や、秘密が保持されずに療養中の実親から抗議があった例、さらに、韓国人の児童については、受け入れる施設が事実上ほとんどないといった問題があった。里親による受け入れや就職の場合でも、「施設病の弊害」が指摘されている。つまり、長年にわたる保育施設での生活によって、「社会的不適応及び精神的欠陥が見られる」という。そのため、引き取られても逃げ帰ってくる事例が多かった。[95] まさに、保育児童をも隔離的環境のなかに置いた政策と行政対応の問題が影響していたのである。

2　通学をめぐる地域との対立

一九五〇年代になると、保育児童が地域の小中学校へ通学することに対して、通学反対を求める運動が起こった。星塚敬愛園では、保育施設「楓光寮」の子どもたちが敬愛園の職員の子どもと一緒に西俣小学校へ通学した。林文雄園長の「熱心な働きかけ」もあり、「表面上は大した反対もなく」通学したようである。しかし、保育児童に対する風当たりは、好意的なものばかりとはいえず、「通学途中に悪口を言われ、泣いて帰る子もいた」という。敬愛園の場合、その理由として、沖縄や奄美の出身者らの方言の違いなどが「いじめ」の対象となることが多かったという。[96]

長島愛生園では、保育児童の通学にあたって地域住民の間に反対の声があがっていた。園側は、地元の裳掛《もがけ》小・中学校の校長や裳掛村長と話し合い、PTA総会で理解を求めた。そこでは、児童への健康診断を厳重に行うことや、保育児童と入所者との隔離を厳密にすることなどを内容とする「覚書」を交わし、村会にも諮って通学問題がようやく「落着」している。[97] 問題は、あくまで保育児童を伝染性のある患者と同一視し、通学すること自体を問題視していたことにある。さらに覚書は、「隔離政策による差別・偏見を打破するためのものではなく、あくまで隔離の分断政策を前提とする、差別・偏見を容認した措置」であった。[98] 他にも、保育施設のある大阪や兵庫、熊本、さらには韓国（第5章参照）でも保育児童への通学拒否問題が起こっている。[99]

病気に対する理解が十分なされない中で、保育児童たちは、親が病気という理由によって教育の機会を制限され、剥奪《はくだつ》される環境に置かれていた。厚生省内では、養護施設へ吸収する対応策が考えられたようだが、見解がまとまらず解決に至らなかった。背景には「らい」に対する嫌悪感や差別感があった。

3　竜田寮児童共学拒否事件の発生と問題点

通学拒否問題で大きな注目を浴びたのが、熊本県における竜田寮児童への通学拒否事件であった。この事件については、これまで多くの証言や文献で取り上げられている。ここでは、竜田寮の子どもたちを通して見えてくる課題に絞って述べたい。[100]

竜田寮は、一九四二年に開所した保育施設で、一九四三（昭和18）年には熊本市立黒髪小学校の分校となり、中学生からは本校への通学が認められていた。ただし、分校の存在は派遣教員にとっても「タブー」であり、

「忘れられた存在」であったという。派遣教師の一人松永宮子氏は、本校の教師にも話すことはなく、「分校に通うときも、本校の父母に見つからないよう」に通い、「分校外で分校の話はしない。分校で分校外の話をしない」という二つの秘密保持を約束させられたという。[101]

通学にあたっては、一九五四（昭和29）年二月に行われた法務省・厚生省・文部省の三省会議で「らいを他に感染させる虞《おそれ》はない」として、「保育児童は一般の学校に通学させるべき」との決定が示された。しかし、当時の保護者アンケートでは、通学反対が七割近くを占め、「未感染児童ではなく未発病児童」であることが理由として主張された。[102] それだけ、「らい」に対する恐怖感の根深さが見て取れる。

四月八日の入学式には、反対派による登校妨害が起り、龍田寮からの新一年生四人が付き添いの保母ら五人と登校したものの、校門には「らいびゃうのこどもと一しょにべんきゃうをせぬやうに、しばらくがくかうをやすみませう」との大きな張り紙が張られた。

母親が恵楓園の入園者で、当時小学二年生だった奥晴美氏は、通学問題が表面化するまでは近所の子から差別された覚えはなかったが、反対運動が始まってから近所の子どもたちの対応が一変したという。「らい病の子、らい病の子。うつる、うつる、寄るな」と言われ、男の子たちから石を投げつけられた。以来、「私自身も、怖い病気だという意識を植え付けられてしまった」[103]という。また、当時の児童の一人であった川代清美氏は、入学式のときの写真がなぜか「鉛筆で私の顔だけくちゃくちゃとつぶしてある」という。彼女は、二年生に進級する前に熊本県内の児童養護施設に引き取られた。

結局、竜田寮の入学児童で黒髪小学校を卒業した子どもは一人もいない。子どもたちは、すべて一般の養護施設などに引き取られ、竜田寮も廃止された。この事件は、ハンセン病への差別・偏見に基づく、子どもたちの学習権を剥奪した事件であった。子どもたちに深刻な心の傷をもたらすとともに、国や県が責任をもって対処しないままの「解決」策であったことは、ハンセン病者とその子ども（保育児童）へのいわれのない偏見を温存させることになったのである。

その中で隠蔽《いんぺい》されたのが、国籍差別の問題であった。一九五五年に、宮崎園長から岡本教育委員長宛に「朝鮮人子弟の通学についての請願」が出されているが、そこには、二人の子どもの名前が記載されていた。宮崎と岡本による懇談記録によると、「反対派は龍田寮児童中、朝鮮人はその故をもって黒髪校入学は拒否すると主張」していた。そして、「新一年生六名中二名の朝鮮人児童は、黒髪校通学困難のため市教委の希望並びに親権者の同意により転出」させると記されていた（二月二二日付記録）。黒髪校事件のもっとも詳しい公開資料とされている熊本市教育委員会編『熊本市戦後教育史』にも、一九五五年度の新入学予定者は四人と記されている。しかし、実際には、黒髪小学校所蔵の『黒髪問題記事』や「昭和三十年度入学児童調」をみると、黒髪小学校に通学する予定だったのは七名であり、そのうち三人が「韓人」と記されていた。[104] にも拘わらず、「韓人」三人は諸史料には掲載されず、入学対象からも外された。通学・入学が問題になる以前に、「韓人」の存在はなかったこととされたのである。まさに、在日朝鮮人ハンセン病者に対する差別であり、病者差別と民族差別の二重性によって、子どもたちの存在は消されたのであった。

もう一つは、竜田寮廃止に伴う分散収容の問題である。子どもたちは、県内の児童養護施設へと分散収容されていったが、実際には「できるだけ患者の出身地で処理させる」との恵楓園の方針で、親戚に引き取られた子が多かったという。だが、親戚のもとに行ったものの苦労を重ね、「中には自殺した子もいる」という。「事件は鎮静化したけど、決して解決などと言えるものではなかった」のである。[105]

このように、「未感染」でなく「未発病」であるとの考えが込められるなど、病気への十分な理解がなされないなかで、保育児童の教育を受ける権利は保障されなかった。さらには、朝鮮人の子どもたちの教育の機会均等であったといえるのである。これらは、人々の差別意識を醸成した政府による強制隔離政策がもたらした結果であったといえるのである。

＊

ここまで、療養所に入所した患者児童、および親を患者にもつ保育児童を中心にその生活や教育の概要を見てきた。しかし、「子どもたち」という時、忘れてはならないことがある。それは、「生きることを許されなかった子どもたち」の存在である。すでに、ハンセン病問題に関する検証会議の最終報告書「胎児等標本調査報告」（別冊）においても詳細な報告がなされ、国立療養所に一一四体の胎児標本の存在が確認（のち一一五体）されたことが報道されている。その一人、玉城シゲ氏は次のように述べている。

「ほんとに形どころではない、人形でした。髪の毛は真っ黒で。私は気絶して分からなかったんですよ。痛さで——。もう谷底に落とされたみたいに気を失っている間に引き出されていたんですよ。（中略）『園の規則を破って恥ずかしくないのか』と婦長が言うんですよ。なんぼなんでも恥ずかしいとは思いませんけど、子供が出来るということは恥ずかしいことかなと思って、あ、ここは社会と違うんだと後で思いました。私は顔叩かれて気がついてみると頭の傍の膿盆の中に髪の毛真黒にした子が手も足も上の方にブルブルして臍の緒が波立っているんですよ。それが、ガーゼで看護婦さんが押さえつけているから息ができないんです。（中略）『女の子ですよ、シゲさん。あんたと似ている女の子ですよ。可愛いですねえ』と。鼻を押さえているもんだから、バタバタ、バタバタして、断末魔の、眼はつぶったままピクピクするし髪の毛は真黒にして人形が寝ているみたいに……。手も足もほんとに可愛い、上にひっくり返ってこんなにしていまして、あれは今でも忘れられませんね。」[106]

この嬰児《えいじ》殺しと胎児標本問題は、「療養所における殺人」の問題であり、その事実とそれを下支えした思想の検証が求められる。さらに、「生きることを許されなかった子どもたち」には、療養所内外を問わず、自ら死を選んだ子どもたちの存在も忘れてはならない。◆107 ハンセン病に関わる子どもたちの生きにくさと生存の危機については、今後も聴き取りなどを含めた実態の解明と検証が必要である。

これまで見てきた「患者児童」や「保育児童」の生活環境や教育条件の特徴は、まさに絶対隔離と患者撲滅の思想に裏付けられていたことを証明するものであった。日本のハンセン病政策の基軸であった差別偏見に基づく隔離収容政策は、確実に子どもたちの生活世界と生活意識の中にくい込んでいった。子どもたちは、その生存を脅かされ、「子どもらしさ」をもって生きることに大きな制約を加えられていた。子ども期における学習権の保障や将来を展望して生きる権利を剥奪され、人として生きる生存権すらも危機的な状況にあり、それが常態化していたのである。それらを問題視し、改善していこうとする動きは、療養所や行政、国家の側だけでなく、教育関係者や「世間」には、ほとんど見られることがなかった。ハンセン病者を強制隔離し差別してきた歴史をふり返り、そこに私たち一人ひとりも「加担」してきたことを忘れてはならない。そのことを自覚した上でのさらなる課題解明が求められる。

注

◆1 『進歩のあと』（私家版）二〇一二年五月、一～二頁。家族への被害については、黒坂愛衣『ハンセン病家族たちの物語』（世織書房、二〇一五年）や二〇一六年に提訴されたハンセン病家族裁判の動向を参照。

◆2 「インタビュー　ハンセン病を生きる――社会復帰者・石山春平さんのお話」（『歴史地理教育』第八五四号、二〇一六年九月）。

◆3　前掲『進歩のあと』三九頁。
◆4　「癩根絶計画実施に関する件」一九三九年、長島愛生園所蔵（『邑久町史』史料編〔下〕、二〇〇七年）。
◆5　学校検診の実態や学校教育の責任と課題については、佐久間建『ハンセン病と教育』（人間と歴史社、二〇一四年）を参照。
◆6　ハンセン病に関わる子どもには、患者児童や保育児童のほかにも、療養所職員の子どもたちや在日朝鮮人の子どもたち、日本の植民地支配下にあった療養所の子どもたち、療養所に収容されなかった子どもたちなども、その対象として考えられる。それらに関わる先駆的な研究としては、滝尾英二『近代日本のハンセン病と子どもたち・考』（広島青丘文庫、二〇〇〇年）を参照のこと。
◆7　K氏の証言（ハンセン病事実検証調査事業「第一六回検証会議議事録」二〇〇四年四月二一日、於長島愛生園）。
◆8　髙橋慶子『山下道輔さんのお話』ハンセン病文庫・朋の会、二〇一五年、七頁。
◆9　熊本日日新聞社編『検証・ハンセン病史』河出書房新社、二〇〇四年、一九頁。
◆10　前掲『検証・ハンセン病史』二〇頁、太田明氏（菊池恵楓園自治会長）の発言。
◆11　「全生学園沿革」一九三一年（江連恭弘編・解説『近現代日本ハンセン病問題資料集成　補巻10　ハンセン病と教育』不二出版、二〇〇六年）。
◆12　「全生学園規程」一九三一年（前掲『近現代日本ハンセン病問題資料集成　補巻10』）。
◆13　多磨全生園患者自治会編『倶会一処――患者が綴る全生園の七十年』一光社、一九七九年、五五頁。
◆14　栗生楽泉園患者自治会編『風雪の紋　栗生楽泉園患者五〇年史』（一九八二年、四五～五四頁）、丹羽弘子「自由療養村『湯ノ澤部落』における子どもの生活・療護・教育の実態」（清水寛編・埼玉大学障害児教育史ゼミナール集団著『ハンセン病療養所における子どもの生活・教育・人権の歴史第2集――国立療養所栗生楽泉園を中心に』二〇〇一年、三三～三六頁）。
◆15　全国ハンセン氏病患者協議会編『全患協運動史』一光社、一九七七年、一〇九頁。

◆16 池内謙次郎氏の証言（前掲「第一六回検証会議議事録」）。
◆17 篠崎恵昭・清水寛「国立療養所多磨全生園のハンセン病児童・生徒の文集の検討――文集『呼子鳥』にみる精神生活の深層」（『埼玉大学紀要教育学部（教育科学）』第四七巻第二号、一九九八年）。
◆18 星塚敬愛園入所者自治会編『名もなき星たちよ――星塚敬愛園五十年史』一九八五年、二八〇頁。
◆19 前掲『倶会一処』、一一〇頁。
◆20 前掲『名もなき星たちよ』、二七八頁。
◆21 詳しくは、『ハンセン病文学全集10　児童作品』皓星社、二〇〇三年。
◆22 岸根光雄「『児童の世紀』と癩児」『呼子鳥』第八号、一九三五年一一月。
◆23 石橋伊八「特輯号の発刊を祝す」『呼子鳥』第八輯、一九三五年。
◆24 池内謙次郎氏の証言（前掲「第一六回検証会議議事録」）、および本書第4章を参照。
◆25 前掲『倶会一処』、一一一頁。
◆26 前掲『倶会一処』、一一二頁。
◆27 東村山市史編さん委員会編『東村山市史2　通史編下巻』東村山市、二〇〇三年、四五九頁。
◆28 全生少年少女団「我等の戦友　健児魂」一九四〇年一〇月号（前掲『近現代日本ハンセン病問題資料集成　補巻10』）。
◆29 前掲『隔絶の里程』二二九頁。
◆30 池内謙次郎氏の証言（前掲「第一六回検証会議議事録」）。
◆31 前掲『名もなき星たちよ』六一頁。
◆32 沖縄愛楽園自治会編『命ひたすら――療養五〇年史』一九八九年、一三五～一三六頁。
◆33 吉田順子「壕で出会ったハル子」『沖縄県ハンセン病証言集　沖縄愛楽園編』二〇〇七年、一六三～一六四頁。
◆34 みやこ・あんなの会編『戦争を乗り越えて――宮古南静園からの証言』二〇〇〇年、一三～一五頁、二五頁。
◆35 近藤宏一『闇を光に――ハンセン病を生きて』みすず書房、二〇一〇年、三八頁。

◆36 『沖縄県ハンセン病証言集　宮古南静園編』二〇〇七年、五二二頁。なお、一九五四年には琉球政府立稲沖小中学校に改称している。
◆37 無らい県運動研究会編『ハンセン病絶対隔離政策と日本社会――無らい県運動の研究』六花出版、二〇一四年。
◆38 清水寛「日本ハンセン病児問題史研究〔I〕――研究の課題と『日本ハンセン病児問題史年表（第一次案）』」（『埼玉大学紀要教育学部（教育科学）』第四八巻第一号、一九九九年）。
◆39 全国ハンセン病療養所入所者協議会編『復権への日月』光陽出版社、二〇〇一年、一七二頁。
◆40 毎日新聞一九五三年二月二七日付。
◆41 下田佐重『東村山町教育の歩み』東村山町教育の歩み刊行協賛会、一九六二年。
◆42 前掲『倶会一処』二一〇頁。
◆43 「葉の木沢分校　閉校についての懇談会記録」（東北新生園・教育振興委員会）（前掲『近現代日本ハンセン病問題資料集成　補巻10』）。
◆44 前掲『東村山市史二2　通史編下巻』八三四頁。
◆45 高校設置の経緯と課題については、「第十三　ハンセン病強制隔離政策に果たした各界の役割と責任（2）　第1　教育界」（『ハンセン病問題に関する検証会議　最終報告書』財団法人日弁連法務研究財団、二〇〇五年、江連恭弘執筆担当）、宇内一文「ハンセン病患者のための高等学校の形成過程」（『教育学研究』第七四巻第二号、二〇〇七年、日本教育学会）を参照。
◆46 松尾秋男「高校進学に思う」『全患協ニュース』第四四号、一九五五年一月。
◆47 山口シメ子氏の発言（「『新良田教室』の残したもの」『ハンセン病市民学会年報二〇一〇』解放出版社、二〇一一年）。
◆48 K氏の証言（前掲「第一六回検証会議議事録」）。
◆49 山口シメ子氏の発言（前掲「『新良田教室』の残したもの」）。
◆50 岡山県立邑久高等学校新良田教室閉校記念事業実行委員会編集・発行『新良田　閉校記念誌』一九八七年。

◆51　藤田真一『証言・日本人の過ち――ハンセン病を生きて』人間と歴史社、一九九六年。
◆52　延和聰氏の発言（前掲「『新良田教室』の残したもの」）。
◆53　具体的には、前掲「第十三　ハンセン病強制隔離政策に果たした各界の役割と責任（2）第1　教育界」、宇内一文「ハンセン病患者のための高等学校における校内民主化運動に関する研究――『隔離教育』から『民主教育』への転換に注目して」（『ハンセン病市民学会年報二〇〇六』）など参照。
◆54　「新良田教室の現状と問題点」（昭和四九年、五四年、五五年）（前掲『近現代日本ハンセン病問題資料集成　補巻10』）。
◆55　K氏の証言（前掲「第一六回検証会議議事録」）、宇内一文「ハンセン病への偏見・差別意識の克服と社会復帰促進に関する教育学的研究――『ハンセン病である過去を戦略的に隠す』という進路保障の実践を中心に」（『研究紀要』第七七号、二〇〇九年、日本大学文理学部人文科学研究所）、同「『ウソ』をつく練習までやらざるを得なかった進路保障の実践――ハンセン病患者のための高等学校の派遣教師からの聞き取り」（『教育学雑誌』第四四号、二〇〇九年、日本大学教育学会）など参照。
◆56　「新良田教室の現状と問題点　昭和五四年度」（前掲『近現代日本ハンセン病問題資料集成　補巻10』）。
◆57　K氏の証言（前掲「第一六回検証会議議事録」）。
◆58　K氏の証言（前掲「第一六回検証会議議事録」）。
◆59　『青年たちの「社会復帰」――一九五〇―一九七〇』国立ハンセン病資料館春季企画展図録、二〇一一年。
◆60　金城幸子氏の発言（前掲「『新良田教室』の残したもの」）。
◆61　K氏の証言（前掲「第一六回検証会議議事録」）。
◆62　前掲『全患協運動史』一三五頁。
◆63　延和聰氏の発言（前掲「『新良田教室』の残したもの」）。
◆64　前掲『証言・日本人の過ち』。
◆65　前掲『証言・日本人の過ち』。なお、教師や学校教育の加害責任については、前掲、佐久間建『ハンセン病と教育』、延和聰「ハンセン病問題から学ぶ――加害責任の自覚の上に」(『歴史地理教育』八五四号、二〇一六年九月)を参照。

◆66 「派遣教員の予防措置について」一九五五年(前掲『近現代日本ハンセン病問題資料集成　補巻10』)。

◆67 K氏の証言(前掲「第一六回検証会議議事録」)。

◆68 青年患者が抱く「劣等感」については、荒井裕樹『隔離の文学――ハンセン病療養所の自己表現史』(書肆アルス、二〇一一年)、江連恭弘「一九五〇年代におけるハンセン病青年患者の自己表現と療養意識」(君島和彦編『近代の日本と朝鮮』東京堂出版、二〇一四年)を参照。

◆69 冬敏之「新良田教室論」『愛生』一九五九年三月号(前掲『新良田　閉校記念誌』一六七～一六九頁所収)。

◆70 前掲「新良田教室論」。

◆71 ハンセン病に関わった患者教師や派遣教師には、患者児童の境遇に理解を示し、悩み、一教師として真摯に向き合った教師もいる。そうした教師たちについては、前掲、佐久間建『ハンセン病と教育』、江連恭弘「解説」(『近現代日本ハンセン病問題資料集成　補巻10』)、延和聰「ハンセン病療養所の教育から」(『ハンセン病をどう教えるか』〔解放出版社〕、二〇〇三年、八四頁)など参照。教師論については、今後の本格的な検討が求められる。

◆72 宮里良子『生まれてはならない子として』(毎日新聞社、二〇一一年)、なお宮里氏については、前掲『ハンセン病家族たちの物語』八七～一二六頁を参照。

◆73 「第十二　ハンセン病強制隔離政策に果たした各界の役割と責任(1)第2　福祉界」(前掲『ハンセン病問題に関する検証会議　最終報告書』三四三頁、窪田暁子執筆担当)。

◆74 前掲「第十二　ハンセン病強制隔離政策に果たした各界の役割と責任(1)第2　福祉界」三四三頁。

◆75 前掲『全患協運動史』一〇八頁。

◆76 前掲「第十二　ハンセン病強制隔離政策に果たした各界の役割と責任(1)第2　福祉界」三四五頁、出典は「癩病者救済を論じて癩児保育所設置に及ぶ」『救済研究』一九一七年。

◆77 前掲「第十二　ハンセン病強制隔離政策に果たした各界の役割と責任（1）第2　福祉界」三四八頁。
◆78 鮎京眞知子「療養所の資料に見る患者受け入れの実態」（前掲『ハンセン病絶対隔離政策と日本社会』一三五頁）。
◆79 よって本稿では、原則として「保育児童」と表記する。なお、療養所の統計表では「携帯児」や「癩児」（患者児童）に対しての「非癩児」、あるいは「患者携帯児」「未感染携帯児」「携伴児童」などと呼ばれる場合もあった。
◆80 財団法人藤楓協会編『創立三十周年誌』一九八三年。
◆81 服部正「ハンセン病と保育——日本保育史の落丁」（『待井和江先生古希記念論文集』全国社会福祉協議会、一九八八年）。この放置事例については、林芳信『回顧五十年』（一九七九年、三二一～三三三頁）を参照。
◆82 前掲『倶会一処』五〇頁。
◆83 詳しくは、森山一隆・菊池一郎・石井則久「ハンセン病患者から生まれた子供たち——奄美大島における妊娠・出産・保育・養育のシステムの軌跡」（『日本ハンセン病学会雑誌』第七八巻三号、二〇〇九年九月）。
◆84 牧ひろし氏の証言（「第一七回検証会議議事録」、二〇〇四年五月一九日、於奄美和光園）。
◆85 前掲『ハンセン病療養所における子どもの生活・教育・人権の歴史　第2集』、七三頁。
◆86 財団法人癩予防協会「未感染児童保育所恵楓園案内」（前掲『近現代日本ハンセン病問題資料集成　補巻10』）。
◆87 「長島愛生園に於ける保育児童とその社会復帰——特にその解決を迫られている諸問題に就いて」（前掲『近現代日本ハンセン病問題資料集成　補巻10』）。
◆88 「横浜純真学園設立趣意書」（前掲『近現代日本ハンセン病問題資料集成　補巻10』）。
◆89 「多磨全生園保育所（国立純真学園）一覧表」昭和二七年七月（前掲『近現代日本ハンセン病問題資料集成　補巻10』）。
◆90 「保育児童の面会依頼について」（前掲『近現代日本ハンセン病問題資料集成　補巻10』）。
◆91 前掲、服部正「ハンセン病と保育」。

◆92 前掲延和聰「ハンセン病療養所の教育から」、八七頁。
◆93 吉井やま「栗生保育所の三十年略記」『高原』一九六四年六月号。
◆94 前掲「長島愛生園に於ける保育児童とその社会復帰」。
◆95 前掲「長島愛生園に於ける保育児童とその社会復帰」。
◆96 前掲『名もなき星たちよ』、二八七頁。
◆97 井上謙「保育児童の社会復帰対策の回顧」『愛生』一九五三年八月号、同「保育児童の通学問題」『愛生』一九五四年五月号。
◆98 前掲、延和聰「ハンセン病療養所の教育から」八八頁。
◆99 井上謙「保育児童の完全社会復帰」『愛生』一九五六年一月号。
◆100 詳しくは、前掲『検証・ハンセン病史』、前掲「第十三　ハンセン病強制隔離政策に果たした各界の役割と責任（2）第1　教育界」、藤野豊『「いのち」の近代史――「民族浄化」の名の下に迫害されたハンセン病患者』（かもがわ出版、二〇〇一年）、藤野豊編・解説『近現代日本ハンセン病問題資料集成　戦後編　第5巻』（不二出版、二〇〇三年）、『同　第6巻』）を参照のこと。また、一九五四年に発生したことについては、前年一九五三年に「らい予防法」が改正され、「らい」への過度の恐怖が生み出された中での事件であったこと、そして、こうした強制隔離政策の結果として事件が発生した面をおさえる必要がある（前掲、『「いのち」の近代史』五六八頁）。
◆101 前掲『検証・ハンセン病史』一三六～一三七頁。
◆102 前掲『検証・ハンセン病史』一三八頁。
◆103 前掲『検証・ハンセン病史』一四二頁、前掲『ハンセン病家族の物語』五四～六一頁。
◆104 金福漢・清水寛「ハンセン病『未感染児』の共学拒否問題に関する史的検討〔1〕――国立療養所菊池恵楓園附属竜田寮の児童に関する熊本市立黒髪小学校事件」（『障害者問題史研究紀要』第三八号、一九九七年一一月）、熊本県「無らい県運動」検証委員会編集『熊本県「無らい県運動」検証委員会報告書』（二〇一四年）など参照。

◆105 前掲『検証・ハンセン病史』一四九頁。

◆106 「シンポジウム胎児標本問題を考える」（『ハンセン病市民学会年報二〇〇六』）一〇四～一〇五頁。

◆107 子どもたちの自死については、前掲、佐久間建『ハンセン病と教育』、森幹郎『証言・ハンセン病――療養所元職員が見た民族浄化』（現代書館、二〇〇一年、一〇一～一〇八頁）など参照。

第2章　多磨全生園の文集『呼子鳥』にみる病児たちの意識

篠崎　恵昭
清水　寛

ハンセン病の子どもたち、および親が本病であるため、いずれ発病するとみなされ「未感染児」と呼ばれていた子どもたちは、明治期以来、政府の「癩《らい》」者に対する徹底した〈強制収容・絶対隔離・撲滅〉政策、多くの「癩」医学関係者たちの誤ったハンセン病観、国民の間に広く根づかされた本病への偏見とそれにもとづく官民一体となった「無癩県運動」などによって、成人の罹患者と同様に、深刻な抑圧と激しい人権侵害に曝《さら》されてきた。

本章は、公立・国立のハンセン病の療養所の一つである全生病院・多磨全生園に在院（園）していた子どもたちが、戦前から戦後にかけて生み出した文芸雑誌『呼子鳥』『よぶこ鳥』を素材として、病児としての意識を明らかにしようとするものである。

そのために、「全生学園」の患者教師や地域の公立小・中学校の「分校」の患者「補助教師」などの証言に基づいて、成長・発達期にありながら家族から引き離され、不治の病とまでいわれて収容されていた戦前の子どもたちと、戦後、新薬による治療が可能となり、人間回復に目覚めていく時期にあった子どもたちの文集との比較検討を試みる。

なお、「第一区府県立全生病院」は一九四一（昭和16）年七月一日に国立に移管し、厚生省所管の「国立癩療養所多磨全生園」となり、四六（昭和21）年一一月に「国立療養所多磨全生園」と改称した。

第1節　文集『呼子鳥』の概略

1　院（園）当局と学園関係者たちの文集『呼子鳥』への期待

『呼小鳥 YOBUKOTORI』創刊号（一九三四〔昭和9〕年四月発行）に全生病院長の林芳信は、「呼小鳥のために」と題する一文を寄せている。

「院の内外には種々な小鳥が沢山居て（呼小鳥の名前もそんなことからの思付きであらう）みんな楽しさうに得意の音を張り上げ我々を慰めてくれる。（略）然し考へてやらねばならぬ、それは父母恋し、故郷懐かしの深《ママ》情の秘められて居ることである。小《ママ》供たちがどんなことを呼びかくるか、どんな作品を世に送るか、子供達はこの小誌を通して多くの人々と握手したい、導いて貰いたいのである。

爰に少年達の円満なる成長のために、又少年文学向上のために本誌の発展を祈るとともに大方の御援助を切にお願ひする次第である。」

医官の塩沼英之助は「天に宝を積む者」と題した文の後半で、次にように記している。

「此の『呼子鳥』が無名の青年の手で奏でられた亀の甲の楽器であり、彼の青年の残した言葉の断片の一つでありたい。そして此の癩の少年少女たちの清らかな祈りが一つには全国療養所の天国へ通ずる門となり、又一つにはやがて幾十年の後の祖国に潔められた地、うるはしき民族が建設せられん為の呼び声とならんことを。」

以上は院当局側の期待である。また、「全生学園」関係者は「学園便り」で次のように子どもの様子を報告している。

「呼子鳥の発刊と共に、急に児童は、緊張し出して来ました。誠に、喜ばしい現象だと、嬉しく思ひます。」

さらに同号の「編集後記」では次のように記している。

「この好《ママ》き春に発刊された児童文芸の機関誌『呼子鳥』、この小誌は、将来の療養所文芸に、大いなる光明を投げ掛けるか？　言ひ知れぬ失望を与へるか？　私は偽らざる児童文芸の充実こそ、やがては我が村（全生病院に対する自称――筆者ら注）の宗教に道徳に、文芸に、明るき朗らかな希望の大道を切り開くに相違ないと思ふ。

　最も愛《ママ》し最も頼りとする可愛い小鳥等が、偽らない正直な作品を通して、社会人に、村人（在院患者たちについての自称――筆者ら注）に、各療養所の人々に、病におかされ迷へる児童に、呼び掛け、何等かそこに有意義の反響を与へることを願つて止まない。」

ところで、文集の誌名である『呼小鳥』の呼称の命名者については、確たる根拠は見出せないが、学園関係者によるものと思われる。なお、選者でもある在園者の大津哲緒が「呼小鳥に題して」と童謡を寄せているので紹介する。

童謡　呼小鳥に題して

泣く子は来《き》な来な
みんな来な

ひっそり　はるかぜ
吹いてゐて
のんびり　仔牛も
はねてゐる

泣く子は来な来な
みんな来な
お花は咲いて、
匂って、
お日様　うらうら
照ってます。

院当局および学園関係者が文集『呼小鳥』に寄せる期待において共通していることは、病院への理解が深まることと、病児たちによる児童文芸の充実が療養所の生活と文芸にも役立つことであるように思われる。

ただし、当局側の塩沼医官の文章にあるように、〈祖国浄化・民族浄化〉の立場から『呼小鳥』の病児たちの作品の意義と役割をとらえようとしていることは、前・全生病院長で、全てのハンセン病患者を療養所に終生隔離すべきであるという絶対隔離主義の主唱者である国立療養所長島愛生園長・光田健輔の考えと通底するものであり注意する必要がある。

2　文集『呼子鳥』『よぶこ鳥』の作品の分野と選者・作品点数と評価

筆者らが見いだすことが出来た病児たちの文芸紙・誌『呼子鳥』『よぶこ鳥』（文集と記す）の、戦前（一九三四〔昭和9〕年〜三七〔昭和12〕年まで）と戦後（一九五一〔昭和26〕年と五三〔昭和28〕年）の文集の作品の分野《ジャンル》、選者、作品の点数（評価の「特」は「特選」、「入」は「入選」、「佳」は「佳作」）の一覧を掲げる。

（1）一九三四（昭和9）年四月、『呼小鳥 YOBUKOTORI』創刊号（但し入園者の機関誌『山桜』第16巻第4号、特集・宗教号附録）B4判縦書、八頁、活版印刷

作文　曙選　八編（特1、入5）
俳句　樫子選　二三編（特6）
童謡　杜芙蓉子選　二四編（特2、入2）
短歌　大津哲緒選　五一編（特6）

（2）一九三四（昭和9）年六月、『呼子鳥 YOBUKOTORI』第1号、B4判縦書、六頁、活版印刷

作文　あけぼの選　五編（特1、入1）
童謡　杜芙蓉子選　一二編（特2、入1）
俳句　原田樫子選　二一編（特6）
短歌　大津哲緒選　三四編（特7）

（3）一九三四（昭和9）年一〇月、『呼子鳥 YOBUKOTORI』第3号、B4判縦書、八頁、活版印刷

作文　島木洋選　五編（特1）

童謡　杜芙蓉子選　一〇編（特2、入3、佳2）
俳句　原田樫子選　二四編（特6）
短歌　大津哲緒選　二四編（特6）
（4）一九三五（昭和10）年一月、『呼子鳥 YOBUKOTORI』第4号、B4判縦書、八頁、活版印刷
作文　岸根光雄選　四編（特1）
童謡　杜芙蓉子選　一〇編（入2）
俳句　原田樫子選　二三編（特7）
短歌　大津哲緒選　三三編（特8）
（5）一九三五（昭和10）年一一月、『呼子鳥』第8号、11月特輯《とくしゅう》号、「全国療養所児童文芸特輯」、B5判縦書、四五頁、活版印刷
作文　野辺地天馬先生選（略――筆者ら注）
自由詩　佐藤信重先生選　一五編（1等1、2等1、3等5、佳作7）
俳句　斉藤俳小星先生選　一八編（特3、入5）
短歌　氏家信先生選　二〇編（特3、入3）
　島木洋氏追悼のページ
（6）一九三六（昭和11）年六月、第10号、B5判縦書、三三頁、活版印刷
作文　光岡良二選　九編（特2、入2、佳5）
自由詩　筧雄児選　四編（特4）
童謡　杜芙蓉子選　二編（特2）

俳句　原田樫子選
短歌　大津哲緒選

(7) 一九三六（昭和11）年一一月、『呼子鳥』第11輯、B5判縦書、三七頁、活版印刷

作文　光岡良二選　一一編（特3、入2、佳6）
童謡　杜芙蓉子選　一四編（特2、入1）
自由詩　光岡良二選　八編（特、入なし）
俳句　原田樫子選　二〇編（同前）
短歌　大津哲緒選　三〇編（同前）

(8) 一九三七（昭和12）年、第12輯、B5判縦書、三三頁、活版印刷

作文　光岡良二選　九編（特3、入3、佳3）
童謡　杜芙蓉子選　一九編（特2、入4、佳13）
自由詩　光岡良二選　一四編（特2、入4、佳8）
俳句　原田樫子選　一九編（特、入、佳なし）
短歌　大津哲緒選　三九編（特、入、佳なし）

(9) 一九五一（昭和26）年九月、『よぶこ鳥』第1集（詩）、B5判縦書、二四頁、謄写印刷

自由詩　選者はなく中学生一三名の詩を掲載している。

(10) 一九五三（昭和28）年九月、『呼子鳥 YOBUKODRI《ママ》』第3号、B5判縦書、三二頁、謄写印刷

自由詩　選者なし　一二編
作文　選者なし　八編

創作　　選者なし　　二編

以上の（1）から（8）までの文集はいわゆるアジア・太平洋戦争の前半期（本書では戦前と呼ぶことにする）に発行されており、後半期については閲覧しておらず、発行の有無も不明である。（9）と（10）は敗戦後の文集である。

選者の所属は基本的に在院（園）者のなかの詩人・歌人・俳人であるが、（5）は「全国療養所児童文芸特輯」号であり、選者は第一区府県立全生病院の機関誌『山櫻』の文芸作品の選者で院外の詩人・歌人・俳人などが担当者となっている。（9）、（10）はいわゆる孔版印刷であり、選者は無く、園児の作品を基本的に全て収録している。

収録作品については特選、入選、佳作などの順で配置し、とくに特選作品にはゆとりをとり、活字のポイントも大きくしている。そして各号の巻末に選者の言葉を掲載している。

第2節　戦前の文集『呼子鳥』の作品について

1　文集の各号の内容の紹介

戦前の文集『呼子鳥』の各号の内容・特徴について重点的に紹介していく。

（1）『呼小鳥』創刊号　一九三四（昭和9）年四月

前掲の林芳信院長、塩沼英之助医官の寄稿のほか、職員である曙雲が創刊を祝う一文を寄せている。曙雲は、療養できるのは不幸中の幸いで「大いなる不幸を背負ふて暗い運命に泣いて居る子供」が無数であると想像をめぐらす。

全生学園の患者である鈴木生は、「『歌へ呼べ』小鳥の如く清らかに、美しく、純真に。」の願いのもとに生まれたとし、さらに「一九三四年を迎へ、いまや癩問題は一部の力によつて解決されず病友は勿論、国家社会が一団とならねばならぬ機運」となっていると状況を説明している。但し鈴木のいう「一部の力」の説明はない。以下子どもの作品紹介になっている。

創刊に合わせて作品を書かせたらしく「早天遥拝式」が八編中四編（特1、入3）もあり、早起きして宮城を拝むことがなされ、病気を治療する場所でも天皇崇拝が強要されていたことを窺わせる。他のタイトルの「春の一日」（入）、「我が村」（入）、「思ひ出」（佳）では自己の療養だけではなく大人の患者への奉仕作業の紹介をし、元気で希望に燃えていると編者は子どもの現状を紹介している。童謡では二四編中半分が少年団（少女を含む、以下同じ）所属者で、「ふるさと」（特）「ぶらんこ」（特）には作品の題目が付いているが、他は○印である。内容は「恋しい故郷」「遠い故里」「ふるさとのふじ」「ふるさとのかあちゃん」「ナツカシイフルサト」「母さん」などである。その内の女子の無題の一編を紹介する。

入選　（尋二）

ナツカシイ　ナツカシイ
フルサトヨ
ワタシノスキナ
トウサマノ　カアサマノ
オカタヲ
モイチド　タ、キタイ
ア、ナツカシイ
フルサトヨ。

全生学園の患者教師である原桂里は、「呼子鳥」と題して二句寄せている。

呼子鳥

教え子の文芸を載す呼小鳥
光浴びつゝいつも朗らか
撫子の色とりどりの花咲きて

園を賑はす呼小鳥かも

「学園便り」では学園の近況を紹介し、「編集後記」では「男女約百名の児童より、一ケ月一回づつ募集」しての編集で今後募集範囲を「全国各療養所児童」にも広げたいと編集者の意気込みを示している。

（2）『呼子鳥』第1号　一九三四（昭和9）年六月

創刊号から二か月後の発行である。学園第一回の学芸会での少女劇「幸福な人」ステージ写真を掲載している。童謡ではテーマが「蛍・鯉のぼり」、童謡の特選作品には活字のポイントを大きく組んでいる。

（無題）　　　　トメ

ほたる来い来い
　とんでこい
山こへ川こへ
　とんで来い
提灯つけて
　とんで来い。
あれあれほたるが
　とんで来た
暗いお道を
　とんで来た
提灯つけて

とんで来た。

あれあれほたるが
　とんでゆく
母さん探しに
　行きやるのか
それともお家へ
　帰るのか。

淡い光に心を寄せて家族を慕う心を表している。見えなくなるまで光を追う姿は、幼い子どもであればある程哀切である。一方、「鯉のぼり」と題する作品の中の「おいらの村の煙突に」という書き出しの三連の潑剌《はつらつ》とした童謡もある。全生園正門から見える機関場の太くて高い堂々とした煙突に掲げたのであろうか。作者の川○澄○は園の生活に溶け込んでいるようである。

作文では二段目に「校庭に於ける我が村人のラヂオ体操」の解説《キヤプシヨン》を付した写真を掲載（正門前の広場中央にある）している。特選の「神宮祭」と題する三郎の作品には大きい活字を使っている。葉桜になった築山にのぼって全生園の一隅にある「神宮」まで太鼓の響きにあわせての神輿の練り歩く様を描き、幼かった頃の故郷と重ねている。他の作文も「親しき友」「思ひ出」があるが、別れてから三年も経ち「僕をうらんで居はしまいか」、あるいは六年経ち全生園がある「村山の第二の古里で多くの友と四季の変りを楽しみ乍《なが》ら日を送つてゐる」と。いずれも友に、故郷にと思いを馳せている。

俳句では「花まつりと金魚」というタイトルの一五篇の作品があり、初夏がテーマである。「中将も」という書き出しは、園の視察にそのような軍の高官でも来たのであろうか。

「中将も来て病院の花祭り　欽一
岩陰に静まる金魚夕暮れる　武」

武の作品は鋭い観察眼と感性が窺える。大きな岩陰にそっと潜むように身を隠す金魚は、武のおかれた境遇を暗示している。

（3）『呼子鳥』第3号　一九三四（昭和9）年一〇月

一面は「一本の釘」と題する童謡を客員ツカダキタロウが寄せている。二面は連載「落花の馨」を鈴木純子が寄せている。「憂囚」との見出しがあり、「レプラ」と宣告された女教師和子の迷いをルポ風に描く。五面は短歌、「蝉・蜻蛉」がタイトルで、二四名の在院児の作品が掲載されている。「少年・少女に寄せて」と題し大人の患者の太田楽山が次の三つの歌を詠んでいるが、「全生少年少女団」の子どもたちの姿を見て慰められているようである。

用事なきかと病む人毎に見舞来る学童達の雄しき姿
洗濯物なきかと暑さに訪ね来る百合舎の子等のつとめとうとし
病室の一人びとりにつつましく見舞行く子を皆ほめて居ぬ

大人は子どもの頃を回想し健康のありがたさ、健康であることのすばらしさを感じるだろうが、訪れた子どもは何を感じ取ったであろうか。

作文では「月夜」（特選）、「秋の一夜」、「十五夜」、「キャンプの思い出」、「キャンプ生活」と夏の思い出と秋がテーマである。築山（「望郷台」と呼んだ園内の小山――筆者ら注）に登って眺めた月の出に幼かった頃の自分や母、姉、友人が重なり、寝床に入っても遠い想いをたどる。キャンプは単調な生活から解放されるようである。八面は「こだま」欄において、『呼子鳥』が各地の療養所に配布された反響（大人の患者や病児の便り）を載せている。

（4）『呼子鳥』第4号　一九三五（昭和10年）一月

四面は短歌と俳句の欄であり、その中から短歌の作品を三つ紹介する。

病む吾を訪ねてくれし母上のお顔見るのも三年ぶりなり　山○武○

病院の神宮に参りて故里の老ひたる母の幸を祈りぬ　斉○清○

歌かるた面白そうに取る友を眼を病む吾はうらやみにけり　菅○美○雄

同じく俳句欄から三つほど紹介する。

　雪解けの道にまよへる盲かな　良雄

　ふるさとの父母なつかしき蜜柑かな　春夫

　つれづれの御歌書きたる試筆かな　かもめ

ハンセン病は進行すると視力を失うことが少なくなかった。同じくハンセン病の患児として入所させられながら、すでに「眼を病む」美○雄と、そうではない良雄とでは対照的な表現となっている。

また、「つれづれの御歌」とは一九三二（昭和7）年一一月一〇日、大宮御所の歌会で、貞明皇后節子《さだこ》が「癩患者を慰めて」と題して詠んだ作で、

「つれづれの友となりても慰めよ
　行くことかたき我にかはりて」

のことである。戦前においては、植民地朝鮮・台湾を含め全国の「癩療養所」に、その歌を刻んだ大きな石碑が建てられていた。また、この歌が詠まれた一一月一〇日は、癩予防協会により「御恵みの日」と定められ、各療養所では報恩行事が催された。

五枚目は岸根光雄（在園者で一九三五年一〇月二〇日に全生学園の教師となり、『呼子鳥』の編輯者の一人でもあった詩人・光岡良二〔筆名は岸根光雄、筧雄児、厚木叡〕——筆者ら注）の選で、「夢」「かがり火焚き」「秋の朝」「月光」とこれまでの作品集『呼子鳥』と比べて作文が多くなっている。「夢」では「お母さん!! もうかへるの」という書き出しから、夢にまでも母を慕い、「ああここはやつぱり病院」と自分に言い聞かせ、「寝具を頭からすつぽりかぶつてしまつた。」と結ぶ。寝具をかぶり、見える世界から隔絶して目をそらす、屈折した辛い思いが伝わってくる。「秋の朝」は「バタッ」という何かの音で目覚めるところから文章が始まる。今までの作品集『呼子鳥』にはない表現方法を獲得している。岸根は「見た事感じた事をそのままに、偽らないで素直に書いてゐるのを見出す時程嬉しい事はない。」と評価し、生活の見つめ方を示している。

六枚目は在園者の秩父晃一の「すみれ」という童話である。七枚目は「学園便り」、八枚目は患者の選者である原田樫子（嘉悦、嘉一、長い間少年寮の寮父にも携わり〈みんなのお父っつあん〉と敬愛の念を抱かれていた——筆者ら注）が「病者の文芸と呼子鳥について」と題して見解を述べている。「（『呼子鳥』は——筆者ら注）生れべ《ママ》くして生まれたからには育て、あげたい。」とし、「幼き日に高尚なる趣味により、美しき精神を培ひ、うるはしき心を養ふ」ことの必要性を強調する。また患者の太田楽山が「古里の凶作を忍びて」と題して短歌を寄せ「凶作の故里思へば子供らのあはれまるなり雪の夕暮」と詠んでいる。一九三五年前後は不況で農村が疲弊し、失業者を多く出している時期である。

「編集後記」では島木洋（患者で全生学園の教師、一九三五年一一月四日、病没、享年三〇歳——筆者ら注）が、林文雄博士（小熊生）から原稿を寄せられたこと、および塚田喜太郎、阿部秀雄、野辺地天馬、塩野薫、関文児、矢内原忠雄、久山寅一郎らから寄付のあったことへの謝辞を述べている。

（5）『呼子鳥』第8号、特輯号　一九三五（昭和10）年一一月

本号の特徴は、『呼子鳥』の反響も大きく編集者側から他の療養所への何らかの働きかけがあったとみえて、大きく三部構成の編集である。他療養所、研究機関からの期待、全国療養所児童文芸特輯、それに島木洋追悼で構成されている。

巻頭言で岸根光雄が「『児童の世紀』と癩児」と題して、「コドモは大人の未成品としての隷属的地位から解き放たれて、それ自身一つの独立した至醇な個性となった。」として一個の人格としての存在を強調している。その上で「生産と利潤と戦争に狂奔する大人の世界はもう弱々しい児童の声を忘れ去らうとしてゐる。」と現状を批判し、「今こそもう一度『児童の世紀』の旗が建て直され、その真意義が把握される時ではないであらうか。」、「現代の広い広い児童の生活領域の上にも、亦特殊な『癩児童』の問題上にも。」と呼びかけている。エレン・ケイの思想の影響を明確に読み取れる。

他の療養所から寄せられてきた作品は、全生病院の子どもの作品と同様に母や故郷を思う内容が多い。「自由詩」欄で評価は「三等」だが感性豊かな二編を紹介する。

露

愛生学園　立○和○　一四歳（女子）

松の葉に
露がいつぱい

たまつてる
お日様が
みんな一つづゝ
光つてる

先生の家

全生学園　松○春○　一六歳（男子）

先生の家へ遊びにいつた
新しいたたみの香ふへや
真白いかべのがくの
子供の顔がにこにこわらつてゐる

この他に栗生楽泉園、北部保養院、小鹿島更生園（朝鮮）の子供たちの詩の作品がある。『山桜』誌の詩の欄の選者でもある選者佐藤信重は、「大人よりも旨いぞ」と子どもならではの作品を賞賛し励ましている。「第一回呼子鳥全国癩療養所児童文芸募集応募成績表」によれば、朝鮮、台湾、私立の療養所を含め、一〇か所から六一〇名ものさまざまな種類の作品の応募があった。

短歌では栗生楽泉園の助○ち○（一六歳、女子）ほか二名が特選、長島愛生園の久○忠○（一九歳、男子）の作品が入選し、佳作だが栗生楽泉園の山○花○（一八歳、女子）ほか二名の作品、神山復生病院の藤○一○（一八歳、女子）の作品がある。選者の氏家信は、全生病院の作品は他と比べて「遜色がある」と評している。しかし、俳句では全生病院の作品が特選入選を占めている。選者の斉藤俳小星は、「父に別れ母に別れ故郷に別れての現在の境遇を、あきらめては居るものの父を思ひ母を思はぬ日とては一日として無い。身は少年の事である。知らず知らず涙をさへ催さるる」と述べている。

特選　（全生病院）平○呱○子
面会の母と歩きぬ秋日和

特選　（全生病院）榎○哲○郎
病院に馴れて遊ぶ子秋日和

（6）『呼子鳥』第10輯　一九三六（昭和11）年六月

本号の特徴は「六月の言葉」として皇太后を讃えている点である。その巻頭の著者（R）は前段では「六月は皇太后様の御誕辰の月だ。それだけで鬱陶《うっとう》しい季節も、明るい喜ばしいものにかはる。」と述べている。そのうえで、後段では、「もつともつと多くの力が添へられねばならない。」「社会と家庭の教育圏外にある児童等がもっと温かくかへりみられ、関心されねばならぬ。それは国民の義務だと思ふ。」と主張している。子どもたちへの教育権にもつながっていく可能性をも含む主張として評価できるが、実際には教育勅語体制下にあって無視に等しい状況だったにちがいない。これを受けるような形で院長林芳信が「療養所にある子供さん達の父兄に送る」という一文を寄せている。日常の生活状況を説明し、面会に来てくれるように依頼している。同様に少年舎の「寮父」としての長い経験も有する原田嘉悦の論考「親なき子を思ふ」も面会を首を長くして待つ子どもの様子を書いている。そのあとは「皇太后さまを讃ふ　六月の綴方帖から」で、尋四から高二までの作文「皇太后陛下の御恩」「皇太后様」「おめぐみのうし」「おめぐみの楓」「光の鶏舎」と続く。

作文では特選の松○の「追憶」と「朝」がある。「追憶」では友達とも遊べず二年生で退学し、人目を憚《はばか》りながら治療していたが、病気は進行する。東京の兄から「東京に好い病院がある、学校もあり娯楽もあるそうだ」という手紙を見て入院を願ったというものである。入選作の「手紙」では作者の榎○（尋五）は「一カ月も前に手紙を書いたが返事が来ない。そこへ待望の手紙が来た」という筋である。「僕はだが手紙より外にうれしいことはありません。」と結ぶ。かろうじて心を園外の者と繋ぎ止める絆になっているのが手紙であることが伝わってくる。

選者の光岡良二は、「選後に」と題して、いい作文を書く秘訣は「ただ一つしかありません。沢山書いて見ることです。それもホントのことを、せいいつぱいに書いて見ることです。書いてゐる中によくなつて来ます。ウソや飾りがいやになり、思つたことだけが書けるやうになります。」と励ましている。

光岡は随想「あそび」を寄稿し、ブランコで夢中に遊ぶ子どもたちを見て、「私はなんにも要らない、あんな単純な遊びにさへ全身を奪はれきる、あのコドモの心が欲しいと思った。（略）アソビは子供の生活の中の王座だ。」といっている。これはこと光岡一人ではなく、病気を忘れ興じる子どもたちの存在が、療養所内では光り輝いて見えたに違いない。子どもの声が、子どもの動きが。そしてそれにも増して、「少年少女団」による「不自由（失明——筆者ら注）者棟」や「病棟」への子どもの訪問が。

しかし、「編集後記」で光岡は「児童の作品」にふれて「全体に何かあるマンネリズムの被膜が張った感」がするとしているところをみると、子どもの遊びと作品にギャップを感じ取っていたのかも知れない。

(7)『呼子鳥』第11輯　一九三六（昭和11）年一一月

目次の前にまず、「今月の詩」として光岡良二は『赤い鳥』誌より詩「たきぎとり」を掲載している。ついで院長と主事の文を載せ、以下童謡、短歌、童話、作文、自由詩があり、その中間に理科の話、宮沢賢治の童話の一部を載せ、学園便り、図書紹介、編集後記となってそれまでとは様相が変わっている。

自由詩の「留守居」（作者不明）という作品の後半を紹介する。一二畳半の広い部屋で、裸電球がボッと点《とも》ってはいても鈍さを感じる。僕を照らしていても温かくない。それだけに余計に寂しさが増してくる様子が描かれている。同時に家にいたならばという想いと重なってくる。

父さん母さん恋しいな
部屋の電灯も
薄にぶい
光りで僕を
てらしてた。

蟬　　石○金○

垣根であぶなく
とった蟬
手の中が
くすぐったいほど
鳴いて居る。

選者の光岡良二は「選後に」と題して、「石○君の『蟬』『夕日』にこれだけではやや詩感に乏しい気がする。」と評している。しかし、詩「蟬」は果たしてそうであろうか。園を外界の「社会」と遮断する柊《ひいらぎ》の垣根は高さ二メートルほどもある。そこに止まった蟬を捕まえて両手で逃げないように囲むようにすると、手の中で鳴き、その振動でくすぐったいのである。体験にもとづく実感のこもった子どもならではの表現ではあるまいか。「今月の作は概してい、ものが少なかった。不断の努力が、詩作でもやはり必要だと思ふ。」と光岡は述べているが、詩感形成の方法の具体的提示はない。

短歌では斉○美○夫が自然によって励まされた様子をうたっている。

雨晴の草木を見ればどことなく元気よく見ゆ病む眼にも

俳句では

菊作る翁はふるき患者かな　田○雪○

ふるさとの恋しくなりぬ遠花火　高○政○郎

遠花火夜の築山にぎはへる　島○幸○

田○の「菊」、「翁」、「患者」の語の結びつけ方には素人の域を超えているような印象を受ける。島○の「にぎはへる」築山とは「望郷台」のことで、そこから僅かに社会に開かれた様子が思い浮かぶ。

宮沢賢治の童話は童話集『注文の多い料理店』の「序」の抜き書きである。学園での国語教材テキストに用いられたり、寮父、寮母が読み聞かせたのであろうか。引き込まれていく子どもたちの眼が想像できる。光岡は「編集後記」で、「まだ余り知られないこの鬼才ある清新な童話を『呼子鳥』の小さい読者にも紹介したい気持からです。」と述べている。この作品を教材として選び出した光岡の鑑賞力の確かさ、さらには文学的教養の豊かさ、教師としての見識の高さを感じる。

(8)『呼子鳥』第12輯　一九三七（昭和12）年三月

目次の後に、光岡良二の「光と風の歌」と題する詩が掲載されている。ここには光岡の、病む子どもたちが有する可能性への認識と、詩の創作を生きる力にという期待が読み取れる。これらのことからも光岡が編集の実質的責任者であったことがうかがわれる。その詩は、「ふるさと」の母や兄にも「聞こえるほどに力一ぱい歌はう／僕らの唄を／どんな悲しみにも負けない　つよい心の歌を。」と結んでいる。

作文では島○幸○の「雪の一日」、筑○南○「朝の望郷台」、黒○か○めの「僕の故郷」を特選としている。島○の作品に対して光岡は「巧みな構成」とし、筑○の作品については、「一つ一つものをコク明に見てゆく人」と評価し、黒○の作品に関しては「故里を愛する君の心」が伝わってくると褒めている。選者の光岡は「僕達は自分の内の『人』を磨くために文を書く」のであり、「ものをしつかり見る眼を養ひ、生き生きとものを考へて心を培ふのだ。」と作文の目的について極めて適切な指導の言葉を記している。

作者の島○の「雪の一日」は短編だが「朝」、「昼」、「夜」の見出しを付して、散文と短歌でまとめている。筑○南○の「朝の望郷台」も「村も発展したと云ふ便りもあつたが、どんなに変つて仕舞つたらうか。こんな事が次々と浮かんできて、僕の心はもう故郷で一杯だ。」と故郷を思う気持ちを表現している。

自由詩の特選「病床」では作者の柴○里○は「雪解けの雫も耳に楽しい。（略）高窓の白雲には希望が新ただ。」と謳《うた》うが、終連では「ひどく病んだ腕の傷も／癒るだらう……／春が来たら……」と結ぶ。この「……」に含まれる想いの複雑さは作者の柴○にしかわからないものがあるのではあるまいか。

この他の詩の「宵」「闇夜」「望郷台」「巡査さん」は入選だが、「闇夜」の作者の小○蕗○は「『お母さん』／又一人去年を思ひ出して泣く」。「望郷台」の黒○か○めも次のように頭から故郷が離れることはない。

今日も又、望郷台に立てば
故郷の空は風にくもつて
紫にくれてゆく山々の

息吹が私の胸に
よみがえへつてくる。

佳作の自由詩として「思ひ出」「母」があるが、内容もタイトルそれ自体が示している。

童謡では入選作に「凧」があるが、作者黒○か○めは第一連では「泳いでゐる」、第二連では「走つてゐる」、第三連では「かけまわる／凧はお空のあばれん坊」と結ぶ。躍動感の溢れた作品である。

短歌では選者の大津哲緒が与えた題は「望郷台」と「篝火」であり、次のような作品が掲載されている。

連れだちて友と社に詣で来て故郷の父母の幸を祈りぬ　石○金○
雪の日は火鉢かこみて故里の思ひ出語りぬ夜のふけるまで　同前
病み病めば身ぬちは寒し此の朝は子供ながらにお茶をすゝりぬ　三○悦（女子）
はるばると遠きくにより面会に来ませし父を笑みて迎へぬ　黒○か○め
面会に来りし父は妹の手をひきつゝちかづけにけり　同前
薬湯に長く浸りていでければぽかぽかとして汗ばみにけり　長○も○（女子）
薬湯より帰りて部屋に我ひとり
　　籠りてをれば身のぬくみおぼゆ　同前

俳句では選者の原田樫子が最初の句として黒○か○めの作品を掲載している。

　垣外の松に尾をふれ凧あがる

垣根の内外を暗に凧をとおして描き、凧に気持ちを託しているのではないだろうか。垣根はいうまでもなく刺のある薔薇科の柊であろう。

次に、宮沢賢治の「童話『水仙月《すいせんづき》の四日《よっか》』」を、光岡は「編集後記」で、「児童には少し高すぎるとも思ひますが、全篇にみなぎつてゐる健康な幻想の雄渾さとヒュマニティ……一寸類例のない作篇と思ひます。」と評して掲載している。なお、光岡は子どもの作品は「私達にはあまり近すぎてどう評価してよいか分りません。創作することが児童の生活の正しい部分に、否生活をおし進める力になればと希ひますが……。」と創作の意義を説いている。ここには「ことばが生きる力」であるという現代の作文教育における思想（例えば、江口季好の主張）に通じるものを見いだすことができる。

北条民雄（一九一四〜三七）の最後の小説作品「望郷歌」（一九三七年八月脱稿、没後、創元社の『北条民雄全集』上巻所載）の「学園の教師」の「鶏三」は文学同人であった光岡良二をモデルとしていると言われるが、実際の「全生学園」の教師で『呼子鳥』の編集者の一人である詩人・光岡良二のハンセン病児観と教師としての思想は、「鶏三」とは異質の鋭さと深さ、すなわち今日的な普遍性を有していると考える。光岡による北条の評伝としては、光岡良二著『いのちの火影——北条民雄覚え書』（新潮社、一九七〇年、全二二二ページ）、参照。なお、光岡は本書で、「この作品の中から微光のように漂って来るのは、人間の善意であり、また運命にひしがれながらも『なお伸び上ろうとする若芽の力』である。」（一六四頁）とも評している。

第3節　戦後の文集『よぶこ鳥』『呼子鳥』の作品について

戦後に発行された文集『よぶこ鳥』と同『呼子鳥』の内、筆者らが閲覧し得た第1集と第3号の二冊について、作品の内容・特徴を重点的に紹介する。

(1)『よぶこ鳥』第1集(詩)　一九五一(昭和26)年九月

アジア・太平洋戦争の終結から六年が経過しての発行である。この詩集は二三ページ全部が五ミリ方眼のろう原紙に一字一字手書きで書いて謄写印刷したものである。B４判の用紙を袋綴じにした文集である。表紙には『よぶこ鳥』とあり、「呼子鳥」ではない。漢字の固さから解放され自由さが感じられる。フクロウの子どもが親鳥を見つめる表紙装丁には温かい感じが溢れている。目次には、堅苦しい園管理者側のスペースがなく、一人ひとりの作品にタイトルがあり、しかもほぼクラス全員の詩が掲載されている。編集兼発行人が「全生学園A組」とあり、中学三年生九名の内三人だけ(辻○季○、丘○は○、香○冬○)は二編掲載されている。まず目次全体に眼をとおしてみたい。なお、「B組(中学部)」には中学二年生五名、中学一年生三名がいる。

目次

悲しい時にも明るい顔で　田○啓○(女子)

ひばり　小○ミ○コ(同前)

あだ名　　　　　辻○季○
夜　　　　　　　降○順○（女子）
夕暮れに　　　　丘○は○（同前）
ねがい　　　　　中○美○子（同前）
人生　　　　　　香○冬○（同前）
むさし野の風　　田○啓○（同前）
春を待つ　　　　降○季○（同前）
母上に　　　　　丘○は○（同前）
小包　　　　　　中○美○子（同前）
手　　　　　　　香○冬○（同前）
雲雀　　　　　　辻○季○
あとがき　　　　のがみ
全生学園概況

「A組」九名のうち二人だけ作品が見えないがそれなりの理由があろう。タイトルがそれぞれ異なるということは自由選題なのであろう。心の赴くままに今現在、頭にあるモチーフを文章化しているにちがいない。時期的に見ても、軍国主義の締付けから解放され、新憲法や教育基本法が公布・施行され自由な雰囲気が横溢していた時期である。その中の幾つかの作品に言及してみたい。

悲しい時にも明るい顔で
中三　田○啓○（女子）

淋しくて首を垂れて歩いていました
青葉がそよ風にゆるがされて
　左右にゆれていました
なんだか木の葉の合唱のようで楽しそうでした。
でも私は淋しくて
なおもなおも歩いていました
（略）

その時に思い出したのが、家にいた時に教えられた母の言葉「淋しい時にも明るい顔で」である。中三だから一四歳である。多感な思春期である。療養所に入っていやというほど自己を見つめていることだろう。その時の母の言葉を生きる心の支えにしようともがき苦しむ姿が思い浮かぶ。だから「明るい心になろうと強く土をふみました。」と結ぶ。

夜

中三　降〇順〇（女子）

しーんと何の物音もない
つめたい月が
膚にしみとおるよう
窓の外の
黒々とした夜景が

冷たい空の下にたっている
どこか遠くの方から
汽笛が聞えてきた

それが暗い夜空にひびいた

ふと眼を覚ましてみて物音ひとつしない、冷たい月、黒々とした不気味な夜景、そこへ汽笛が胸に響いてくる。どんなにか心強く感じたことだろう。

「ねがい」の詩は冒頭で「私はひそかな願いを持っている」とし、その内容は「たとい退院できなくとも／一度、家に帰りたい」であること。この時期アメリカでは既に戦時中にプロミンが開発され、戦後、数年して、日本でも使われ始める。〝もう少しの辛抱だ〟と応援したくなる。

「人生」の詩は「桜の根もとに腰を下ろした／そして／足もとに生えている名もない草を」摘む。草も桜も無言。「草も桜も私もそれぞれ違った道を歩んでいる」と草花をとおして学ぶ。「母上に」の詩について編者のがみ（在園患者であり分校の「補助教師」であった野上寛二――筆者ら注）のコメントでは「これは『母の日』にお母様達の前で朗読された」とある。戦後、園内で発足したＰＴＡのような会合の席で朗読されたのであろうか。母の温かさを「小つばめ」に餌を与える親つばめとして、また、「柊《ひいらぎ》の影にあるすみのすみれ」として母を描いている。「小包」の詩は母から届いた小包を前にして、やさしい愛を感じ、懐かしい手がこの荷造りをしたのかと、母に対して限り無い思いを馳せている。のがみは作者について、「余り人目につかぬ地味な性格」とコメントしているが、作品の内容にはこまやかに気を配る母の像を思い起させる力がこもっている。

手

香○冬○（女子）

紫色になったこの皮膚
思う様に動かないこの手
私はぢっと見つめている
　この手は始めからこうではなかった
幼い頃の手と
今のこの手と
もちろん違った感じを与える
しかしどこか変わらない所がある
いや幼い時よりずっと進歩した所がある
幼く美しかった手よりももっともっと尊い
えらい力を持っている
えらい力を持っている

病気特有の皮膚の色であろうか。見つめている内に「えらい力」に気づいてくる。ここが救いである。否、進行している病状に挫けず、むしろ、それに打ち克とうとする心がより強さと豊かさを増していることに気づかされている。

「雲雀」では、のがみは「長い足の傷もよくなり、近頃は雲雀の様に元気になってきた」と書き添えている。身体の回復は気持ちをも回復させる例であろう。のがみは作者について「人生詩人であり個性のある生徒です」とコメントしている。

「あとがき」で編者のがみは「私は詩は全の素人なので指導がましいことは言わず生徒の創意を尊重するようにしてきました。」と記している。筆者らは『呼子鳥』の頃の作品、つまりアジア・太平洋戦争終結以前とは決定的なちがいを感じる。その第一は作品の優劣の評価につうじる特選、入選、佳作などを廃止していることである。そのことは、子ども一人ひとりに優劣などつけられないそれぞれ独自の個性があることを確認していることにほかならない。

第二は基本的にクラス全員の作品を掲載していることである。そのことは作品を平等に見ていることを示す。第三は子どもたちの自由な発想を大事にしていることである。このことはその第一とも結びついており、〝その子その子〟、〝その時その時の子ども〟の状況を尊重していることを意味する。「新かな使い」の表記で統一している点も新しさを引き立たせている。これら三点は生活綴方の教師たちがファシズムのさなかにありながら、粘り強く、常に子どもの側に立って「ものやこと」を考えていたこととも共通する点である。これはまた編者のがみの人間性の表われでもあろう。それ故に子どもが地肌をむき出しにし得た豊かな作品集となっており、そのことを高く評価したい。

（2）『呼子鳥』第3号　一九五三（昭和28）年九月

本号も謄写印刷の手作り文集である。表紙はタイトルを漢字に変えているが、その下にローマ字で「YOBUKODRI《ママ》」とある。カットには、線は細いが男女五人が仲よく語り合っている場面を載せている。分厚く三二ページ構成である。

「序」で編集意図を示し、文学のジャンル別ではなく作品内容を大まかに括って、「父母はらから」「園内生活から」「希望と夢と感傷」「思ひ出」「創作」からなり、それぞれに詩、作文を掲載している。後半で「全生学園概況」「教師のたわごと」「雑記」を記している。

「序」では表現は穏やかだが、多くの意味内容を含め、子どものおかれた状況をありのままに捉えること、もっと子どもたちを幸福にする道があること、編者は常にそのために努力をしていることなどを述べている。ここで、とくに注目すべき点は冒頭にある「少なくとも現在ではその時期に達している」という指摘である。本文で見てみたい。

「この生徒達を特別の眼を持って見るべきではない。過去は知らず、少なくとも現在ではその時期に達している。／さりとて、それは生徒達が幸福であるという意味ではない。／わずか十余人の生徒である。その中から特にすぐれた作品を求めることは無理である。又優秀な作品だけ集めたわけではないのだ。／ただ療養所にいる小供《ママ》達の作品をいくつか集めただけである。」

編者のいう「時期」と「特別」にこだわるならば、それは入園患者・患児のプロミン獲得、生活擁護、教育権にかかわるであろう。詳しくは多磨全生園患者自治会編『倶会一処《くえいっしょ》——患者が綴る全生園の七十年』（一光社、一九七九年）に委ねたい[1]。ことばを換えれば、患者、生活者、学習者としての視点に立った人権闘争が行われていることを編者の野上寛二は意識していたと思われる。「雑記」で野上は次のように書いている。

「ライ予防法案がどの様な形で成立するかわからないが、少なくとも教育に関する限りでは非常によくなると思われる。一刻も早く完全な小中学を創設し、高校にまで及ぶべきである。」

また、「父母はらから」の章のまえがきでは「現在では病苦により学業に耐え得ない生徒は極めて例外である。従って彼等にとり最大の不幸」は何かを次のように書いている。

その一つは、「家庭のないこと、遠く父母兄弟とはなれていることであろう。（寮父母のよき愛情があるにしても……）それだけに肉親への愛情は切である。」そして「そのことは彼等の作品にあらわれている。」と記している。

以下、野上の視点に立って詩二編を紹介する。

お父さんの星

小六　美○敏○（女子）

空一面に輝いている
きれいなきれいなお星様
その中でただ二ツ
ふるさとの空遠く
優しく輝くお星様
あれはきっと
亡くなったお父さんの星にちがいない。
お父さんは
あの遠い空から
またたきもしないで私を
見守ってくださるのだ。

（二七・九）

姉

中三　平○広（男子）

洗面所で洗濯をしている

てがつかれたのでちょっと休んだ
朝からいくらやってもズボンの汚れが
なかなか落ちない
何度やっても同じこと
あヽ　自分でやる様になって始めて
姉の有難さが身にしみてきた
古里の井戸端で
私の着物を
きれいに洗い
アイロンまでかけてくれた姉さん
あヽ
姉は今
どうしているのだろうか。

（二七・五）

多分姉のことを思い出すというよりは、姉のことを書いている内に次第に「今どうして」となったのであろう。「落ちない」ことから再び「今は」となってくる。常に脳裏から「古里」と家族のことが離れない。

「寮母さん」という作文にはその題目に「おかあさん」とルビが付いている。「私が六つの時に父が、お前が二ツの時にお母さんはなくなったんだよと教へてくれた。しばらくして私はこの病院に来た／病院には『お母さん』とよべる人がいた。それが今あまえている寮母さんである。」それでも、時々、「ふうーっと淋しくなる」と書いている。

「園内生活から」という詩と作文の欄の冒頭で、野上は次のようにやや長いコメントを記している。

「（略）まじめに勉強するものはいなかった。当時、皆が言っていたのは病気になって治りもしないのに勉強なんてしたって何になるものか、頭を使うだけ損だという子供が多かった。又先生もあまり勉強しろといわなかった（略）」

しかし本学園視察に来園した東北新生園のO先生が「自分は子供を病者と見ていない」と断言されたが、野上も「私も大体同感である。」といっている。学習することの本質的な意味を問い返しているようである。

詩「園外の空気」で中二の大○周○は「園外は静かだが／社会は機械みたいに／動いている」と煙突の煙を見て書いている。それに輪をかけるように「汽車の汽笛がきこえる」と書いている。眼と耳を駆使した表現がかえって社会に出るときの不安をかもし出している。

詩「つづり方の時間」を小四の伊○義○（男子）が書いているが、この作品に対し、野上はコメントで「お父さん兄さん姉さんと、一家四人で入園している。この様な不幸な家族も一、二に止まらない」と記している。

作文「早春」で中三の鈴○清（男子）は園内を散策中に「僕も誰か面会にくればいいなあ」と書き、そして「どんどん歩いていった。」と結ぶが、羨ましさを紛らわしている様子が読む者の胸に伝わってくる。

「希望」を統一題目にして詩を掲載している。その中の「花」では小六の川○カ○（女子）が踏まれても踏まれても伸びて行く草花に思いを寄せて「なんと偉い／なんとたくましい／花だろう」と〈心の杖〉にしている。

統一題目の「希望と夢と感傷」も詩で構成されている。その中の「晩夏」という詩で中二の茨○節○（女子）は夕方のひぐらしの鳴き声に「遠い故里のことが思い出される」と書いている。また「思い出」の欄の冒頭で野上は次のようにコメントしている。「入園して一年もたつと、子供達も冷静に過去の悲しみや、喜びを客観できる様になる。／この時分にすぐれた作品が生まれることが多い」と。この「一年もたつと」のことばはどう受け取ればいいのだろう。複雑な要素が揮然一体として内在しているのではないだろうか。次の中三の鈴○春○（男子）の作品で確かめたい。

山道

中三　鈴○春○

僕は遠い山道を
兄をむかえに行く
兄は僕を待っている
早くべんとうをとどけよう
きっとおなかを空かして
待っているのだろう

細い山道を
かきわけながら
急いでべんとうをもってゆく
はるか向こうには
つゝじの花が
山一面に咲きそろっている
兄は向こうにいるのだな

優れた作品である。現在形で表現されているが、「向こうの兄」にかつて届けた弁当が再び現実になるのを待ち望んでいる。その点では野上のいう「冷静に客観」できているのかもしれない。

「雑記」では「二学期は運動会、学芸会、作品展と色々の行事があり張り切ってやらねばならぬ。」とある。「全生学園概要」では、一九五三年七月現在で生徒が小学部六名、中学部一〇名、教師は「患者教師四名、本校教官一名（近く新任予定）」。授業二四〇日、一日五時間。出席率九五パーセント、「例年一名程度の生徒が退園し、高校進学している」と記載している。

第4節　子どもたちの作品が提起していること

1　戦前と戦後の文集の共通性と独自性

戦前の文集『呼子鳥』と戦後の文集『よぶこ鳥』『呼子鳥』には、病児たちの作品の性格と内容に、共通性とそれぞれ独自性がみられる。

作品の表現形式《ジャンル》を通じて、両者に同じくみられるのは、入院（園）するまでは、ごく当然のように存在した〝ひと・こと・もの〟を追慕してやまない心情である。そのことは、それだけあえて意識するまでもなく日常的にあり得たそれらとのかかわりが、ハンセン病を発病したことにより、強制的にあるいは否応なくハンセン病の療養所に入所せざるを得なくなって断ち切られたことの衝撃が、いかに大きいかを物語っている。

(1)　肉親などへの思慕

それらの断ち切られ、奪われたもののなかでも、最も多く、かつ最も強く病児たちがさまざまな作品で表現しているのが〝ひと〟であり、とくに肉親である父母・兄弟姉妹、さらに友だちである。

そのことは、戦前の『呼子鳥』の作品からは、例えば創刊号の「尋二」の児童による「トウサマ」「カアサマ」の「オカタヲ／モイチド　タタキタイ」の童謡、第1号の少女トメの「母さん探しに／行きやるのか」と問いかける童謡「無題」（蛍に関するもの）、第4号の春夫の「ふるさとの父母なつかしき蜜柑かな」の俳句、第12輯の石○か○めの短歌「はるばると遠きくにより面会に来ませし父を笑みて迎へぬ」などからもわかる。第4号の岸根光雄選の作文「夢」は夢にまでも母を慕い、夢から醒めて収容されて母から引き離されている現実に戻ったときの病児の心境を、「寝具を頭からすっぽりかぶってしまった。」という表現でリアルに描き出している。

同じことは、戦後の『よぶこ鳥』第一集の田○啓○が詩「悲しい時にも明るい顔で」において、母の言葉を生きる心の支えにしようとしたこと、丘○美○の詩「母上に」、中○美○子の詩「小包」からも母の温かさ、母のやさしい愛が謳われていることから伝わってくる。また、『呼子鳥』第3号の「小六」の美○敏○の詩「お父さんの星」は父は亡くなったが優しく輝く星になって遠い空から自分を見守ってくださるのだと自らを励まし、「中三」の平○広の詩「姉」は入園してズボンの汚れを洗おうとしたがなかなか落ちない体験をとおして、自宅で自分の着物を洗濯してアイロンまでかけてくれていた姉の苦労と優しさへの感謝の気持ちと今の安否を気遣う心がにじみでている。

（2） 望郷の念

入園前に存在した第二のかかわりである〝こと〟の中では、望郷の念が戦前・戦後を通じてきわめて強い。

戦前の『呼子鳥』の作品からは、例えば創刊号の「尋二」の児童の童謡が、「ワタシノスキナ／トウサマ」「カアサマ」と「フルサト」とは一体であり、しかも導入と結びとで「ナツカシイナツカシイ／フルサトヨ」と「ア、ナツカシイ／フルサトヨ」と繰り返している。第4号の斉○清○は短歌で「病院の神宮に参りて故里の老ひたる母の幸を祈りぬ」と、やはり、「故里」（古郷）と「老ひたる母」とを同一の作品に詠みこんでいる。第11輯の島○幸○の俳句、「遠花火夜の築山にぎはへる」からは、その名も望郷台と呼ばれる全生学園の近くに在園患者たちの手で造られた高台に病児たちを含め〈ムラ〉人である大勢の患者たちが上がり、そこから遠望できる院外の〈社会〉での打ちあげ花火を、それぞれ故郷での祭日での花火の光景を偲びながら眺めている様子がうかがえる。第12輯の築○南○の作文「朝の望郷台」は、「村も発展した」という便りを受け取って「僕の心はもう故郷で一杯だ」と綴っている。黒○か○めの詩「望郷台」も「今日も又、望郷台に立てば」は故郷の「山々の息吹が私の胸に／よみがへってくる。」と謳う。同輯の短歌では石○全○が「雪の日は火鉢をかこみて故郷の思ひ出語りぬ夜のふけるまで」と詠んでいる。

同様に、戦後の『呼子鳥』第3号の「中三」の鈴○春○の詩「山道」は入園以前に故郷で家族と共に生活していた時の、遠い山の中で労働している兄に弁当を届けるために細い山道を急いだときの気持ちと山一面につつじが咲いていた光景を表現している。明らかにかつての故郷でのことを描いているのに、それが今、眼前に繰り広げられているかのような生彩を放っているのは、単に現在形で表現しているからだけではない。望郷の念が詩の根底にある点では、戦前の『呼子鳥』における作品と同じである。だが、戦後も八年経ち、新薬プロミンによって治癒《ちゆ》し、一般の社会生活へ移行していける可能性が現実になりつつあった時の、地域の公立新制中学校の「分校」（分教室）の卒業年度の生徒の作品である。そこには間もなく退園し、以前と同じように家族と共に暮し、兄の労働にも協力できるようになりたいという希望がこめられている。そうであるがゆえに、故郷は、もはや遠く切り離されてはおらず、必ずや自分が再びそこに帰っていく所として強く意識しているのであろう。詩の第一連で「僕は……兄をむかえに行く」と謳い、終連を「兄は向こうにいるのだな」と結んでいるのは作者の近い将来への願望が心の奥にあってのことと思われる。

ここに、病児たちの望郷の念における戦前と戦後の共通性と、戦後の作品の独自性があるといえよう。少なくとも、戦前の『呼子鳥』第2号では、例えば院内での祭などの際に故郷に思いを馳せながらも、在院していることの地を「第二の故郷」と綴っている作文がみられることに照らすと、戦後のこの詩はかなり異質であることがわかる。

(3) 病むことについて

ハンセン病という思わぬ病に罹《かか》り、しかも一般の病気と違って隔離された状況の中で生活し治療を受けねばならなくなった子どもたちの心情は、言葉で言い表せないほど複雑かつ深刻で、他者にはわかり得ない面があったであろう。

戦前の文集『呼子鳥』については、例えば第4号の菅○美○雄の短歌は、同じ病を病む身であっても、病状が進行し、「眼を病む」ようになった自分には「歌かるた」を「面白さうに取る友」を羨《うらや》ましく思わずにはいられない。第11輯の作者不明の自由詩「留守居」からは何かの事情があって、少年寮のいつもは寮友たちで賑わう一二畳の部屋で薄暗い電灯に照らされながら一人で留守番をすることになった少年の孤独感が伝わってくる。他の病気で一般の病院に入院している患者であったならば生じない淋しさであろう。しかし、第11輯の斉○美○夫の短歌や第12輯の柴○里○の自由詩からは「病む眼」や「病んだ腕の傷」をもつ身ではあるが、「雨晴の草木」や「太陽に解ける雫」から自然による安らぎや傷が癒える予感を覚えていることがわかる。

戦後の文集『よぶこ鳥』第1集からは、自由詩「手」に力強さを覚える。皮膚は紫色となり、「思う様に動かないこの手」をじっと見つめて、「この手は始めからこうではなかった」と作者は病状の進行を感じとってはいるが、概嘆はしない。むしろ、「幼い時よりずっと進歩した所がある」ことに気づき、「幼く美しかった手よりももっともっと尊いえらい力を持っている」ことを自覚している。病むなかで体験してきたであろう苦悩が作者の人格的価値観を変革し、自らの生きる力を強め豊かにしている。

このように、ハンセン病を病むことによる言い知れぬ不安や悩みは、戦前も戦後も病児たちに通底していたであろうが、文集の作品で見る限りは、戦前においても自然との触れあいを通して心の安らぎを得ており、さらに戦後においては自らの病状のもつ意味をとらえ直すことによって人格的な成長を示す作品もみられることに注目したい。

(4) 皇室の恵みと報恩

戦前の文集では、とくに天皇崇拝、皇室の「御恵み」への感謝と報恩を示す作品が多い。これは院(園)当局のハンセン病の療養所の管理、運営の基本方針の現われにほかならない。院(園)長は、全生学園長であり、学園の教師の務めは患者作業の一つに位置づけられ、教師の任免権は院(園)長が有していた。したがって、天皇への尊崇や皇室の仁慈への報恩が文集の編集方針に採り入れられたのも必然的なことであった。

そのことは、例えば創刊号において、「早天遥拝式」に関する作品が八編中四編も収録されていることにも如実に示されている。また、第4号の俳句欄には、夏秋(筆名)による「つれづれの御歌書たる試筆かな」が見られ、貞明皇太后の「御歌」は各療養所の石碑として建立されていただけでなく、在院(園)児の習字の手本として子どもたちの教育にもとり入れられていたことが分かる。

このような皇室慈恵は戦後の文集とは異なる戦前の文集の特徴である。さらに、第10号では編者が「六月は皇太后様の御誕辰の月だ。それだけで鬱陶《うっとう》しい季節も、明るい喜ばしいものにかはる」と記し、「六月の綴方帖」の欄には「皇太后陛下の御恩」「皇太后様」「おめぐみのうし」「おめぐみの楓」「光の鶏舎」と皇太后節子による「御下賜」についての作文と詩が掲載されている。

（5）文集の作品と患者教師

文集に収録された子どもたちの作品は、公教育制度外の教育機関である「全生学園」（校舎の新設は一九三一〔昭和6〕年一一月）および地域の公立小・中学校の「全生分校」（五三〔昭和28〕年一〇月発足）での教育活動から生まれたものである。

戦前の全生学園の教師には一時期、職員も加わったが全体として患者の中から選出された。分校（分教室）には小・中学校からの派遣教員と患者の補助教師とが協力して携わった。

ここでは、戦前の学園の患者教師であり、『呼子鳥』の編集も担当し、自由詩・作文の選者にもなった光岡良二と、戦後の分教室の補助教師であった野上寛次が果たした教育的意義について触れておきたい。

まず、光岡については子どもたちになぜ文を書くのか、つまり作文の本質的な意義を明確に指し示していることに注目したい。

「僕達は自分の内の『人』を磨くために文を書く」のであり、「ものをしつかり見る眼を養ひ、生き生きとものを考へて心を培ふのだ」（『呼子鳥』第12輯、一九三七〔昭和12〕年三月、作文の「選後感」より）。そして、そのためには「沢山書いて見ることです。（中略）書いてゐる中によくなつて来ます。ウソや飾りがいやになり、思つたことだけが書けるやうになります」（『呼子鳥』第10輯、三六〔昭和11〕年一一月の作文の「選後に」より）と記している。さらに、教材として宮沢賢治の童話『水仙月の四日』、童話集『注文の多い料理店』などを推奨している。賢治の童話に「健康な幻想」「雄渾さとヒューマニティ」を感じ取っているからである。また「アソビは子供の生活のなかの王座だ。」（前掲『呼子鳥』第10輯、一九三六〔昭和11〕年六月の随想より）と言っているところにも、光岡が子どもの本来の姿をとらえていることが窺《うかが》える。子どもにとって教育が有する意義についての光岡の考え方は、戦後においても変わらない。

自らも自治会執行部の一員として全力を尽くしてたたかった「らい予防法」闘争の結果、同法に「入所患者の教育」が初めて規定◆2されたことを指して、「今後の療養所における教育的な諸活動の基礎が据えられたのだと云うことが出来るだろう。ライ療養所ははじめて教育の面での黎明期《れいめい》に踏み入ったのである。」と指摘し、〈教育への権利〉について次のように重要な提起をしている。やや長くなるが、きわめて普遍性を有する内容なので次に引用しておく。

「生長期にある一人の人間、それが精神的に肉体的にどのように貧しく、不完全で、惨めな存在であろうとも、人間であるかぎり、生長のためのあらゆる庇護《ひご》と配慮がせられるべきであり、その配慮を要求する権利をもつている。一つの小さな魂と肉身の生長を助けることは、人類全体の責任である。個人が機械化され、手段化され、余りにもその価値がおとしめられている戦争期の荒廃の中で、このことはどんなにしつように繰り返しても言い足りない真理である。／どんな時代でも、どんな場所でも、教育はあらゆる他の必要に優先されるべきであり、歴史を支えてゆくものは教育に対するこの敬虔性《けいけん》だと思う。◆3」（傍線は筆者らによる。以下同じ）

次に、戦後、「全生学園小学部」および東村山町立化成小学校「全生分校」の患者補助教師を務めた野上寛治は、『よぶこ鳥』第1集（一九五一〔昭和26〕年七月）で、編者としての「あとがき」において、「私は詩は全の素人なので指導がましいことは言わず生徒の創意を尊重」したと記している。しかし、野上の編集の仕方には、前述したように少なくとも三点にわたって評価すべき特長がみられる。

また、野上は『呼子鳥 YOBUKODRI』《ママ》第3号（一九五三〔昭和28〕年九月）の「序」で、「この生徒達を特別の眼を持って見るべきではない。」と述べている。

そして、野上は『呼子鳥』第3号の巻末の「雑記」において、「ライ予防法がどの様な形で成立するかわからないが、少なくとも教育に関する限りでは非常によくなると思われる。一刻も早く完全な小中学を創設し、高校にまで及ぶべきである。」とハンセン病の療養所の病児たちは初等義務教育の完全な実施、さらには高等学校教育の保障をも要求している。

また、野上は一九四八（昭和23）年九月に『多磨』誌に発表した「療園に於ける児童教育の理念」の論考において、まず「どこの療園でも児童教育という問題は不当に軽視せられている」が、その根本的な原因は「療園の教育理念の缺除《けつじよ》《ママ》乃至《ないし》不足」によると指摘する。次いで北條民雄の短編小説「望郷歌」（昭和一二年八月脱稿）のハンセン病の児童観・教育観を批判し、「『癩病にかゝったこと』それ自体が必然的に児童の自我を決定するものではなく、単にそれは自我決定の有力な條件にすぎない。従って病児教育は常に必要であり又価値あることであるという確信を伴った健全な高い愛を主張したいのである。」と述べたうえで、自らの病児教育の理念を次のように提起している。

「（療園での――筆者ら注）児童教育の使命は、先づこの希望鎖されたかに見える児童に真の希望を与えることであるといえる。」

「（略）児童の魂に触れて、それを真の希望へと指向させ得るものは組織や設備ではなく人格（魂）である。蓋《けだ》し物的のもの、ふれ得るものは人間の外面に止まり、人間の魂にふれ得るものは人間の魂のみである。」

「従って教育の使命は助産婦以上のものではない。斯《か》くして我々のなすべき最善は児童が宗教や文芸を受け入れるに足る迄に児童の魂を啓発することである。そして魂の円満な啓発は学園に於ける授業を通して、又全日常生活を通して魂と魂のふれる所にあるのであろう。之を忘れて児童に特定の信仰、思想の《ママ》一律に注入しようとするのは戦時中の思想統制の如き危険であると思う。我々は能う限り児童に自由を与へ自由に探究させるべきである。」

そして「この小文は学園教師としての私の体験と思索の一応の決算書である。（略）私は児童の美しい眸《ひとみ》が好きだ。私はこれらの児童に接し得たことを、私の生涯における最良の感謝として思ひ出すであろう。」と結んでいる。◆4

戦前および戦後の児童文芸誌『呼子鳥』（『よぶこ鳥』）に、児童生徒の優れた作品を少なからず見ることができるのは、光岡良二、野上寛次（治）のような子どもらと同じく病みつつ、確かな子ども観・教育観を有する患者教師が教育活動に携っていたことも要因なのではなかろうか。

2　隔離とハンセン病児の意識

(1)　ハンセン病絶対隔離監禁主義への批判と「軽快退所」問題の論議

先に、ハンセン病児たちの戦前と戦後の文集、とりわけ戦前の文集には肉親・友だちなどへの思慕や望郷の念を表現した作品が多いことを明らかにした。これらの感情や想い、欲求は、もしもこの子らがハンセン病に罹患《りかん》しても、一般の病院や専門の医療機関に通院したり一定期間入院して治療を受けたり、あるいは特定の療養所に入所しても必要に応じて退所や再入所が出来、家族や友だちなどとの交流も可能であったならば、これほどまでにはみられなかったであろう。

実際、戦前においてもハンセン病医学者・医師のなかには、少数ながら隔離監禁主義を批判して治療解放（開放）主義を提唱し、さらには実践する者も存在した。例えば太田正雄◆5（筆名・木下杢太郎、一八八五～一九四五。東京帝国大学教授、皮膚科学講座担当）、小笠原登◆6（一八八八～一九七〇。京都帝国大学医学部附属病院皮膚科特別研究室主任）、青木大勇《ひろお》◆7（一八七六～一九四五、長崎皮膚科病院長）などである。この点については平田勝政が、「なぜ日本では、ハンセン病患者が国際動向から乖離《かいり》して九〇年の長きにわたり隔離を強制され続け、取り返しのつかない過ち（人権侵害・人生被害）を生じさせたのか、その乖離の過程と原因についての歴史的解明はいまだ十分とはいえない」という問題意識に基づいて、「日本のハンセン病政策とその社会事業のあり方に決定的な相違をもたらす隔離監禁主義と治療解放（開放）主義に注目して、この二つの考え方の成立・展開と相克の過程を、一九二〇年代に重点を置きながら解明しようとする一連の研究」に多面的・系統的にとりくんできている。[8] 実証的で緻密な意義深い先駆的研究である。

また、ハンセン病患者の療養所からの軽快退所問題の経緯に関しては、山本俊一が著書『日本らい史』（一九九三年）において、公立「癩」療養所の一つである第四区大島療養所（所長・小林和三郎）が一九二五（大正14）年七月に「仮退所基準」を作成して感染力が無くなった患者の仮退所の承認を香川県に求める手続きを取ったところ、県当局は連合各県の了解を得て承認し、翌一九二六（大正15）年四月の「癩療養所長会議」では所長側より「収容患者のうち軽快して伝染の危害を及ぼさない者に対しては、退院できる規定を設けてほしい」という要望が出された。その結果、内務省衛生局は「現在全国に数万の癩患者を有する」のに「療養所の患者収容数は二千数百名」に過ぎないので、「他の病毒濃厚なる新患者を収容」するためには「症状軽症にして他に伝染のおそれなきに至れる患者を仮退所せしめ」るのがよいとの判断を示すに至った。しかし、全生病院長・光田健輔は先の療養所長会議でも賛同せず、一九二九（昭和4）年には大阪社会事業連盟主催の講演会で「このような軽快者は、収容所の職員の補助または重傷者の看護等の業務を援助して収容所に在留することが最も望ましい。」と述べたという。[9]

さらに藤野豊の近著『孤高のハンセン病医師――小笠原登「日記」を読む』（二〇一六年）は、「『日記』に記された小笠原の肉声を基に、一九四〇～五四年の小笠原の言動を明らかにした」（本書「終章」より）画期的な労作である。ここでは小笠原のハンセン病医療が当時の国立療養所との違いと関連性について指摘している箇所を抄記する。

「『日記』の一九四三年一月一五日の条には、朝日新聞記者の取材を受け、『癩患者隔離ニツキ意見』を求められた際、小笠原登は『細菌性ノ病気ナレバ隔離又ヨシ』と語っている。（略）小笠原は、ハンセン病患者の隔離そのものに反対していたのではない。すべての患者を生涯にわたり、強制的に隔離する絶対隔離に反対していたのである。国立療養所は、患者の外出や一時帰郷を原則として認めず、強制労働や強制断種・堕胎、さらには脱走未遂者や規則違反者には監禁を含む恣意的な処罰がなされていた。皮膚科特研は入院患者の外出や一時帰郷も許可し、もちろん強制労働や強制断種・堕胎、監禁などもおこなっていない。しかし、皮膚科特研は京都帝国大学医学部附属病院とは明確に建物を区別された場所に存在し、ここにハンセン病患者は集められていた。すなわち、皮膚科特研は院内隔離の場であり、皮膚科特研は警察や行政当局とも連絡を取りながら、ハンセン病患者への緩かな隔離をおこなっていたのである。したがって、この点において、皮膚科特研は、国立療養所を補い得る機関でもあった。[10]」

しかし、日本のハンセン病政策は戦前・戦後を通じて、全体として基本的に絶対隔離主義に貫かれていた。日本における戦前・戦後のハンセン病関連法とハンセン病政策の沿革、および一九九〇年代末から二〇〇〇年代初期におけるハンセン病違憲国賠裁判にみる国のハンセン病政策の誤り、さらにはその政策と一体化し助長した「無癩県運動」についてはすでに本書の序章で述べたとおりである。[11]

しかし、官民一体となった「無癩県運動」と結びついてハンセン病絶対隔離政策が強行されたことによって生み出された差別・偏見は、それ以前にあったものとは明らかに性格を異にし、ここに今日に続くハンセン病患者・家族に対する差別・偏見の原点があると指摘されている（熊本地裁判決、参照）。

そこで、ここでは「無らい県運動」に関して、近年の研究にもとづき再論しておくことにする。

藤野豊は「無らい県運動」は、すべてのハンセン病患者を生涯にわたって隔離するという「絶対隔離を目的とした法律（癩予防法）、絶対隔離のための施設（国立療養所）、そして絶対隔離を是とする世論を喚起する団体（癩予防協会など）の三者が整備されたことで、実施が可能となったといえよう。」と指摘し、さらに「無らい県運動の検証は、国家だけではなく、わたくしたちが隔離政策にいかに関わったのかを問い、国家と社会のハンセン病患者への差別構造を明らかにすることにもなる。」と提起している。[12]

さらに内田博文は、「戦後の無らい県運動によって患者・家族が被った『人生被害』は、質・量の面で、戦前のそれをはるかに上回るものがあった。」として、①「患者・家族が『社会で平穏に生活する権利』（熊本地裁判決）はすべて根こそぎ侵害されたという深甚性・日常性」、②被害対象の「線引き」の「恣意性・拡張性」、③「被害の継続性・長期性」の三点を挙げ、「現在でも『社会的な居場所』は回復されておらず、この『人生被害』が続いている点に注意しなければならない。」と述べている。[13]

そして、二〇一六年二月一五日、元患者の家族が国に謝罪や損害賠償を求める集団訴訟を熊本地裁に起こすにいたった。日本において、ハンセン病問題はなお多くの重大な問題を残しており、私たち国民一人ひとりが自らの課題として認識し、とりくむべき重要な責務を有しているのである。

なお、目下、地域における「無らい県運動」の実態・背景などを検証する活動が療養所入所者自治会・ハンセン病回復者などをも含めてとりくまれつつある。熊本県「無らい県運動」検証委員会が県知事に提出した『熊本県「無らい県運動」検証委員会報告書』（二〇一四年一〇月、全三七三頁）はその一例である。

前節までで指摘した第一区府県立全生病院、国立癩療養所多磨全生園の病児たちの文集に見られる肉親・友だちへの思慕・望郷の念などの背景に、以上で述べたような戦前・戦後におけるハンセン病患者に対する〝隔離〟

が作用していることは否定できないであろう。

すでに序章および第1章の総論でも述べたように、ハンセン病であると告知された直後から、十分な病識を得ることも出来ぬままに、それまでは穏やかに過ごしてきた生活は一変し、親密であった親や友だちなどとの関係は断ち切られ、療養所という名の大人の患者たちとの一大混合雑居施設に強制的に隔離収容される。あまりにも一方的で強制的な生活の変容が病児たちの意識に、肉親や友だちへのやみ難い思慕や激しい望郷の念を生じさせたとしても、けっして不自然ではあるまい。異常なのは大人と子どもの区別も配慮もなく、すべてのハンセン病児・者の患者を療養所に強制収容し終生隔離しようとする国の絶対隔離政策であり、それに従って入所者を管理・統制する療養所である。その療養所当局の校閲・許可なしには編集・発行できない病児たちの戦前の文集に、先のような意識の濃い作品が多く見られるのは必然であったといえよう。

(2) 病児たちが受けてきた精神的・教育的被害

療養所という名の強制隔離収容所に入所させられた病児たちが被った精神的・教育的被害については、少なくとも次の四点を強調しておきたい。

(i) 「安心の基盤」の剝奪と子どもの前史の切り捨て

ボウルビイは著書『ボウルビイ　母子関係入門』(作田勉監訳、星和書房、一九八一年) で子どもが安心して探索行動に出かけられる条件として次のように提起している。「子どもに探索行動に出かける安心基盤を与える両親は、子どもに親への信頼とともにしっかりした自己信頼をも形成させる」と。[14] この指摘はあくまでも幼児段階でのことだが、幼ければ幼いほど「依存」と「自立」の概念と「愛着」「信頼」の関係の深いことを指摘している。「親がなくても子は育つ」と世間ではいうが、ボウルビイが指摘するように人格形成に何らかの影響因子にならないとは断言できないであろう。その「安心の基盤」の剝奪自体に隔離という国家権力による支配・抑圧が関わっていることは否定できないであろう。親・兄弟姉妹などとの人間関係を無理やり「否応なく引き離す」のであるから、深い心の傷となることは容易に理解できる。筆者らはこれをも〝ホスピタリズム〟とでもいいたい。園関係者はこれを「可哀想」といっているのである。一種の同情を表している。

子どもには入園以前の生活史が歴然として存在する。学校に在籍する子どもが転校する際は必ず転校先へ転出関係書類を送付する。つまり前史をもとにして少しでも心的負担を少なくし、早い段階で集団になじめるように配慮する。しかし全生病院長（多磨全生園長）宛に関係書類が送付された事実は未だ確認できず、確かな証言もない。

少なくとも、入園に際し寮父・寮母に前史が適切に伝えられたならば、その前後に必要な手だてが執れて集団に馴染むのも少しは早かったのではないだろうか。前史の切り捨ては抑圧が重圧に変わり得るのである。「安心の基盤」とともに子どもにとってはつらいことであったろう。

その上に一種の〝軍隊的な規律〟で拘束された共同生活が要求されていく。集団に馴染めなければいわゆるいじめのターゲットにもなりかねない。

戦後の『呼子鳥』の編集者である野上は、「入園して一年もたつと、子供達も冷静に過去の悲しみや、喜びを客観できる様になる」といっているが、果たして戦前についてはそう言えたであろうか。「入口はあっても出口がない」とまでいわれた療養所の入所児にとって少しでも希望を持ち得たであろうか。高い柊の垣根が象徴的に示すように、常に在園者は閉じ込められた中で監督され、いわゆる〈院規〉◆[15]違反者には「検束規定」が適用され、どの療養所にも必置されていた監禁所に加えて、栗生楽泉園には「特別病室」という名の「超重監房」までも特設されていたのであるから、「草津に送るぞ」という脅かしのことばを浴びせられれば、どんな屈辱にも耐えねばならなかった。つまりは「諦めるより仕方がない」と自分に言い聞かせるしかなかったということである。

(ⅱ)　カルテのない〝入院〟生活

入院（園）することは当該地域から除籍されることである。筆者らは、「らい療養所」といえども病気で入院する以上は、必ずカルテがすぐにでもつくられ治療経過を記録し、次の治療方針を立てる指針にするものと実は思っていた。ところがそうではなかった。大谷藤郎の著書『現代のスティグマ』（一九九三年）によると、大谷と元多磨全生園看護婦長小関なをとの対談には次のような証言がある。

「ただ驚いたことは、あれだけ患者がいたのにカルテというものは全然なかった。私が参りましたとき、お医者さんは先生を入れて五人しかいなかった。そのころはソ連の方まで行っていてまだ戦地から帰っていないころじゃなかったかと思うんです。ただ、今の福祉室といいますか分館のほうには患者さん一人一人のいろいろな記録がとられてあったでしょうけれども、病室のほうには病歴というものがなくて、温度表がたよりでした[◆16]。」

証言どおりであるとすれば、患者は病人としての扱いを受けていなかったことになる。療養所とは名ばかりで一種の刑務所的性格を有する強制収容所でしかなかったことになる。対談の内容は終戦直後のことであるが、推測すれば、十五年戦争（アジア・太平洋戦争）の前も戦争中もこうであったことは確かだといえよう。これでは「退院」ということばが見当たらないのも当然というしかない。社会に〝恐ろしいほどの感染力がある〟病者だからと強制入院させられた人間に対する、人格無視であり人権侵害である。

既に内務省から厚生省が分離独立していたが、その点についての行政指導はなされていなかったのであろう。むしろ〝国家的ネグレクト〟、さらには〝国家的ハラスメント〟とでもいえよう。子どもの場合はどうであったかの資料はない。しかし、大人同様の扱いをされていたであろうことは想像できる。

(ⅲ) センス・オブ・ワンダーの衰退と〈園内通用学力〉観

「驚く心」は、これなくして子どもに分別力を持たせることはできない。この感性は知的分別力の他にも道徳的、芸術的、健康維持能力などを含み、人間形成の要の部分である。レイチェル・カーソンが『センス・オブ・ワンダー』で述べているように、「知る」ことは「感じる」ことの半分も重要ではないのである。◆17 戦前の文集『呼子鳥』からは、そのセンス・オブ・ワンダーがあったのかどうかを疑いたくなってしまう状況が読みとれる。つまり〝歪められた心〟の表出はされているが、あまりの歪みの強さに本来の子どもの感性が萎えているように感じられるのである。

大人の入園患者が子どもの遊びに興じる様子を見、声を聞いて、羨ましく思うらしいが、当の子どもも患者である。しかし、子どもは何かを常に求めている。求めていることは、そこには何かを感じ取っているということである。故郷についての作品以外は、大体の作品に子どもらしい感性を感じ取ることができる。しかし、それとて横溢する感性とはいえないし、心の解放を自己抑制した感が強い。情動の開け放しが余り感じられないのである。その一例を挙げると、寮では相撲も「あまり取ってはいけない、適当に取れ」といって畳が切れることを心配していたというから、どうしても何事も内輪でひかえ目なことで満足を強いられていたと見ることができよう。

感性は子どもの学力に強い影響力をもつものである。江戸の昔から寺子屋では3Rｓ（読み書き算盤）が必須のようにされてきた。療養所内の学園でも共通していた。しかし、目的は異なっていた。筆者らが全生園で子ども期を過ごした在園者たちから聴き取りしたことからも、一般に、療養所内で必要な学力は「新聞が読めて、手紙が書けて、園内通用券の計算ができる」ことだとされていたという。

この学力はどこまでも生活の手段であり道具でしかない。本来の学力は生活を切り開き、自己実現を最終的な目的とする。この矛盾を感じた子どもは目的意識を喪失し、自棄的態度を現わすか、内面的な深い悩みとなって抱え込むか、園内独自の悪に身を投じるしかなくなる。当時の一般社会の学力観が正常であったとは思わないが、しかし園内での〈園内通用学力観〉は隔離の思想（イデオロギー）と表裏一体をなすいわば〝閉ざされた学力観〟であったと言えよう。

筆者らが本稿で対象とした文集『呼子鳥』『よぶこ鳥』は、アジア・太平洋戦争の前半期と敗戦後の一九五〇年代前半期のものである。

一九五三（昭和28）年一〇月一日、全生学園小学部は東村山町立化成小学校分校となり、同年一二月一日、全生学園中学部は東村山第二中学校分校となった。六年も前に公布されていた学校教育法の小・中学校の義務教育が、派遣教員各一名を配置し、ひき続き複数の在園患者が「補助教師」として教育に携わるという方式で実施されるに至ったのである。「癩予防法」を基本的に踏襲した「らい予防法」の法文上で唯一評価し得る規定のあまりにも遅滞した、しかも不十分な具体化であった。

その後、小・中学校分校の教員（患者補助教師を含む）と児童・生徒たちによって、それぞれ「学級文集」が『なかよし』（化成小分校）、『青い芽』（東村山第二中学校分校）などとして作成された。それらの文集の編集方針や収録されている作品の性格・内容には、『呼子鳥』『よぶこ鳥』とはかなり質的な違いが感じられる。今後、その違いを生みだしている要因の究明を含め、両者の比較検討が必要である。◆18

先に見てきたようにアジア・太平洋戦争前半期の文集『呼子鳥』では、選者がいて子どもの作品を評価し、優劣ともいえるランク付けがなされたことを指摘した。選者などはあえて作品創作の技術とまではいえないまでも、一定のマニュアル的なものを示し、選者が望む水準にまで上達するように望んだ。しかし、敗戦という一種の国家的試練をくぐり抜けていくなかで、作品のコンクール形式から全文掲載への転換がなされた。これは単なる〝転換〟あるいは〝変容〟とは思えない。そこには、「癩療養所」という特殊な閉ざされた「村」のなかにふつふつとして湧きいでた人間集団の躍動が底辺にあり、胎動が陣痛に変わるような大きな動きがあったと見ることができよう。その背後には日本国憲法、教育基本法の発効による民主的国家建設に合わせるように浸透してきた「人間回復」への熱望があって、ハンセン病治療薬のプロミン獲得運動、参政権運動、「らい予防法」闘争、生活改善要求としての患者作業撤廃要求運動、園内通用券廃止運動、そして公教育制度の一環としての教育要求があったと考える。すなわち、大きく「人権獲得」への要求と運動があったと見ることができる。

これらの一九五〇年代の患者運動のなかでも、「らい予防法闘争こそは七〇年のらい院の歴史をふた分けにした事件であり、歴史の中の一つの『峠』と言える。」と『倶会一処』（一九七九年）は位置づけ、さらに次のように述べている。

「多くのぎせいを払ってあがなった闘争の成果には多くの有形なものもあるが、最大の成果は患者たちの意識の変革であったと思う。ながい隔離の檻のなかで骨がらみに持たされていた劣等感、自己蔑視、自己差別をなげうって、初めて何ものにも妨げられぬ『人間の声』を、ひとりひとりが放った。集団行動のなかでの錯誤も対立もふくめて、たたかいの得がたい経験は、その後の一人ひとりの患者の内面に、また集団としての生き方のなかにその跡を残し、目にみえぬ支えとなっていると思う。[19]」

そして、「予防法闘争の歌」という項目で各地の療養所の入所者たちの短歌四三首を掲げている。そのなかから一〇首を引用する。

患者作業拒否して吾ら雨の中人間復帰のビラを貼りゆく　山崎進志郎
癩患者ストの模様のつたはりて心苦しまむ其家族ら思ふ　直井　勉
国会陳情の報告聞かむと夜の更けを盲の友ら杖鳴らしゆく　宮田　正夫
決議文園長に託さむと群れてゆく事務本館への百米余の道　山口　信雄

差し出さるるマイクに向ひ早口に語りつづく惨酷の日本癩園史　光岡　良二
半日をビラ撒きて来し女子隊員らすがすがと手を振り帰り来れり　同前
廃墟のごと議事堂の影かぶされり荒莚しき寝る顔の上　同前
座り込むわれ等の前を老婦人合掌しゆけば母ぞとおもふ　同前
動ける者皆出で行きて癩園に残れるは重病患者のわれらのみ　木谷　花夫
刻々に情報を伝へつつすでに遠く炎天を行けり癩陳情の一団　同前

「らい予防法」闘争をとおしてのこのような「患者たちの意識の変革」は、地域の公立小・中学校の「分校」の児童・生徒となった病児たちにも影響を与え、それぞれの文集の作品の性格・内容にも変化をもたらす要因ともなっていったことであろう。

◆注

◆1　多磨全生園患者自治会編『倶会一処《くえいっしょ》——患者が綴る全生園の七十年』（一光社、一九七九年）、一六七～一八八頁、参照。

◆2　「らい予防法」（昭和二八年八月一五日公布）「第十四条　国立療養所の長（以下『所長』という。）は、学校教育法（昭和二十二年法律第二十六号）第七十五条第二項の規定により、小学校又は中学校が、入所患者のため、教員を派遣して教育を行う場合には、政令の定めるところにより、入所患者がその教育を受けるために必要な措置を講じなければならない。／2　所長は、学校教育法第七十五条第二項の規定により、高等学校が、入所患者のため、教員を派遣して教育を行う場合には、政令の定めるところにより、入所患者がその教育を受けるために必要な措置を講ずることができる。」（傍線は筆者らによる）。

◆3　光岡良二「療養所に於ける教育」(『多磨』第三五巻第三号、一九五四年三月)、七〜八頁。
◆4　野上官治「療園に於ける児童教育の理念」(『多磨』第二九巻第九号、一九四八年九月)、一〜四頁。
◆5　成田稔『ユマニテの人　木下杢太郎とハンセン病』(日本医事新報社、二〇〇四年)、参照。
◆6　藤野豊『孤高のハンセン病医師――小笠原登「日記」を読む』(六花出版、二〇一六年)、参照。
◆7　青木大勇「癩療養所を隔離・監禁本位より治療・研究本位へ」(『医事公論』六〇〇号、六〇一号、一九二四年一月一二日、同年一月一九日)、参照。
◆8　平田勝政「日本ハンセン病社会事業史研究(第1報)」〜「同(第8報)」(『長崎大学教育学部紀要――教育科学』七三号、二〇〇九年三月〜八〇号、二〇一六年一二月)、参照。引用は、「同(第7報)――希望社のハンセン病救済運動と『らい予防デー』の成立」同七九号、二〇一五年三月、六五頁より。
◆9　山本俊一『日本らい史』(東京大学出版会、一九九三年)一二二〜一二六頁。
◆10　◆6九八頁。
◆11　日本における戦後の「隔離」の問題については、藤野豊『ハンセン病と戦後民主主義――なぜ隔離は強化されたのか』(岩波書店、二〇〇六年)参照。また「ハンセン病に関する国際会議の経過」に関しては、ハンセン病違憲国賠裁判全史編集委員会編集・発行『ハンセン病違憲国賠裁判全史　第3巻裁判編　西日本訴訟(Ⅲ)』(発売　皓星社、二〇〇六年)、二二五〜二四七頁、参照。
◆12　藤野豊「無らい県運動の概要と研究の課題」(無らい県運動研究会著『ハンセン病絶対隔離政策と日本社会――無らい県運動の研究』六花出版、二〇一四年)、二四〜二五頁。
◆13　内田博文「強制隔離政策と人権」(◆12『ハンセン病絶対隔離政策と日本社会』)、七〜二二頁。
◆14　ジョン・ボウルビイ著、作田勉監訳『ボウルビイ　母子関係入門』(星和書店、一九八一年)、一六二〜一六三頁、とくに「第六章　自己信頼と、それを促進する諸条件」、参照。
◆15　一九一五(大正4)年四月、内務省において療養所長会議が開かれた際に、「風紀取締り方法」に関して、全生病院光田健輔が主張した内容や、同院の開院後間もなく作られたといわれる「入院者心得」(全一七カ条)

などについては、◆1『倶会一処』、四四〜四七頁、参照。

◆16　大谷藤郎『現代のスティグマ――ハンセン病・精神病・エイズ・難病の艱難』(勁草書房、一九九三年)、一二四頁。

◆17　レイチェル・カーソン著、上遠恵子訳『センス・オブ・ワンダー』(新潮社、一九九六年)、二四頁参照。「『知る』ことは『感じる』ことの半分も重要ではないと固く信じています。／子どもたちがであう事実のひとつひとつが、やがて知識や知恵を生み出す種子だとしたら、さまざまな情緒やゆたかな感受性は、この種子をはぐくむ肥沃な土壌です。／美しいものを美しいと感じる感覚、新しいものや未知なものにふれたときの感激、思いやり、憐れみ、賛嘆や愛情などのさまざまな形の感情がひとたびよびさまされると、次はその対象となるものについてもっとよく知りたいと思うようになります。そのようにして見つけだした知識は、しっかりと身につきます。」同書、二四〜二六頁。

◆18　東村山町立化成小学校および東村山町立第二中学校の「分校」になってからの派遣教員による教育実践の記録としては、例えば鈴木敏子『らい学級の記録――えせヒューマニズムとのたたかい』(明治図書、一九六三年)、同『書かれなくともよかった記録――「らい病」だった子らとの十六年』(自家版、二〇〇〇年)、同『「らい学級の記録」再考』(学文社、二〇〇四年)、在園者で「補助教師」の「分校」の児童や教育の回想記としては氷上恵介『オリオンの哀しみ』(氷上恵介遺稿集出版委員会発行、一九八四年)、参照。なお、氷上恵介は、分校の「補助教師」のときは、藤田四郎と名乗っている。

◆19　多磨全生園患者自治会編『倶会一処――患者が綴る全生園の七十年』(一光社、一九七九年)、一八六〜一八八頁、参照。

(追記)本章の初出は、篠崎恵昭・清水寛「国立療養所多磨全生園のハンセン病児童・生徒の文集の検討――文集『呼子鳥』にみる精神生活の深層」(『埼玉大学紀要教育学部(教育科学)』第47巻第2号、一九九八年九月、五三〜七四頁)である。本書収録に際し、大幅に削除・縮小し、かなり修正・加筆した。

篠崎恵昭さんは埼玉大学教育学部の卒業生で、埼玉県内の元・公立小学校教諭。定年退職後、埼玉大学教育学部の障害児教育学研究室の研究生および障害児教育講座の非常勤講師。著書に、『一美ちゃんとクラスのお友達――盲児統合教育6年間の全記録』(群出版、一九八二年)、『清兵衛八日――大島新田開拓ものがたり』(さきたま出版会、二〇〇四年)などがある。惜しいことに二〇〇四年一二月に逝去。享年七二歳。(編者、記)

第3章　栗生楽泉園の『高原』誌にみる病児たちの意識

篠崎　恵昭
清水　寛

本章では、戦後の国立療養所栗生楽泉園における在園患者たちが、生活と権利を守るたたかいを通して人間回復をなしとげていく歩みが病児たちの意識にどのように影響しているかについて、入園者自治会の機関誌『高原』に掲載された作文を素材として検討する。

戦後のハンセン病患者たちの組織の全国的な運動の歴史については、全国ハンセン氏病患者協議会編『全患協運動史――ハンセン氏病患者のたたかいの記録』（一光社、一九七七年、全二五二頁）および全国ハンセン病療養所入所者協議会編纂『復権への日月《じつげつ》――ハンセン病患者の闘いの記録』（光陽出版社、二〇〇一年、全四〇六頁）がある。これら全患協・全療協に加入している、全国的なハンセン病患者運動の一環である栗生楽泉園の患者自治会の歩みに関しては、栗生楽泉園患者自治会著・発行『風雪の紋――栗生楽泉園患者50年史』（一九八二年、全五三八頁）があり、戦後初期、栗生楽泉園の患者たちの人権闘争にも呼応し共闘した多磨全生園の創立以来の患者たちの歩みについては、多磨全生園患者自治会編『倶会一処《くえいっしょ》――患者が綴る全生園の七十年』（一光社、一九七九年、全三九八頁）がある。

本章はこれらの主要な先行関連文献に依拠しつつ、とくに、『風雪の紋』の「第三章　人間回復へ――昭和21

（一九四六）年〜28（一九五三）年」の記述を参照して、栗生楽泉園における戦後初期の患者たちの自治活動を、①人権闘争、②プロミン獲得運動、③「らい予防法」闘争の三つに焦点をあてて簡略に述べ、それらの大人の患者たちのとりくみが病児たちの意識にどう反映しているかをみていくことにする。

第1節 「抑圧の日々」から「人間回復」をめざして

1 〝人権闘争〟

栗生楽泉園の患者たちが自治に目覚め、園内民主化へ立ち上がっていく最初の重要な契機となったのは、大日本帝国憲法に代わる日本国憲法の制定への過程で、一九四六（昭和21）年四月、新選挙法により満二〇歳以上の男女に参政権が認められ、一九四七年四月三〇日の県会議員・草津町議会議員選挙での選挙権の行使であった。町議選では当園の職員四人が立候補し、患者の支持によって全員が当選した。この投票行動は在園者たちが主権者意識を自覚する一つの重要な要因となった。

さらに同年八月一五日投票の参議院議員補欠選挙の公示がなされ、当園有権者に向けて園外からの選挙運動が行われるようになった。そのような中で、共産党候補の運動員も来園し、患者の悲惨な生活実態や当局側の患者に対する不当な扱いを知り、人権闘争をおこすよう促し、支援した。

一九四七（昭和22）年四月、戦時中に設置され、当局による上意下達の機関としての性格が強かった患者代表組織「五日会」に代わって、在園患者たちの自治組織「総和会」が発足した。

同年八月以降、たびたび、患者大会が開催され、「生活擁護・要求貫徹実行委員会」（以下、実行委員会と略す）を設けて、当局側との団体交渉を重ねた。そのなかで、①患者の生活待遇改善、②不正横領摘発、③職権乱用・患者の人権蹂躙《じゅうりん》の中心人物である加島分館長ほか不良職員の追放、④「特別病室」(超重監獄)・「監禁所」による不法監禁問題の追及、⑤医療条件・施設の改善などにおいて一定の貴重な成果を得た。

その運動の過程で、実行委員会は草津町の中心街の湯畑で、「伏魔殿楽泉園真相発表会」を開催し、当園患者の実情や「特別病室」の過酷な実態を町民・浴客に訴えた。

また、実行委員会は、多磨全生園患者自治会に闘争支援と連帯行動を求める代表二名を派遣した。全生園の患者たちは「生活擁護患者大会」を開催し、楽泉園の実行委員会代表の報告と訴えを受けとめ、次の五項目を決議した。

「一. 生活保護法ニヨル扶助金ノ支給(一人月額二〇〇円)、二. 食費ノ増額(一人一日二〇円)、三. 特別病室ノ廃止、四. 医療素材ノ充実及ビ医療施設ノ改善、五. 保育児童ノ待遇及ビ設備ノ改善」。

さらに、実行委員会の代表たちは厚生省に出向き、厚生大臣宛の「要求書」(内容は『風雪の紋』二五六〜二五八頁、参照)を同省次官に手渡し陳情した。

このような楽泉園と全生園の患者たちの連帯行動もあって、厚生省は一九四七(昭和22)年九月一九日、東龍太郎医務局長などを楽泉園に派遣し、藤田武一実行委員長に前掲の諸決議の内容を基本的に受け容れる約束をした(以上の人権闘争や楽泉園と全生園の患者たちの連携の経緯については『倶会一処』二三六〜二六五頁、参照)。

しかし、ハンセン病の国立療養所であるにもかかわらず、患者が患者の介助や看護をはじめ、園の運営に不可欠な諸作業を強いられ、そのために病状を悪化させ、障害を重くするおそれがある苛酷な患者作業を職員の勤務労働に切り換えていくことなど、重大な課題が多く残されていた。

2　プロミン獲得運動

長年にわたりハンセン病の治療には大風子油《たいふうしゆ》の内服か注射が行われてきた。だが、それはある種の病型の患者の初期の症状には一定の効果がみられたものの、進行する病勢にたいしてはほとんど無力であった。

ところが、一九四三（昭和18）年にアメリカで、プロミンという化学療法薬の有効性が報告されたものの、太平洋戦争の真っただ中で、敵国であるアメリカで開発された特効薬プロミンは日本に入ってこなかった。しかし、東京帝国大学教授医学部勤務（薬品分析化学講座担当）の石館守三（一九〇一～九六）はその学術的情報を中立国を通じて知り、研究に着手して四六（昭和21）年四月には国産プロミンに成功した（蝦名賢造著『石館守三伝――勇ましい高尚なる生涯』新評論、一九九七年、一二一～一二四頁、参照）。

一九四八（昭和23）年一〇月、全生園では「プロミン獲得促進委員会」を自治会会長鈴木寅雄を委員長に発足させ、全国の療養所の患者組織に共同の運動を呼びかけるとともに、GHQ、厚生省などに請願書を提出し、パンフレット『プロミン』を発行、ハンセン病が治る病気になったことを広く伝えた。この「だれにもプロミンを！」の要求は全国の療養所の患者たちにまたたく間に広がっていった。

こうした全国的な運動におされて、厚生省は昭和二四年度予算にプロミン予算を計上したが、大蔵省は削ろうとした。

楽泉園の「総和会」はそのことを全会員に知らせた。会員たちからは「病気が治る薬ができたのに、治療もさせずに死ねというのか！」という怒りの声が上がり、執行部を中心に約一四〇人もの会員が抗議のハンガー・ストライキ（患者作業放棄）に突入した。同様の必死の要求と運動は他の療養所の患者たちにも見られた。

その結果、大蔵省のプロミン予算はある程度復活した。以後、プロミン獲得運動は積極的に展開され、各療養所のハンセン病医療はプロミンを主体とした治療に変わっていった。

プロミン薬治療は、〈死の病からの解放〉だけでなく、人間としてどう生きるか、依然として厳しい偏見・差別と隔離収容の障壁にどう立ち向かっていくかを問うことにもなった。

3 「らい予防法」闘争

こうして、共通の要求にもとづき、各療養所の入所者たちの自治的組織が協力・共同して全国的な運動を推進していくことの大切さを、体験を通して痛感した患者たちは、一九五一（昭和26）年一月、「全国国立癩《らい》療養所患者協議会」（略称「全癩患協」）を結成した（五三〈昭和28〉年一一月、「全国国立療養所ハンセン氏病患者協議会」略称「全患協」と改称。七六〈昭和56〉年九月、「全国ハンセン氏病患者協議会」略称「全患協」と改称。現在は「全国ハンセン病療養所入所者協議会」略称「全療協」）。

そして、全癩患協（全患協）は序章で述べた「癩予防法」や療養所長に付与された「懲戒検束」の権限などは人権無視の憲法違反であり、〈治る時代〉にふさわしい予防法に改正しようという方向へ運動を進めた。

ところが、一九五一（昭和26）年一一月八日、第一二回国会の参議院厚生委員会に参考人として出席した光田健輔長島愛生園長、宮崎松記菊池恵楓園長、林芳信多磨全生園長は新憲法の基本的人権の尊重の原則などの理解に欠け、これまでの絶対隔離撲滅主義への反省もなく、「癩予防法」よりもさらに強権的な法律の必要性を提言した。とくに光田園長は「家族内伝染」を防ぐためには「家族のステルザチョン（断種）」や「逃走罪というような罰則」も必要と主張した。

この〈三園長証言〉は全国の療養所の患者たちの怒りをまきおこし、全癩患協は「らい予防法改正促進委員会」を発足させて、その主張を改正法に反映させるために運動をつよめた。

一九五二（昭和27）年五月、全癩患協は全生園において第一回支部長会議を開催。加盟一〇支部のうち栗生楽泉園支部を含め七支部が出席し、らい予防法改正への基本方針として次の八項目を決定した。

「一　らい予防法は保護法的性格を持った予防法とする。この際『癩』の名称を廃し、『ハンセン氏病』と改める。
二　入所患者の生活保護金（療養慰安金）を法定する。
三　家族の生活保証《ママ》を考慮させる。（略）
四　懲戒検束規定を廃止する。（略）
五　強制収容の条項は削除する。（略）
六　全快者又は治療効果があり病毒伝播のおそれのないものの退園を法定する。（略）
七　病毒伝播のおそれのない者の一時帰省を法定する。（略）
八　患者の検診、入所等取扱いに関しては秘密保持を厳にする。（略）」（前掲『全患協運動史』四三〜四四頁、参照）
楽泉園では、五三年六月八日、らい予防法問題での患者大会を開催。在園者約六〇〇人が参加し、「らい予防法改正促進栗生支部委員会」を発足させ、先の全癩患協支部長会議の基本方針に沿った諸決議を採択した。以後、園内および国会に向けての諸活動に積極的に取り組んでいった（同年八月一〇日、促進委員会は横山秀夫を全患協本部へ派遣し駐在させた）。

例えば、同年六月一六日、在園者八〇〇人が参集し患者総決起大会を開催して原生省陳情団を選出するとともに、この日より一〇日間の期限をおいて第一次ストに入ることを決議。同日二〇日、八〇〇人が参加して第二回総決起大会開催。二二日、促進委員会提案の全面作業スト実施、五八三人スト参加、内ハンスト者一七人。この日、病棟、不自由舎の入室者は初めて職員、雇用の健常者による看護を受け、一般患者地区の食事運搬も職員が行った（前掲『風雪の紋』三二〇～三二一頁、参照。「作業ストにより職員が配食作業」のキャプションを付した写真掲載）。

一九五二年一月から五三年八月まで、全国の療養所の各支部に燃え広がった〈らい予防法闘争〉であった。総決起大会や作業スト、デモ行進、直接陳情や国会（参院通用門前）および厚生省（正面玄関前と大臣室前廊下）への座り込み、ハンストなど、死力を尽くしてのたたかいが展開された。

しかし、一九五三年八月、政府は旧「癩予防法」の性格・内容を実質的に踏襲した「らい予防法」を、九項目の附帯決議をつけて制定した。「九項目の附帯決議は、確かに全患協の要求の殆どを含んでおり、今後の大きな足がかりであった」が、附帯決議の「近き将来本法の改正を期する」という文言は守られず、「国は単に過ちを繰り返しただけでなく、この予防法は気の遠くなるほど『遠き将来』にわたり、数え切れないほど多くの者たちの自由と人権、いや人生そのものを狂わせ、人々に取り返しのつかないダメージを与えていくこととなった。」（前掲『復権《ふくけん》への日月《じつげつ》』二二五～二二六頁より）。

実際、一九〇七年以来、国が推し進めてきたハンセン病対策に法的に終止符を打ったのはそれから八九年後の「らい予防法の廃止に関する法律」（一九九六年三月三一日）によってである。そして「ハンセン病国家賠償請求訴訟熊本地裁判決」が原告団勝訴として確定したのは二〇〇一年五月一一日のことである。さらに、違憲の「らい予防法」に代わる法律が制定されたのは、その七年後の「ハンセン病問題の解決の促進に関する法律」（二〇〇八年六月八日）によってである。それでもなお、ハンセン病当事者たちに残された問題は多く、序章でも述べたように二〇一六年三月二九日に至り、元患者の家族たち五〇九人（二三歳～九六歳の男女）が国家賠償法に基づき集団訴訟で熊本地裁に提訴した。

第2節　機関誌『高原』にみる患者運動の関連論稿と小・中学生の作文

では、第一節で概括した栗生楽泉園入所者自治会も参加した全国的な患者運動は、在園児たちの意識にどのように表われているであろうか。

1　一九五三（昭和28）年発行の『高原』誌の主要論稿と横山秀夫の短歌

まず、自治会の機関誌『高原』から、「らい予防法闘争」の最盛期の五三（昭和28）年の一年間の主な論稿の目次を列挙し、大人の患者たちの主張・動向を窺《うかが》うことにする。

誌面の構成は主張、各種論稿のほかに、詩、短歌、俳句、寄贈図書、資料、編集後記、などの欄からなっている。

「『高原』月刊を祝して（園長・矢島良一）」、「月刊になった高原発行に際して（東原楠夫）」、「高校の設立を望む（横山石鳥）」、「職員の増員ならびに待遇の改善を望む（横山石鳥）」、［児童作品］「君らこそ平和の子に（谺雄二）」、［主張］「国立ライ研究所の設立をのぞむ（横山石鳥）」、「秩序について（大江満雄）」、「癩予防法の回顧（藤田武一）」、「『ライ予防法』は何故悪いか（横山石鳥）」、「声明書・らい予防法改正促進・栗生支部委員会委員長（藤田武一）」、「点字『高原』の発刊をみて（沢田二郎）」、「らい予防法特集号」、「声明書・決議文らい予防法改正促進栗生支部委員会（藤田武二）」、「『癩』『ハンセン氏病』病名を変えるということ（横山石鳥）」、「スワリ込み・随感（風蘭生）」、「社会の皆様へ（癩予防法改正促進委員）」、「環境改造（横山石鳥）」、「療養と宗教（石倉春潮）」、「感傷性について（大江満雄）」、［主張］「天下り『患者療養心得』の意味するもの（横山石鳥）」、「支部長会議に出席して（今佐助）」、「私の友達（伊藤正元）」、「病気の話（司祭・ミカエル）」、［主張］「長靴を噛む人々（横山石鳥）」

以上、主要論稿の題目と著者のみを掲げた。横山秀夫（筆名・横山石鳥）の執筆になる論稿が顕著である。

横山の略歴を著書『横山石鳥歌集　としつきの音』（草津公論社、一九七五年、全一六三頁）の「後記」より一部転記する。

「私は大正十四年、石川県の貧しい海辺の漁村に生れたが、兵役中にハンセン氏《ママ》を発病、海軍病院から昭和二十二年に前記栗生楽泉園に転送されて入園、十九年間の療養生活を経て、昭和四十一年に社会復帰した。請われて地方新聞の創立に参劃、現在同新聞代表として、地域社会の新しい住民自治確立に微力を尽すべく努力中であるが、これも長い療養生活中に、園内において同園機関誌の編集にたずさわり、或いは同志と社会科学研究会を創立、また各大学から講師を招いて療養所内に大学講座が設けられた際、その事務局長を務めた等々のことがあってこれらが社会復帰の一つの準備になったことは幸運であった。またこの間に妻を得、子にも恵まれた。」

横山は楽泉園在園中、五〇（昭和25）年以降、当園の短歌指導選者となった鹿児島寿蔵に師事し、短歌を『潮汐』『高原』『アララギ』『新泉』誌などに発表し、「潮汐賞」も受賞している。歌集『としつきの音』には一九四七（昭和22）年から五九（昭和34）年までの作品が収録されている。その中から、前述した諸運動に参加する過程で詠まれた短歌を、見出しとともに数首ずつ引用する。

「昭和二十二年　宣言
厚生省が派遣しきたる調査団も不正職員を弁護せしのみ
らい監房にて無実に獄死せる幾人《いくたり》名を読みしに会場しずまる」
「昭和二十四年　プロミン渡来
永く永く不治とされきしこの病ひ治《なほ》るとぞいふその薬欲し
重症者看護《みと》る吾等も食断ちて祈りをり其心とどけと思ふ
『人間復帰』この稚拙なるスローガンひしひしといま生きたく思ふ」
「昭和二十八年　らい予防法闘争
実力陳情を本部に採択せしむべく単身いできぬ梅雨降る山より
議事堂の空しらしらと明けてゆくつひに一夜を此処に坐りぬ
東京駐在員たりし一月《ひとつき》のわが闘争遂に決断出来ざりし事五つ六つ」
なお、「昭和三十年」には園内の「分校」に通学する病児たちを詠んだ次のような短歌もある。
「英単語交しつつ朝々通ひゆく児童らよらいにひるまず生きよ」（九四頁より）。

2　『高原』誌の五三（昭和28）年9月号「らい予防法特集」の小・中学校生の作文

『高原』誌の第八巻第九号（通巻四一号）、一九五三（昭和28）年九月号「らい予防法特集」の児童・生徒欄「駒鳥集」に掲載された小・中学生の作文を紹介する。

（1）K・T（女子、小六）「おぼんの着物」

「『もういくつねるとおぼんになるの』ときものをぬっていたおばさんにあき子がきいていました。『もう十日でおぼんよ』『その前に草津へいってなるべくきれいなゲタを買って来るわね』といいました。私はうれしくてねむれません。8時になってもねないで君ちゃんとよし江ちゃんもいつもはゲラゲラわらってふざけるのに今日は一生懸命にきものをぬっているので、まじめな顔をして居ります。おぼんが明日か、明後日と云う時、君ちゃんやよし江ちゃんがおばさんと何かはなしていました。それは今年はぼんおどりがあるとか、ないとかといっていましたが、しまいにはおばさんが『今、えんではライ予防法案ということで東京へたくさんの人がいっているしいまがいちばん大切な時だからぼんおどりはできないでしょう』と云うのは、私たちがみんな幸福にくらせるように大人の人たちはせいふのつくった予防法案にはんたいして、いろいろなことをしてたたかっているらしいのである。私はせっかくのつくってもらった長そでのきものがきられないのかとおもうとちょっとさびしかったけれども、皆んなの話では東京へたいへんあついのにみんながんばっているそうですし、えんのそくしんいいんの人も夜おそくまでそうだんしているからがまんしようと考えました。

　そしたら十一めの日におばさんがおどりはなくともせっかくつくったきものは、きてげたもはいてよいといいました。私は大へんうれしくなりました。東京へ行った人たちやその他働いてくれた人たちには一生懸命べんきょうをしておれいをしようと思います。」（傍線は筆者らによる。以下同じ）

（2）H・T（男子、中二）「ライ予防法改正運動」

「今盛んに運動されて居る癩予防法改正運動は初め僕は何の為の運動か、考えた事もありませんでした。しかし此の運動も次第に激しくなり、患者大会、ハンスト、作業ほうき連《ママ》れて僕は始めて気がつきました。そして僕はどうしてあれ程命にかかわるハンストなどをやらなければならないのかわかりました。政府というのは僕にまだわかりませんが、政府が考えて作った法案を必ず通そうとするのは間違って居ないでしょうか。それにあれ程大人の人が反対を叫んで国会まで陳情に行き、座り込みまでしても政府の考えを考え直さず通そうとして居るのだそうです。果たして此の考え方が必ずしも間違って居ないといえるでしょうか。

今の憲法では人権が保証《ママ》されて居ます。此の法案は人権を無視した法案だと聞いて居ります。その法案を我々に押しつけ様として居るのです。此の運動の為僕達の学園の先生まで休まなくてはならなくなったのです。しかし僕は皆此の悪法を考えた厚生省の為だと思って居ります。そして私達の代表の方が陳情に行き、コンクリートの上に座って夜も眠らず運動して居るそうです。その気持ちを受け入れず（四字不明）にこの法案を通過させてしまった。その時の大人の人達のがっかりした顔を見て僕は何だか悲しい様な気がしました。そして最後まで運動して下さった人達に感謝の気持ちでいっぱいです。早く此の問題が解決して楽しい明るい園になるように願っております。そして僕達も楽しい勉強をしたいと思って居ります。」

（3）　Y・H（男子、中二）「法案」

「園内の大人の人があんな反対《ママ》していたのですが、法案は衆議院も参議院も通過してしまったのだそうです。それでもまだまだたくさんの人が東京へ行っています。あつい東京の炎天でがんばっているそうです。毎日スピーカーで来た電報を知らせていますが、『サイギ《ママ》マデガンバル』といっています。まだ何をしているか僕達はよくわかりませんが、僕達がしあわせになるために話してくれていると思います。僕達は汗だくになってがんばって居る人達の顔が目に見えるようです。東京の方をむいて『最後までがんばれ』と大声でやりたいと思います。悪い法律をつくらないようにどこの園でも大人の人はいろいろなことをやりました。会館へ何度も大勢集まってえんぜつをやりました。歌も歌いながらみんな行列をつくって園内をまわりました。ある人はハンストをやって居る。そしてびょうとうに入ってでてきては又やっ居《ママ》る人も大勢居る。又ぜんめん作業放棄をやったので学校では先生はこないし、生徒はこまってしまった。（以下略）」

（4）H・K（女子、中三）「ライ予防法案について」

「6月はじめの頃でした。第2回患者大会が会館でおこなわれました。『なにかあったんかな』と思って私達も行って見ました。するとライ予防法案についていろいろと討議していました。聞いていてもなにがなんだかわからなかったので帰って来ました。おじさんに聞いてみましたら『ライ予防法案』と、新しい憲法と明るい生活と云う、法律の本に『国民の権利及び義務』と云う所についていろいろと教えて下さいました。そこには『人間の自由、平等生まれ長柄《ママ》にして持っている物基本的人権はおかす事が出来ない』等。私達は平等なはずなのに、ライ予防法案では外出したら罰金を取ったりする事を今きめている。『私達はなにしているんかな』などのんきな気持ちでいたのがなんだか悪い様な気がしました。大人の人達は、東京に行って国会で座り込みをしてこの法案を改めてくれと云って居るのにライ病は伝染病だから早くきめなくちゃ駄目だと云ってとうとう衆議院と参議院を通過してしまいました。通過したけれど大人の人達はこんな炎天の中にもかかわらず一生懸命にライ患者人権獲得の為に働いて居るのです。今でも毎日の様に電報が来たり促進委員の方は「どこどこにお集まり下さい」とスピーカーで放送して居ます。私は何か近い日に私達の将来に関する大きな問題が横たわって居る様な不安が感じられ大人の人達にどうか頑張って下さいと、心に祈らずには居られません。私達も大人の人達に続いてライ患者が人間として一人前に扱われる様な法律が出来るまでたたかいたいと思います。」

小学生一人、中学生三人の「らい予防法」に関して綴った作文を掲げた。いずれの作文からも、子どもたちが大人の活動に不安や関心を寄せ、親しくしている大人たちに尋ねて教えてもらい、自分なりに判断し考えを深めていること、そして東京まで行って行動している大人たちに心をかよわせ、自分がすべきこと、出来ることについてそれなりの意思表明をしていることがわかる。とくに、中学生は男女とも高学年になるほどこの法案の問題点にたいする認識が深まり、当事者である療養所の入所者たちの意思を無視して法律の制定を強行しようとする政府の態度への批判が強まっていることが注目される。

小学校六年生のK・Tの「おぼんの着物」は、愉しみな盆踊りができなくなりそうで残念だという気持ちから始まって、しだいにその理由が分かってくる。おばさん（「寮母」か）の配慮で、それでも着物は着ることができるという喜びに変わる。しかし、東京へ行った大人たちのことは心にあり、自分は「べんきょう」することで感謝の気持ちを表そうとしている。

中学校一年生のH・Tの作文は、「何の為の運動か」考えたこともなかったが、大人たちの運動が激しくなるにつれて、「命にかかわるハンスト」を理解しようとする。そして、「憲法では人権を保証」しているのになぜそれを無視した法案を押しつけるのかと疑問を持つ。「明るい園になるように」「僕達も楽しい勉強をしたい」の文から大人と子どもである自分たちが共有する課題を見いだしている。

中学校二年生のY・Hの作文は、法案をめぐる園内や東京での大人たちの行動の緊迫した状況をとらえ、「僕達がしあわせになるため」努力しているのだとわかるが、「ぜんめん作業放棄」で授業を受けられなくなったことには困惑していることを率直に綴っている。

中学校三年生のH・Kの作文は、第一回の患者大会から書いている。「なにかあったんかな」と参加してみたが討議の内容が理解できない。おそらく親しくし信頼している「おじさん」に尋ねて、『新しい憲法と明るい生活』という本から「国民の権利と義務」について教えてもらい、法案が基本的人権をおかすことを学び、「私達の将来に関する大きな問題」であることに気づき、「ライ患者が人間として一人前に扱われる法律が出来るまで」、大人たちに続いて自分たちも「たたかいたい」という決意を表明するに至っている。

編集者が「らい予防法特集」にふさわしいと判断し評価した作文を選び掲載したのであろう。そうであっても、ここに紹介した小・中学生四人の作文からは、「らい予防法闘争」期の栗生楽泉園の入所者自治会に結集し、全国の療養所の入所者たちと連帯して、戦前からの隔離主義・人権侵害の「癩予防法」を名称だけ「らい予防法」と変更して制定を強行しようとする政府に対して、文字通り〈命がけ〉でたたかっている大人の患者たちの行動と言葉から、自分の目や耳で感じとり、わからないことについては率直に尋ねて理解を深め、それぞれの学年に応じて自分の言葉で表現しているととらえてよいのではなかろうか。

第3節　草津町立草津小・中学校第一分校の設置と子どもたちの意識

栗生楽泉園内の学齢病児のための「望学園《のぞみ》」が草津町立草津小・中学校第一分校としての認可を受け、草津町教育委員会から正規の教員が派遣され、公教育制度として義務教育が保障されるに至る過程と、そのなかでのハンセン病の児童・生徒たちの意識について、『高原』誌に掲載された作文を通して検討する。

1　「望学園」から「草津小・中学校分校」への沿革

栗生楽泉園に在園している学齢のハンセン病児たちの教育は、一九三二（昭和7）年一二月一六日に開園した国立癩療養所栗生楽泉園の前史をなす、いわゆる自由療養村〈湯之沢部落〉の時代を含めると長い歴史を有している。

しかし、戦後、公教育制度の一環としての義務教育の保障がなされるのは、他の国立療養所における場合と比べてもかなり遅く、一九五四（昭和29）年度以降であり、四七（昭和22）年三月三一日に教育基本法・学校教育法が公布・施行され、同年四月一日から新学制による小学校・新制中学校が発足してから七年後のことである。

なぜこのように教育制度の実施が遅れたのか、その原因・背景などについては後に触れることにして、まず栗生楽泉園におけるハンセン病児および「未感染児」（保護者がハンセン病なのでいずれ感染し発病するであろうとの憶測・偏見による非病児すなわち健常児いたいする呼称。親が療養所に強制収容される際に伴ってこざるを得なかった子どもという意味で「携伴児」などとも呼ばれ、園内あるいは園外の「保育所」に入所して生活し教育を受けた）にたいする教育の沿革について述べる。

それは〈湯之沢部落〉時代を前史として、四つの時期に区分することができる。

（1）前史――〈湯之沢部落〉時代

草津の温泉保養地の一隅を流れる湯川の谷に、一八八七（明治20）年、行政当局が草津の正式な一行政区と認定（区民には病気の有無にかかわらず納税などの義務を課し、国民としての権利を認める）したハンセン病者などが集住する自由療養地区〈湯之沢部落〉が生まれ、そしてそれは一九三二（昭和7）年に、国立癩療養栗生楽泉園が開設されハンセン病者への強制収容が進むなかで、四二（昭和17）年に消滅した。

この全国でただ一つの、当局が公認したハンセン病者の自由療養集落〈湯之沢部落〉において、英国人女性宣教師メアリ・ヘレナ・コンウォール・リー（Mary Helena Cornwall Legh 一八五七〜一九四一）が「聖バルナバ・ミッション」と呼ぶハンセン病者救済事業を五〇年余にわたって行った（中村茂著『草津「喜びの谷」の物語――コンウォール・リーとハンセン病』教文館、二〇〇七年、参照）。

その聖バルナバホームと附属事業の一環としてハンセン病児と健常児の保護・教育の活動もあったのである。すなわち、病児にたいしては大人の病者と一緒に男子ホーム、女子ホームに居住させるとともに、私立の教育機関である「聖バルナバ望《のぞみ》小学校」（聖望小学校）に通学させ、患者教師が教育した（当校は「一応草津小学校の分校として認められていた」という。前掲『風雪の紋』一九一〜一九二頁より）。他方、保護者と死別して孤児となった男女の健常児には「聖マーガレット館」を創設して入所させたが、当該児童が増加するにつれて一九三〇（昭和5）年に、「聖テモテ館」を設立し男児を分離して入所させた。そして、健常な学齢男女児は町立草津小学校に入学させるとともに、「聖望小学校」に通学することも認めた。

一九三三（昭和8）年、国立癩療養所栗生楽泉園の正門近くの底地に「栗生保育所」が設立され、いわゆる「未感染児」が入所。また保育所敷地内に「草津小学校栗生分教室」が設置され、草津小学校の教員が派遣され、保育所の学齢児にたいして義務教育を実施。

他方、栗生楽泉園に在園している病児たちには少年舎・少女舎もなく、学齢期であっても教育はなされなかった。

（2）私塾的教育の時期

一九三四（昭和9）年、外島保養院が風水害で倒壊し、栗生楽泉園への委託患者の一人である室谷政人が居室を〈室谷教室〉にして園児の教育を始めた。室谷が邑久《おく》光明園に転入したのち、師範学校出身で教員歴のある在園者の藤原時雄が自宅や栗生会館で〈藤原教室〉を開室、患者の大野宏も教師として協力。

なお、一九四〇（昭和15）年二月、過去七年間にわたり救世軍に委託してきた栗生保育所は栗生楽泉園の直轄事業となる。

（3）「望学園」の前期

一九四一（昭和16）年一一月、〈湯之沢部落〉にあった「聖望小学校」の校舎を園内に移築して「望学園」とし、学齢期の病児たちに藤原ほかが患者作業として教育活動に従事。国民学校の時代と重なる。

(4)「望学園」の後期

一九四五(昭和20)年、敗戦。憲法・教育基本法法制の一環として学校教育法による六・三制の新教育システムが開始され、小・中学校の児童・生徒には義務教育が保障されることになった。にもかかわらず、望学園の教育は文部省・市町村教育委員会の所管外であり、教育の実際も前期とほぼ同様であった。

他方、一九四九(昭和24)年度より、栗生保育所に入所している学齢期の児童のうち小学校五年生以上は草津小学校への通学が認められた(一九五二〔昭和27〕年には小学四年生以上が同じく認められた)。

(5)草津小・中学校第一分校の時期

一九五四(昭和29)年、望学園は草津町立草津小・中学校第一分校に改称・改組され、教育委員会管轄の教員が派遣され、義務教育が保障された。ハンセン病の特効薬プロミンの利用などによって在園学齢児の人数も減少し、一九六一(昭和36)年三月、「休校(閉校)」となる。

以上の栗生楽泉園におけるハンセン病児および「未感染児」と呼ばれる健常児の教育・保育の時期区分を通して判明することは、①長い前史があること、②義務教育保障の実現がきわめて遅いこと、③公立学校の分校の在籍児童・生徒がいなくなる期間が短いことである。

では、学齢病児にたいする義務教育の保障が遅れたのはなぜか。

当園に在園している患者で在園病児の親たちの組織である「父母会」の会員の雨宮義雄による「分校開催に際して」(『高原』第九巻第七号、一九五四年七月発行)には分校が開校に至る経緯が記されているので該当箇所を抄記する。

「一般の義務教育の水準にある望学園卒業生に正規の卒業証書が交付されるよう、先生方より関係者に再三お願いして頂いて居りましたが、予防法改正促進委員会解散後も在園者全員の署名嘆願等、園当局の熱意と相《あい》俟《ま》って、諸種の隘路《あいろ》が克服され、分校担任の教師の決定をみまして開校の運びとなりました。（略）然し、学校認可について最も主導的な役割にありました町当局が、此の問題で遅れをとった感がありますのは残念なことでありました。市川町長は、町長新任の多忙の中、町議会に早急の審議を要請され、夜間に開催され決議されたと開校式の祝辞の中で話され、又高原教育長は同じく開校式に『設置する以上は実のあるものを設置したいと考え、各方面に調査研究を十分行った』と述べられて居ります。」

すなわち、患者である学園教師たちは関係者に再三お願いし、「らい予防法改正促進委員会」の解散後もおそらく元委員たちはこの問題にとりくみ、在園者全員が署名・嘆願等を園当局に向けて行い、それによって園当局が動き出し、新任の町長が町議会で提案して分校設置に至ったのである。ここから、本来ならば療養所の所長であり園内に設置した望学園の園長である者が率先して在園学齢児の義務教育保障にとりくむべきであるのに、園当局の動きは後であり、さらに町当局の対応は在園患者たちのはたらきかけを受けてのことであったことがわかる。

他方、在園児者全体の生活と権利を守る責務を有する入所者たちの自治組織も、前述したようにさまざまな人権闘争・プロミン獲得運動・「らい予防法」闘争などには果敢にとりくんだが、とりわけ成長・発達過程にある子どもたちにとっては〝人権中の最重要人権〟とも言うべき義務教育機関としての学校に就学し修学する〈教育権・学習権への権利〉の保障の必要性・意義に関する認識については必ずしも鋭敏ではなく、またその組織的とりくみも十分ではなかったように思われる。そのことは、入所者自治会の機関誌『高原』の当時の号を通覧してみても同様の印象を受ける。

先の『沿革』の「前史」で具体的に指摘したように、栗生楽泉園における病児・健常児のための生活と教育については、リー女史の主導による優れた実績がある。それを継承し、他の国立療養所における園内教育施設の学区公立小・中学校の分校化へのとりくみに学ぶならば、栗生楽泉園における「望学園」「栗生保育所」の学齢児の病児・健常児にたいする義務教育保障はより早く、より充実して実現し得たのではあるまいか。

　ちなみに、栗生楽泉園では一九五一（昭和26）年四月一日に「児童患者の教育費として『児童教材費』が予算化」（『風雲の紋』所収の「年表」より）されている。そして、同年五月五日には「児童憲章」が制定され、その前文は「日本国憲法の精神にしたがい、児童に対する正しい観念を確立し、すべての児童の幸福をはかるために、この憲章を定める」と謳《うた》い、「四．すべての児童は、個性と能力に応じて教育され、社会の一員としての責任を自主的に果すように、みちびかれる。」、「六．すべての児童は、就学のみちを確保され、また十分に整った教育の施設を用意される。」、「十一．すべての児童は、身体が不自由な場合、または、精神の機能が不十分な場合に、適切な治療と保護が与えられる。」と規定している。

　したがって、入所者の自治組織がこれらの憲法・教育基本法や児童憲章などを重要な論拠として、療養所内教育に関して厚生行政と文部行政とが連携して、少なくとも学齢病児への義務教育保障を実施するよう要求する運動を園当局および学区の教育委員会などに向けて強めていったならば、学校教育法の公布・施行後七年も経過してから「望学園」が草津町立草津小・中学校第一分校となるという公教育の遅れは避け得たのではあるまいか。

第4節　『高原』誌掲載の児童・生徒の「分校」についての作文

入所者自治会の機関誌『高原』第九巻第七七号（一九五四〈昭和29〉年七月発行）は〈分校特集〉を組んでいる。草津小・中学校第一分校の児童・生徒となった栗生楽泉園の在園病児たちの作文から、「望学園」が学区の公立小・中学校の「分校」となったことへの感想・意見をみていこう。

1　小学生の作文から

（1）S・M（男子、小四）「新しい本」

「ぼくは4年生になりました。ぼくたちの学校は草津第一分校と、いうなまえになりました。ぼくはあたらしい本をいっぱいもらいました。ぼくはうれしくてたまりません。家へかえって、本を見ると、さんすうの本がないので、おとしたのかと、みたけれど、ないので分かんへとりにいきました。（以下三行不明）」。

新学期になり、学校名の変更をまず書き出している。『新しい本』とは新学年から使う教科書であろう。義務教育制度で導入されたいわゆる教科書の「無償配布」を示していると思われる。園内のわが家に帰るまでのS・Mの心の躍るような喜びが伝わってくる。その算数の教科書がなく、落としたのかと心配で探したが無かったので分館へ受け取りに行った。おそらく、「無償配布」がこれまでの学園とは異なった年度当初の学級での印象的な出来事であり、細かく読点を打っているところにも新鮮な心の動きがみられる。

（2）S・M（男子、小六）「新しい校門」

「僕は5年生の6月にここへきました。学校は望学園と書いた門札がかけてありました。お友だちは4人でした。おとうさんと僕とお部屋に3人で居ました。僕たちが6年生になる時とても学園にうれしい事がありました。園長先生とやくばの方や校長先生。それにお父さんやお母さん方が学校にこぼれるように来られました。白いテーブルかけがかけてありました。まだここには咲いていない時の花が花びんにさしてありました。皆うれしそうです。役場のかたや園長先生のお話がありました。新しい板に大きな字で『町立草津小学校第一分校』と書いてありました。もとの先生にごほうびをあげられました。僕は此の日から第一分校6年生と何回もかきました。今算数で分度器を使って何度も角度を書きます。初めはむずかしかったが、もうかけます。温度調べ、天気調べ、グラフとどんどん進んでゆきます。僕はドッチボールが一番面白いです。お天気の良い日よくソフトボールを中学校といたします。

うれしいうれしい分校6年生。」

タイトルにある「新しい」を強調する作者の気持ちが文の内容に具体的に、生き生きと描写されている。入園当時と比較して自分の気持ちを表現しているのは、客観的な思考をする子どもであろう。「うれしい事」がと、自分に言いきかせるような表現である。「こぼれるように」「白いテーブルかけ」「ここに咲いていない時の花」とハレの式典のよそおいを象徴することやものを挙げて言い表わしている。そして「皆うれしそうです。」とS・Mは心で観、共感し、参列者たちの思いに自分の思いを重ね合わせる。「大きな字で」には何かこれまでとは異なる雰囲気が伝わってくる。そして「此の日から」で「望学園」から「町立草津小学校第一分校」への心の切り替えを強調し、自分の身も心も変身させる。「うれしいうれしい」と二度重ね、六年生へ自分をスタートをさせている。

（3）S・K（男子、小六）「**若葉**」

「山々はもう緑色につつまれ、見わたすかぎり、若葉です。野に山に小鳥がしきりにさえずり、ちょうやみつばちは菜の花に又チューリップにとまりみんなのよろこびはどんなだろうか。僕たちもみんな元気で毎日学校に通っています。僕たちの学校は分校となりました。前は望学園でしたが、こんど町立草津小学校第一分校です。これもくさばなやちょうやみつばち小鳥たちがいわってくれているようです。僕達は社会の学校と同様になったのです。僕は勉強して、うんとえらい人になります。又僕は病気をなおし胸をはって社会に出ることを考えるとなおうれしくてたまりません。僕は勉強と運動にはげみます。病気を一生懸命になおして胸をはり社会に出ていくのだ、そして更に勉強を続けようと思います。」

「若葉」という言葉の響き自体が新鮮で意気揚々とした感じである。「こんどは」と強調している点にも同じ印象を覚える。何よりも「社会の学校と同様」は、如何《いか》にそのことを待ち望んでいたかという気持ちが示されている。「病気をなおして」「胸をはって社会に出る」も題目の「若葉」に込められた想いの中身を表現している。「望学園」が「町立草津小学校第一分校」になったことが、〈社会復帰〉への希望を与え、「勉強」や「運動」にいっそう励もうという意欲を強める力になっているのである。（傍点も筆者らによる。以下同じ）

（4）Y・S（男子、小六）「**青空**」

「校庭の記念樹も若葉がでてきました。その葉もいつもの葉とちがうような気がします。とくべつ青々としています。今思えば望学園だった頃なんとなく、しおれているように思われた。それが今度第一分校という名前をもらうとなんとなく僕たちも皆から認められるんだ。と言うかのように青々と日ざしを浴びてゆうゆうと大手をひろげているように見える。（二行不明）それもみんなこの学校のことで嬉しくてしょうがなくて花を咲かせたのにちがいありません。（略）」

「望学園」の頃と「第一分校」になった今との自分の気持ちの違いを、「校庭の記念樹」の葉の色や咲く花になぞらえて表現している。「僕たちも皆から認められるんだ」「青々と日ざしを浴びて」「この学校のことで嬉しくてしょうがなくて」の言葉には、以前は社会から閉ざされて萎縮《いしゅく》した気分でいたこと、それが社会にある学校と「分校」としてつながったことによって、どんなに心強く、また開放、さらには解放された気持ちになっているかが伝わってくる。

2 中学生の作文から

(1) Y・K（男子、中二）「望学園をふりかえって」

「何年か前から、先輩達が、夢にまで見て来た分校が、やっと今年の三月の末に、草津小中学校第一分校となって、二名の先生は《ママ》来て下さいまして、教えて下さる事になったので僕は一歩、社会に出て行ったような気持で、胸がいっぱいだった。

望学園をふりかえって見ると、何十人と卒業して、卒業証書をもらって行ったがその証書でも『証明す』と書いてあるので、淋しかっただろうと思います。そしてその中のいく人かが社会に行った人もいるでしょう。

社会に行った人は、どんなに、淋しい日々を送ったでしょうか？　それを考えると、この前分校の第一回に卒業した二人の人達は幸福でしょう。僕は、この前の開校式の時に、生徒総代として、答辞を読んだが、その最後に、僕は、望学園、さようなら……と心の中でいった。」

開校式では生徒総代として答辞を読んだY・Kは、「先輩達が、夢にまで見て来た分校」ができ、一般の社会の中学校の教員が赴任してきたことで、その生徒の一人である自分までも「一歩、社会に出て行ったよう」で、「胸がいっぱいだった」と告げる。そして、さらに「望学園」を卒業して園長から卒業証書をもらった人たちと、「分校」の第一回卒業生の二人の、内面とその後の社会生活との違いに思いを巡らせる。答辞を読んだあと、「望学園、さようなら……と心の中でいった。」と作文を結んでいることのもつ意味は重い。

（2）S・Y（女子・中三）「分校になった感想」

「（三行不明）この様な嬉しいことを耳にし、うきうきと明るく、これからの学校生活が想像されて来た。これからは一般の生徒の様に勉強出来るんだと思うと何でもが楽しく美しく見えるのだった。今ではどこの病院でもたいがい分校になっています。その時は皆んなこんな気持ちだった事を思います、今年卒業された方々は証書だけは一般の人達の様にもらいましたが、こんど見えられた二人の先生には教えてもらえなかったのでした。今までの先生も良く教えて下さいました。でも一人でも良いから地方の先生が一日も早くここに来てくれるのを望んでいました。それがやっと実現され、この学校に来て下されたほどうれしかった事はありません。私だけではないと思います。この学校の全部の人がそう思っていたと《ママ》事と思います。勉強のやり方が変わったのでまごついてしまいました。でもこれが私達の為に良い教え方かも知れません。だから良くおぼえて次の勉強が出来る事をたのしみにしております。」

明るい見通しのできた話を、おそらく新任の教員たちから聞いて、作者はこれからの新しい学校生活を想像する。そして、一般の社会の中学校の「生徒の様に勉強出来るんだ」と思うと、すべてが「楽しく美しく見える」と無上の喜びを表わしている。と同時に、他の療養所の多くは既に「分校」になっているので遅すぎたという感情もある。「地方」（一般社会の意）の学校の教員に学ぶことを強く願い続けてきただけに、それが実現してこれほど嬉しかった事はないと言い切っていることに、中学校最後の学年を迎えた作者の真情が溢《あふ》れている。しかも、「分校」で学ぶことになった「全部の人」が自分と同感であろうと書いている。だから、教え方が違って多少のまごつきがあるにせよ、それが自分たちのためではないかと全てを受容しようとしている。

なおN・K（男子）は「健康でありたい」という題目の作文で、まだハンセン病に罹患せず療養所に入所する前の幼かったときには、「大きくなったら何になりたいと聞かれて、はにかんだ」ことがあったが、発病して入所してからは大人の患者からも職員からもそのように聞かれたことはなく、病気の子どもが高等教育を受けて何の意味があるというようなことをいう人がいる。しかし、病気とたたかいながら心身に自信を持てるような教育は必要だと思うという趣旨の文を綴っている。

ハンセン病であるがゆえに、「大きくなったら何になる」と子どもに問えない、これほど療養所の入所児の心を傷つけることはなく、ここにも国によるハンセン病隔離政策がもたらした被害の深刻さがある。

在園小・中学生の作文はいずれも学園が分校になったことに誇りと喜びを表わしている。

以上の作文からとくに注目すべき点をいくつか挙げよう。

第一に、学園には小学部・中学部はあったが、園内だけの教育機関にとどまっており、それへのコンプレックス、つまり、不満・不平等感を内心で抱いていたことが伝わってくることである。そのことは、例えば、小学校六年生のS・Kの「僕達は社会の学校と同様になったのです。」という言葉や同じくY・Sの「僕たちも皆から認められるんだ」という言葉から鮮明に窺える。子どもたちが何よりもまず求め続けていたことは、病気があり、療養所に入っていても、一般の社会の学校に通学している健常な児童・生徒と同じく平等・対等な存在として見て欲しいということであったのである。

第二に、ハンセン病が〈治《なお》る時代〉になっていることに自信と希望を持ち、そうであるだけに療養所という閉ざされた世界から〝実社会〟に復帰していくために〝闘病と学習〟に真剣にとりくもうとしていることである。そのことは、例えば小六のS・Kの作文「若葉」の後半から結びの言葉に力強く表明されている。

第三に、旧来の学園とこれからの「分校」との、とりわけ教育制度上の決定的な違いとして、またそのことのもつ自分たちの将来の人権にかかわることとして、〝卒業〟することの制度的・社会的な意味を明確に意識していることである。そのことは、中学校の高学年になるほど強く自覚しており、中学校二年生のY・K、同三年生のS・Yの作文全体から明瞭に読み取れる。すなわち、Y・Kは学園を何十人と卒業し「卒業証書」をもらい、その中には「社会に行った人」もいるであろうが、その証書は義務教育を修めたことを証明するものではないので、仮に義務教育修了を必要条件とする会社などに就職したり、高等学校へ進学したいという希望を抱いている者にとっては「淋しかっただろう」と推察している。S・Yは、義務教育制度としての学校を卒業することの必要性や意義については直接言及してはいないけれど、「一般の生徒の様に勉強出来る」「地方（一般の社会）の先生」のもとで「この学校（分校）」で学べることが嬉しいという言葉からは、これまでの学園が学校としての普遍性を有していなかったことへの批判が行間から感じられる。

そうであるだけに、答辞を読んだ次年度卒業予定のY・Kの作文の「望学園、さようなら」の言葉がこれまでの「望学園」の関係者、園当局、さらには患者たちの生活と人権を守るために力を尽くしてきた入所者自治会に投げかけている意味はやはり極《きわ》めて重要である。

たしかに、『高原』誌の「分校」特集号には大人の在園者による「分校」化への意義を強調している論稿もある。

例えば今野佐太郎は、「分校に昇格を祝す」と題し、冒頭で、「学校を卒業したが卒業証書も持てない、この淋しさは経験のない者にはわかる筈はない」と書き出す。そしてこれまでの栗生楽泉園においては、「望学園」を卒業して「卒業証書」をもらっても、その「発行者」「証明者」は、療養所長である園長であり、それが公立学校の校長に改められることになり、社会復帰するためにも有効となるので、「分校」になるのは「昇格」であると評している。同時に公立学校の「分校」となっても「療養所の教育」には「一応肉体的の障害のある子供が相手」なのだから「一般の学習に更に療養」もまた必要であると指摘している点は注目される。すなわち、現在でいう「特別支援教育」としての「病弱児の教育」の、教育としての普遍性と独自性の主張であるからである。

ところで、義務教育を終えた患者青少年に高等学校での教育を保障することを望む声は、全患協の支部長会議の当初から議案として提出され協議されていた。すなわち第一回支部長会議（一九五二〔昭和27〕年五月、於・多磨全生園）で菊池恵楓園支部から「高等科制度の確立について」提案、第二回支部長会議（五三〔昭和28〕年、於・栗生楽泉園）で長島愛生園支部が高等学校設立について具体案を提出している（前掲『全患協運動史』一三四頁、参照。「全国を三地区に分割し、三か所の高等小学校」を公立高校の分校として設置するなど）。

このような機運のなかで、栗生楽泉園における一連の患者運動でオピニオン・リーダーとしての役割を果たしていた横山秀夫は「高校の設立を望む」と題して、『高原』誌の一九五〇年代初期に寄稿している。「らい予防法」闘争のさなかでの執筆であることも心に留めておきたい。

その内容は基本的に第二回支部長会議での長島愛生園支部の具体案と共通している。その意味では横山が全患協運動の一環として栗生楽泉園における患者運動に尽力していたことを示すものである。同時に、その論稿の内容は楽泉園の児童・生徒をはじめ全国の療養所の在園青少年の状況と要求、さらにはハンセン病の少年・少女たちにとって高等学校の教育が有する意義と将来の課題まで広い視野で的確にとらえ、全国療養所長会議に対しての要請も含んでいるので、やや長くなるが全文を転載する。

「栗生の望学園にも、小、中学の就学児童がゐる。比較的軽症で治癒退園を見込まれてゐる児童もある。高校の設立を提案したい。児童に限らず、宿縁の病癒えて、退園してゆく人達が、困ることは生活で職業に就くことである。然し退園して行っても、重労働は不可能で、再発を防がねばならない。社会では非常な就職難だ。まして、本病に罹った人が、職に就くことは困難に接するであらう。そこで、就職しやすい条件を整へてをかねばならない。幅のある常識をもたなければならない。児童達、すでに中学を修業した少年少女達はいま切実に、高校への進学を望んでゐる。全ライ協でも問題になったが、全国療養所長会議でも、之を真剣に取上げて頂きたい。九州、長島、多磨の三ケ所位に高校を設立して、進学希望者は、留学する制度を作ること。教員は日本教職員組合等から理解と同情をもった人々を招聘《しようへい》する。療養生活は、幅のある良識が必要で、高校進学希望者だけの問題ではない。」（『高原』第八巻第四号［通巻三六号］、一九五三年四月発行、一頁より）

しかし、全国のハンセン病の療養所の在園青少年たちに高等学校が創設されるのは一九五五（昭和30）年九月一六日、長島愛生園内に開校した「岡山県立邑久高等学校定時制課程新良田《にいらだ》教室（四年制）」が最初であり、唯一であった。

横山の主張の根底には憲法・教育基本法に記されている「教育権」の思想があろう。しかも、社会復帰をする子どもたちの生活保障を念頭に置いての具体的・組織的な手だての要求と提案である。さらに「幅のある良識」を培い身につけていくことは、高校進学希望者だけではなく、広く在園者たちの「療養生活」に必要であると提起している点は、その後、楽泉園において実際に「文学」（生活記録など）運動や、文化人・知識人たちを招いての〈教養大学〉の開設などにとりくんでいった横山にふさわしい指摘である。

このように、例えば、横山はハンセン病の治癒退園の可能性を見通し、子どもたちの高等学校進学への希望の熱意を明確にとらえ、療養生活における「幅のある良識」の必要性を認識して、高校設立を要求していた。卓見である。にもかかわらず、横山が在園し、患者たちの生活と権利を守る運動においても他園をリードしていた栗生楽泉園において、学齢病児たちへの義務教育保障が大幅に遅れたのはなぜか。

園当局および自治体としての義務教育の保障に関する認識と施策の立ち遅れもさることながら、子どもは〈小さな大人〉ではなく、固有な発達の世界を有し、それは就学（学籍保障）し修学（適切な学習保障）することによって実現するのであり、病児であれば医療や社会福祉などと結びついた教育が人権としていっそう重要であるという認識と、その立場からの運動が、当時の入所者自治会などにおいても未だ全体として不徹底であり、不十分であったからではないか。今後、深めていくべき重要な研究課題の一つである。

ここでは、少なくとも『高原』誌の「分校」特集の児童・生徒たちの作文を読んだ在園者たちは、学園の「分校」化が遅すぎたことを教えられたであろうことを指摘するにとどめる。


（追記）本章の初出は、篠崎恵昭・清水寛「国立療養所栗生楽泉園のハンセン病児の精神生活の深層――『高原』誌の作品を通して」（『埼玉大学紀要教育学部（人文・社会科学）』第49巻第2号、二〇〇〇年九月、二一～四五頁）。本書収録にあたり大幅に削除・縮小し、かなり修正・加筆した。（編者、記）

第4章　長島愛生園の病児たちの意識

――〝愛生人〟構想からみた『望ヶ丘の子供たち』（一九四一年）の検討

篠崎　恵昭
清水　寛

一九三〇（昭和5）年一一月二〇日、瀬戸内海の大島に、最初の国立療養所として長島愛生園（岡山県邑久《おく》郡裳掛《もがけ》村虫明、現・邑久郡邑久町虫明六五三九番地）が開設された。その初代園長・光田健輔（一八七六～一九六四）が愛生園を一つの「ムラ」と位置づけ、同園に入園してくるハンセン病の全ての患者たちが一大家族のように共同生活を営み、楽土建設に努めるようにとの願いをこめた理想的人間像をここでは〝愛生人〟と呼ぶことにし、そのような〝愛生人〟たちによってあるべき療養所づくりを行おうとする考えを〝愛生人〟構想ととらえることにした。

本章では、このようなハンセン病者観・療養所観に照らして、長島愛生園の開園一〇年後に公刊された長島愛生園教育部編『望ヶ丘の子供たち』（山雅房、一九四一年、全三二五頁）に収録されている作文を中心として、病児たちの意識を検討する。

第1節　長島愛生園長・光田健輔の〝愛生人〟構想の背景とその形成過程・特徴

光田健輔が最初の国立癩《らい》療養所・長島愛生園の所長兼園長に就任し、その後、各府県立のハンセン病の療養所が国立に移管し、光田のハンセン病者観・療養所観が国立癩療養所長会議、癩予防協会、日本癩学会、日本MTL（Mission to Lepers）などを通じて、国内だけでなく旧植民地「朝鮮」「台湾」、傀儡《かいらい》国「満州」を含むいわゆる「大東亜共栄圏」における「癩」対策にまで影響を及ぼしていくのは、とくに一五年近くにわたるアジア・太平洋戦争の期間である。

結論を先取りして言うならば、光田健輔の〝愛生人〟構想の性格・内容とその普及の過程は、天皇制国家日本の帝国主義侵略戦争・植民地支配と軍国主義、戦争遂行政策と深く結びついている。

そこで、本節では、まず光田健輔の〝愛生人〟構想の時代的背景について、ごく簡略に記し、ついで〝愛生人〟構想の形成過程についておおまかに時期区分をしたうえで、その確立期である国立癩療養所長島愛生園の園長としての光田健輔の一九三〇年代から四〇年代初期の〝愛生人〟構想の諸特徴と基本的性格について述べる。

1　「健兵健民」政策と「国民体力法」「国民優生法」

一九三一（昭和6）年の「満州事変」後、日本は中国東北部に傀儡国家「満州国」設立を強行し、それを否認する国際連盟を脱退。三七（昭和12）年七月、日中全面戦争を開始。戦時国内体制を強化し、「日本ファシズムは体制としての確立過程に入」[1]った。三八（昭和13）年、戦時（事変）に際して人的及び物的資源を統制・動員・運用する国家総動員法（三八〔昭和13〕年四月公布、五月施行）を制定、以後敗戦まで同法に基づいて諸統制令を発令。国民精神総動員実施要綱（三七年八月二四日閣議決定）のもと、大東亜共栄圏構想が提唱され、「興亜」の名目で「聖戦」遂行への道を走った。四〇（昭和15）年九月、日独伊三国同盟調印。そして、同年一〇月、大政翼賛会の設立をもって日本ファシズムはその確立をなし、翌四一（昭和16）年一二月、米英との全面戦争を始めることによって、天皇制国家日本は崩壊へと突き進んでいった。

　このアジア・太平洋戦争の時期の、とくに後半において、政府が重視した基本政策の一つが「健兵健民」をスローガンとする、全体として優生主義に基づく国民体力向上・増進と民族衛生の徹底であった。

　その政策遂行のための有力な法的・制度的基盤としての役割を果たしたのが、「国民体力法」（一九四〇〔昭和15〕年四月公布、九月施行）と「国民優生法」（同年五月公布、一九四一〔昭和16〕年七月施行）である。

　筆者らは、第七五回帝国議会優生法案委員会における「国民体力管理法案」と「国民優生法案」の審議過程について議事録に基づいて分析・考察し、二本の論稿をそれぞれ一九九七（平成9）年と九八（平成10）年に発表した。[2] これらの拙稿は障害者問題史研究の視点から、全体として、「国民体力法」を主として「健兵」政策、「国民優生法」を主として「健民」政策として位置づけ、両者を政府の優生政策の一環とみなして論及した。

　また、藤野豊は著書『日本ファシズムと優生思想』（かもがわ出版、一九九八年、全五二七頁）において、筆者らの拙稿を含めて先行関連研究についての紹介と批判的検討を行いながら、「優生思想がファシズム特有の問題ではないことは明らかである。わたくしは、それを認めたうえで、あえてファシズムと優生思想の関連を小著で追究する。ファシズムのもと、優生思想はどのような展開を遂げたのか。そこにこそ、ファシズムを単に総力戦体制一般には解消できない特異性があると考えるからである。」（「はしがき」より）という問題意識にもとづき、総合的で緻密《ちみつ》な論証を行っている。

そこで、ここでは「国民体力法」「国民優生法」の成立過程と法律の内容・運用などに関してはこれらの論稿・著書に譲り、両法律が一対となって戦争遂行に不可欠な、より強力な兵力と生産力とを創出すると同時に、戦争遂行の妨げとなる者に対しては民族衛生の徹底という立場と一体となって、一般の社会から排斥・隔離する役割を果たしたことを強調するにとどめる。

ただし、光田健輔のハンセン病者にたいする、とくに一九三〇年代後半から四〇年代の絶対隔離主義については、一九三八（昭和13）年一月に新設された厚生省による「戦時厚生事業」政策全体のなかでどのように位置づけ、またどのように批判的に検討していくべきか考察を深めていく必要があると考えている。

2　〝愛生人〟構想の形成過程とその特徴

（1）〝愛生人〟構想の形成の時期区分

光田健輔の〝愛生人〟構想の形成過程は次の五つの時期に区分できよう。

第一期　前史（一八九八〔明治31〕年頃～三一〔昭和6〕年頃）

光田が東京市養育院の医師として勤務し院内に「回春病室」と名づける癩患者の隔離病室を設置する時期から、第一区府県立全生病院の院長を経て国立癩療養所長島愛生園長として着任する頃まで。「癩予防に関する意見」（大正四年、内務省へ提出。「第一案　絶対的隔離」など）。保健調査会委員として日本本土から離れた地方の癩療養所としての適否などを調査。全生病院長として懲戒検束権の行使、患者作業の実施などにより院を管理・運営。

第二期　形成期（一九三一〔昭和６〕年頃〜三五〔昭和10〕年頃）

全生病院で愛生園開拓患者を募集、国立癩療養所のあり方として〝愛生人〟構想をたて、寄付金による「十坪住宅運動」、「恵みの鐘」堂、恩賜記念館、納骨堂、患者農耕作業、愛生学園、青少年団、住民啓発など多方面にわたり活動。「癩予防法」（昭和６年）により絶対隔離政策実施。小川正子医師の『小島の春』の出版（一九三八〔昭和13〕年一一月）と映画化。

第三期　確立期（一九三五〔昭和10〕年頃〜四〇〔昭和15〕年頃）

〝愛生人〟構想に基づき、さらに皇室尊崇、宗教を中心とした安寧秩序を図るが、定員超過患者収容により患者の生活が窮乏、「長島事件」発生。国立療養所長会議での光田所長ほかの要望で栗生楽泉園に「特別病室」（超重監房）設置（療養所の患者運動の抑圧と治安維持を意図）。とくにハンセン病患者の「二十年根絶計画」（昭和11年）以降、官民一体の「無癩県運動」広がる。

第四期　拡大期（一九四〇〔昭和15〕年頃〜四五〔昭和20〕年頃）

光田が海外植民地に眼を移し、「聖戦」遂行と並行して「大東亜癩絶滅ニ関スル意見書」（国立癩療養所長連名で一九四三年七月一四日、陸海軍、大東亜、厚生の諸大臣に提出陳情）、台湾視察。戦局悪化し食糧事情逼迫《ひっぱく》、開墾などの重労働と栄養失調で死亡者激増（一九四五年、愛生園の在籍者一九三六人、死亡者三三二人、死亡率一七・一パーセント）。〝愛生人〟構想は患者に耐乏心を強いるのみとなる。

第五期　衰退期（一九四五〔昭和20〕年頃〜）

ハンセン病治療薬プロミンにより不治から光明を見いだせるようになる。自治会組織化、患者作業の職員への移行、園内通用券廃止などが徐々に進み、療養に専念できかけたが、国会での〈三園長証言〉（光田園長はハンセン病者の家族の断種の必要性まで発言）があり、ハンセン病者の隔離に反対するローマ会議で国際的な批判を受けながらも、旧「癩予防法」を基本的に踏襲する「らい予防法」（一九五三年）が制定された。しかし、その後、新しい憲法の平和主義・国民主権・基本的人権の尊重の原則の普及と全国的な患者運動の発展により〝愛生人〟構想は衰退していった。

(2) 〝愛生人〟構想の特徴

光田健輔の〝愛生人〟構想の特徴について、前述のその形成過程の第二期「形成期」、第三期「確立期」を中心として、とくに国立療養所長島愛生園慰安会編『長島開拓』（長崎書店、一九三二年、全二八四頁）、長島愛生園教育部編『望ヶ丘の子供たち』（山雅房、一九四一年、全三二五頁）、光田健輔著『愛生園日記――ライとたたかった六十年の記録』（毎日新聞社、一九五八年、全二六〇頁）、藤楓協会編集・発行『光田健輔と日本のらい予防事業――らい予防法五十周年記念』（一九五八年、全六三〇頁および「附録」の「らい年表」九一頁）などから整理すると次のほぼ五点を挙げることができよう。

(i) 大家族主義・楽土建設

これは光田にとって最も重要な信条であり、全てのハンセン病者を一般の社会から隔離収容すれば、国民大衆に「病毒菌」の伝播することを防ぐことが出来、同時に収容された大勢の同病者たちは家族のように慣れ親しみ、療養の共同生活を営むことによって、「ムラ」という楽土を建設することになる。

例えば『望ヶ丘の子供たち』の「序」で光田は、愛生園に入園した病児は「数時間乃至《ないし》一、二週間のうちに同病の友達と懇意になり、来た時とは打て変つて明朗となるのである。夫《そ》れは畏《おそ》れ多くも皇室の広大無辺なる御仁慈により（略）癩療養所が今日は花咲き鳥歌ふが如き楽天地に変つた為である。」と述べている。

(ii) 皇室尊崇・仁慈

入園者に天皇の赤子《せきし》であることを意識させ、皇室の尊崇・崇拝と仁慈を療養生活の精神的支柱にする。皇太后からの下賜、「恵みの歌」と呼ばれる短歌などを最大限に用いて皇室の仁慈に有り難さを感じるようにする。皇室の仁慈への感謝については、例えば『長島開拓』所収の「愛生園園歌」などに象徴的に示されている。光田健輔「皇太后さまと救ライ事業」（『光田健輔と日本のらい予防』六〇三～六〇四頁、初出は『愛生』誌、昭和26年7月号）ほか参照。

(ⅲ) 国家・民族浄化

男性は壮丁になり徴兵検査に合格、出征することでお国に奉公するが、ハンセン病者にはそれが出来ない。しかし、家族家庭・一般社会から離れ「ムラ」で生活することで、日本の国家・民族が浄化されることを念頭に置き、気持ちのうえで平等感を持ち得る。療養所の中にあっても銃後の自覚を持つようにする。

例えば、『望ヶ丘の子供たち』の「序」で光田は「（療養所に入所し――筆者ら注）国民学校を卒業して青年期に達する頃には、立派に彼等自身が救癩の闘士として国家浄化の高邁《こうまい》なる理念に到達するのである。」と述べている。

(ⅳ) 自給自足体制

病者といえども働けるときには働き、農産物の生産、養豚、養鶏、養牛をし、また患者相互の扶助をすることで、病院側の人手不足の補いにもなる。精神的にも慰安になる。大人も子どもも同様である。作業は多種多様で、子どもたちは、繃帯《ほうたい》巻き、虫捕り、道路づくりのための石炭が撒《ま》き、農園での農作業まで半ば強制的にさせられた。農産物は品評会をするなど競い合いも加わり、増産を図る。患者の介護・看護・附添い、火葬も最重要で不可欠作業としてあった。

例えば、『望ヶ丘の子供たち』の「序」で光田園長は次のように記す。

「彼等をして独り憂愁に耽《ふけ》る余地を与へず、彼等よりは重症なる者が居て、彼等の援助を待ち彼等の温かき看護を要求する。又園内の自給自足の為に農業、牧畜、土木等の作業が彼等の前に山積して居て彼等の奮闘努力を要求する。此等が園内の平和に好結果を齎《もたら》すのである。」

より詳しくは、『長島開拓』所収の宮川量（農園芸の指導に従事、分館長。筆名・東洋癩生）「長島の農業」参照。◆3

（v）「青少年団」活動

療養所に「青少年団」を組織し、開墾・生産・奉仕などの活動と団体訓練により心身を練磨し園と国に役立つ者にする。例えば、『望ヶ丘の子供たち』所収の光田健輔「日本癩療養所の青少年団」（二九九～三〇一頁）では次のように記している。

「癩療養所の青少年団は三割あると見てよい。本年度は一万人の収容力を持つことになるから三千人の青少年が全国の官公私十七ヶ所の療養所に居ることになる。（略）／病者が同病者を呼び寄せ其の半座を分ち、其の一食を分つ事が彼等の国家に対する御奉公であると考へる様になつた事は、（ママ）若き全体主義の顕である。（略）其の他道路の開通、耕地の開墾、養牛、養豚、養鶏、養兎の事業は愛生青少年団が過去に於て尽した所であつたが、将来に於ても其の奉仕に待つ所が多々あるのである。（略）

青少年団員は力と汗を以て指導者に随順せねばならぬ。毎週土曜日午後は体育の訓練に重きを置き、水曜は智育、徳育、社会進歩動行につき談話会を開く等はヒットラー青少年団の行であるけれども、今後我青少年団の学んで益あることである。（略）

青少年団員は何と云つても病気が軽い。治療に励むと同時に、新鮮なる空気の中に、日光を受けて天地生々の気の中に同病者を幸福にする様、土に親しむ鍬の戦士とし救癩戦線に働くべきである。」

以上が『長島開拓』、『望ヶ丘の子供たち』を中心に抽出した光田健輔園長の〝愛生人〟構想の主要な要素であり、特徴である。

この〝愛生人〟構想の性格・内容を図解し、もとより一つの試案に過ぎないが図として掲げる。

光田健輔の〝愛生人〟構想の確立期の特徴には少なくとも前述した五点の特徴がみられるが、それら全体の根底につらぬかれている思想は「愛生」、すなわち〈愛に生きる〉〈愛に生かされる〉こととは全く相容れない、むしろ全くその言葉に反するものである。

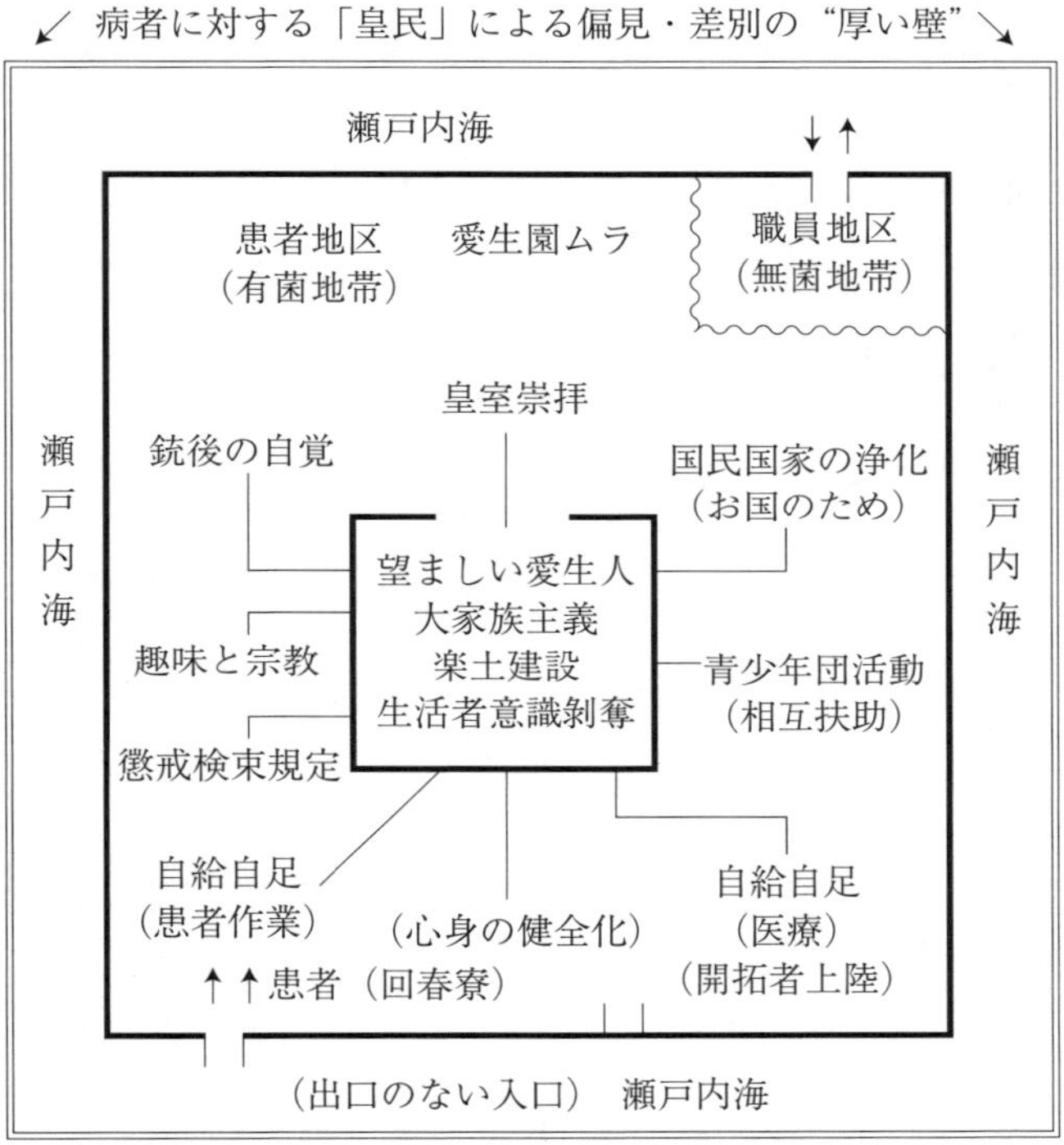

図　“愛生人”構想の形成・確立の図解（試案）

そのことは光田園長と共に愛生園の管理・運営に携わる職員たちにたいしてもいうことができる。

例えば、愛生園の初代庶務課長であり、草創期から光田園長の意向にそって園開設のための土地買収から、患者強制収容、十坪住宅の募金運動などに至るまで積極的に活動した四谷義行[4]の論稿「愛生園の家族主義」（『長島開拓』所収）からも、〝愛生人〟構想の本質を明確に読み取ることができる。

四谷は「家族主義」について次のように説く。

「愛生園は先づ家族主義を標榜《ひょうぼう》する。即ち職員と患者を以て家族の構成員と見《み》倣《な》し、園長を推して家長と仰ぐ。（略）（職員と患者とは――筆者ら注）お互ひが親であり、子であり、兄弟であり、姉妹であるから、園内の平和は『愛』に従つて保障せられ、従つて法の威力を用ゆるの要を認めない。（略）

但し民法には親権を行ふ父母に、その子に対する懲戒権を認めてゐる。（略）愛生園にも、患者に対する懲戒検束の規定がある。併《しか》しこの規定は、取締主義から生れたものではなくして、前記民法の規定と同じ精神である家族主義の愛に外ならぬ。一方患者は、職員を目して親とし、兄姉として敬愛し信頼する。（略）だから、愛生園には職員と患者との対立的観念が微塵《みじん》もない。」

この四谷の論に対する、藤野豊による厳しく的確な批判を抄記する。

「（略）天皇制国家の支配の論理であった家族国家観が見事なまでに凝縮されていることに気づかされる。国家を家族に擬し、天皇を家長に、国民を『赤子』になぞらえる。地主も小作もともに兄弟であり、資本家も労働者もともに兄弟であるとして、擬制的家族関係のなかに階級対立も解消させられてしまう。この論理が、園長光田健輔を家長と仰ぐことにより、愛生園にも持ちこまれたのである。（略）

ハンセン病療養所では、『刑法』にもとづかず、『癩予防法』により、所長に患者に対する懲戒検束権が与えられていた。それは減食や三〇日以内の監禁をともなうもので、およそ病者を治療する施設にはあり得ない規定であった。愛生園でも園長光田の方針に反する患者は、懲戒の対象とされ、この懲戒権を持つがゆえに、光田は愛生園において独裁者たりえたのである。患者の生命と人生をもてあそぶがごとき懲戒権も、『家族主義の愛』の一環として正当化されてしまう。[◆5]」

藤野による四谷義行の論稿にたいする批判は、長島愛生園長光田健輔の〝愛生人〟構想の全体像に対する正鵠《せいこく》を得た批判にもなっている。

第2節　『望ヶ丘の子供たち』の児童・生徒の作文と〝愛生人〟構想

1　『望ヶ丘の子供たち』の編集と構成

図書『望ヶ丘の子供たち』の編者は「長島愛生園教育部」であるが「編纂者代表」は光田健輔である。版元は「山雅房」、発行は一九四一（昭和16）年八月二〇日初版第一刷、判型はB６判、全三二五頁。なお、「望ヶ丘」とは当時の長島愛生園の少年寮・少女寮や愛生学園などが設けられている子どもたちの生活・教育地区につけられた呼称である。

目次は「序」が長島愛生園長 光田健輔、下村海南。本文は「生活記録篇」、「童謡及自由詩篇」、「短歌篇」、「俳句篇」から成り、全て園児の作品。「附録（其の一）」は園児、寮母、愛生学園の患者教師（本書では、「病教師」とも記されている）、「同（其の二）」は園長、園医の田尻敢、内田守人、「同（其の三）」は関係者、「巻末附記」は内田守人が執筆。

本書の編集の経緯と刊行の意図については園医の内田による「巻末附記」に示されている。すなわち、「本書は日本の救癩問題が、畏《かしこ》くも、皇太后陛下の御仁慈によつて急速の進歩を遂げ、正確な軌道を進みつつある今日、幼童期の患者が如何に予防上重要な問題であり、又療養所内に救ひ入れられた彼等に教育を与へて、将来への希望を持たせる事が人道上に如何に必要であるかを、世の識者に訴えんとして編したもの」

であり、「幸に同病者教師の非常なる努力によって相当沢山の作品が集ったので」刊行するに至ったとのことである。

また、編集に際して「考慮」した点として、「少年（男女児の総称として「少年」を用いている——筆者ら注）癩問題をあらゆる角度から研究して戴《いただ》く」ために、「綴方の方を生活記録篇として分類をなし多少の解説を加」えたこと、「第二附録に於いては光田園長始め我々の経験を紹介して、本病に対する啓蒙運動に資」することにしたことなどを挙げている。

この「生活記録篇」における作文の分類とは次の一二の柱立てを指しており、このような作品分類の視点と標題に、自ずと「長島愛生園教育部」と称する本書の編集・刊行に当たった者たちの、国立癩療養所第一号の長島愛生園に強制収容・絶対隔離されたハンセン病児たちとその生活のとらえ方が表われているので、まずそれらを目次より引用する。

「生活記録篇

一、運命の旅路
二、病苦に勝ちて
三、御仁慈の蔭に
四、楽しき島里
五、厚生の諸相
六、修養と療養としての作業
七、一番の楽しみは
八、思ひ出

九、骨肉のきづな
十、一大家族となつて
十一、自然のふところ
十二、保育児の日記帳から」

これらの一二の柱立ては「生活記録篇」を第一篇とすればいわば一二の章に該当するわけであり、光田健輔園長が唱導する〝よき愛生人〟の理念とそれに基づく「癩療養所長島愛生園」の全体像を形象する〝愛生人〟の構想の具体的な展開にほかならない。その理念・構想を最も如実に標題として表現しているのが「三、御仁慈の蔭に」、「五、厚生の諸相」、「六、修養と療養としての作業」、「十、一大家族となつて」の四つの章である。

他の章のさまざまな題目の作文も、愛生学園で患者教師などの指導を受けて創作され、園の機関誌『愛生』に掲載されたり、なかには当時の全国の児童・生徒たち向けの雑誌『綴方倶楽部』などに入選し表彰されたりしたものもあるが、本書に収録されるにあたっては光田園長をはじめとする当局側の校閲を受けてのことである。したがって、先の四つの章以外の作文も、その程度の差はあれ、あるいは結びつき方の違いはあるにせよ、全体として〝愛生人〟の理念・構想を反映し、関連しているといわねばならない。

そのことは、全一二の作品分類の各章の冒頭に付記されている「まへがき」（無署名）の内容に読者への愛生園についての解説なども兼ねて表わされている。

そこで、次節での前述した四つの作品分類の具体的な作文の紹介と検討に際しては、それぞれの作品群の選者の意図をとらえるために、「まへがき」と併せて行うことにする。

2 〝愛生人〟理念の濃い作文の紹介と考察

(1)「御仁慈の蔭に」(四九〜五四頁)について

まず、「まへがき」は一行四三字で一七行もある。その要旨を記す。

「我が国では昔から此の病気の人を非常に嫌つて、之を世話してゐる療養所の職員までも卑しめられる」という状態であった。しかし、「昭和五年に畏《かしこ》くも皇太后陛下が此の病者救済の為に多額の御内帑金《ごないどきん》を御下賜」され、さらに昭和七年に「癩患者を慰めて」と題して「つれづれの友となりても慰めよ行くことかたきわれに代りて」と詠まれた。また「御所の奥庭に育った楓の実生を下賜」され、「この事業を奨励」して下さっている。その後急速に「社会の関心が高まつて、病者達も喜んで入園」し、「病院には慰問者が殺到」している。

そこで本園では、「『つれづれの友』の御歌を刻した『恵の鐘』が朝夕鳴りわたり、此の鐘楼のある『光ヶ丘』」に御下賜の楓を植え、「恵の森」と呼んでいる。そのほか、干潮時には陸続きとなる手影島に長島神社を造営し、「救癩事業の本尊である光明皇后様を御祀《まつ》り」してある。昭和一〇年の皇太后陛下の再度の御下賜金によって「光ヶ丘」には「『望ヶ丘』を出た姉さん達がよりよき乙女の生活をする」恩賜寮を設立した。

昭和一六年五月一二日に朝香大将宮が「癩」傷痍《しょうい》軍人などの慰問に来園したときには、「病者達の感激は言語に絶し、玉歩の跡の砂を集めて守袋」にしたとまで述べている。

そして、「まへがき」の趣旨に沿う作文として次の二篇を選んでいる。要約・抄記する。

(i)「暮六つの鐘」(高一)S・T(男子)

夕方五時半頃、四人で「光ヶ丘」へ行つた。Bさんは盲人の杖をもつてひつぱつてゐた。M君が「『帽子を取らう』と小さく声をかけ」たので「皆、帽子を取つた。そして国旗に敬礼した。（略）君が代が塔の向ふから小さく風にきれぎれになつてきこえて来た。Bさんが、歌つてゐるのだ。僕も小さな声でうたつた。目の悪い人もうたつてゐる。をわつて次は、鐘をつく番だ。（略）持つて来てゐた置時計を鐘の下においた。そして、六時をまつた。（略）『もう六時』と思つてゐるとBさんは、礼をして撞木の綱を握つて二、三回振つて前に押した。『ごーん』と耳が、破れるやうな大きな音がひゞいた」。「少年舎の方にきこえたかしらんと思つてふりむいて見ると、学校のかべが、うす赤く山と山とのひくい所に見えて舎は見えなかつた。（略）鐘はまだ少し中でひゞいてゐる。弁天島の方はもう海も黒色になつて波もなく静かな、美しい瀬戸の夕凪を見せてゐる。」

(ⅱ)「恵の鐘」（高一）M・Y（女子）

「十一月二十日（昭和十年）は、私達にとつては、一生忘るゝ事の出来ない、有難い恵の鐘撞初式でした。西本願寺からは、御裏方様代理のえらいお方がお見えになり、又、岡山放送局の方々が、お出でになつて、鐘撞初式の状況が全国へ放送されました。」

そして、父に次ぎ自分も小学五年生のとき発病し翌年入園するに至った境遇を辿ったあと、次のように当園での現在の生活と心境を綴っている。

「私は今、この美しい愛生園で、みんなと楽しく暮らしてゐます。私達はこの病気になつても、少しも悲しい事はありません。淋しい事もありません。それは、やさしい園長先生をはじめ、多くの先生方、看護婦さん達が、色々といたはつて下さるからです／愛生園の人が皆んな力を合はせて奉仕した鐘撞堂が、今はりつぱに落成し、御裏方様の御寄附にかゝる恵の鐘の撞初式を行つたことは私達の一番嬉しい事です。」

考察

「まえがき」から「国立癩療養所長島愛生園」の光田健輔園長をはじめとする園当局が皇室の「御仁慈」をいかに全面的に受容し、それへの〈報恩〉を園全体の運営の根本方針としているかがわかる。大正天皇の后の貞明皇太后節子《さだこ》による「御歌」「御下賜」を最大限に利用しているばかりか、天皇制国家において皇室の美化のためにつくりだされた光明皇后の「救癩」伝説までも持ち出して、皇室への尊崇の念を在園者に刻みこもうとしている。その結果、皇室関係者の来訪に異常なまでの感激を行動で表わす患者も出てくる。

S・Tの「暮六つの鐘」、M・Yの「恵の鐘」の作文は、そのような当局側の教化体制が男女児童や不自由者の意識と行動に効果をあげていることが示されている。

脱帽しての国旗への敬礼、互いに口をついて出る国歌「君が代」、そして「少年舎」まで響けと願いながら順次撞く「御歌」が刻まれている「恵みの鐘」。在園者たちが協力して造った鐘撞堂の「恵の鐘の撞初式」の嬉しい思い出……。〈皇室の恩寵によって自分たちは療養所に暮しているのだ〉という園当局による日常不断の感化が血肉化している感がある。

長島愛生園の患者である優れた歌人・明石海人の短歌にもそれに通底する思想がみられる。

　恵の日に

みめぐみは言はまくかしこ日の本の癩者に生《あ》れて我悔ゆるなし

恵の鐘

今日よりぞ明暮に鳴る鐘の声日毎日ごとの思ひには聴かむ

（明石海人著『歌集　白描』改造社、昭和一四年二月二三日初版第一刷、昭和一五年四月一九日第三五版、六二〜六三頁より）

なお、明石は本書の巻末の「作者の言葉」で、「第一部（『白描』三〜二二七頁――筆者ら注）は癩者としての生活感情を有りの儘《まま》に歌つたものである。」（二頁）と記しているが、「恵の鏡」の短歌は果たしてそうであっただろうか（第8章第2節の冬敏之さんの論稿を参照）。

（2）「厚生の諸相」（七二〜八三頁）について

「まへがき」では、「癩に罹つた子供達は最初十年間位は殆ど病気の苦痛を知らず、健康な子供と同様の作業能力」があるので、結核の病気の場合のように「病人扱ひにして余り大切にしすぎる事は反つて有害」である。したがって、「園内では子供相応の活動的生活」として、「春秋二回は運動会」、「時としては相撲大会など」も行う。「余り体に無理をしないやうに注意して適度の運動をする事は血液の循環が良好となり療養上有益」であり、「精神上に生気を吹き込む」ので「大変必要」であると述べている。

作文は「運動会／（高二）T・Y」（女子）、「分列行進／（高一）K・K」（男子）、「相撲／（高一）S・T」（男子）の三篇が収録されている。ここでは、ハンセン病の子どもたちに「活動的生活」として運動を奨励し実施することを「厚生」としてとらえている当局側の意図と理由を読みとるうえで参考となるK・Kの作文をとりあげる。

「分列行進／（高一）K・K」（男子）

「清々しい朝の国旗掲揚をすませて、しばらくすると、突然、集合ラツパがりようりようと蒼空に響き渡つた。／今日は岡山県連隊区司令官遠藤大佐殿がおいでになる日である。僕等は急いで玄関に立てかけてある団杖（「愛生少年団」の各団員に与えられている「団杖」と呼ぶ棒――筆者ら注）を摑むと、駆け足で学校前の広場に集合した。（略）少年団団旗を先頭に小さい峠を越して『日出』の広場についた。（略）

時間があるので少年団だけ分列行進の練習をすることになつた。少年団は第一小隊と第二小隊に分れてゐる。僕は第二小隊の左翼分隊長に命ぜられた。（略）いよいよ閲団式だ。（略）軍友会を基準に青年団、少年団少女団、婦人会の順番で二列横隊に整列した。（略）

僕のすぐそばの者が『来たぞ』と、とんきやうな声を出した。（略）やがて辺りのどよめきがピタリとやむと、『カッ』『カッ』と大地を力強くふむ足音が次第にはつきりと聞えて来る。（略）いよいよ足音が近づく。僕は思はずあごを引きしめ、足に力を入れた。やがて力のこもった団長の号令がかつた（ママ）。『頭右《かしらみぎ》』司令官殿を先頭に園長先生始め職員方がゆらゆらと通られた。司令官殿の胸には武勲をたゝへる勲章が粲然《さんぜん》と輝いてゐた。引きしまつた口、何物も射つくしてしまふ様な眼光の鋭さ、角ばつた肩、僕は心の底まで見透される様な気がして思はず圧倒された。と同時に僕達が戦時に此の様に平和に暮せるのも皆この人達のおかげだ。日本陸軍を双肩に担はれてゐるんだと思ふと、尊敬と感謝の念で一杯になり、何となく心強くなつた。（傍線は筆者らによる。以下同じ）

いよいよ今度は分列行進である。司令官殿は一段高い台の上に厳然と立つてゐられる。（略）軽い砂煙の立つ中を、大地もさけよとばかり足に力を入れて進んだ。（略）司令官殿の挨拶があつたが、その一つ一つに力がこもつてゐる。（略）その時僕は、かう思つた。『これだから日本陸軍は強いんだ。僕達は安心して銃後を守りさへすればいゝんだ』と。（略）

晩秋の太陽が日出広場をまぶしく照らしてゐた。」

文末に『綴方倶楽部』入選と記されている。

考察

「まへがき」のハンセン病児の「作業能力」のとらえ方などには本来の「厚生」の意味との違いを覚える。「厚生」の語義は「書経」（大禹謨）の「正徳利用、厚生惟和」すなわち「人民の生活を豊かにすること」「健康を維持または増進して、生活を豊かにすること」（『広辞苑』第四版）である。少なくとも軍事訓練を模した「分列行進」が「厚生の諸相」の一つに位置づけられているところに、戦時体制下において、ハンセン病の療養所にも国家のための体力増進という錬成主義が取り入れられていることがわかる。

なお、少年少女団は光田健輔が第一区府県立全生病院の院長であった時期から組織化されている。すなわち、一九二九（昭和4）年に当病院の創立二〇周年を記念して「全生少年少女団」が発足し、「少年団日本連盟」に加盟している。その後、四一（昭和16）年に「国民学校令」（「第一条　皇国ノ道ニ則リテ初等普通教育を施し皇国民ノ基礎的錬成ヲ為ス」）が公布されると、各地の少年少女団活動も〈皇国民への錬磨育成〉の性格を強めていった。

長島愛生園の少年団員であり、小隊の分隊長であったK・Kが連隊区司令官の威容に「圧倒」されるとともに、軍人や軍隊に「尊敬と感謝の念」を抱いたのも必然である。重要なことは、当時のハンセン病の国立療養所で一般化していた皇室中心主義・国粋主義の教化思想が、小学校高等科一年生のK・Kにおいて自らの内発的な感情であり意思であるかのように、戦場で戦う兵士たちと一体となって「銃後」を守るのが自分の任務だという自負に転化している点である。

一九三七（昭和12）年以降、日中戦争が全面化するなかで、健民健兵政策のもと、戦力向上のための体力増進や衛生、軍需労働力の確保・動員・配置などを中心的な政策課題として、内務省から分離して三八（昭和13）年一月に「厚生省」◆6が新設された。そのような動向と照合しながら、本書に「厚生の諸相」の章が特設され、その「まへがき」で「厚生の諸相」の一つとして、ハンセン病児の「作業能力」や「精神に生気を吹き込む」ための「運動」の必要性を論じ、それを裏づけるために、「運動会」、「相撲」の作文とともに、K・Kによる「分列行進」が選ばれ、収録されたことは、当時の国による国民の健康、体力に対する国家統制の強化と対応しているといえよう。（傍点は筆者らによる。以下同じ）

（3）「修養と療養としての作業」（八四〜一〇二頁）について

「まへがき」では、「寮父寮母が居ても百人の子供に僅か三、四人」なので「小さな点までの世話は出来ない」から、子どもたちは「自分の事は自分で始末」し、「寮の清掃や食事等は万事当番でやつて居る」こと、「学校へ出ない七歳以下の子供が極めて少数」なので、「その点はうまく共同生活が出来てゐるやうで」あるという。「本園名物の奉仕作業は、昭和六年開園以来毎月の月例開園記念日」に実施しており、「子供達も全部」参加している。

「此頃新体制になつて世間にも勤労奉仕」の言葉を聞くようになったが、「愛生園では早くよりやつてゐた」とのこと。その理由は、「作業する事が共同生活の向上には最も必要」であり、「犠牲的精神を涵養」し、「病気の療養上有効である事を光田園長が早くから御存じだつたから」であるという。

六篇の作文が収録されているが、作者は、男子はK・K（尋六、前掲の「分列行進」の作者と同一）の「奉仕作業（其の一）」の一篇だけで、女子がM・Y（尋六）の「当番」、N・S（尋五、尋六）の「廊下ふき」「洗濯作業」「繃帯《ほうたい》巻き」「奉仕作業（其の二）」、M・M（尋三）の「おるすばん」の計六篇ある。

作文の数が多いので、幾つかの作文の内容を重点的に紹介し、「おるすばん」だけは短文であり、しかも年少児である作者の気持ちをよく表出しているので全文を転記する。

K・K（尋六、男子）の「奉仕作業（其の一）」は、「月例記念式後奉仕作業」として「機関場の側の石炭の燃えかすを今度新しく出来た火葬場道路まで運ぶ作業」に「少年団」の一員として参加した体験を書いている。

はじめは雑巾バケツに石炭の燃えかすを入れて一人で運んでいたが、疲れたので、小学二年の男の子のH君に一緒に運ぼうと呼びかけ二人で運んだ。「女の人達は僕達とすれ違ふ毎に何時も『まあ小さいのにえらいなあ』」と言うので、「其の度にHは勇み立」ち「僕もチョット得意」になった。青年団の人たちのほかに、「不自由舎の人達（失明者など――筆者ら注）までが運んでゐる。僕はへたばりさうになつても、其の人達の健気な姿を見、又皇軍の苦心を思ふと一層元気が出てくる。（略）この道路の何分の一かは僕等少年団の手で出来たのかと思ふと、たまらなく愉快である。（略）僕は晴々とした気持で菊花咲き乱れる中にくつきりと黒く敷きつめられた道路をしばらく眺めてゐた。すると故郷に別れて来た友達の事、亡くなられたお母様の事などが急に思ひ出され、眼の前に突つ立つてゐる煙突がぼんやり涙の中に消えて行つた。（略）」

文末に『綴方倶楽部』入選と記されている。

M・Y（尋六）の「当番」は、少女舎で「お湯湧かし当番」になり、眠くてたまらないのに四時半頃には起床し、まだ暗い外に出て水を汲み、かまどに薪《まき》を入れて燃やし、六時頃になって皆が起きてくるまでに湯を沸かさねばならない苦労を具体的に綴っている。

N・S（尋五）の「廊下ふき」は、少女舎の「山陽高女寮」（山陽高女の寄附金で建てた女子寮――筆者ら注）での毎朝食後の、皆での雑巾を使ってのふき掃除について、「お保姆《かあ》さん」（寮母）の指導を受けながら、「かうして七時の国旗掲揚までふいて、時間があつたらこんな風にふざけたり、歌を唄つたりしてゐますが、時間がない時は、物も言はず一生懸命力を入れてふくのです。」と綴り、「どんなに寒い冬の日でも又どんなに暑い夏の日でも一日もかがした《（ママ）》事がありません。かうしてふいてゐるうちに運動も出来体が丈夫になり、又家が美しくなつて両方ともよくなります。」と結んでいる。

同じくN・S（尋五）の「洗濯作業」は、「男の子が農業でよごした服や、まだ学校へ行つてゐる小さい子の学生服や、ズボン或はシャツ等を洗」う作業を、六人の少女舎の仲間たちと「洗ふ人ゆすぐ人ほす人と三組に分れ」、また「順番に受持をかはつて」とりくんでいる様子を書いている。そして、「山陽高女寮の裏の物干竿には、早や私達の洗つた洗濯物がはたはたと朝風にはためいてゐる。自分であれだけ洗つたのかと思ふと、何か手柄でもたてた様で嬉しくてたまらない。」と感想を述べている。

同じくN・S（尋六）の「繃帯巻き」は、雨の降る寒い日、「繃帯巻場」へ行くと、「窓と言ふ窓はすつかり締め切られてゐて、むつとする様な室内には沢山の恩賜寮の人達が皆、甲斐々々しいエプロン姿の上に頭には白手拭で姉さん被りにして一生懸命繃帯巻きをして」いる。「作業場の隅つこの方に、これから巻く繃帯が山の様に積んである。」「私とKちゃんと一緒に這入ると皆が一様にこちらを振り返つて『御苦労さん、御苦労さん』と仰言つた。時計は丁度三時半である。」そして、六時近くまでかかって、「N・Tちゃんと二人でとうとう九十二巻いた。Tちゃんは手が悪いので思ふ様に早く巻けなかつた。（略）外に出るとあたりはすつかり暗くなつてゐて弁天島の上のあたりに三日月が冷たく光つてゐた。痛い様な夜風の中に皆の下駄の音だけがカタカタと続いた。」と文を結んでいる。

同じくN・S（尋五）の「奉仕作業（其の二）」は少年舎の「平安寮」の男子たちと「Aお父ちゃん」（寮父）の指導のもとに、桜の木にとまっている「黄金虫取の作業」の様子を書いている。「バケツの中は黄金虫でいっぱい」になり、それを見ながら「これが皆な食べられたらいいのになあと私は思つてゐた。」と記しているのが、次第に「非常時局」となり、食料不足のため飢餓状態に陥っていった当時の状況に照らして、印象に残る。

さいごに、M・M（尋三、女子）の「おるす番」の全文を転記する。

「二、三日前から、お姉さん達は繃帯巻きに行くことになりました。私は歳が小さく、その上、手も悪いので、行かずに留守番です。皆んな繃帯巻きから帰つてから夕御飯を喰べるので、私達が火をおこしお茶を沸かして、皆んなが帰つたら直ぐご飯が食べられる様に用意して置きます。
昨日、弟とお父さんの所から帰つて見ると、家（少女寮のこと――筆者ら注）には春ちゃん一人で誰も居ません。何処へいつたのかと思つて聞いて見ると、繃帯巻に行つたのだつた。私は淋しくなつたので、お父さんの所から貰つて来た『するめ』をやいて食べ乍《なが》ら皆の帰りを待つた。」（一〇二頁）。

考察

日本の戦前からのハンセン病政策において最も重大で深刻な問題は、自宅からの通院治療などを認めず、全てのハンセン病者を国立療養所へ強制収容・絶対隔離したことだけではなく、療養所の運営や入所者の生存・生活に不可欠なことを患者作業として義務づけたことも挙げなければならない。なかでも患者が重症者の介助・介護から臨終の際に看《み》とることまでさせたことは、その患者作業に携わる患者の病状を悪化させるほど苛酷な重労働であった。しかし、それを拒絶することは自分の病状が進行し、重症者の病棟に入らねばならなくなったとき他の患者に看てもらえなくなるおそれもあり、引き受けざるを得ないという面もあった。患者作業を必要とした最大の理由は、ハンセン病の療養所が療養とは名ばかりで医療の条件・態勢が余りにも劣悪・不備であり、病者である入所者の労役なしには運営が成り立たないことにあった。

「まへがき」の執筆者が「作業する事が共同生活の向上には最も必要」であると述べているのはそのような現実があるからであり、そうであるがゆえに、病者である入所者たちに作業をさせるには「犠牲的精神を涵養《かんよう》」せざるを得なかったのである。

作業が「療養上有効」という考えは、光田健輔には早くからあり、例えば一九一四（大正3年）一二月二二日の中央慈善協会主催の講演「癩病予防に就て」において、療養所で「患者に労働を提供するなら、その効果は期して待つべきものがある」と語っている。[7]

また光田が第二代全生病院長に任ぜられた当初の同院の公的事業報告書においては、「一般患者の状態」の「作業」の項目において、「軽症患者ニ対シ適当ノ作業ヲ与フルハ啻《ただ》ニ健康保持ノ為ニ必要ナルノミナラズ精神慰安ノ一助トナル」として、「作業」の種類としては、「舎長」「学事世話」「保姆」のほか、「病室附雑役」「患者輸送」「繃帯交換所雑役」「再製繃帯巻軸」「試験動物飼育」「物品交附所雑役」「糞尿汲取」「汚物焼却」「構内紙屑拾」「浴場附雑役」「医療薬剤係雑役」「理髪」「構内掃除」「点灯」「裁縫」「洗濯」「土工」「木工」「左官」「鉄葉《ママ》細工」「藁細工」「足袋裁縫」「耕作」を挙げ、各「慰労金」給与額（例えば、「再製繃帯巻軸」は一日一～二銭、「病室附雑役」は一日三～五銭、「学事世話」と「保姆」は月一円一〇銭）を掲げている。[8]

しかし、一九三〇年代になると、「働ける者は働けぬ者への奉仕」と題する論稿で、「相互扶助の観念」が「療養所に実行」されていることを称讃しながら、患者附添作業に関して次のように述べている。

「眼のまだ見える人、手足は麻痺《まひ》して居ても自分の用に足りる人々は院内五分の二に亘《わた》る重病者を扶助せねばならぬ。（略）昔は付添は病気の軽い人々であったが、今日は院内に於ける各種の労働作業が多くなった為め、随分重病の人々が己よりも尚重病の人々を世話している事は誠に涙ぐましい奉仕である。其作業に対する慰労報シュウは漸く一日昼夜働いて四銭から十銭位であるが、此の十銭の報シュウを受くるものは五年以上十年も勤続したものである。七十人も居る附添の大部分、六銭か七銭である。彼等の役割は昼夜重病者と起居を共にし、大便小便の世話から食事薬剤の世話まで一切せねばならぬ。」

そして、「五年から十年付添」した結果、「失明」や「手足の麻痺」や「発熱潰瘍」など「自分の病勢の進行に打勝てず」、「刀折れ矢尽きて倒れて後已むの概がある。[9]」と。

以上は、光田健輔が全生病院長の在任中の報告書であり論稿である。しかし、国立癩療養所長島愛生園の園長に就任してからも、患者作業の実態は全体として変わらず、しかも定員を超えて強制収容していた。とりわけ一九三〇年代後半から四〇年代の戦時体制下になると食料不足のなかで「自給自足」が強いられ、いっそう深刻になっていったのではなかろうか。そうであるとすると、四一（昭和16）年発行の『望ヶ丘の子供たち』で、「作業」を「修養と療養として」意義があると位置づけていることにはかなり無理があり、そのことは病児たちにとっての「繃帯巻き」作業にたいしても言えるように思われる。「繃帯巻き」の作文から伝わってくる作業の実際は子どもたちの生活と心身の健康にとって少なからず負担になっているように感じられる。おそらく、ごく僅かな小遣いを得たくてとりくんでいるのであろうが、療養所の患者の傷などの手当てに繃帯は欠かせず、物資も欠乏するなかで繰り返し洗い直し、巻き直すことが必要とされた作業であった。その厖大《ぼうだい》な分量の繃帯再利用作業の一端を病児たちは担っていたのである。

また「まへがき」では、手薄な寮父母の労力を補うために子どもたちが、「自分の事は自分で始末」し、寮生活に必要な仕事を「万事当番」制で行っていることが記されている。それもまた療養所で「共同生活」することが出来る患者になるための「修養」とみなされていたのであろう。

まだ年齢が小さく、手も不自由なM・M（尋三の女子）は年長者たちが繃帯巻き作業に出かけているので留守番をし、火をおこし、お茶の用意をしながら、一人淋しくするめを食べている。孤独感が伝わってくる。ハンセン病に罹患したがゆえに、幼くても家族と生別し、淋しさに耐えながら暮していくのも療養所で生きていくために必要な「修養」とみなされている。

光田健輔園長にとって、ハンセン病児者に対する〝隔離と作業〟は、一貫して一体となった考えであり、それを患者たちにとって必要かつ有益であると主張したのが「修養と療養としての作業」なのであろう。

(4)「一大家族となつて」(一四三〜一五七頁)について

「まへがき」では、「大家族主義とは愛生園のモツトーでありますが、特に『望ヶ丘』の少年少女寮は寮父寮母を肉親の父母と慕ひ、子供達は皆兄姉となり弟妹となつて、相慕ひ相扶けて暮らしてゐる」。「我儘《わがまま》な子や頭の働きの悪い児」もおり、その子らに「落伍者の無い様に行儀を教え小学程度の修学をなさしめる事は並大抵ではない。そうであるだけに、「寮父寮母の責任は極めて重大であり、之を指導する職員の頭の働らきの如何によつて、将来伸びて行く子供達の幸不幸が分れると思ひます。」と述べている。

作文は五つ収録されているが、作者は二人で両者とも女子であり、N・S(尋五)が三点、M・Y(尋六、高二)が二点、書いている。

両者の作文の内、一点ずつを紹介する。

(i)「私達の共同生活　(尋五)N・S」(女子)

冒頭から、「外と離れたこの小島にゐても、常に私達は戦地の兵隊さんの労苦を思ふと、もつともつと心を引きしめねばならぬと思ひます。」と書きおこし、「私達がかうして何不自由なく平和に暮して行けるのも皆兵隊さんのおかげですから、私達も兵隊さんに負けず、毎朝五時に起きます。」と日頃の決意を表明する。

そして、起床、朝の掃除、ラジオ体操と日課を説明し、自分たちの少女寮「山陽高女寮」の洗面所の前に「お保姆《かあ》さん」が書いて張り出した「私達少女が共同生活をしてゆく上に、是非守らねばならぬ規則」の一〇箇条の内、六箇条を紹介している。

「一、少女は少女らしく無邪気にすごしませう。

一、遊ぶときはよく遊び勉強するときは一生懸命やりませう。

一、身のまはりは何時もきちんとしておきませう。

一、自分の事は自分で致しませう。
一、大きい人は小さい者を愛し、又小さい人は大きい人の言ひつけをきく事。
一、規律正しく致しませう。」
これらの規則は「どんな事があつても（略）守つて行かうと思ひます」。なぜなら、「私達大きい者から先になつて実行してゆくと、小さい子もだんだん見習ふから」である。

後半では、冒頭で披瀝《ひれき》した決意を、さらに次のように、より具体的に綴っている。

「私達は毎日楽しく勉強したり、少しでも御国のためにお役に立つやうに古釘や古缶を集める事が私達に与へられた仕事だと思ひます。常に私達は困つてゐる人達を助けて平和に暮して行くのも共同生活の一つだと思ひます。共に仲よく力を合せ、御国のために戦つてをられる兵隊さんに負けないやうによく勉強し、共同作業、奉仕作業の時はよく働き、戦地の兵隊さんの労苦を偲びませう。そして私達は何時も戦地で働いてゐるつもりで体の養生をする一方、一生懸命勉強に家事にいそしみたいと思つてゐます。」

(ⅱ)「君ちやんを憶ふ　（高一）M・Y」（女子）

ハーモニカを吹くのが好きで上手だった君ちゃんが胸の病気になり、一七歳で亡くなってしまった。君ちゃんが入園したのは昭和九年一一月。そのときは「慈岡寮」に一緒に住んでいた。その年のお正月の朝のこと。「君ちやんは手が悪かつたのでお茶をひつくりかへしてしまつた」。すると、「Hお保姆《かあ》さんは自分は手も悪くはないし、病気も軽かつたので、手が悪いと、お茶わんが持ちにくい事が分からなかつたのでせう。こはい顔をして、『君ちやん、お正月早々からお茶をこぼしてゐたら、一年中しくじりますから気をつけなさい』つて、おこるのでした。私はもうしやくにさはつて『だつてお保姆さん、君ちやんは手が悪いのですもの』と言ひたかつたのですけど、だまつてゐました。君ちゃんは急に真赤な顔をして、うつむいてしまつたので、よけい気の毒でした。」
君ちゃんには奉公に行っている姉が二人いたが大阪へ奉公に行っている姉が事故で死亡。以後、君ちゃんは泣いてばかりいて、「病気もだんだん悪くなつて行くやうに思ひ」、「私たちが『ね、君ちゃん、死んだ姉さんはどうする事も来《ママ》ないのだから、あんたの病気を一生けんめい治さなければ駄目よ』となぐさめても『うちゃ《ママ》死にたい、もう生きてゐるのがいやになつた、京都の姉さんなんか居たつて、一寸も面白くない。大阪の姉さんが死んだのだからうちも死にたい』と言つていつも淋しい顔をしてゐました。」と、今は亡き友を追憶している。

考察
「まへがき」で、「大家族主義とは愛生園のモットー」であると述べている。このモットーも、光田健輔が全生病院の院長のときからのハンセン病者の療養所の管理・運営の根幹をなす考えであり、方針である。
光田は全生病院長の時代に「家族的療養所の建設」と題する論稿（一九三〇〔昭和5〕年七月）で次のように述べている。

「全生病院は近頃毎日の如く入院希望者が押寄せるので節約に節約を重ねて過ジョウ百余人の費用を一般の費用からネン出した。以《こ》れには副食物は院内の生産品なる豚、鶏卵、牛乳、野菜等を利用して多少の経費を助けた様である。（略）治癒して外部に出すべき患者が院内に滞在を希望する時は留めて農業牧畜に園芸に従事せしめる。／斯の如き治癒患者は院内に滞在中大丈夫と云う見込みのつく迄悦んで同病者の為めに働くから温かき同情心が院内の重病者を抱擁して冷刻《ママ》なるベッドにも回春の思いを起こさしめるものである。（略）
要するに患者が軽快した場合外部に直ちに出さないで治療しつつ、院内必要の共存共栄の事業に関与せしめる。病の苦しみは同病者が最もよく理解する。その同病相憐むの精神を病者の慰安事業に注がして兎角《とかく》個人本位に流れ易い病院に一大家族的の親しみを発揮せしめることが必要である。これがやがて患者の予後に好影響を与え又多少院の経済を助ける結果をもたらすものであると信ずる。[10]」

さらに、光田は長島愛生園の園長になってからも、収容定員を超過する患者を収容し続け、大家族主義によって園の運営を図ったために、いわゆる「長島事件」が一九三六（昭和11）年八月にひきおこされた。

事件の背景としては、①定員の大幅な超過収容（前年の収容定員八九〇人に対し、同年七月の実人員は一一六三人で二七三人も超過）による患者関係費の実質三割低下、②予算のない作業賃捻出（政府は患者作業の予算計上を認めておらず、財源のない作業賃は食糧費、被服費、営繕費などからまわしていた）による在園者の生活の年々の著しい窮乏化、③定員超過による居室人数の増加（定員四人乃至《ないし》五人の一二畳半の部屋に八人から一〇人入室、夫婦舎も六畳に二組同居）による非人道的状態の定着、④過密状態による患者同士のトラブルの発生とそれに伴う園当局への不満や不信の増加、⑤全生病院からの〈開拓患者〉や初期入園者の中の光田園長信奉者と、新入園者たちとの間の患者としての生き方や考え方の懸隔などの要因を挙げることができよう。

このような状況に立ち至っては、光田園長の「大家族主義」を標榜《ひょうぼう》し、療養所を楽土建設の場とするために「同情相愛」「相互扶助」を掲げ、耐乏を求める態度は、大多数の在園者たちにとって強圧的と受けとらざるを得ない事態となっていたのである。

事件は、在園者たちの作業拒否・ハンスト、待遇改善・患者自治制などへの要求と行動、患者と職員との対立・抗争、入園者大会決議にもとづく患者一一六〇人の血判を交えた署名を添えての「嘆願書」の内務省への郵送、内務省・県警察による調査・仲介の取り組みなど、二週間に及んだ（詳しくは、長島愛生園入園自治会編『隔絶の里程――長島愛生園入園者五十年史』日本文教出版、一九八二年、一六～二九頁、同編『曙の潮風――長島愛生園入園者自治会史』同前、一八～二二頁、参照）。

この事件を通して、園長示達事項として「入園者全員ヲ以《もつ》テスル自助会ノ組織」が認められ、同年一二月に自治組織「自助会」が発足した。しかし、日中戦争が拡大・長期化し、戦時体制が強化されていくなかで国民は非常時意識へと駆り立てられ、生活物資の窮乏も深刻さを増していった。こうした〈時局〉を背景にして、『自助会』を解散して『家族主義』にもどそうとする企てが、職員や入園者」の中にあり（前掲『曙の潮風、二二二頁）、「自助会」は一九四一（昭和16）年三月に解散した。

他方、光田健輔園長をはじめ園当局がこの件をどうとらえていたかは、長島愛生園の内務大臣宛ての報告書「長島愛生園患者騒擾事件顛末書」（昭和一一年九月一九日提出）に示されている（前掲『隔絶の里程』巻末の「資料」三四五～三四九頁に一部省略し収録されている）。この事件を「患者騒擾」と表現していることに園当局の基本的認識を見ることができる。報告書は最後にこの事件を通しての「今後ノ我国癩予防事業ニ対する希望」を五点提起し、その「第四ハ特別ナル患者監禁場ヲ設ケラレタキコト」と記している。

さらに、「長島事件」から一ヶ月余の同年一〇月一～二日、内務省で開催された「官公立癩療養所長会議」において長島愛生園からは、「癩患者ニ対スル懲戒施設ニ関スル件」として「イ　特殊監禁所ヲ設置セラレタキコト」が提起された。これが一九三八（昭和13）年一二月に国立癩療養所栗生楽泉園に特設された「特別病室」という名称の〝超重監房〟となる。

四一（昭和16）年に長島愛生園教育部編で公刊された『望ヶ丘の子供たち』のなかの病児たちの作文五篇を、「一大家族となつて」というテーマで位置づけた意図を理解するには、少なくとも以上で述べたような光田健輔の持論である「大家族主義」にもとづく療養所のあり方をめぐって、「長島事件」で見られたような在園者たちによる光田健輔園長をはじめとする園当局への批判とそれに対する当局側の対応があったことも念頭において考える必要がある。

紹介した作文にそくしていうならば、小学校尋常科四年生の女子であるN・Sが、家族と別れて療養所で生活するための基本的な心構えとして、「戦地の兵隊さんの労苦」を思い、また「何不自由なく平和に暮して行ける」のも「皆兵隊さんのおかげ」だと考えている点に、一般の社会で学校教育を受けている子どもたちと同様に、あるいはそれ以上に強く軍国主義の風潮や教育の影響を受けていることがわかる。先に、「厚生の諸相」の作文でも見たように、療養所に隔離されてはいても、〈皇民〉であり、その〈少国民〉であるという自覚があり、そのような共通の意識が基盤として培われながら、療養所に「共同生活」する者同士として「一大家族となつて」いくということなのである。

そのために少女寮の「共同生活」で、「是非守らねばならぬ規則」として寮母に示されたのが洗面所の前に書いて張り出され、日常生活で常に確認し合い、とりわけ年長者は年少者に自ら行動を通して見習わせていかなければならぬ一〇箇条の「規則」なのである。

そして、「困つてゐる人達を助け」、「共に仲よく力を合せ」ていくこと、「勉強」「共同作業」「奉仕作業」「養生」「家事」など「戦地で働いてゐるつもり」になっていそしみたいと決意を表明している。

光田健輔園長が、「同情相愛」「相互扶助」にもとづいて療養所の全在園者を子どもから大人まで「一大家族」にしていこうとしていることと通底する思いであり、決意である。

小学校高等科一年生のM・Yの「君ちやんを憶ふ」という題の作文は、一七歳の若さで病死した友への追憶である。

少女寮に君ちゃんが入寮したばかりの頃のこと。すでにハンセン病が進んでいて手が思うように使えずお茶をひっくりかえしてしまった君ちゃんを、病気が軽く手も悪くない寮母はなじるように叱る。「真赤な顔をして、うつむいてしまつた」君ちゃんに代わって寮母に言いかえしたかったが我慢した。ここには、同じ病を病む友への同情と、寮母でありながら子どもの病状と内面を理解しない大人への批判がこめられている。

少年寮・少女寮は基本的に学齢期の病児たちが在寮し、良識があり信望が厚く教育力に富む大人の患者が異年齢の子どもたちに共同生活を通して、なによりも自らの言動・生き方を示して成人になっていくために必要な能力・人格を培っていく独自な性格と役割を担っている。それが適切に機能しなければ、年齢・性別・病状、入園前の職業・社会生活なども異なる一〇〇〇人を超える一大混合雑居集団である療養所が、「一大家族となつて」いくことなど望めない。M・Yが「H保姆さん」に内心で抱いた批判は、光田健輔園長が療養所を「楽土」にすべく患者たちに説いて止まぬ、言葉の本来の意味で「同情相愛」「相互扶助」という精神に照らすならば正当とみなさざるを得ない。

その寮母の理解も得られない「気の毒」な君ちゃんを不幸が襲う。おそらく家族のなかでも発病して療養所に強制隔離された自分を最もよく理解し、心の支えとなっていてくれた大阪へ奉公に出ていた姉が事故死してしまったのである。そのような苦境に陥った君ちゃんを、N・Yは懸命に慰め励ますが、君ちゃんは泣くばかりで病状も進み、生きる意欲も失い亡くなってしまう。そのようなハンセン病の病苦と人生の苦境のなかで夭逝《ようせい》した友を追憶するN・Yの作文には、同じ病を今なお病む患者としての真情が読む者の胸をうつ。

このような人間としての普遍的なヒューマニティーが根底にある作文もまた、「まへがき」が解説する「大家族主義」をモットーとする「愛生園」の子どもたちが「相慕ひ相扶けて暮らしてゐる」ことを物語る例証として選ばれ「一大家族となつて」の作品分野に収録されている点にも留意する必要があろう。

＊

『望ヶ丘の子供たち』の「一部の作品は二年前に出版を計画」し、「其の時の編輯」には「前の病教師紀井君」

が「情熱を捧げてくれた」と、この本の「巻末後記」で内田守人は記している。

したがって、この本は「長島愛生園教育部編」となっているが、実際にはその後二年間にわたり愛生学園の「病教師依田照彦」のほか園当局の内田守人医官、田尻医務課長、さらには光田健輔園長の、編集についての方針や意向がより強く作用していると推定する。

そのことは、「生活記録篇」に収録・分類された作文の作者と作品数などからも窺える。

例えば、①同じ子どもの作文が多い。当時の愛生学園の在籍者約六〇人中、一六人の児童・生徒の作文を収録しているが、男子四人の内、S・Tは五篇、K・Kは四篇も選ばれており、女子一二人のうち、N・Sは一三篇、M・Yは一〇篇、T・Yは七篇も選ばれている。これらの子どもたち以外で、収録されている児童・生徒の場合は一から二篇である。②愛生学園の児童・生徒の男女別の人数の割合はほぼ三対二であるのに、作文が収録された男女別の人数の割合は男子四人に対し女子一二人であり、女子のほうが男子の三倍も多い。③作文が収録された児童・生徒の学年は尋常科高学年および高等科が多い。④作文の種類は計一二分野から構成されているが、全分野の掲載作文の合計五一点の内〝愛生人〟構想の性格・内容が濃い「御仁慈の蔭」から「一大家族」までの四分野の掲載、作文は一八点（約三五パーセント）を占める。

以上のことから、本書の作文は愛生学園のかなり特定の児童・生徒の作文に重きが置かれており、文章による表現力が高い高学年の児童・生徒、それも女子の作文に力点があり、内容の面では〝愛生人〟構想を反映している作文が少なくないことがわかる。

したがって、『望ヶ丘の子供たち』（昭和16年七月発行）は太平洋戦争への突入直前の時期の国立癩療養所長島愛生園の単なる児童文集ではなく、光田健輔園長による〝愛生人〟構想の確立期におけるハンセン病者観・ハンセン病療養所観を、在園児たちの作文などによる作品によって広く社会に表明し、浸透させていく役割を果たした図書であるといえよう。

注

◆1 藤野豊著『日本ファシズムと医療――ハンセン病をめぐる実証的研究』（岩波書店、一九九三年）、一九七頁、参照。

◆2 篠崎恵昭・清水寛「アジア・太平洋戦争下の優生政策と障害者問題〔I〕――第75回帝国議会衆議院優生法案委員会の『国民体力管理法案』審議の検討」（『埼玉大学紀要教育学部（教育科学）』第46巻第2号、一九九七年九月、二九〜四九頁）。同「同〔II〕――第75回帝国議会優生法案委員会における『国民優生法案』審議の検討」（『同』第47巻第1号、一九九八年三月、一一〜三八頁）、参照。

◆3 最も苛酷な重労働となった戦時下の各種作業などについての在園者たちによる記録・証言に関しては、長島愛生園入園者自治会編『隔絶の里程――長島愛生園入園者五十年史』（日本文教出版、一九八二年）所収の「作業・事業」（一九三〜二二四頁）、参照。

◆4 四谷義行の略歴と長島愛生園における「業績」については、桜井方策編『救癩の父　光田健輔の思い出』（ルガール社、一九七四年）所収の「附録・光田先生をめぐる人々」三七五頁、参照。

◆5 藤野豊著『「いのち」の近代史――「民族浄化」の名のもとに迫害されたハンセン病患者』（かもがわ出版、二〇〇一年）一六九〜一七一頁より。

◆6 藤野豊は「ファシズム体制が完成する過程において、強化される国民の体力に対する国家統制の象徴となるのが、一九三八年一月に設置された厚生省の存在である」と記している。藤野豊著『厚生省の誕生――医療はファシズムをいかに推進したか』（かもがわ出版、二〇〇三年）五九頁より。藤野豊「民族衛生政策の成立――厚生省設置への道」（内務省研究会編『内務省と国民』文献出版、一九九八年）一一一〜一四八頁、参照。

◆7 藤楓協会編『光田健輔と日本のらい予防事業――らい予防法五十周年記念』（藤楓協会、一九五八年）所収の

「らい年表」、一九頁、参照。

◆8　第一区府県立全生病院編集・発行『自大正四年一月／至大正五年十二月　統計年報』（大正七年六月発行）一五〜一六頁、参照。

◆9　初出は、光田健輔「働ける者は働けぬ者への奉仕」（『山桜』第12巻第7号、昭和五年八月号、二〜三頁）、前掲『光田健輔と日本のらい予防事業』一二七〜一二八頁、再録。

◆10　前掲『光田健輔と日本のらい予防事業』一二六〜一二七頁より。

（追記）本章の初出は、篠崎恵昭・清水寛「国立療養所長島愛生園における病児の精神生活の深層――〝愛生人〟構想からみた『望ヶ丘の子どもたち』（一九四二）・『愛生』誌の検討」（埼玉大学紀要教育学部〔人文・社会科学〕第50巻第1号、二〇〇一年三月、四三〜六二頁）。本書収録に際して、大幅に削減・縮小し、かなり修正・加筆した。（編者、記）

第5章　韓国におけるハンセン病回復者「定着村」の「未感染児」に対する共学拒否事件

――一九六〇年代の慶尚道と首都ソウルを中心に

金《キム》　福漢《ボクハン》

ハンセン病患者を親にもつ子どもに対しては、第二次世界大戦前から「未感染児」という特殊な用語が使われてきた。これらの子どもは、ハンセン病が発病するか否かは定かではなく、むしろ発病しない可能性が強いにもかかわらず、「今は感染していないが、いずれは感染して発病するおそれがある」という誤解・臆測のもとに、社会から排斥されがちであった。

その代表的事例として、日本では「熊本市立黒髪小学校事件」（以下、黒髪小事件と記す）が、広く知られており、他方、韓国においては「定着村《チョンチャクチョン》」の児童に対する地域の「国民学校」（現・初等学校）による「共学拒否」事件がある。

黒髪小事件は、一九五四（昭和29）年四月八日、黒髪小ＰＴＡによる竜田寮（国立療養所菊池恵楓園附属「未感染児」保育所）児童の一年生四人（男二、女二。実際の当初の入学予定児童は「韓人」三人を含む七人――筆者ら注）の通学拒否問題をめぐっておきた、子どもにとって最も重要な人権である教育権を侵害する差別事件である。そして一九五五年四月まで、一年間にわたって黒髪小ＰＴＡの有力者たちと彼らに同調する一部の保護者たちによって入学拒否、陳情、座り込み、暴力、市中デモさえもが行われ、ハンセン病に対する「偏見・差別」の壁の厚

図　共学拒否事件発生地域

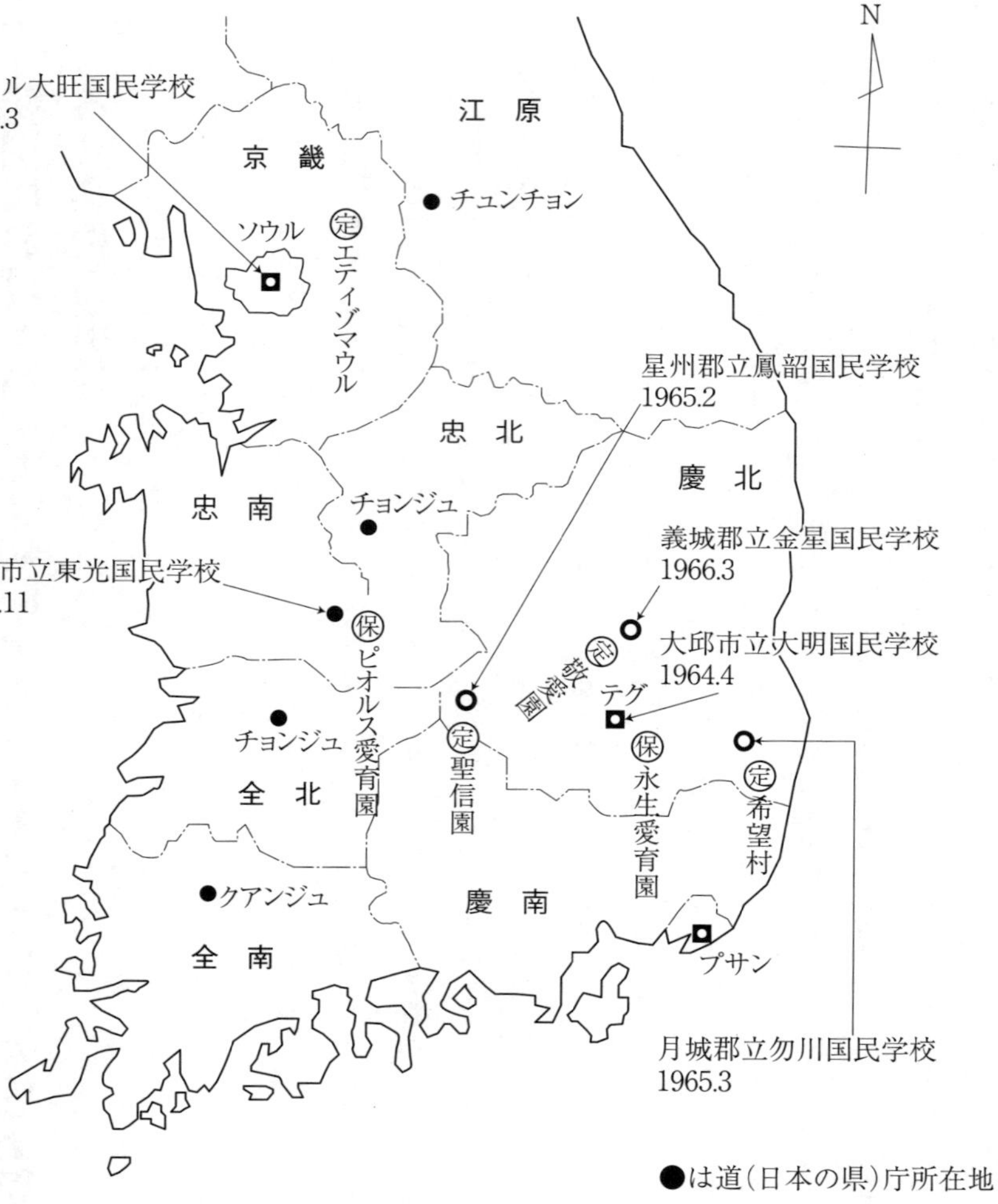

出典：社団法人日本キリスト教救癩協会編『韓国救癩十年の歩み』同会発行、1983年、342頁。
　　　但し、共学拒否事件発生地域は筆者が記入したものである。

表　韓国における共学拒否事件の事例

年・月	首都・道・市・郡	学校名	保育所・定着村	拒否期間	結末	備考
1957.11	大田	東光	ピオルス愛育園	約１年	分校	保
1964.4	大邱	大明	永生愛育園	—	転学	保
1965.2	星州	鳳韶	聖信園	４ケ月	分校	定
1965.3	月城	勿川	希望村	３年	分校	定
1966.3	義城	金星	敬愛園	３年	分校	定
1969.3	ソウル	大旺	エティゾマウル	３ケ月	転学	定

注：①備考の「保」は未感染児保育所、「定」は定着村をさす。筆者作成。
②韓国の新学期は３月から始まる。

さ、根の深さをなまなましく示した事件である。しかも、熊本県議会だけでなく、国会参議院文教委員会においてもこの問題は取り上げられ、全国的に注目された社会問題であった。この事件はハンセン病患者を家族にもつ子どもの人権に対する正しく、深い認識が未だ欠如していることを示した事件である。[1]

第1節　研究の目的と方法

本章では、韓国が「日本帝国主義の植民地支配」（以下、日帝支配と記す）から解放されて一五年ほど経過した一九六〇年代の時期における、慶尚道と首都ソウルを中心とする共学拒否事件について取り上げることとする。本研究では、日本における「黒髪小事件」に類似したハンセン病「未感染児」に対する事件が、韓国に於いてはどうであったかを「共学拒否」事件の発端と経緯、および解決への過程について検討する。

日本における場合以上に、韓国においては、ハンセン病患者を家族にもつ「未感染児」に対する共学拒否事件が一九六〇年代に入っても激しく多発した。その背景には、少なくとも、①韓国において癩者《らい》（以下、歴史的用語としての意味で用いる。その他の当時の用語についても同様）に対し韓国古代から長く続いてきた伝統的な習俗・迷信等の影響、②日帝支配下の「強制収容・終生隔離」政策の影響、③朴正熙軍事政権（一九六二年～一九七九年）によって一九六〇年代に入り本格的に推進された定着村形成政策の目的・性格の本質は国家の政治・経済的利害が優先し、ハンセン病患者とその家族などに対する人権の保障、本疾病に関する国民の理解、患者に対する地域住民の受容などを積極的に進めようとする面は副次的で不十分であったこと、などを仮説とする。

ハンセン病療養所入所者やハンセン病回復者に対する偏見・差別の歴史について、「未感染児」に対する「共学拒否」事件に焦点をあてて究明する。その理由は、本事件にハンセン病患者や回復者の子どもに対する、地域住民の子どもたちの保護者、地域住民、さらに地域の学校、所管の教育行政当局などのハンセン病者およびその回復者に対する認識や施策の実態が、より明確に表われていると考えるからである。
研究の手続きとしては次の二点である。
（1）韓国においては、ハンセン病児童や「未感染児」などへの教育に関する第一次資料は韓国動乱（「朝鮮戦争」）などの影響も受けて、ほとんど残っていないのが実状である。しかし可能な限り、当時の共学拒否に関する資料を収集すると共に、当時、共学拒否事件を報道した新聞・雑誌等の関連記事を閲覧し、それらに基づき分析・考察する。
（2）「未感染児」保育所に入所していた児童、およびその児童の教育等に携わった教職員、および共学拒否事件の関係者からの聴き取り調査を行い、当時の新聞報道などの記事と照合しながら分析・考察する。

第2節　韓国における「癩」観の形成過程

1　韓国の伝統的な習俗・迷信等の影響について

韓国では、古代から長年にわたり、癩病を「門同（ムンドン）」（大家族制度下の韓国では一緒に居住している家族から癩病が次代にわたって継続的に発生するという意）・「門童（ムンドン）」（ある家の中で育つ子どもに対し、特別に癩患者が多発するという意）などと表現し、恐るべき遺伝病であるという「癩」観が民衆の間に広く根づいてきた。さらに癩者は天刑を受けた「ムンドンイ（癩者）」という烙印を押され、一般社会から永遠に追放されるべき宿命を負わされるべき者とされてきた。

韓国には新羅時代から難病の治療剤として人肉をも用いる風習があった。[◆2] 癩者の中にはその迷信に惑わされ実際に日帝下においても健常な子どもを殺しその臓器を食するという事件が相ついでおこった。古代からの迷信と癩者のこのような行為とが重なり人々の間には、ますます「癩」に対する「偏見・差別」が強められていった。その事例として筆者は、日帝時代の癩患者の殺児事件（但し一九三一年から一九四〇年まで）を当時の朝鮮の代表的新聞である『東亜日報（全国版）』を調べる中で、事件総数一八件のうち一三件が慶尚道《キヨンサンド》で発生していたことがわかった。さらに日本帝国主義からの解放後についても、同紙を含む他新聞を調べる中でとくに一九六〇年代において、共学拒否事件が頻繁に発生した地域も慶尚道であることがわかった。その背景には、政府による「定着村」が慶尚道により多くつくられたことが要因となっている。

2　日帝下の「癩」政策の影響

朝鮮総督府が癩療養所（一九一六年二月、道立小鹿島慈恵院として開設し、一九三四年九月、総督府立癩療養所小鹿《ソロクト》島更生園に改組。現・国立小鹿島病院）を設立した目的は日本国内におけると同様に、浮浪癩患者を隔離収容し、癩病の伝染を防ぎ、癩者そのものを撲滅することにあった。一方、私立癩病院の救癩事業は、主として欧米の宣教師たちがキリスト教の精神を根底にして救療活動を行ったが、その「癩」観には、癩者を不道徳と罪に対する神の処罰の象徴とみなす面もあった。日帝下の苛酷な植民地統治の一環として、日本国内以上に徹底した「隔離・撲滅」政策が遂行され、癩者とその家族は社会から排斥され、一般の民衆以上にその生存と人権を抑圧された。◆3 日本による〝絶対隔離〟政策はなくなったものの、朝鮮に旧来からあった癩者にたいする偏見・差別は根強く残っていた。

3　「定着村」の形成過程

（1）社会的背景

一九六〇年代から世界保健機関（ＷＨＯ）は、癩病を「外来治療で治し得る慢性伝染病」とし、世界各国に、入院が必要な時以外、一般病院の外来で治療が受けられるようにすべきであるという勧告を各国政府に行った。韓国政府はこのＷＨＯの勧告に従って「伝染病予防法」を改正し、一九六三年二月九日、法律第一二七四号として改正・公布した。すなわち癩患者の治療をこれまでの「強制隔離」政策から「在宅治療」政策に転換する法的措置をとったのである。さらに政府は、一九四八年に始まった「希望村運動（集団部落運動）」を継承し、彼等自身による人権回復を実現させるために「定着村」事業（RESETTLEMENT VILLAGE MOVEMENT）を推進した。[4]

政府が定着村事業を強力に進めるに際して掲げた主なる理由は、①人道的な見地から、治癒した患者を地域社会の一員として同化させ、人権を回復して社会的地位を高めるようにする。②患者たちの依存心を改め、国民の義務を自覚させると同時に社会の発展に寄与して、癩病に対する国民の偏見を見直させる。③国家的見地から、稼働力がある彼らを単に収容救護することによってその労働力としての価値を失わせ、国庫を浪費することとなる非経済的政策を中止する、ことにあった。しかし、その最も大きな目的と、実際に行われた事業の実態は、これらの中の特に第三点にあったと考えられる。

（2）定着村の設立に対する批判

ＷＨＯ癩病顧問官の Dr.*Dharmendra* は一九六六年一一月一七日、保健社会部で開催された癩病専門家会議で次のように指摘した。「定着村は実質的な社会復帰ではない。退院した患者は孤立させられた地域で、まだ患者として生活している。また、患者の子女が一般公立学校に入ることは難しいため、癩療養所や癩部落内に特殊学校がある。癩病患者の孤立が持続するかぎり、どんな方法でも社会復帰はできない[5]」

また、ＷＨＯ癩病顧問官の Dr.*Wardekar* は一九六八年の『韓国癩管理事業報告書』で次のように批判した。

「癩病障害者が社会復帰できたといえるのは癩病障害者が自宅へ戻った時、すなわち癩病障害以前の社会に戻ったときである。癩病障害者が定着村で住む限り、不具を矯正して経済的に自立したとしても社会復帰ではない。成形手術の恩恵と自立できるように援助されることは、単に社会復帰を助けることで、それ自体が社会復帰ではない。また、韓国に安着村《アンチヤクチョン》・定着村が存在する事実は、癩病障害者が正常社会に戻らなかったという証拠である。そして彼らの社会復帰は失敗したということであろう。その部落に住んでいる人々は社会復帰できたと考えることはできない。[◆6]」

このように、ハンセン病問題に関する国際的な専門家たちから見ても、当時の韓国政府が推進しようとした「定着村」形成政策は、その後のノーマライゼーションの世界的な動向に照らしても重大な問題点を有していた。

第3節　韓国における「未感染児」に対する共学拒否事件の経過

韓国における「共学拒否」事件は一九六〇年代に「定着村」（一九九五年現在九三ヶ所）事業の推進過程で頻繁に発生した（二三四、二三五頁の図、表、参照）。この一〇年間、毎年入学期になると、言わば〝春季行事〟の一つとして社会問題になったが、政府はこの最悪の事態を見て見ぬふりをするのみであった。さらに「黒髪小事件」と次のような共通点を持っていた。①通学する学校のＰＴＡの有力者を含む一部の人々によって共学拒否事件がひきおこされ、それが事態を一層紛糾させた。②学校（教師）の側からのＰＴＡに対する批判や共学を推進する運動はあまりなされなかった。

ここでは、一九六〇年代に頻繁に発生した地域である慶尚道の郡立勿川《ムルチヨン》国民学校と韓国の首都であるソウルで生じた事件について筆者が収集した当時の新聞記事を主な手がかりにして明らかにすることにする。

韓国において未感染児に対する最初の共学拒否事件となったのは大田市立東光《ドウカン》国民学校においてであり、韓国救癩事業の草創期である一九六〇年代に最も多発した。

韓国救癩事業の草創期である一九六〇年代に、共学拒否事件が頻繁に起こった地域である慶尚北道における共学拒否の代表的事例としては、例えば、①大邱《テグ》私立大明《デミョン》国民学校、②星州《ソンジュ》郡立鳳韶《ボンソ》国民学校、③義城郡立金星《ケンソン》国民学校、④郡立勿川《ムルチヨン》国民学校などが挙げられる。ここでは、それらの中から、三度にわたって共学拒否事件◆7が生じた郡立勿川国民学校についてとりあげることにする。

1　慶尚北道の郡立勿川国民学校での共学拒否事件

（1）希望村の沿革と現況

一九六一年一二月に開村した希望村（慶北月城郡川北面）では、国立漆谷病院の退院者（一二六世帯）が政府の支援を受けて「我々も他の人々のように良い生活をすることができる」という強い信念と根気強い努力をもって逆境を克服してきた。一九六八年までに荒地一〇万坪を開墾、養鶏一〇万羽、養豚一四〇頭を飼育して、桑樹木一〇万本を植えた。家族も一四六世帯と四百八十余名に増えた。彼らは自治組合もつくって完全に自立するようになった。

また、彼らは一九六七年三月一三日、四五坪の教会の建物を新築し、清教徒（一六世紀以来のイギリスにおける新教徒の団体）としての信仰をもっている。

「悲しみを克服した天刑の村」と呼ばれる希望村は、「日本東京農大奉仕会」の援助を受けて開村三年後から「東南アジアの模範農場」を作る計画を推進してきた。

（2）第一次共学拒否事件

『曙光』誌（VISION）一九六四年七月号によれば、勿川国民学校（以下勿川校）の紛糾の始まりは次のようである。

鄭基碩（聖樂教会伝道師）は、『曙光』誌の一九六四年三、四月号の「未感染児の就学問題の懇談会」と「登校を止めないで下さい」の二つ記事を読んで、「我々の地方に、より多くの曙光を！」という意見を述べた。

そのなかで鄭氏は未感染児の就学問題が希望村でも起きていることを明らかにした。すなわち、教育に対する難題として学校当局と一般の保護者の間で解決案を模索したが、何ら解決点を見いだせず、現在も、学齢期児童が入学できずにいることを述べた。学校当局と一般の保護者が新しい認識をもつように願い、特に啓蒙の活動のために『曙光』誌三、四月号の追加発送（二〇部程度）を要請した。

以後、共学拒否事件が表面化したのは、一九六五年三月、新学期を迎えて「希望村」児童七名が一学年に入学してからのことである。三月六日、一般の保護者たちは学校周辺に「気分が悪くて共に勉強出来ない。私たちは総退場する」と張り紙を張って登校を拒否した。

これに対して関係者は次のように述べている。[8]

「月城教育庁――教育区庁及び学校側には就学を『させる・させない』という権利はなく、双方の解決を願うだけだ」

「一般保護者――完全分離になる時まで登校を拒否する」

「希望村――我々には同等な権利が保障されている。最後まで戦い、共に勉強させる」

三月九日、全児童（現在五一二名）のうち登校している児童は未感染児七名を含んで四十余名にすぎない。彼らの大部分が教科書もなく手ぶらで登校した。[9]

一方、道教育委では一九日次のような談話文を発表し、児童の登校を訴えた。

談話文

最近、道内の一部の地域において、らい病「未感染児就学」によって一般児童が登校を拒否することは遺憾であり、同時に皆様の深い理解と協力があることを願うところです。らい病に対し現代の医学で確認された事実をみると、らい病は絶対に遺伝病ではない。したがってらい病患者の子女は必ずらい病に感染したというわけではありません。

未感染児ということは、らい病患者の子女として、全くらい病に感染していない児童をいうことであり、すなわち一般児童と少しも違うことがない健康な児童のことです。そして陰性患者ということも、長い間の適切な治療で癩菌が完全に消滅することによって伝染の危険性がない患者のことであり、これは専門医師が何回も精密検査をした上で決定となった事です。

しかし我々の社会には、まだ長い年月の間に誤った因習と単純な感情として未感染児に対する不当な偏見を持っている人々が少なくありません。これは科学時代の今日において一つの恥であり、同時に一日も早く施策をとるべきでしょう。皆様には可愛い子女の教育に事実上、害にならないということを十分に理解してもらい、未感染児も健康人として一緒に国家の恩恵を受けることができることを了察して、皆様の子女の中からまだ登校しない児童があるならば安心して一日も速く登校するように繰り返し訴えるところであります。

一九六五年三月一九日

慶尚北道教育委員会

教育監　金　判永

三月二三日、一般の保護者たちは「未感染児の分離教育が貫徹されるまで登校拒否を継続する」と主張している。また中学校進学への支障を心配して転学の手続をする六学年の児童が増加している。この日は教師八名と未感染児七名だけ登校、授業をした。◆10

一方、PTAは、「今年に入学した七名の問題でなく、来年には未感染児八名がさらに入学し一六《ママ》名になって、学校の将来とわが子の後世を心配する気持から登校させることはできない」と、「四月一五日まで対策を立てて実行しなければ集団転学する」と主張した。希望村は「子どもの教育も重要だが、人権闘争のために最後まで戦う」と対立している。

これに対し、道教委は収拾のために現地に委員を派遣、らい病に感染していない未感染児はらい病患者ではないという点を医学的に力説しながら登校を訴えている。また「保護者たちを説得する方法以外に、他の対策を立てることができない」と述べた。

四月一二日からは未感染児が在学している一学年を除いて登校が再開され、一五日には八五パーセントの出席率を記録した。◆11

このような対策によって一般の保護者たちと未感染児の保護者との合意の下、「一学年生は双方の協議と合意なしには学校に登校させることはできない」という条件が付けられ、二学年生以上の登校については解決された。

希望村の住民は、「我々は五百余名の児童の進学の道を阻止するような障害物にはなりたくない。我々には何の罪もないのに子どもまでこの社会から除外されるのか」と嘆いた。

その後、希望村の中に北軍分校（簡易分校場）を設置し、別途授業を実施してきた。

（3）第二次共学拒否事件◆12

一九六六年三月新学期、一部の一般の保護者から了解を得て未感染児一三名が入学したが、再び四月一六日から共学は出来ないと、他の保護者が反対した。

その間、一般の保護者と未感染児の保護者は何回も会議を開き、一般の保護者たちは次のような解決対策を提示した。

①希望村に分校場を設置させる。

②一年間という期限付きの共学を許容する。

希望村側はこれを拒否して、最後まで同等な待遇を受けるべきだと述べた。

五月一二日、このような事態を解決するために希望村の代表者が「大韓癩協会」を訪問した。一方、五月三〇日再び一般の保護者総会が開かれることとなった。

一旦《いったん》、収拾された状態は六月に再び悪化し、全児童の登校拒否に拡大し、これに対して、道教委は未感染児の登校を一旦中止させて、北軍里に分校場を設置した。しかし、今度は希望村の保護者が反対して分校場は一五日目に閉鎖された。勿川校の登校拒否の事態はまだ継続し、この問題が根本的に解決することなく、長期化される兆しを見て、学校側は六月に休校を宣言、夏休みに入った。その後二ヶ月間にわたって校門が閉められた。

一方、学校側は休みの間ではあるが、児童を登校させて今まで出来なかった勉強の補充をした。

これに対して、郡教育庁では八月一六日共学を拒否している保護者たちに教育法一六四条を適用、警告状を送った。教育庁は、五ヶ月間の休学をしている全校生四八八名を二八日までに登校させないと、義務教育施行法一〇三条に沿って告発すると保護者たちに警告した。

このような事態が報道され、日本の「国際ワークキャンプ団」と韓国の大学生二四名で構成されたキャンプ団は八月二一日希望村を訪問、一〇日間の奉仕活動を行った。希望村内にある聖楽教会に宿舎を定めた彼らは未感染児の保護者と共学に反対する一般の保護者たちの双方を説得した。

「陰性らい患者は治癒しているので伝染の心配が全くないということ、さらにその子女はすべて一般児童と全く同じ健康児である」ことを立証するために希望村の住民と共に食べて、寝て、仕事をするなど、あらゆる生活を共にした。また、休校中の茂った校庭の除草の作業も行い、一般の保護者の愛校心にも訴えた。

彼らの努力から、他の学校より繰り上げて開学をした二七日には、在籍四八八名中一四一名が登校した。

その後九月三日、百余名の一般の保護者たちは会議を開いて「未感染児と共に勉強をさせることは有り得ない。

未感染児のために分校場を設置する予算で、学校を新しく作り、現在の教師を彼らの担任にするという譲歩」を示した。この日は一九〇名が登校した。

児童は順次登校を開始した。これで事態は解決の道に入ったようにみえた。

（4）第三次共学拒否事件（五・一三事件）◆13

しかし、らい病に対する認識に根本的な変化がない限り、共学拒否事件の紛糾の原因は根絶せず、一般の保護者たちが希望村の児童の登校をあらゆる暴言と悪口で妨害して、目的の貫徹をはかろうとし、それに対し希望村側も強く反発した。

正常授業に入った翌年の一九六七年五月一三日午前八時頃、希望村の保護者八名が未感染児一四名を連れて登校した。これを見た児童が「問題児がきた」と叫び、教室の外に出た児童もいた。これに対して興奮して教室に入った未感染児童の保護者のひとりが椅子を怒ったように持ち上げて投げ、崔仙玉（二学年の女子）のお尻に当たった。驚いた仙玉はその場で卒倒した。児童たちは「ムンドンイが殴る」とあわてて家に逃げた。

この騒動で一般の保護者たちが集まった。その約二時間過ぎの一二時頃、希望村の保護者五～六名が学校にきたが、ポケットの中に成分がわからない薬品と石、笛などを持っていたため警察官に取り上げられた。これを目撃した一般保護者たちは「毒薬を井戸に入れて我々を殺そうとしている」と激怒、学校へ向かって来る希望村の伝道師である鄭基碩氏、指導者三名を学校正門前で包囲して集団で殴打して重態にさせた。

この時、後からきた百余名の希望村の住民が一般の保護者たちに石を投げ始め、一般の保護者三百余名と投石戦が行われた。緊急出動した警察の制止で投石戦は一〇分で終わったが、劣勢の希望村では負傷者が出、この人々の中の大部分が女性と老人であった。

投石戦が終わった運動場には推し量るまでもなく数多くの小石、折れた棒、シャベル、ツルハシなどがあちこちにごろりと転がっていた。子どもが本を読む声の代わりに聞こえてくる負傷者の呻吟は悲しみを一層深くさせた。

一方、事件関係者は次のよう述べた。

「希望村里長——共学が出来ない理由は何か? いっそ我々を殺してくれ」

「一般保護者——どんなことがあっても共学はできない」

「勿川校校長——PTAがあのように共学に反対するため今後のことは予測できない」

「道教委関係者——現代医学が共学を許諾する限り、共学の原則が変更されることはない。いまは試練期だ。対策を追究中だ」

「徐舜鳳（慶大医大皮膚科教授）——未感染児かららい病が伝染する心配は少しもない。一般の保護者たちは医学的な意味でのこの病気の伝染性よりも、父母がらい病患者だということにまず気分を害しているようだ。勿川校の未感染児はらい病に対する抵抗力が強いし、父母が陰性らい患者（癩菌がない）で伝染性は全然ないから少しも心配することはない」

当局の斡旋《あっせん》により登校の収拾対策委員会が双方の保護者で構成された。その後五月一九日最終的に「共学させない」ことに希望村の保護者が譲歩した。その後八月一日、北軍分校が認可になった（教室二、教師二名）。

こうして双方の感情的対立の中で三年間引き続いた「共学拒否事件」は、一七名の未感染児の「分離教育」という解決策をとることで終結した。

2　ソウル市における共学拒否事件

現在の韓国の首都であるソウルで生じた共学拒否事件、すなわちソウル市において歴史的にも伝統ある大旺国民学校の共学拒否事件の経過について、筆者が収集した当時の新聞を主な手がかりにして述べることとする。

(1)　大旺国民学校と「定着村」エティンゾ農場

(i)　大旺国民学校の沿革

「良い勉強をする学校」を目標として大旺《デワン》国民学校（以下大旺校）は日本帝国主義統治下の一九三二年一一月二五日、四年制公立普通学校として認可され、一九三三年五月一日に開校し、一九六三年一月一日には行政区域の変更によりソウル特別市に編入された。

(ii)　内谷自活農場とハリー・エティンガー（Harry L.Ettinger）氏

①農場の沿革[◆14]

首都ソウルの唯一の定着村である「内谷自活農場」（現、ホンイン農場）は保健社会部（日本の旧厚生省にあたる。以下、保社部と略す）、ソウル市、そして大韓癩管理協（以下、癩協と略す）などの強力な支援により近所の住民との摩擦もなく、定着した。国立富平病院及び原州分院から退院した三二世帯（一四六名）が一九六四年五月二〇日に定着できた。ここは京幾道の光州郡と隣接したソウル市の郊外旧皇室所有地だった。ソウル市内の唯一の定着村という利点もあって、その後、内外の支援が続いた。

このような内外の支援の中では韓米財団の理事であり、アメリカの著名な弁護士・社会事業家であるHarry L.

Ettinger（一九〇二～一九六九）氏の支援が大きかった。

一九六七年九月一五日に行った「住宅の移譲式」には漢陽中・工高の楽隊の演奏の中で保社部、ソウル市、癩協などの関係者及び来賓が多く出席し、また、各報道機関の取材記者と政府の記録映画製作チームまで集まり大盛況であった。

定着村の住民はこうした縁でいままで使用していた「内谷自活農場」の村の名前を「エティンガー村」と改称し、この時期から比較的順調に自活の根がのびていった。

六七年現在の開墾面積二万坪に、耕作一万坪、養鶏一五羽、養兎二〇〇匹、養豚三〇頭、ヤギ三頭が飼育され、施設にはアメリカ人のエティンガー氏寄贈の文化住宅一八棟と教会、難民住宅一八棟、井戸四ヶ所などがある。

②ハリー・エティンガー氏の略歴とプロフィール

ニューヨーク市生まれ。ニューヨーク大学で法学を専攻。彼は一九五二年の六・二五の戦乱（朝鮮戦争）の時に、初めて来韓した。韓国と縁を結んだエティンガー氏は韓国のUN（国連）加入の問題が議論されている会議に〝UN派遣韓国使節団〞を連れて参加した。また、一九六五年「韓日国交正常化会談」の時にも、両国の間に継続されている感情問題の調整のために努力した。その後も機会があるごとに韓国の国際的な地位をあげるために全力を尽くした。

「人を助ける生活」が彼の生涯の信条で「韓国は私が好む国であり、私は私が好む国の韓国を私の力が及ぶところまで助けたい」と話して、「内谷自活村」に対してはより深い愛情を注いで三六世帯分の文化住宅一八棟分の寄附をした。

(2) 事件の発端

定着村「エティンガー村」(ソウル市城東区内谷洞)に住んでいる学齢期児童四名は、保社部の診断書を付けて三月五日、一九六九年度の新学期から通学区になった大旺校に入学した。この事実を知った大旺校のPTAは三月六日、学校当局に「未感染児とは共学出来ない」という抗議文を提出し、一般児童の登校拒否を表明した。その結果、市教委は「多数のために少数を犠牲にするのは民主主義の原則」であり、「分離教育をせざるをえない」という態度を表明した。これを契機として、「登校拒否」を主張する保護者の数は増加し、事態はさらに深刻化した。

(3) 市教育委員会の職務放棄◆15、16、17

教育法施行令第一〇三条と第一〇〇条は、「在学中の学齢児童の保護者が正当な理由なしに七日以上、無断欠席をしたり、義務教育を受けることを妨害した時には、該当の教育委員会で警告の措置後、警察に告発する」ことを規定している。今回の大旺校の場合、八百余名の保護者たちが共学反対の意思表示をしたことは事実だが、実際に一般児童の登校を妨害する行為に出た者は十余名に過ぎなかった。しかし市教委は「教育現場は法律通りにはいかないものだ。どうしたらこのように多くの保護者たちを告発できるというのか」との理由で告発せず、職務放棄をしてしまった。

(4) 激烈化する登校拒否運動◆18

登校拒否運動の影響をうけ、四月二二日には一三二名、二三日には八三名の児童だけが出席した。登校拒否七日目の二五日には全児童八五三名中約五パーセントの四七名だけ登校、がら空きの教室では正常授業を行えず、学年別に一つの教室に集め、やっと復習だけを繰返すという状況に陥った。

(5) PTAによる未感染児の登校妨害[19]

そこで、宗教家、作家、俳優等も同校を尋ねてPTAを説得したが、彼らの頑強な姿勢は変わらず、むしろ未感染児の登校妨害にまで拡がった。

五月一〇日午前九時頃、一学年の未感染児(四名)が学校に到着した時、前日の説得講演会の興奮がいまだに残っている一般の児童の保護者(主に四〇代の主婦)十余名が見張っていた。そして「ムンドンイはこの学校で勉強する資格がない。このムンドンイのせがれたち! 何故学校にくるのか、この学校は君らのものか?」と悪口を浴びせ、足蹴にまで及んでその子どもたちの登校を妨害するに至った。

(6) 未感染児の登校停止と再検診[20]

保社部及び関係機関は大旺校の共学拒否事件を解決するため、五月一二日、未感染児五名を国立医療院に入院させた。総合検診を実施した後に分離可否を決定するとして、一三日から一般児童の登校を勧誘して授業を正常化することで当局とPTAは合意した。

(7) 韓国神学大学による解決案と事件の終息

(i) 神学大学長の解決案[21]

関係当局は、科学的根拠が提示されたにもかかわらず共学拒否事件の解決の手掛かりをつかむことができなかった。そこで文教部は五月二八日、韓国神学大学(ソウル水踰洞一二九)の中に未感染児の共学模範学校を新しく建設、就学させることに決定した。文教部の洪長官はこの日、「政府の共学方針は変わることがない」と談話を発表し、「現実的な解決策である韓国神学大学長の『共学模範学校』の設置の提議を受け入れて、なるべく早い時期に設立を認可する」という方針を示した。

（ii）入学式と共学問題の終息◆22

政府の補助金二〇〇〇万ウオンで韓国神学大の附属国民学校を設立（六学級）、九月八日に開校して未感染児が転学し、六ヶ月間にわたった紛糾は、文教部が「現実的な解決方案」という実質的には「分離教育」という形態をもって終息した。

第4節　事件の総括と今後の課題

1　韓・日におけるハンセン病「未感染児」に対する通学拒否事件の比較検討

(1) 日本と韓国における「癩」政策の比較

日本の癩政策の変化は、若干の時差を置き、朝鮮にそのまま反映された。日本では一九三一年三月に「癩予防協会」が設立されたが、朝鮮では一九三二年一二月に設立された。一九三五年四月には隔離政策の強化を標榜している「朝鮮癩予防令」とその施行規則が制定された。

日本における「癩」政策は「隔離・撲滅」が強調された。しかし朝鮮においては「隔離・撲滅」政策に、さらに強圧的な植民地統治まで加味され、より抑圧的統制を受けた。すなわち、「ムンドンイ（癩者）」という非人間的待遇に、民族的な差別が加わっていたのである。そして、韓国においては日帝下からの解放後、ハンセン病患者の子どもに対する「偏見・差別」の現われとして激しい「共学拒否事件」が起こったと考えられる。

他方、韓国では一九五四年二月二日、伝染病予防法（法律第三〇八号）が公布され、同法二九条一項により癩病患者の「隔離」を法制化した。

その後、韓国政府は前述したように、WHOの勧告に従って国際・国内の変化を受け「伝染病予防法」を改正し、一九六三年一月九日、法律第一二七四号として改正公布した。癩患者の治療は今までの「強制隔離」政策から「在宅治療」政策に転換する法的措置を行った。
しかし、日本は一九九六年三月まで、先進国の中で「強制隔離」政策を執り続けた唯一例外の国となった。

(2) 共学拒否事件の比較

(ⅰ) 韓国の共学拒否事件について

未感染児共学問題は一九六〇年代に定着事業の推進過程で頻繁に発生した(前掲の表、参照)。この一〇年間、毎年入学期になると、言わば〝春季行事〟の一つとして社会問題になったが、政府はこの最悪の事態を見て見ぬふりをするのみであった。

(ⅱ) 日本の共学拒否事件ついて

日本では熊本市にあった竜田寮の児童の通学をめぐっておきた問題(一九五四年四月前後)、しかもそれは、子どもの人権・教育権・医療と科学などの課題を、学校、教育行政、父母、地域住民、さらに国政の場にも投げかけ、全国的に注目された問題であった。

(ⅲ) 比較

ア　共通点

未感染児に対する差別の観念があったのは韓国、日本とも同じである。その根底に、旧来の、癩病は遺伝する病気であり、不治の〝天刑病〟であるとの考えがあったのも両国に共通する。そのような要因もあって誤った「癩」観が生まれたのである。「未感染児」という言葉も作用してハンセン病者の子どもも差別を受けることになってしまった。そしてその言葉を作ったのは日帝時代の日本人であった。

黒髪小学校問題は、一九五四年四月八日から一九五五年四月一六日の一年間で、その報道件数は約一四五件であった。韓国でのソウルの大旺校事件は一九六九年五月八日から一ヶ月後の六月一日までに一一〇件であった。共学拒否事件が頻繁に起こった慶尚道での事件は筆者が収集した新聞記事のみでも、約一〇年間に八〇件以上であった。その背景には、もともと韓国政府が定着村を慶尚北道に最も多くつくったことがある。

当時熊本で人々の話題になった言葉は「カラスの鳴かない日があっても、竜田寮児童問題が新聞に載らない日はなかった。」であった。また、共学拒否事件が広く社会的関心を引き起こしたのも、韓国と日本の共通点である。其の他にも二つの共通点がある。

①PTAによって共学拒否事件が発生し、強化された。

②教育者（教師）のPTAに対する反対や、運動はあまりされなかった。

イ．相違点

相違点で決定的に違うのが「癩」に関する政策であった。日本では強制収容隔離政策は戦後もつづき、大きな共学拒否事件は熊本のみであり、そう頻繁には共学拒否事件は起こらなかった。ところが韓国では、日本からの解放後は国立癩養所は廃止し、政府は社会復帰の一環として定着村形成を推し進めた。しかし新たに定着村が出来るたびに共学拒否事件が発生した。また、もともと日本では療養所内の児童が少なかった。その理由は、癩患者に対する優生手術、堕胎手術が行われ続けていたためである。

また、韓国のマスコミはハンセン病患者たちにたいしては協力的であり、ハンセン病について正しい情報を伝えるため積極的に報道した。それに比べて、黒髪小学校問題は熊本県地方新聞（熊本日々新聞）が中心であり、全国紙はハンセン病に対する正しい情報、知識を報道しなかった。マスコミによる正しい情報がもっと一般国民に伝えられていたら、ハンセン病患者、回復者や療養所に入所していた学齢患児に対する接し方、考え方も違っていたに違いない。

2　今後の課題

ハンセン病「未感染児」に対して起こされた「韓・日における共学拒否事件」は、決して過去のできごととして忘れ去ってよいとは考えられない。なぜなら、この恐ろしい歴史が蘇るような事件が相次いで起こったからである。例えば、特定の疾病、障害をもつ子どもに対する「いじめ問題」、一九九六年一一月、北海道帯広市の葵西幼稚園で発生した「Ｏ－１５７（病原性大腸菌）」の発生後、園児の兄弟を市内小学校が調査した事件などがそれである。

従って、私たちは、例えば、家族にエイズ患者がいる子ども、あるいはエイズに感染して病気とたたかっている子どもたちが誤った偏見、憶見のもとにハンセン病「未感染児」が受けたのと同じような「共学拒否」、さらには社会からの排除を受けぬよう、両国の共学拒否事件から教訓を正しくひきだし、将来にそれを生かしていく努力を続けなければならないと考える。

本研究では、日本帝国主義下からの解放後、ハンセン病患者の子どもの人権と教育の歴史を共学拒否問題に焦点をあて、「未感染児」に対する「偏見・差別」の実態について究明してきた。しかし、その前史である日本帝国主義下の朝鮮におけるハンセン病療養所の患児、「未感染児」の教育についてはほとんど触れることができなかった。ハンセン病に感染している子どもに対する差別とハンセン病患者を親にもつ子どもに対する「偏見・差別」の両者について、韓国と日本における歴史的・社会的共通性と相違性の検討をさらに深めていきたい。

なお、現在では「定着村」の近隣に一般の市民が居住するようになり、かつて「定着村」と呼ばれた地域の住民と新住民との間の区別は、とりたてて行われなくなり、また「未感染児」という言葉も使われなくなり、それに伴って共学拒否も生じなくなっている。

注

◆1　金福漢・清水寛「ハンセン病『未感染児』の共学拒否問題に関する史的検討［Ⅰ］――国立療養所菊池恵楓園附属竜田寮児童に関する熊本市立黒髪小学校事件」（精神薄弱問題史研究会編『障害者問題史研究紀要』第三八号、一九九七年一一月）一～一四頁。

◆2　三木栄『補訂・朝鮮医学史及疾病史』（思文閣出版、一九九一年）所収の「朝鮮疾病史」一一四頁、参照。

◆3　滝尾英二著『朝鮮ハンセン病史――日本植民地下の小鹿島』（未来社、二〇〇一年）、参照。

◆4　大韓癩管理協会編『韓国癩病史』（同協会発行、一九八八年、原文は韓国語）、参照。柳駿医科学研究所『韓国の癩病治癒』（同研究所発行、一九九一年、原文は韓国語）、参照。

◆5　『セビッ・新光』（宣明会特殊外来診療所発行、原文は韓国語）Vol.4、No.12、一九六六年一二月、一九頁。

◆6　Dr.R.V.Wardekar『韓国癩管理事業報告書』（韓国保健社会部発行。原文は韓国語）一九六八年、三三～三四頁。

◆7　韓国日報　一九六九年五月一〇日付。

◆8　ソウル新聞　一九六五年三月一一日付。

◆9　毎日新聞　一九六七年五月一六日付。

◆10　大邱日報　一九六五年三月二五日付。

◆11　東亜日報　一九六五年四月一八日付。

◆12　◆4、二四一～二四二頁。

◆13　京郷新聞　一九六七年五月一六日付。

◆14　『セビッ・新光』（宣明会特殊外来診療所発行）Vol.5、No.9、一九六八年一〇月、一二～一三頁。

◆15 『中央日報』一九六九年五月六日付。
◆16 東亜日報 一九六九年四月一九日付。
◆17 京郷新聞、一九六九年五月一三日付。
◆18 大邱日報、一九六九年四月二六日付。
◆19 大邱日報、一九六九年五月一一日付。
◆20 大邱日報、一九六九年五月一三日付。
◆21 京郷新聞、一九六九年五月二八日付。
◆22 『セビッ・新光』(宣明会特殊外来診療所発行)Vol.7、No.7、一九六九年九月、二五頁。

(追記)本章の初出は、金福漢《キムボクハン》・清水寛「韓国におけるハンセン病回復者『定着村』の『未感染児』に対する共学拒否事件の史的研究――一九六〇年代の慶尚道と首都ソウルを中心に」(『埼玉大学紀要教育学部(教育科学Ⅲ)第51巻第1号、二〇〇二年三月、四九~七四頁)である。本書収録にあたり、紙幅の制約上、編者が大幅に削除するとともに、修正・加筆した。

金さんは一九八八年二月、韓国通信放送大学農学部を卒業。一九九四年四月から一年間、埼玉大学教育学部の障害児教育学研究室の研究生になったあと、同学部大学院教育学研究科修士課程に在学した。初出の金・清水連名の論文は金さんの修士論文である。金さんは、その後、埼玉大学教養学部の大学院博士課程に進学、同課程を満期単位取得退学した。現在はさいたま市にある障害者通所福祉施設「織の音《おりね》工房」の主任をしておられる。

金さんとは、金福漢・清水寛「日本のハンセン病療養所への韓国人・朝鮮人の入所の経緯と背景〔I〕」(埼玉大学教育学部障害児教育講座内西村章次教授還暦記念委員会編集・発行『障害児・者の発達診断と教育実践に関する研究――西村章次教授還暦記念論文集』(一九九九年八月)六三~七六頁)も執筆している。

編者は金さんに案内・通訳していただいて、一九九九年一月二五日から二月一日まで大韓民国の国立小鹿島病院(旧「朝鮮総督府立癩療養所小鹿島更生園」)およびハンセン病回復者の定着村益山農場を訪れ、学ばせていただいた

（拙稿「海外における研究活動報告Ⅲ――韓国の国立小鹿島病院と定着村益山農場への訪問」埼玉大学庶務部庶務課編集・発行『学報　埼玉大学』第四二一号、一九九九年四月、五～七頁、参照）。

なお、金福漢・清水寛「韓国におけるハンセン病『未感染児』の共学問題に関する史的研究――日本における竜田寮児童に対する共学拒否事件との比較検討」（菊池恵楓園入所者自治会機関誌『菊池野』通巻五一二号、一九九七年九月）において、いわゆる「黒髪小事件」（国立療養所菊池恵風園附属竜田寮児童通学拒否事件）にはハンセン病患者・回復者の子どもたち（「未感染児」と呼ばれた非病児・健常児）への偏見・差別と在日韓国人にたいする民族差別があることを黒髪小所蔵の『黒髪問題記録』簿冊収録の第一次資料から論証した（当初、竜田寮から黒髪小への入学予定児童は七名で、その中の男児一名、女児二名には「韓人」と記載されているが、黒髪小ＰＴＡの一部から共学拒否問題が起こるといち早く「韓人」の子らは入学の対象から外されている）。（編者、記）

補遺　ハンセン病児問題史の学習・研究の歩み

清水　寛
江連　恭弘

筆者らが、ハンセン病問題とくにハンセン病児問題史の研究の必要性と意義を自覚した契機やその後の共同の学習・研究の経過などについて記しておきたい。まず、清水の場合について四点ほど述べる。

第一は、編者らが一九六七年に結成した全国障害者問題研究会[1]（略称・全障研。すべての障害者の権利を守り、発達を保障することを目的に障害者問題を総合的に研究する民間研究運動団体）の第三回全国大会（一九六九年八月、於・日本福祉大学）に全障研東村山サークル作成の冊子『閉ざされたとびら――らいの差別と闘いの歴史』（タイプ印刷、全二〇頁、東京コロニー発行、一九六九年七月）の自主販売も兼ねて、同サークルの一員である伊波敏男さん（沖縄県出身のハンセン病回復者、多磨全生園から社会復帰して東京コロニーに就職、本冊子がタイプ印刷業務として従事した最初の仕事とのこと）が参加され、筆者は伊波さんからその冊子を購入するとともに同サークルが多磨全生園を含むハンセン病療養所における〈差別と闘いの歴史〉についての共同学習をしてきた歩みを聴き、この冊子を読んでつよい衝撃を受けた。そして、障害者教育学を専攻し、大学院生時代から主として障害者問題史研究にとりくんできている者として、今後、その一環として、とくにハンセン病児問題の歴史研究を位置づけていかなければならないと考えるに至った。

なお、この出会いが機縁となって、その後、筆者は埼玉大学で担当していた授業の一つである「障害児教育学概論」（二年生が対象）に伊波敏男さんをゲスト講師としてお招きし、その生きてきた歩みを語っていただいた。◆2

第二は、大学の教員になりたての一九七〇年代に、「障害児教育史演習」というゼミナール形式の授業のテーマを「日本近現代文学に現われた障害者像」とし、教材として選ぶ基準を、①文学作品として高い評価を得ていること、②短篇小説であること、③子ども・教育を素材としていることに設定した。ゼミでは国木田独歩の「春の鳥」（一九〇五〔明治38〕年）をはじめ、北條民雄（本名・七條晃司《しちじょうてるじ》、一九一四〜一九三七）の作品「望郷歌」（一九三七〔昭和12〕年八月一五日脱稿、同年一二月五日死去。享年二三歳。使用したテキストは、北条民雄『いのちの初夜』角川文庫、一九五五年初版発行、一九七三年八版発行。光岡良二「北條民雄の人と生活」所収）をとりあげ、「いのちの初夜」、「吹雪の産声」なども読み合わせた。その過程で、著者が在院していた第一区府県立全生病院での文学同人であり、「望郷歌」の主人公である若い「患者教師」鶏三のモデルともみられている光岡良二さんを多磨全生園に訪ね、ゼミで北條民雄の思い出と作品「望郷歌」の背景などについて語ってくださるようお願いした。

光岡さんは『多磨』誌に連載中であった「書誌・『多磨』五十年史（第三十七回）」（第五六巻第一号、一九七五年一月、三二〜三六頁）の「48　なかじきり（その三）——この頃思うこと」の後半で、一九七五年一一月九日（土曜日）午後のこの公開ゼミ（近隣の短大・専門学校の学生、障害乳幼児を伴った父母なども自主参加）で語ったこととゼミの様子について感想を記しておられる。

光岡さんが語ったことのなかには、筆者が講話を依頼した際にゼミの趣旨を知っていただくために差し上げたプリント『文学で障害者教育史を学ぶ』のなかの目的・意義などを筆者が書いたことに言及しながら障害者差別とハンセン病者差別の相違性、とくに後者の実相と背景をとらえるために不可欠な視点などについても語って下さった。その提起には、大いに共感し啓発され、今後、ハンセン病療養所における子どもたちの生存・生活、教育、人権の歴史について研究していこうという意欲を高められた。しかし、同時に、どのように障害の重い子どもでも人間としての発達のすじみちは共通であり、人格発達には限りはなく、発達は権利であるという立場から障害者教育学の研究にとりくみつつあった筆者には、光岡さんが「能力による差別」と言うときの「能力」観自体にやや違和感を覚え、出来ればさらに意見を交わす機会を得て、障害者差別とハンセン病者差別との相違性と共通性について深めあいたいと思った。その後、光岡さんとの交流は続き光岡さんが重病者病室に入室したときはお見舞いにもうかがったが、しかし残念ながら、この問題について語りあうことは出来ずに終わった。

そこで、やや長くなるが光岡良二さんが埼大での講話について記した文の中でそのことに該当する箇所を、前掲の「書誌・『多磨』五十年史（第三十七回）」から次に抄記させていただく。

「『望郷歌』は北條の最後の小説作品で、死の四か月前腸結核の下痢に悩みながら彼はこれを書いた。巨大な鉄扉のように立ちふさがる運命の不条理の前にほとんど絶望しながらも、若い教師は『遊びによってすべてを忘れ』ている病少年達の喜戯の中に『なお伸び上ろうとする若芽の力』を感じ、暗い少年太市に愛情を注ぎこもうと空しい努力を繰り返す。ここには、作者北條にほとんどポーズのように固着した倨傲なニヒリズムは見られない。（略）

清水氏のレポート（前掲のプリントのこと――筆者注）に次の言葉がある。『小説を読んだりして障害児教育史を学ぶのは、そのこと自体に目的があるのではなく、障害をうけている人々と、うけていない人々との間にある〝橋のない川〟――能力による差別という、なかなか見えにくい、そしてぬきがたい差別――をなくし、人間としての平等・対等の生き方をきずく力を身につけることに、究極のねらいがあるのです。』

この中の『能力による差別』という語が頭の中にあり、らい差別の場合は『能力による差別』ということでは捉えられないことを感じながらゼミに出たので、話の中では特にその点にスポットを当てて話した。それは結局、近代日本の狂熱的な癩完全隔離撲滅政策の遂行を語ることであった。『能力による差別』という表現に類比させれば、これは何と言うべきであろうか。『偏見的恐怖による差別』とでも表現したら、やや言い当て得るかも知れない。

『望郷歌』の中の子ども達は彼らの父母や家庭から、つまり彼らの生の土壌であるものからむりやり引き離されてそこに棲んでいる。北條は描写の誇張が好きだから、少年たちはどれも重症の目録さながらに描写しているが、実際は発病したばかりでどこが病気か分からないような子もいた。能力の劣弱などどこにもない、そんな子供でも隔離の運命は同じであった。これが癩隔離政策である。『望郷歌』の舞台そのものが差別を体現しているのであって、この特殊環境の内部で営まれる日常世界だけに目を注いでいては、生理的な悲惨だけは分っても、社会的・制度的なものが作り出す悲惨は捉えられないだろう。そんなことを私は語った。」（傍線は筆者による、以下同様）。

そして、光岡さんはこの論考を次のようにゼミの様子を描写する文で結んでいる。

「私の話が終わり、二、三人の質問対話があった後、保育実践のサブ・ゼミ（障害乳幼児たちを大学の広いグラウンドで遊ばせることもゼミ活動として位置づけ、学生たちはグループを作って輪番で障害児保育にあたり子どもたちから発達と教育について学び、『保育実践ノート』に記録して学びあった――筆者注）の学生たちが数人の障害児たちと一しょに合流した。彼らは〝お母さん〟が勉強している間、保育班の〝おにいちゃん・お姉ちゃん〟に遊んでもらっていたのであった。チーフの学生が今日の保育のレポートをした。一番チビの三人の子が広いデスクの上にほうり上げられた。一人一人にマイクが握らされ、喜々とした彼らを勝手にあばれさせたまま、『若者の歌』が合唱された。凄く楽しい情景であった。」

筆者はこの感想を読み、とても嬉しかった。光岡さんは北條と文学を通して交友を深めていた時期、「全生学園」の患者教師としてハンセン病児たちの教育にも一時期たずさわっていた（本書の第Ⅰ部第2章参照——筆者注）。おそらく、そのときから変わらない子どもを観る眼のあたたかさに心を打たれた。

第三は、大学教育の実践の一つとして多磨全生園、栗生楽泉園ほかを学生たちと訪問し、在園者の方々からそれぞれの生きてきた歩みを聴きながらハンセン病問題について学ぶなかで、とくに〈子ども期の体験と想い〉をより深く識ることが心身障害児教育の教員養成においてきわめて重要な意義を有することと、障害者問題史研究を進めていく上で不可欠な課題であることに気づかされたことである。

筆者は一九六九年度から二〇〇二年度まで埼玉大学教育学部障害児学科（現・特別支援教育講座）に所属する教員として、障害児教育学関係の授業を担当してきた。そのなかで「障害児者問題研究入門」という一年生を対象とする授業では障害児学校・学級、障害者福祉・医療施設などを見学し、そこに勤務している職員や入所者などから話を聴き、将来、障害児（者）の教育・福祉分野で働くには、学生時代にどのような学習・研究が大切かを考え、話しあいながら問題意識を深めていくことをめざした。

栗生楽泉園には、あえて真冬の季節にゼミ集団で訪れたこともあった。栗生楽泉園患者自治会編集・発行『風雪の紋——栗生楽泉園患者50年史』（一九八二年）で知った「特別病室」という名称の〝超重監獄〟のむごさを少しでも実感したいためにである。同園は群馬県草津町草津温泉から東へ一キロほど離れた山林地帯にあり、冬はしばしば豪雪に埋もれる。「特別病室」は、長島愛生園で患者たちが生活改善・自治制などを求めて立ち上がった「長島事件」（一九三六年）の二年後に従来から各療養所に設置されてきた「監禁所」とは別に全国の患者の弾圧を意図して楽泉園の林の中に特設された。

その日、快晴ではあったが、同園の正門を入って右に六〇～七〇メートルほどの所にある重監房跡への道は積雪が腰ぐらいまであった。それを自治会から借りたスコップでかきわけながら、その跡地にたどりついた。そして、雪で覆われている獄舎跡の「重監房跡」と刻まれた大きな石碑のそばで、筆者は持参した『風雪の紋』巻末の「資料3　栗生楽泉園特別病室真相報告——一九四七（昭和22）年九月五日」に記されている監房内の構造や、冬期は零下一六〜一七度にもなる獄内で死亡した収監患者の状況についての一節を読み上げた。そのあと監房跡の積雪をかきわけ、それぞれ八つの房室跡にたたずみ、獄死者たちの霊に黙禱を捧げた。この「入門ゼミ」での冬季に楽泉園を訪れたときのことについては、清水寛著『人間のいのちと権利——民主主義・人権・平和と障害者問題』（全国障害者問題研究会出版部、一九八九年）に、「真冬の栗生楽泉園に重監房跡を訪れる埼玉大学清水ゼミ」のキャプションを付した写真を添えて記した（一八五頁）。その一九八五年一二月一八日の「入門ゼミ」の重監房跡視察の様子については、ゼミの学生の一人であった丹羽弘子さん（現・特別支援教育の学校の教員）が「自主シンポジウムの感想——障害児教育の教師として、人間としての生き方を学ぶ」と題して、『高原』誌の二〇〇〇年五月号、一二〜一四頁に、雪の中での写真二葉を添えて報告している。

そのあと居住地区に戻り、藤田三四郎自治会長や在園者の方々から楽泉園の歴史や生きてきた歩みについて話をうかがった。

その後、筆者は『風雪の紋』の編纂委員の一人であり、一九四〇（昭和15）年に一六歳で当園に強制入所させられ、少年時代に患者作業の一環として、職員の指示に従って重監房に一日二回の粗末な食事を運ぶ仕事をした鈴木幸次さん（故人）に、その体験にもとづき重監房の建物の内部や収監されていた患者の状態などについて聴き取りをさせていただいた。◆3（本書「第Ⅱ部　証言編」の第7章第3節に再録）

その見学を中心とした「入門ゼミ」では、一九七〇年代後半から八〇年代にかけて、多磨全生園にも毎年のように訪問し、まず、松本馨自治会長から、全生園を含むハンセン病療養所の歴史と現状さらに課題について話をうかがい、ついで自治会の主任書記であり、ハンセン病患者運動史の先駆的な労作『らいからの解放――その受難と闘い』（草土文化、一九七〇年）を著わし、『全患協運動史――ハンセン氏病患者のたたかいの記録』（一光社、一九七七年）、『倶会《くえ》一処《いっしょ》――患者が綴る全生園の七十年』（一九七九年）の編纂委員でもある大竹章さんが園内を案内しながら、全生園の創設以来の歴史について入園者たちの受難と闘いの歩みを中心に教えて下さった。今にして、最高・最良の〈ハンセン病問題への入門〉の学習をさせていただいたと思う。

松本馨さん（一九一八～二〇〇五）はキリスト者（プロテスタント、無教会派）で、筆者が在学した東京教育大学の関根正雄文学部教授（旧約聖書学者。無教会派のキリスト者、全生園にも来園）と親交があり、筆者が関根研究室で開かれていた、信仰の有無にかかわりなく参加できる聖書学習会に出席したことがあったこともあって、松本さんから個人伝道誌『小さき声』を№215、'80・7・3から再刊№35（最終号）、'91・4・15まで贈られた。そこには信仰と一体となった自治会活動、ハンセン病者としての歩みが「寮父」の体験も含めて綴られており、つねに深い感銘をうけつつ拝読し、時折、感想を書き送った。

次に、松本馨さんからいただいた返信（三二歳で失明し、代筆）のなかから二通紹介する。

一つは、「寮父」時代について聴き取りさせていただきたいと依頼したときの返信である。

「拝復

懇切なお手紙を頂戴致しましてまことに有難うございました。／（略）五月に私達の組織（「全国ハンセン氏病患者協議会」。全国ハンセン病療養所入所者協議会の前身――筆者注）の会議が四国（香川県）で開催されますのでそれに参加します。（その後なら）前もってご連絡下されば何時でもお会いできると思います。（略）〝小さき声〟誌は文書伝道のつもりで発行しているものですが既成宗教にとらわれず、自由な立場で書いています。／私は昭和十年に収容され、二十五年に失明しその暗黒の中で神を知り今日に至っております。／目の見えた頃の神と暗黒の中で示された神とは全く違ったものでした。（略）こんな小誌に対しての評価を心から感謝を申し上げます。（略）／一九八一年四月四日認む。

清水　寛様　　　　松本馨　」

もう一つは、筆者が初めてハンセン病児問題史の研究について最初に発表した拙い論文の別刷[◆4]を同封してお礼の手紙を差し上げたときの返信である。

『日本ハンセン病児問題史研究〔Ⅰ〕』をご恵贈いただきありがとうございました。らい予防法廃止によってハンセン病児問題は過去のものになりました。このような形で取り上げていただき、とても良かったと思います。／ハンセン病児童はいなくなりましたが、今日、児童問題は深刻です。殺人、盗み、自殺は過去にはなかった問題です。どうしてこうなってしまったのか。ハンセン病児の過去の歴史を検証してみる必要があるでしょう。／ひとことで言えば、子どもの人権がいつの時代にも軽視されてきたことにあります。

現在でも難病の児童はかなりいるそうですがそれらは表面に出てきません。声に出すことができないために犠牲になっているのです。こうした問題を地味でも取り上げていただければ有り難いです。

私は今年、81歳になりましたが、世界のハンセン病児に関心があります。ネパールのハンセン病児童に奨学金を少し送っています。私が子どもの頃、求めて得られなかった学問を少しでも学ぶ機会を与えたいと願ってのことです。現在、六人の子どもが準看護学校や薬剤士の学校へ通っています。この子どもたちは、私をおとうさんと呼んでいますが、思いがけない所で、子どもたちを与えられ感謝です。

平成十一年四月五日」。

後述するように、筆者は太平洋戦争下の全生園で青年寮父・松本馨が少年舎の子どもたちに与えた人格的感化に注目している（本書第Ⅱ部第6章の第1節、第2節、参照）。

さらに、一九九〇年代の「障害児教育史演習《ゼミ》（二～四年生が対象、大学院生・研究生も参加）では、テーマを「ハンセン病療養所における子どもの生活・教育・人権の歴史」とし、多磨全生園、栗生楽泉園、長島愛生園で在園者の方々から、子どもの頃を中心に聴き取りをさせていただきながらゼミ活動にとりくみ、国がハンセン病者の子ども期を奪った事実とその重大な人権侵害と患者たち自身による子どもたちの生活や教育への貴重な試みなどについて学びあった。

このゼミには全生園と楽泉園とに在園し、さらに愛生園の敷地に開設された岡山県立邑久《おく》高等学校定時制課程四年制新良田《にいらだ》教室第一期生でもある冬敏之さん（深津錡《かなえ》。一九三五～二〇〇二。肝臓がんにより逝去。享年六七歳）が毎週参加され、楽泉園、愛生園でのそれぞれ一週間におよぶゼミ合宿にも加わり、かつての自らの体験なども語りながら指導して下さった。ゼミでは年度ごとに報告集を作成し、冬敏之さんをはじめ各園のハンセン病回復者の方々からも寄稿していただいた。すなわち、①清水寛編、埼玉大学障害児教育史ゼミナール集団著『ハンセン病療養所における子どもの生活・教育・人権の歴史——国立療養所多磨全生園を中心に』（一九九七年度埼玉大学教育学部「障害児教育史演習」報告集）第1集、一九九九年四月（全二五〇頁）、②同編、同著『同——国立療養所栗生楽泉園を中心に』（一九九八年度、同報告書）第2集、二〇〇一年五月（全四〇二頁）である。しかし、長島愛生園を中心とした報告書の第三集は発行できずに終わった（「あとがき」参照）。

なお、冬敏之さんには、「障害児教育学概論」（二年生が対象）でも一〇年間にわたり毎年度、ハンセン病問題についてゲスト講話をして下さった。その最初の講話「多くの人に支えられて——ハンセン病患者として生きた半生」は学生たちが寄せた感想と冬敏之さんの返信も含めて筆者の編著書『生きること学ぶこと——大学での障害児教育の授業とゲスト講話集』（創風社、一九九二年、一七九～二〇四頁）に収録した。

こうした障害児教育の授業のなかでハンセン病問題に関心を抱いた学生たちのなかから幾人もが卒業研究論文

でハンセン病療養所における病児の教育の歴史などをテーマにとりくみ、全生園の入園者自治会が創設したハンセン病図書館に通って山下道輔主任に貴重な資史料の閲覧の機会を与えられ、参考文献などについても懇切に指導していただきながら卒論をまとめた。お礼に贈呈した拙い内容の複写論文を図書館の製本係の佐藤幸徳さんは少なくとも本人用と図書館保管用と二部、丁寧に製本して下さった。山下道輔さんは「学生が持ってきてくれる卒論や修士論文は本人にあげる分を含めると、保存用と貸し出し用で、三冊は製本を作りました。」と語っている。[◆5]

第四は、ハンセン病問題、とくにハンセン病児問題の歴史が教育学や社会福祉学などの研究分野でほとんどとりあげられていないので、筆者らもその創設に関与し、障害問題のとくに教育分野について総合的に研究活動を行ってきている「日本特殊教育学会」（一九六四年発足、現会員約四〇〇〇人）の第三六回大会（一九九八年）から第三八回大会（二〇〇〇年）まで自主シンポジウム「ハンセン病療養所における子どもたちの生活・教育・人権の歴史と未来への教訓〔Ⅰ〕——国立療養所多磨全生園を中心に」（『特殊教育学研究』第36巻第5号、一九九九年三月、九四～九〇頁、参照）、「同〔Ⅱ〕——国立療養所栗生楽泉園を中心に」（『同』第37巻第5号、二〇〇〇年三月、二一六～二一九頁、参照）、「同〔Ⅲ〕——国立療養所長島愛生園を中心に」（『同』第38巻第5号、二〇〇一年三月、一八六～一八八頁）を企画・開催し、当事者である在園者の方々にも臨時会員になっていただいて実施したことである（本書第Ⅲ部「資料編」に再録）。

第一回は天野秋一さん（「全生常会」の常任委員会部員、東村山町立小・中学校「全生分教室」補助教師）、第二回は石浦教良《のりよし》さん（楽泉園の戦前の「望学園」の元生徒）、第三回は池内謙次郎さん（太平洋戦争下の愛生園の「青年学級生」、戦後は自治会長として活動）に、それぞれ臨時学会員になっていただいて、体験にもとづいて証言をしていただき、冬敏之さんが全三回を通して指定討論を務めて下さった。

以上で述べたようなハンセン病回復者との出会い、大学教育の実践、学会での共同研究、韓国・台湾を訪問しての旧植民地時代のハンセン病療養所に関する調査[6]などによって、筆者はこれまで少しずつハンセン病児問題の歴史について学習・研究を深めてきた。

また、国立癩療養所多磨全生園における〈患者取り締まり〉に関する当局側の記録[7]や、太平洋戦争下の患者組織の活動について調査・研究にとりくんできている。[8]

次に本書の編集協力者である江連恭弘さんにハンセン病児問題史の調査・研究の歩みについて述べていただく。

（清水寛）

大学院時代の一九九七年度から埼玉大学の障害児教育史ゼミに参加したことが、ハンセン病児問題に関わる課題に向き合う機会となった。同時期に、多磨全生園の史料調査を含めて『東村山市史』の編纂《へんさん》事業に関わっていたこともあり、ハンセン病問題への関心があった。

ゼミでは、多磨全生園や栗生楽泉園、長島愛生園を訪問し、入所者の方への聴き取りや資料調査を行った。その成果は、『ハンセン病療養所における子どもの生活・教育・人権の歴史』（第1集・第2集）にまとめられたが、そこでは、「子どもと教育」を考える社会的背景や患者集団の特徴を中心に執筆を担当した。ゼミでの出会いをきっかけに、一九九八年から二〇〇〇年にかけて日本特殊教育学会の「自主シンポジウム」において話題提供者の一人として参加し、そのなかで、僅かではあるが子どもたちの生活実態や教育問題を取り上げてきた。

ハンセン病国賠訴訟判決後、「ハンセン病問題に関する検証会議」が開かれたが、二〇〇四年度からの一年間、検討会委員として「教育」分野における検証と執筆を担当した。その成果は、二〇〇五年に出された『ハンセン病問題に関する検証会議　最終報告書』（日弁連法務研究財団）のなかの、「第13　ハンセン病強制隔離政策に果たした各界の役割と責任⑵第1　教育界」としてまとめられた。具体的には、療養所における子どもと「学校」の特徴、新良田教室の成立過程と意義、竜田寮児童通学拒否事件の経緯と問題点、教師の関わりと問題点、教科書記述の特徴など、子どもと教育をめぐる全体状況を概括し、問題点を指摘した（財団法人日弁連法務研究財団ハンセン病問題に関する検証会議編『ハンセン病問題に関する検証会議最終報告書』明石書店、二〇〇七年）。

二〇〇六年には、『近現代日本ハンセン病問題史料集成』（不二出版）シリーズの「補巻10」（ハンセン病と教育）の編纂《へんさん》にたずさわり、「解説」を執筆した。患者児童のための学校だけでなく、親が患者である子どもたちのための保育施設、派遣教師をめぐる課題、新良田教室が発行した『新良田月報』など多岐にわたる史料を収録した。

二〇〇五年にハンセン病市民学会が発足してからは、市民学会に置かれた部会の一つである「教育部会」において、世話人の一人として子どもと教育の課題に関わってきた。教育部会は、同年一二月に長島愛生園において準備会を立ち上げ、二〇〇六年の富山大会で正式に活動をはじめた。それ以降、毎年五月の総会における教育部会、そして一二月における交流学習会を開催している。教育部会は、市民学会の活動方針である「交流・検証・提言」に基づいて実践を展開している。この方針をふまえて、①入所者・退所者、元教師、家族・遺族などへの聴き取り、②授業実践の報告と交流、③小中高教科書や教師用指導書などの記述の分析と検討、④「ハンセン病と教育」の歴史研究や掘り起こしなどを進めてきた。

二〇一五年に行われたハンセン病市民学会第一一回総会・交流集会（東京・駿河）では、「教育」に関する分科会が初めて設定された。分科会「教育」のテーマは、「教育の加害責任と未来への課題——ともに考え、学び、伝えつづけるために」である（詳しくは、『ハンセン病市民学会年報二〇一五』に掲載予定）。コーディネーターを務めた私からは、「『ハンセン病と子ども・教育』に関する実践・研究・交流の現状と課題」について話をした。そこでの問題意識は、ハンセン病に関わる「当事者」の存在から直接学ぶ機会が年々少なくなる現状において、「ともに考え、学び、伝えつづけるために」はどうするのかということである。とくに、私自身が中等教育にたずさわる教員であることから、教員という立場からこの問題を考えた時、大切にしているのは、単に研究対象としてハンセン病問題を考えたり実践するというものではないという点である。重要なのは、教師自身の「加害」認識に基づいた教材化の試みや実践・研究をすることである。これは、ハンセン病に関わる子どもたちの歴史を振り返ったとき、その子どもたちを守った教師がほとんどいなかったことや、学校という場が隔離を推し進める役割を持っていた点などである。教える立場の教師自身が、「知識」とともに教師・教育の加害性への理解と認識を持つことはあらためて確認したい。この点では、私よりもむしろ、教育部会で代表世話人を務め、盈進《えいしん》高校同和教育部編『手と手から――ハンセン病療養所の方々との出合い』（一九九八年）などをまとめられた延和聰氏や『ハンセン病と教育――負の歴史を人権教育にどういかすか』（人間と歴史社、二〇一四年）をまとめられた佐久間建氏の実践を参照されたい。お二人の実践の意味は大変大きく、私自身も多くの示唆を受けている。この「加害性」の認識は、ハンセン病問題に限らず、さまざまな差別や人権侵害の事例を学ぶときにも大切になる観点であろう。これからも、この観点を大切にして、学びの主体であるとともに伝えつづける「ひとり」として実践したいと思っている。

さて、最後に「ハンセン病児問題史の学習・研究の歩み」の全体的な状況についてもふれておきたい。学習の面では、長島愛生園へのフィールドワーク（交流合宿学習会）での聞き取りや感想などをまとめた前掲『手と手から――ハンセン病療養所の方々との出合い』（盈進高等学校、一九九八年）に代表されるように、全国各地でハンセン病を通した学習活動が展開されてきた。また、梅野正信・采女博文編著『実践ハンセン病の授業』（エイデル研究所、二〇〇二年）は、副題に「『判決文』を徹底活用」とあるように、国賠訴訟判決文の教材化を通して小中学校の教師たちとの学習会や授業実践を経てまとめている。さらに、『ハンセン病をどう教えるか』(解放出版社、二〇〇三年)は、歴史的な背景から証言記録などを収めており、授業実践を行ううえでの基礎的な学習資料となっている。こうした教材は、「ハンセン病児」の問題を捉える上で非常に有用なものであろう。

研究としての端緒は、「未感染児保育」の問題に注目した服部正(一九八八年)ではないかと思う(序章の◆30、参照)。歴史学の分野において「ハンセン病と子どもたち」の研究をまとまったかたちで取り上げたのは、滝尾英二『近代日本のハンセン病と子どもたち・考』(広島青丘文庫、二〇〇〇年)である。植民地朝鮮の問題を軸に置きつつ、療養所の子どもたち、新良田教室、「未感染児童」等について、丹念な史料分析を通して問題をえぐり出した。また、藤野豊氏が「竜田寮児童通学拒否事件」について、ハンセン病者への強制隔離という問題のなかで検討している(『いのちの近代史——「民族浄化」の名のもとに迫害されたハンセン病患者』かもがわ出版、二〇〇一年、『近現代日本ハンセン病問題資料集成(戦後編)』不二出版、二〇〇三年)。そのほか、国立ハンセン病資料館の企画展示でも、「ちぎられた心を抱いて——隔離の中で生きた子どもたち」(二〇〇八年)や、「青年たちの『社会復帰』——一九五〇—一九七〇」などが開催されている。これらは、入所者年齢が高齢化し、ハンセン病療養所の将来構想が検討されるなかで企画されているところに注目したい。「将来」を考えるために、療養所で生きた証をどう見つめ直すかという、切実な思いが感じられる。

なお、教育学の分野での研究は一九九〇年代までほとんど存在していないといってよい。これは、教育学の責任として大きな問題があるといわざるを得ない。たとえば、国会(参議院文部委員会)でも取り上げられた竜田寮児童の共学拒否問題や、病気の子どもたちの高校進学・進路保障という問題が、民主的な教育研究団体においてさえほとんど取り上げられてこなかったことの検証も必要であろう。

一九九〇年代に入って、全国病弱教育研究連盟病弱教育史研究会編『日本病弱教育史』(同会発行、一九九〇

年）が出版された。そこでは、「患者児童」と「未感染児童」の教育・保育について沿革が記されている。研究が本格的に進展するのは、「ハンセン病児問題史」という視角から、植民地の問題も含めて、ハンセン病療養所における子どもたちの生活・教育・人権の歴史や子どもたちの精神生活などにアプローチした本書編者の清水寛らによる共同研究である。一九九八年からは日本特殊教育学会の自主シンポジウムにおいて、共同研究「ハンセン病療養所における子どもたちの生活・教育・人権の歴史と未来への教訓」が連続的に取り上げられた。

こうした研究をふまえつつ、現在は宇内一文氏が療養所内の教育機関の特徴や新良田教室の形成過程と校内民主化などについて、当事者への聴き取りも含めた研究を進めている。この間の「子どもと教育」に関わる研究の到達点については、宇内一文「日本のハンセン病にかかわる子どもと教育に関する歴史研究の課題と展望」『ハンセン病市民学会年報二〇一〇』を参照されたい。宇内氏のいう、「隔離と教育（学）の共犯関係」の問題点を、歴史研究によるさらなる解明をふまえてどう深めていけるのかは今後の課題であろう。

（江連恭弘）

◆1　全国障害者問題研究会編集『全障研三十年』全障研出版部、一九九七年、全八一三頁、参照。

◆2　伊波敏男「花に逢はん――人として生きるということ」（清水寛編著『続・生きること学ぶこと――ゲスト講話集』創風社、二〇〇二年）、五～三六頁、参照。

◆3　清水寛著『人間のいのちと権利――民主主義・人権・平和と障害者問題』（全障研出版部、一九八九年）、一八七～一九二頁、所収。

◆4　清水寛「日本ハンセン病児問題史研究〔I〕――研究の課題と『日本ハンセン病児問題史年表（第一次案）』」（『埼玉大学紀要教育学部（教育科学）』第48巻第1号、一九九九年三月）一三～七四頁。

◆5　柴田隆行編、山下道輔著『ハンセン病図書館――歴史遺産を後世に』（社会評論社、二〇一一年）、四六頁より重引。

◆6　①研究代表者・清水寛『日本及び旧植民地朝鮮・台湾におけるハンセン病児童の生活と教育と人種の歴史』（平成10年度～平成12年度科学研究費補助金・基盤研究（C）（2）研究成果報告、平成13年・二〇〇一年三月、全三三三頁）。②清水寛「植民地台湾におけるハンセン病政策とその実態」（近現代資料刊行会企画編集『植民地社会事業関係資料集・台湾編』近現代資料刊行会発行、二〇〇一年）、一三四～一三九頁。③清水寛・平田勝政「解説　台湾におけるハンセン病政策」（『近現代日本ハンセン病問題資料集成』〈補巻1～15〉解説・総目次、四九～六七頁）、参照。

◆7　清水寛「国立療養所多磨全生園の戦前における職員の勤務日誌に見る患者取り締まりの実態〔Ⅰ〕」、「同〔Ⅱ〕」、「同〔Ⅲ〕」（自治会企画編集委員会編集、財団法人全生互恵会発行『多磨』第八七巻第一二号、二〇〇六年一二月～第八八巻第二号、二〇〇七年二月）参照。

◆8　清水寛「国立療養所多磨全生園における太平洋戦争下の患者組織の活動――『全生常会記録』を中心に⑴～(57)」（『多磨』第九巻第一一号、二〇一一年一一月～第九七巻第八号、二〇一六年八月、連載中）参照。

第Ⅱ部　証言編

第6章　多磨全生園について

第1節　多磨全生園の少年時代とその後の生き方（聴き書き）

𥔎　雄二（栗生楽泉園在園者）

聴き手　清水　寛
年月日　二〇一三年五月一八〜一九日
場　所　国立療養所栗生楽泉園面会人宿泊所「石楠花荘」

略歴

一九三二（昭和7）年三月二五日、東京で兄五人、姉四人の末弟として生まれる。母は、雄二を出産した疲れもあってハンセン病発病、第一区府県立全生病院に強制入所。間もなく、雄二の父親の手引きにより脱走、自宅退所。

雄二は三九（昭和14）年、ハンセン病発病、七歳で母とともに全生病院に入所（母は間もなく家庭を安定させるため再び脱走、自宅退所)。

四〇(昭和15)年二月から四二(昭和17)年一一月まで、父の意思で脱走し自宅で家族と生活したが病状が進み、再入所。五一(昭和26)年、一九歳で国立療養所栗生楽泉園に転園。

二〇一四(平成26)年五月一一日逝去、享年八二歳。

聴き取りに至るまで

「ハンセン病市民学会第10回総会交流集会in群馬草津」(二〇一四年五月一〇〜一一日)の開催前日に神美知宏《こうみちひろ》(全国ハンセン病療養所入所者協議会会長)さんが、そして最終日に谺雄二(ハンセン病違憲国賠訴訟全国原告団協議会会長)さんが急逝された。お二人は筆者も発起人の一人である本学会の共同代表・運営委員でもあり、長年にわたりハンセン病者・回復者の人権保障・人間復権のためのたたかい、さらには〝人間の尊厳と共生〟を築く運動の中心的な存在であっただけに、私たちがうけた衝撃は大きく、哀しみも深い。

筆者は谺さんが亡くなる一年前に、栗生楽泉園において聴き取りをさせていただいた。

本書では谺さんからの聴き取りの内容をやや詳しく掲載する。その理由は、谺さんの青年期からの詩人としての社会的活動、栗生楽泉園の在園者としての自治会活動、さらに晩年におけるハンセン病違憲国賠訴訟全国原告団協議会会長としての運動や、療養所を「人権のふるさと」にしていこうというとりくみなどの根底には、多磨全生園での少年期が原体験としてあると考えるからである。

聴き取りさせていただくことについて谺さんにご了承をえてから、あらかじめ手紙で十余りの質問項目を挙げ、それぞれの項目についてなぜそのことをお尋ねしたいのか、またそれについて自分が谺さんのお書きになられた著書・論考やハンセン病違憲国賠裁判での「意見陳述」などを通して学んだことや感想などを便箋で五十余枚ほど綴り、さらに各質問に関連する谺さんと重要な関係にある方々（例えば「少年舎」については寮父として谺さんに大きな人格的感化を与えた松本馨さん）による特に重要な記述を複写して同封した。なぜ、そのようにしたのかというと、聴き取りは、聴き手の問題意識や予備知識などをあらかじめ知っていただくことによって話し手の語る内容もまた変わっていき、聴き手の理解も深まっていくからである。

谺さんからの聴き取りは二日間にわたり、計五時間余に及んだ。筆者はかねてより、谺さんのハンセン病訴訟原告団長としての活動や、全国の各ハンセン病療養所を〈人権のふるさと〉として位置づけ、療養所の入所者たちがそれぞれ療養所の意義・役割についての将来への構想を主体的に創りあげていくことへの提唱、とりわけ楽泉園に〈重監房跡〉を残し、その復元に尽力しておられることなどに心から共感し敬意の念を覚えていた。そこで、谺さんのハンセン病患者の人権獲得と人間回復をめざしての〈魂の軌跡〉をたどりつつ、現在の心境や未来への抱負をうかがいたいと思って、初期の著書である『詩集　鬼の顔』（昭森社、一九六二年）や『詩と写真　ライは長い旅だから』（詩・谺雄二、写真・趙根在《チョウ・クンジエ》、皓星社、一九八一年）や谺さんが寄稿している近年の栗生楽泉園入所者自治会機関誌『高原』（月刊）を持参し、聴き取りの中では筆者がとくに感銘を受けている詩や文を読みあげたりした。そのようなこともあって、聴き取りはたんなる質疑応答に終わらず、対話的な性格をも有するものとなった。

谺さんは聴き取りに際し、両日とも電動車椅子を使い一人で面会人宿泊所「石楠花荘」においで下さり、終始、笑顔で快活に語って下さった。しかし、今にして思えば谺さんの病状はかなり進行していたはずであり、それを押して快く聴き取りに応じて下さった谺さんのご厚情に心底より感謝の念を覚えずにはいられない。

谺さんにとって、多磨全生園での少年時代は戦時下であったこともあり、つらく苦しい思いを数多く味わわねばならなかったが、同時にその後の人間としての生き方につながる大切な原体験も存在したと考えられる。その意味では、冴さんがその最晩年に語った少年時代のことは、〈人間・冴雄二〉を理解するうえでの貴重な証言であり、さらには差別を許さず真実を求めてたたかいぬいた〈詩人・冴雄二〉の未来へのメッセージがこめられているといえるかも知れない。

冴雄二さんには多磨全生園での少年時代について、筆者が埼玉大学の教員のときに、ゼミ活動の一環としてすでに二度にわたって聴き取りをさせていただいている。一九八五（昭和60）年二月一五日と九八（平成10）年一〇月九日、栗生楽泉園においてである。

冴さんからの聴き取りを含め、このゼミ活動の経過と内容については、清水寛編・埼玉大学障害児教育史ゼミナール集団著『ハンセン病療養所における子どもの生活・教育・人権の歴史――国立療養所多磨全生園を中心に』第一集（一九九九年四月、全二五〇頁）、同『同――国立療養所栗生楽泉園を中心に』第二集（二〇〇一年五月、全四〇二頁）にまとめている。

今回はそれらのゼミの報告集、冴さんの著書『わすれられた命の詩《うた》――ハンセン病を生きて』（ポプラ社、一九八七年）、『知らなかったあなたへ――ハンセン病訴訟までの長い旅』（ポプラ社、二〇〇一年）などにもとづき、主に松本馨寮父とのかかわりや松本馨さんから受けたその後の生き方への影響などについてうかがった。

1　発病して小学校へ通学できなくなったときのこと

――ハンセン病違憲国賠裁判の東日本訴訟での冴雄二さんの「意見陳述書」を読むと、一九三九（昭和14）年、七歳のときに発病し、「やがて私は入学したばかりの小学校にも通えなくなり」と述べておられます。「通えなくなった」ときの学校側の対応はどのようでしたか？

㊃　早生まれなのでその前年に入学しなければならなかったのですが、よく発熱したりしたので一年遅らせて七歳で入学したんです。一ヶ月位して身体検査があり、校医が左腕の肘に赤い斑点があるのを見つけ、明日、再検査すると言った。すでに母が発病していたので、〈もしかすると同じ病気になったのでは〉と不安になり、カバンを学校に置いたまま家へ逃げ帰った。すると担任の女の先生がカバンを持ってやってきて、「明日、再検査を受けないと学校に来れなくなりますよ。」と父に言った。父は「子どもが厭《いや》だということはさせないで下さい。」と答えた。そして、翌日、私を東京帝大の病院に連れていきハンセン病との診断を受けた。それを知った母は、自殺をはかったが発見が早く命はとりとめた。

母は私が四歳のとき発病し、警察と区役所衛生係の手で全生病院に強制入院させられ、家は見せしめのように大げさな消毒がなされた。それが原因で、郵便局で働いていた長男は失踪し、長女は離婚されて実家に戻っていた。母は入院させられたものの、家庭・家族を精神的にも支えるため半年ほどで脱出し、わが家に逃げ帰っていたのです。

私は自分が小さいとき母が抱いたりしてくれなかったのを寂しく思っていたけど、私の発病を知って母が自殺しようとしたことにより、母の苦しみがよくわかり、子どもへの愛情の深さを感じた。

それで、〈母を護ってやろう〉という気持ちも抱いて、三九（昭和14）年五月に母と一緒に全生病院に入ったのです。

――お母さんが最初に入院されたときは、一九〇七（明治40）年制定の法律「癩《らい》予防ニ関スル件」が三一（昭和6）年に「癩予防法」となり、在宅で療養していた者を含め全患者にたいしても絶対隔離が強行実施されていく時期ですね。先ほど、お母さんを強制収容したあと家中を消毒されたというのも、ハンセン病はきわめて弱い感染力しかないにもかかわらず、国民の間にハンセン病患者は一人残らず強制収容絶対隔離しなければならないような、恐ろしい伝染病であるという恐怖感をうえつけるためであったと思われます。

そのとき、お父さんはどうされましたか。

谺　近所の人たちの白い眼にさらされたため、急遽隣《きゅうきょ》の区に転居した。同じ下町だから比較的近いんですが、辺鄙《へんぴ》な所へ引っ越したわけです。

父は会社員で経理なんかの仕事をしていたようだけど、面倒見がよく手先が器用だった。だから移転先でも、後から続々と建ってくる家の人たちの世話をやいていた。例えば、「物置が欲しい」といえば、材料までも買ってきて建ててしまうとか、隣の家の子が進学だなんていうと、会社を休んででも机や本棚をつくり、「お祝いだ」とかいって持ってったりする。自分の子どもたちにはしないのにさ。それだけ、ハンセン病患者を出した家庭だということで忌み嫌われないように気をつかってたわけだね。

――そうでしたか。

谺　お袋が病院から脱走するのは、実は家族がバラバラになってしまうからさ。お袋が中心で、支えになっていたんだね。俺は小さい時に感心したもんだよ。病気になったって、人間は捨てたものではないと。お袋を見ていて。

――お母さんはどういう方でしたか?

谺　親父は代官屋敷の次男坊で、いわゆる旧家だよね。お袋はそこの小作人の娘さ。親父が惚れて、手に手をとって駆け落ちした。親父が二二、三歳、お袋が一七歳。

俺はね、今、本を読んで、文章を書けるようになったけど、本を読むことが好きになったのはお袋のせいなんだよ。お袋は本が大好きで、吉屋信子というような、ああいう小説を年中読んでいたよ。俺は一緒に並んで本を読めば、近くにいられるんだから、それで本を読むようになったんだ。

お袋は気は強かったね。お袋は子どもが親父にちょっとでも馬鹿にしたような態度をとったり、言葉づかいをすると、ビシッときたよ。（略）親父もお袋がいないと困ったんじゃないかな。親父はお袋に惚れたとかいってもさ、病気にもなったし、それでも最後までお袋を愛し続けたからさ。偉いものだよ。

――そこで、私は思うんですけど、谺さんのお父さんとお母さんとが駆け落ちするほど愛し合っていて、両親とも子どもたちや家庭を本気に大切にしていたからこそ、谺さんが、ハンセン病になって苦しむときも、人間や人生に絶望せず、生きる力が湧いてきたのではあるまいかと……。

谺　その通りだね。

2　「少年舎」に最年少で入って

――では、「全生病院」に入ったときのことを聞かせてください。

谺　はじめは母と私は「収容病棟」に入れられ、目が見えにくくなっていた母は不自由舎の「薄舎《すすき》」、私は「藤蔭寮」に移った。

――少年舎に入った当初のことは、谺雄二著『わすれられた命の詩《うた》――ハンセン病を生きて』（ポプラ社、一九八七年）など、谺さんの著書に具体的に書いておられます。そこで本書の「少年舎と学園」の章で述べておられることを抜き読みいたします。

「ススキ舎という女の不自由舎」は「十二畳半四室。各部屋に目や体の不自由な女の人が五人ずついて、その五人の世話にあたる付き添《つそ》いさんが一人、計六人がそれぞれの部屋に同居」。「藤蔭寮」は「少年舎」で「おとな舎の半分の二室。中央の玄関からむかって西が一号室、東が二号室」。「定員は、これも一部屋六人ずつ」。一号室には「子どもたちの世話をする寮父さんがいっしょに寝起きしているため、藤蘊寮の子どもの数は、一、二号室合わせて十一人」。「寮父さんは、やはりこの病気の人で、もうおじいさんで」、「目がまぶしいのか、セルロイド製の青い遮光帽《しゃこうぼう》を部屋の中でもかぶって」いた。「少年舎の子どもたちのほとんどが高等小学校の大きい子で、小さい子といえば、一号室の神代《かみしろ》という小学三年生が一人だけ」。したがって、谺さんは少年舎の最年少であった。「寮父」の名前は多田という方だけど、神代君に「お父《と》っつぁん」と呼ばなければいけないと教えられ戸惑ったという。

まだ七歳だった雄二少年は、少年舎ではどんな仕事を?

谺　園内には水道が敷かれていて、バケツに水を汲んできて拭き掃除をした。ホウキで庭も掃いたりした。配食所へごはんやおかずをうけとりにいく当番と便所掃除の当番があったけど、私は小さすぎるということで免除された。「ごはんとり」は炊事場からトロッコで配食所まで運ばれてきたのを、各舎ごとにバケツに入れて運ぶんですが、私はただ付いて歩くだけでした。

患者作業の一つに繃帯《ほうたい》再生やガーゼ伸ばしがあった。子どもはガーゼ伸ばしだけをした。洗濯場で洗い、固まって、湿っているのを一枚一枚伸ばして一〇枚位にまとめ乾燥させる仕事、これをやった。ごく僅かな給金（園内通用券）をもらった。夕食後は、きまって母の居る「薄舎」へとんで行った。私の場合は、自宅からも、父や姉たちの誰かしらが、日曜日などに定期的に食べ物などをもって見舞いに来てくれた。

3　「全生学園」に通学

――院内には、「全生学園」という、小学校令による義務教育制度に基づかず、したがって文部省の教育行政の管轄外の、一応、教育的機関があったわけですね。

著書『わすれられた命の詩――ハンセン病を生きて』には、初めて学園に通学したときの様子がかなり詳しく、具体的に記されていて貴重です。そこで、やや長くなりますが読みあげますので、学園での実際の授業のことなど思い出して、質問に答えて下さいますよう。（六八～七〇頁を読み上げたが略す）一週間の「時間割」はありましたか？

谺　一応きめられていましたが、実際に行われた授業は国語、算数、習字、図画、地理などだけでしたね。

――教材として何がありましたか？

谺　地理の掛図があったけど、日本についてだけのでした。

――授業はどのように行われたのですか？

谺　国語科だと、教科書を朗読させる。読めなかったり、間違って読むと、先生がこう読むんだと教える。書き取りもさせました。算数科はやはり教科書にそって足し算、引き算、掛け算をさせる。

私は、すぐ飽き飽きしてしまった。先生はただ字の読み方や書き方を教える、それだけ。教科書は一回読んじゃうとあとはつまらなくなる。

だから、私は図書館や学園の文庫の書棚から借り出した別の本を授業中に読んでいました。『プルターク英雄伝』とかを、そっとね。

算数科については、一学期分の教科書の計算を何日かかけて全部やって答えを出し、ノートに書いておき、『プルターク英雄伝』なんかを読んでいる。先生が時々、黒板に式を書き、私に「解いてみろ」とあてる。そうしたら、出て行って、ノートに書いた通りに書く。間違っていないので、また別の本を読んでも文句を言わなかった。

とにかく授業はつまらなかった。ただ教科書にあることをそのままくりかえすだけだから。

――理科の実験なんかは無いんですか？

谺　全然、無い。

――修身科はありましたか？

谺　あったけど、私は覚えていませんね、どんな授業だったか。私には関心が無かった。

――学園の教師に選ばれてくる患者には元教員だった人はおりましたか？

谺　いませんね。楽泉園の「望学園」には藤原時雄さんのような教職経験のある患者教師がいたけど……。

――では記憶に残る患者教師にはどんな人がおりますか？

谺　そうだね、元・戦車隊の将校だったという小柄な教師がいた。

――なぜ小柄だったのでしょうか？

谺　そうでないと戦車に乗り込めないからだろう。その患者教師が初めて運動会でも軍隊で習ったいろんな競技をとり入れた。雪合戦なんかもさせた。私は厭だったけど……。

――雪合戦は楽しくなかったですか？

谺　最初は面白かったけど。子どもでも手のわるい子は雪を握れない。だから、皆がワイワイ騒ぐほど楽しいものでは無かった。

ただ、看護婦さんたちが五、六人、私服でやってきて一緒に雪合戦をしたことを覚えている。

――当時、職員が学園の子らと遊ぶのは珍しいことでしょう。優しい看護婦さんだったからでしょうね。

谺　そうでしたね。私たちは、林先生が何かやりだそうとすると、「はやし（林）、のり（範）だす、動きだす」って、先生の氏名をもじって歌ってました。

——戦争中のことですから、体罰なんかはありませんでしたか？
㐭　とくに無かったですね。ただ、教室の掃除をしながら、皆んなで何か流行歌を歌ったら、隣りの教室から校長格の牧田先生がやって来て、ひどく叱られたことがある。「今、どういう時代だと思ってるのか！」と。それでも私たちは、学園に一台あった蓄音機に『ノラクロの歌』のレコードをかけ、「分隊長を先頭に」という歌のところをくりかえしかけた。それは牧田先生への皮肉なんです。

——それを牧田先生は自分へのあてこすりだとわかってたんでしょうか？
㐭　感じとってはいたけど、私たちに何も言えなかったわけでしょうね。

——戦時中、教室で流行歌をうたって叱られたことについては、金夏日《キムハイル》さんが『高原』誌の一九八〇年四月号に「コスモスと私」と題して「全生学園」の思い出を述べた中で具体的に記しています。㐭さんたちが教室の掃除をしながら流行歌を歌って牧田先生から叱られたことと同一のことではないかもしれませんが、戦時下の学園の緊張した雰囲気を伝えるエピソードとして、やや長くなりますが、そこを読んでみます。

「あれは一時間の授業が終り、十五分間の休みに入った時だった。受け持ちの樋口先生が席をはずしたのを幸いに、クラスの者何人かが教室の窓際に集まり、当時霧島昇が盛んに歌っていた『誰か故郷を想わざる』の流行歌をまねしてみんなで歌った。

青木君は歌のまねは特に上手だった。小声で歌ったつもりが隣の教室まで聞こえたらしく、牧田校長が教室へ入ってこられ、いきなり往復ビンタが飛んだ。

『いま日本はどういう時代だと心得ているのか。米英を相手に勝つか負けるかの必死の戦争をしている時に、教室で流行歌を歌うとはなにごとだ』

と、下顎をぶるぶるふるわせながら真っ赤になって怒った。

ブルドッグと牧田校長に仇名をつけたのもその時である。教室に戻られた受け持ちの先生からは殴られはしなかったが、二時間目の授業を取りやめにして、冷汗の流れるほどぎゅうぎゅうしぼられた。教室で立たされたのもこの時が初めてであった。」（二三一～二三二頁より）。

ほかになにか戦時中の学園をうかがわせることとしては？

谺　牧田先生は、教室の正面に〈兵隊さんよ、ありがとう。私たちは、兵隊さんのお蔭で生きています。〉というような意味の標語を書いて額縁に入れて掲げ、毎日、授業前に唱和させられましたね。

ところが、敗戦後も牧田先生は同じようにやらせようとした。それで、私たちが「先生、戦争は終わったんだから、兵隊さんよありがとうは言わなくていいんじゃないんですか」と抗議した。そうしたら、ようやく取り外し、唱和もしなくてよいようになった。この唱和は習慣みたいになっていたので、牧田先生もどうしたらよいかわからなくなっていたようでしたね。

――「全生学園」の建物・校舎についてはいかがですか。

谺　建物の床が高くてね。野球をしていてボールが床下にころがり込んだりすると、「入っていくな、骨が出てくるぞ」などとおどかされて恐かったね。昔、土葬の墓地だった場所に建てた校舎だったから。

それに、便所に行くのが恐かった。校舎の廊下の外れの、一段下がった位置に便所があったから。暗くなると、「幽霊が出る」なんていわれていたんでね。

――「全生学園」の校舎の貧弱さについては、多磨全生園患者自治会編『倶会一処《くえいっしょ》――患者が綴る全生園の七十年』（一光社、一九七九年）の「22　少年少女たちの世界」の末尾にも記されています。そこで、その箇所を読んでみます。

「昭和6年11月13日に、全生学園校舎が昔の土葬の墓地のあった所に新築され、その落成式をかねて学芸品公募展覧会を開催、一道二府一二県、台湾、南満州、カナダ等から五三〇〇余点の出品があったと記録にある。そういうところはまことに派手だが、しかし校舎そのものは健康社会の学校の粗末なイミテーションである。火鉢のほかに暖房設備のない学校は、まことに寒い、底冷えのする建物であった。病児の学校としてどんな建物がよいかを自由な思考で、親身に考えた施設職員がひとりぐらいあったであろうか。畳敷きの寺子屋風の塾のほうがまだしもよい、と熱い心で言いたくなるのである。」（同書、一一二頁より）

しかし、このような校舎での授業も、戦局が悪化していくにつれて、生徒たちも学園の周辺にジャガイモの畑をつくる作業に追われたり、空襲の危機に晒され始め中止せざるを得なくなっていったようです。

松本馨さんは、「全生園の子どものくらし」という文の中で次のように述べています。

「（学園では――編者注）教材も充分でなく、援助もなかったため、読み書きが主体となりました。その上に子供たちは、肉体に病気をもっています。時間的にも短縮して教えねばならぬという障害がありました。それでも大東亜戦争が始まった当初は、午前午後と四時間位授業がありましたが、空襲がはげしくなるに従って、それも不可能になっていきました。」（松本馨「全生園の子どものくらし」東村山　父母と教師のべんきょう会編集・発行『むすめ・むすこたちへ――わたしたちの戦争体験記』一九六九年七月、三一頁より）

4　厭だった「来賓」の講演

――谺さんは、ハンセン病違憲国賠訴訟の「意見陳述」においても、「（ハンセン病療養所では）子供たちにもいろいろイヤなことがありました。特に私がイヤだったのは、文化人と称する人たちや僧侶たちの講演でした。そうした講演会があると、子供たちは会場の最前列に坐らされ、逃げ出すこともできずに、その人たちの話を聞かされるのです。話はきまって『お前たち患者は戦争の役に立たないどころか、じゃまな人間だ。いわば非国民だ。日の丸の汚点なんだ』ということでした。私は子供心にも、ずいぶん悔しく思いました。」（ハンセン病違憲国賠裁判全史編集委員会編集『ハンセン病違憲国賠裁判全史』第4巻「裁判編　東日本訴訟」、（発売・皓星社、二〇〇六年、六二頁より）

このことについて、もう少し聞かせて下さい。

谺　大きな礼拝堂に集められて、いわゆる名士の話を聞かされるんです。授業も中止してですね。礼拝堂には廊下が中央にあって、向かって左側が男席、右側が女席と決められており、男子生徒と女子生徒はそれぞれの席の最前列に座らせられる。牧田先生なども一緒に座っておられるから逃げ出すことも出来ない。そして、演壇でしゃべる来賓の話を聞かねばならないわけです。話の内容は「今、日本は戦争をやってる最中だが、あなたがたは国のお蔭でこうして療養生活を過ごさせていただける、兵隊さんが命がけでたたかっていてくれるから生かされているのだから感謝しなければいけない。」というのがほとんどでしたね。

これは、敗戦後のことだけど、私の記憶にのこっている講演会のことがある。それは、ある僧侶の講演のときのこと。当時は大変な食料難の時で、その僧侶も食べ物の買い出しに行った。その帰途、「夕暮の空に仏様の姿が浮かんでいる美しい情景が見え、思わず伏し拝んだ」というような話をした。

私たち男子生徒たちは、その話を聞きながら、お互いに小さい声で、「このお坊さんは口では美しいことを言ってるけど、あとで炊事場によって俺たち患者の分の米なんかを貰って帰るんだぞ」と囁《ささや》き合っていたことを覚えています。

――なるほど。子どもたちはただ我慢して聞いていただけでなく、辛辣《しんらつ》な見方もしていたわけですね。

5　職員による「監視」について

——同じくハンセン病違憲国賠訴訟の「意見陳述書」で谺さんは、「生活に必要な作業はすべて患者に強制され、職員の役目は、その患者たちを監視することでした。」（ハンセン病違憲国賠裁判全史編集委員会編、前掲書、第四巻、六一～六二頁より）と述べています。

この「監視」の対象には、「少年舎」「少女舎」の子どもたちも入っていました。そのことは、拙稿「国立療養所多磨全生園の戦前における職員の勤務日誌に見る患者取締りの実態[1]」のなかの「5. 子どもたちも取り締まりの対象に」（『多磨』八七巻一二号、二〇〇六年一二月、七～一〇頁）に記しました。

例えば、一九二七（昭和2）年の『見張所勤務日誌』を通覧し、少年少女（「子供患者」と記されている）にかかわる全記録を調べたところ、「監督」と呼ばれた「見張所」の職員たちが「注意」（「制止」「訓戒」「戒告」を含む）した件数は年間を通じて五二件もあります。

では、谺さんたちも「分館」（「見張所」を改称）の職員などから「監視」されて厭な思いをしたとかという体験がありますか。

谺　院（園）内に生活している限り、いつでも、どこに居ても、たえず「監視」されていたという気持ちがありましたね。

少年舎にも、毎朝八時頃、必ず「分館」の「監督」と呼ばれる職員がまわってきて、「どうだ?」とか、「何かあったか?」と必ず声をかけてきましたね。逃亡した子どもはいないか、などを調べに来たわけですね。それに対して、「変わりありません」とか返事すると、次の舎へ移って行った。

この「分館」の職員たちにたいしては、子ども心にも、いつも威圧感を覚え、恐ろしくて怖いという気持ちを抱いていましたね。

6 「少年舎」への食べものの「特配」について

――『全生常会記録』を読んでいくと、食物などを「病舎」「不自由舎」と共に、「少年舎」「少女舎」に、一般の舎よりも追加して特別に配給したり、一般の舎には配給せずに、それらの舎だけに「特配」したりしていた記録がみられます。

そのことについては、『多磨』誌への拙稿の連載中の「国立療養所多磨全生園における太平洋戦争下の患者組織の活動――『全生常会記録』を中心に」の第二七回（『多磨』九五巻二号、二〇一四年二月、二一～一一頁）で、「病室、不自由舎、少年舎・少女舎などへの食料品の特別な配分」を見出しの題にして、各年度ごとに具体的に記しました。

ところで、少年舎にいた谺さんたちにとっては、たとえささやかな分量ではあっても、そういう〈特配〉という配慮が「全生常会」という患者組織が仲立ちのような役割を担ってなされたということを理解しておられ、何か特別な気持ちを持っておられたでしょうか？

谺　ウーム。そういうことは、とくに感じなかったし、覚えていませんね。

――なるほど、そうですか。そうすると、たとえ『全生常会記録』などに、〈特配〉のことは事実として幾度も記録としては残されてはいても、そのことをもって、〈特配〉された側にとってもそのように受けとめられたととらえてはいけないということを示唆しているように思います。記録されている〈史的事実〉と、それが当事者にとってどのような〈史的記憶・意味〉を有するかは慎重に区別しながらその理由・要因を検討し、両者の関連をとらえねばならないということを教えられた思いがいたします。

7　三年間の〈自宅退所と学園休学〉

――『わすれられた命の詩《うた》』（一九八七年）によると、谺さんが全生病院に入院して半年ぐらいたつと、お母さんは再び「逃走」と呼ばれる無断での退所をしてしまいますね。やはり家庭の混乱を安定させるためと病状の重くならぬうちに家族のために自分が尽くせることをしておきたいという気持ちで……。そして、谺さんも一九四〇（昭和15）年二月から四二（昭和17）年一一月まで、父の考えにもとづき、姉が柊《ひいらぎ》の垣根の外にひそかに迎えに来て、〝柊で囲まれた村〟から無断で飛び出し、自宅で家族と暮らします。

この時期のことをふりかえって最も大事だと思うことはなんですか？

谺　親やきょうだいの愛情、とくに父親の理性的な愛を、心とからだに刻むことができたことです。

父は、母や私をたえず見舞いに来て院内の様子をよく観ており、また長年在院（園）して夫婦舎に住み母や私のことをよく世話してくれていた山本熊一（筆名・暁雨、俳句誌『芽生』の同人で「全生座」歌舞伎の座長もつとめた――筆者注）・みつ夫妻を訪ねて院（園）内のことについても話をよく聞いていた。そして、「ここは人間の住む所じゃない」と言っていた。私が帰宅したことについて、父はまわりの人たちには「ひよわな体なので田舎の学校へ行かせていたが、しばらく休ませることにした」と言っていたようです。

私は一〇人きょうだいの末っ子。長男は母の発病後、失踪。次男・次女は死亡。先方に望まれて嫁いだ姉も離婚させられた。三男は応召。そのほかの姉たちは会社勤めや学校に通学中。日曜日には兄・姉たちは浅草へは映画を観に、また上野には買い物と食事などに連れていってくれた。父も勤務のあいまによく縁日や夜店など連れていき遊ばせてくれた。そして、すぐ上の兄は、「雄二も学校へ行っていたら、もう三年生のわけだから」と小学三年生の教科書をひとそろいさがしだしてきて、毎日、宿題を出し勉強させられた。

ところが、他のきょうだいはちょっとした夜遊びが重なったりしただけでも父や母から厳しく叱られるのに、自分は何をしても叱られない。それで内心、父や母は私を見限っているからだと思いこみ、妙な孤立感にとらわれてしまいました。それに病気はよくならないんだから勉強なんかしたってなんになるという気持ちがつねにありました。

それで、〈柊の森〉にいたときに聞いた患者の首つりの話を思いだし、その真似ごとをして、実際に死にそうになりました。いち早く父が気づいて助かったんですが、父は私を横抱きにし、板で私の尻を激しくぶち続けました。その時、私は自分が見限られているのではないこと、死ぬことのとりかえしのつかなさを、父の満身の怒りから感じとりました。

そもそも、母が二度も「脱走」して夫や子どもたちのために心をくだいて尽くしたのも、私を〈柊の森〉から脱走させたのも、この病気を病む母の家族への愛情のあらわれであり、また、わずか七歳で発病したわが子に、「病気再燃」を予測し、せめてそれまでに、家族といっしょにすごさせることで、私に生きていることの実感をあたえ、悔いはのこさせまいとした、いかにも父らしい愛情のあらわれだったと思います（以上のことは、『わすれられた命の詩』一三二頁、参照）。

母は私を産むのに難儀し、その過労と衰弱がこの病気の発症を誘ったのかも知れません。ですから、母は生まれた私との接触は極力避け、私は父に抱かれて眠り、育ったんです。

——そうでしたか。すると、八歳から一〇歳までの三年間の自主的な〈自宅退所〉は、その後に襲ってくる病状の悪化や人生の苦難にも屈しない人間として生きる力を培《つちか》うために、とても重要な意味を有していたのですね。『詩・写真　ライは長い旅だから』（一九八一年）の巻頭に詩「病床で」を置き、それを受けて次に「出発する」の詩が在《あ》る意味が解ってきた気がします。「病床で」の詩の第二連では「オフクロはライに死んだ」と結ばれ、第三連から終連までに繰り返し現われる「体臭」という言葉は、まさしく谺さんのからだに乳幼児期から染み込んだ父の「体臭」にほかならず、それは言い換えれば自分のいのちと常に一体となって息づいている父という存在を象徴的に表現しているのではないでしょうか。

そして、第二の詩「出発する」でその後の谺さんの生き方を謳っているのだと……。

谺　そう受けとめて下さってよいです。

――では、「病床で」の詩の第三連と第五連、終連とを朗読します。

わが体臭を　かぐ
病床に　あぐらをかいて
胸元を　はだけて
その痛み　かなしみを　かみしめ
肚いっぱい　体臭を　かぐ
すると　ボクの　体の中に
重い手ごたえ　確かにあって
しかもそれ　病んで　とげとげしく
痩せ細った　ボクの神経を　あばき
さらに荒々しく　心　踏みにじり

むかつくほど　熱っぽく
ボクを　おそう
（略）
しかし　オヤジ！
この　まっぴるま
ボクの病室の　窓にも
すごい青い　八月の　空
ライの　汗と垢と　屈辱の
傷のにおいに　まみれてなお
ベッドの上の　息子に伝わる
あなたの　体臭が　ある

その体臭を　かぐ
いかにも　病んで
死んでは　ならぬ

（『ライは長い旅だから』、一一〜一三頁より）

谺　その詩「病床で」は、楽泉園へ転園し、病状が悪化して病室に入室中に、父の危篤の報せを受けたときに創ったんです。

——こうして、谺さんからお話をうかがい、この詩を読むと、二〇一〇年三月にノンフィクション作家であり評論家である姜《きょう》信子さんと谺雄二さんとが交わした対話の中で、谺さんが「詩」とは「心」であり「意志」であると応じ、さらに「らい」とは「人権」、「故郷」とは「両親」、「愛」とは「両親から受け継いだ血」だと述べている理由と背景が切実に伝わってくる思いがいたします。（姜信子「ハンセン病、封じられた記憶の島々を訪ねる旅(二)――『ライは長い旅』ならば、われらの旅もまた」〔菊池恵楓園入所者自治会機関誌〕『菊池野』通巻第六六四号、二〇一〇年一二月号、二九〜三二頁、参照）。

ところで、前述したように、かけがえもなく大切な〈自宅退所〉の三年間を過ごし、一〇歳になっていた谺さんは一九四二（昭和17）年一一月に、その前年七月に国立に移管され「国立癩療養所多磨全生園」と改称された〈柊の森〉へ、再び入園することにしたのですね。

谺　そうです。私のあごに大豆ほどの大きさの赤い結節が出来、病菌がさわぎだしたことに気づきましたから。母も病状が悪化し始めていましたが、念願の家族一人一人の寝る蒲団を新しくつくり直してからにしたいと言うので私だけ先に戻ったんです。

8　若き寮父・松本馨さんとの出会い

――再入園した少年寮で、〝松本お父《と》っつぁん〟と呼ぶ二〇歳代前半の寮父・松本馨さんとの出会いが生まれるわけですね。

谺さんが松本お父っつぁんから受けた絶大な人格的感化やその後の生き方への影響をうかがう前に、まず松本馨（筆名・松木信、松木義男、田代馨、ラザロ・恩田原など）さんが寮父を引き受けた理由、子どもたちにどのような態度や考え方で接しようとしたかを松本馨さんご自身が書かれたものから見ておくことにしましょう。

松本馨さんはキリスト者（プロテスタント、無教会派）で、個人としての文書伝道誌『小さき声』（月刊）を一九六二年九月から八六年三月まで、一時期休刊しますが発行し続けました。私は松本馨さんから第二一五号（一九八〇年七月）から終刊号まで受贈し、文通を幾度も交わしました。松木信著『生まれたのは何のために――ハンセン病者の手記』（教文館、一九九三年、全三七二頁）には、『小さき声』に連載されていた寮父のときのことも少し修正・加筆されて収録されているので主に本書から紹介や引用をすることにいたします。

一九一八（大正7）年生まれの松本馨さんは一一歳のとき、ハンセン病を患っていた兄が自宅で首を縊《くく》って死んでいるのを目撃。そして、一九三五（昭和10）年、一七歳のとき同じ病であることを大学病院で告げられ、川に跳び込んで死のうとした。その瞬間、「おれは何のために生まれたのだ」という疑問が起き、その疑問を解いてから自死しようと思いとどまり、「全生病院」に入ります。翌年、一二歳の弟も同じ病気に罹患《りかん》し同病院に収容されています。

松本さんは「厳しい監視と検閲の下ですべての自由を奪われながら、おれは何者なのだ、何のために生まれたのだと、哲学書や文学を手当たり次第読みあさった」（同書「序」より）。そして、入舎した軽症者の男性寮「桔梗舎」の「原平太」さん（原田嘉悦、原田嘉一、筆名・樫子、一九〇〇～八六。キリスト者で大正期の末から昭和の初期まで少年寮の寮父。「全生常会」の評議委員会の議長、戦後は入所者自治会の会長を幾度もするなどして活躍。詳しくは、原田嘉悦著『いのちの真珠』日本MTL、一九七二年、など参照）と親交を結ぶようになります。

原さんの許には園内の文学青年が多く集まった。その中には、北条民雄や彼と文学を通じて親交があった光岡良二（厚木叡さん）、詩人の東条耿一さん（本書第6章第5節の津田せつ子さんの実兄）などもいたという。松本さんも、一時期、宗教、文学、哲学などで原さんから大きな影響を受け、キリスト教に入信。原さんから、少年舎の寮父が欠員で探しているがなり手がいないので引き受けてほしいと強く勧められ承諾。その動機の一つは、寮父不在の少年舎で弟さんが博打をするなど生活が荒れたことがあったこともあるようです。松本さんは、そのとき二三歳。

松本さんは寮父を引き受ける条件として二つ出し、原さんの立ち合いのもとに園側の教務係である国分幸平書記と協議し、園当局の承任を得ました。すなわち、「学園児童と卒業した児童が一つ屋根の下で暮らしているが、それを分けて、学園児童を私が面倒を見ること。もう一つの条件は、月額一円を子どもたちに日用品費として支給すること」です。(『生まれたのは何のために』五〇～五一頁より)。後者は、作業賃のきわめて低いガーゼのばしの作業から子どもを解放し、子どもらしい生活と学習に向かわせるためでした。

『全生常会記録』によれば、松本馨さんは一九四一(昭和16)年度後半から四四(昭和19)年三月三日まで約三年近く、学園児童の男子の少年舎である「藤蔭寮」(のちに新築され間取りも広くなった「祥風寮」に移る)の寮父に任じられています。

次に、松本さんが考えた子どもたちに培いたい能力とそのために採った方法について引用します。やや長くなりますが、そこには、この子らの人間としての発達と教育に最も必要で大切なことを的確にとらえ、実に、生き生きと実践していることを見ることが出来ると考えるからです。

「私は子供舎に来て、初めのうち何を教えたらいいかと考えた。子どもは下が一〇歳で上は一四歳であるが、二〇歳まで生きられる者が果たして何人いるだろうか。それを考えると、今子どもたちに必要なものは何なのか、考えずにはいられなかった。そして私の出した結論は、国の教育方針に従って、基礎的な力をつけることも大事だが、それ以上に必要なことは、自己を表現する能力をつけてやることだ。子どもたちの前途には恐るべき病魔が待っている。それと戦う言葉を持つことが大切だ。それが自己表現能力をつけることなのである。苦難のただ中で言葉も持たず、獣のように死んでいくほど悲惨なことはない。」(『生まれたのは何のために』五四頁より。傍線は編者による。以下同じ)。

そして、松本さんは子どもたちに、①「就寝前に三〇分から一時間、学習すること」、②「毎月、作文と詩を一編ずつ作ること、短歌や俳句は二首以上作ること」を求め、作文は松本さんが選をするが詩・短歌・俳句は、在園者の中のそれぞれの部門で活躍している人に選をしてもらうという提案をし、実施しました。

実際には、子どもの負担にならないように夜の学習は三〇分位で切り上げ、その後は子どもたちの好きな、松本さんが座ったままでの相撲を室内でとっています。松本さんが力尽きて倒れると子どもたちは目をキラキラと輝かせて「万歳!」と叫ぶ。キャッチボールや鬼ごっこもしています。このような身体ごと子どもたちとぶつかりあい、遊ぶなかで松本さん自身も〝子ども心〟をとりもどしていく。その精神的過程、そのことの人生における意義について次のように記しています。

「この時私はガキ大将をしていた頃の少年に帰っていた。それは私自身思ってもみなかったことであった。

一一歳の時、兄の醜悪な死を発見した時、私はそのショックで少年の心を失ってしまった。そして死におびやかされる日が続いた。(略)その私が少年舎に入って子どもたちと生活している内に、失っていた少年に帰ったのである。私は子どもの時はガキ大将だったが、藤蔭寮に入っていつの間にか、わんぱく者のリーダーとなって遊んだのである。

五〇年余りの隔離生活をふり返る時、寮父となった一九四一年は、私にとって記念すべき年となった。もし寮父になっていなかったら、教会の門を叩くこともなく、私は文学の世界にとどまっていたであろう。」(『生まれたのは何のために』五四〜五五頁より)

少年舎の寮父としての松本馨さんのことについて、非常に長い紹介になり恐縮です。谺さんにとっては、すべてご存知のことであると思います。

では、どうぞ〈若き寮父・松本馨さん〉との〝出会い〟についてお聞かせ下さい。
谺　少年舎の子どもたちは、松本お父っつぁんがもっている少なくとも二つの面を、それぞれ多かれ少なかれ受け継いでいったように思いますね。つまり、文学の面と信仰の面とを……。

私は欲ばって両方とも受け継ごうと、松本お父っつぁんの通っている園内の秋津教会（プロテスタント。原田嘉一が信徒代表をしたこともある）にもくっついていったけど続かず、結局、文学のほうを生涯とりくむことになった。信仰の面では熱心なキリスト者になった者もいるよ。

――松本さんが『小さき声』に書いておられるのですが、戦後、松本さんが失明し、さらに唇読、舌読に必要な知覚などまでも麻痺《まひ》し聖書が読めなくなったときに、『新約聖書』の「ロマ書」を全文暗誦し、松本さんの信仰を支える役割を担ってくれた元・少年舎の子どもだった熱心な信仰者もおられたようです。

谺　そうでしたか。私が松本お父っつぁんのキリスト者としての一面に、少年舎の生活の中で触れて心に響いたことがある。それは、ある晩、便所に行くために少年舎の端にある寮父室の前を通ったときに、お父っつぁんが小さな声で祈っているのが聞こえた。「今日も、何とか子どもたちと無事に過ごすことが出来ました。明日もこのような生活を子どもたちと続けることが出来ますように。」といった意味のことです。それをそっと聞いて、内心で驚くとともに、感動した。「こんなにも俺たちのことを大事に思ってるんだ。すごい人だ」と。それでまた、お父っつぁんが好きになったな。

お父っつぁんの部屋には、本がたくさんあってね。ドストエフスキーの本なんかも持ってた。それらの本を眺めてるうちに、「あ〜、本が読めるようになりてえなあ」と思うようになった。

お父っつぁんは、毎晩、私たちが勉強に飽きるころになると、原稿を読み聞かせてくれるんだ。『忘れられた子ら』という題目の小説なんかは、私たちのことをよくわかって書いてくれてるなあ、このお父っつぁんなら何を言っても信じてくれる、と思った。だから、その日の原稿を読んでくれるときは、みんなシーンとして聴き入っていた。いつ、自分のことが出てくるんだろうと期待しながらね。すると、やっぱり「これは俺のことだ！」という場面が出てくるんだ。そうすると、誰でも嬉しくなってね。

――ところで、私たちが一九八〇年代後半から九〇年代に埼玉大学の「障害児教育史ゼミ」で楽泉園を訪れ、冴さんにも〈生い立ち〉などについて聴き取りをさせていただいた際、冴さんは、さきほどの三年間の〈自宅退所〉の時期に、「詩を覚えたのは『よいと巻《ま》け』からかも知れない」と語って下さっています。

ゼミ報告集から、その箇所を読みあげてみます。

「今はないけど、おばさんたちが頬《ほ》っかむりして、土台石を打ち込む櫓を組んで、『よいと巻け』というのをやるんですよ。一日中見ていたことがありますよ。それには音頭取りというのがいてさ、それは男でさ。それが即興詩をやるんですよ。おんなの人が通ると、『美人が通るよ、エーンヤコーラ』とか。（略）今考えると、俺が詩を覚えたのはあれだと思うよ。『よいと巻け』だと思う。」（「冴雄二さんを訪問して」'85・2・15、'98・10・9。清水寛編、埼玉大学障害児教育史ゼミナール集団著『ハンセン病療養所における子どもの生活・教育・人権の歴史――国立療養所栗生楽泉園を中心に』第二集、二〇〇一年五月、三三五頁より）。

また、著書『わすれられた命の詩』の「Ⅳ　戦争悪夢」の章では次のように記しておられます。

「（少年舎で松本お父っつあんから指導を受けて――筆者注）作文はともかく、短歌、俳句、詩となると、なにをどう書けばいいのかわからなかったし、はじめはずいぶんこまりました。でもだんだんとつくり方をおぼえ、また、自分の作品をほめられたりすると、けっこうその気になって、がんばるのでした。私は、学園のきまりきった授業よりも、むしろ少年舎でのこうした勉強のほうがおもしろく、しだいに熱中するようになりました。石川啄木《いしかわたくぼく》という人の歌集を読みはじめたのも、ちょうどそのころでした。」（『わすれられた命の詩』一四八頁より）。

このように見てくると、谺さんには子どものときから詩人になるための資質として必要な感性があり、それがさらに多感な少年時代に松本寮父の適切な指導を受けて知性が磨かれ、詩心が豊かに育っていったのではないかと思われますがいかがでしょうか。

谺　松本お父っつぁんが子どもである私たちに与えてくれたことの中で、最も大事なことは、たんに本が読めたり、作文や詩などを書けるように導いてくれたこと自体にあるのではなく、そのような能力を培うことを通して、それまでの自分たちには持つことのできなかった夢や希望、さらに憧れを抱かせたところにあるのです。

一般の社会にいたときは、まわりの大人たちから、よく、「君は将来、何になりたい？」とか、「どんな人になりたいのか？」と訊《き》かれた。だけど、この病気になり、「癩療養所」に隔離されてからは、そのように訊かれることは全く無い。大人たち自身が病気が悪くなって、死んでいくばかりだと思っている。だから、子どももいずれそうなるだろうと考え、子どもたちにたいしてその将来の願いを聞こうとはしない。

ところが、松本おとっつぁんは違ってた。

子どもたちと同じ病を病み、そこから生ずる不安と恐れを共有しつつ、一度は死のうとした絶望の中から生きる希望を見いだし、それをからだ全体で伝えようとしてくれる。子ども一人ひとりの病状や境遇をよく理解し、口には出せないでいる子ども心の中の悩みや願いごとを小説に書き表わして代弁してくれる。そういう松本お父っつぁんとからだごと触れあい、行動を共にしていくうちに、「あゝ、自分も、大きくなったら、松本お父っつぁんみたいな人になりたい！」という気持ちが湧いてくる。

つまり、若い寮父・松本馨さんは「療養所」という名の、隔離され絶望しかなかった世界に閉じこめられていた少年舎の子どもたちの多くに、たとえ病気が重くなろうと、人間として生きている証《あかし》とも言うべき、〝夢〟〝希望〟〝憧れ〟をそれぞれが持つことを教えてくれた最初の人なのです。

――未だ若い松本寮父が、谺さんをはじめ少年舎の子どもたちにそのような人格的な感化を与え得たとするならば、それは松本さん自身が、先に『生まれたのは何のために』から引用した「少年舎に入って子どもたちと生活している内に、失っていた少年に帰ったのである。」という言葉が物語っているように、松本さんと子どもたちとの間に、いわば〈発達的な共感関係〉の育ち合いがあったからではないでしょうか。

谺　とにかく、私たちは、まず松本お父っつぁんが好きになった。それから、松本お父っつぁんのすることは同じようにしたくなった。松本お父っつぁんは、よく机に向かって本を読み、原稿を書いていた。だから、私たちも夜の学習は最初は厭だったけどするようになったし、作文を書き、さらに詩・短歌・俳句なんかも創るようになった。そのために、松本お父っつぁんは木工部に頼んで子ども用の小さな机と椅子を一人ひとりに造ってくれた。

松本お父っつぁんは、夕食が済むといつも柊の垣根の内側の道を散歩に出かけた。旧制高校生みたいに黒いマントを羽織って。その姿が格好いいんで、私たちもキャッキャッと騒ぎながら、松本お父っつぁんの前になり後になりながらほぼ園内一周の散歩にまつわりつくようにしてくっついていった。

そんないかにも子どもっぽい真似事から始まって、それがやがて松本さんのもっている人格に分かち難く結びついている二つの面、つまり文学と信仰のいずれかの面を、それぞれ自分なりに受け継ぎ、各自が主体性をもって、生涯かけて深めようとする者が現れていくことになったんじゃないのかな。

――なるほど、そうなのですね。と同時に、松本馨さんにとって、〝信仰と文学〟とはその人格と生き方において結びついており、信仰を強めようとすればするほど、文学における創作の内容も、療養所における生活と行動も深さと広がりをもっていったように感じます。したがって、松本さんと同じようには信仰への求道や文学活動は共有できなくても、そのような人間性や社会的な主張には共感し、要求の実現に共に力を尽くそうとする者も少なからずおられたように思うのです。

例えば、松本さんは寮父になる前は患者作業として図書館に勤め、図書の貸し出し業務のかたわら、猛烈に読書に励み、また、いつかは、患者である自分たちが「らい」の苦難の歴史を告発しなければならないと考え、そのために「らい」の文献だけを納め、貸し出しはしない書架を作ったとのことです。

そして、戦後、松本馨さんは自治会再建のために立ち上がり、総務部長を五期、会長を一三期も務めます。その活動の中で提案して作られたのがハンセン病資料・文献（のちに生活用具類も含む）の収集・保存とハンセン病問題の学習・研究・運動に役立たせるための自治会ハンセン病図書館（一九六九年の創設時の名称は「癩文庫」）です。そのような松本さんの戦前からの問題意識と志を真正面から受けとめて、以後、約四〇年にわたりその主任としての重責を担ってこられ、今日の国立ハンセン病資料館のいわば〝礎石〟を築かれたのが、松本さんが寮父のときの少年舎の子どもの一人であり、松本自治会長のもとで「文化部」を担当していた山下道輔さん（一九二九〔昭和4〕年、東京生まれ。四一〔昭和16〕年二月、父親と共に一二歳で全生病院入院）です。

山下さんは、失明し、手足も不自由な松本さんが「全国ハンセン病患者協議会」の支部長会に出席するときには案内役となり、かたわら各療養所から資料・文献を収集しました。山下さんの半生を軸に『ヒイラギの檻《おり》――20世紀を狂奔した国家と市民の墓標』（三五館、一九九八年）を著わした瓜谷修治さんの聴き取りに答えて、山下さんは「祥風寮」での少年時代のことをこう語っています。

「（松本お父っつぁんの）小説の朗読を聞きながら、みんな感動してたね。あれはものすごい頭に残っている。そういうかたちで自然と文学の世界に、目を開かれたと思う。

親父《おやじ》が亡くなり、自分の病気が進行して、生きる望みも消えて、青年期には本ばかり読んで過ごしてた。そ

れも松本おとっつぁんの影響が大きいと思う。」（五六頁より）

そして、瓜谷さんは次のように評しています。

「まさに〝松本学校〟だった。後に『らい予防法』闘争や自治会、文芸活動の中心になって活躍するメンバーが、この学校から巣立っていった。〝自分流〟の『らい予防法闘争』だとして、ハンセン病関連の資料に取り組む山下もその一人だ。」（同五六頁より。山下さんについては、柴田隆之編、山下道輔著『ハンセン病図書館――歴史遺産を後世に』社会評論社、二〇一一年。ハンセン病文庫・朋の会発行『山下道輔さん聞き書き』私家版、二〇一五年、参照）

松本馨さんは「自治会活動」について、「十字架の愛によるものであった。」（『小さき声』二六五号、一九八五年二月一日）、「霊的に満たされ自治会業務に携わった。」（『同前』、二六八号、一九八五年六月一日）と記しています。

そのような松本さんのキリスト者としての生き方について、戦後の一時期、園内の「秋津教室」の牧師であった荒井英子さんは著書『ハンセン病とキリスト教』（岩波書店、一九九六年）において、日本におけるキリスト者の多くが信仰・伝道と「救癩」事業とを二元的にとらえ、しかもハンセン病者の隔離を容認・助長してきたことを厳しく批判したうえで、『小さき声』全号に基づいて、松本馨さんの人生を四期に区分して考察し、「多くの『救癩』者たちが陥っていた『信仰と人権の二元論』の対極にある生き方を、彼の歩みに見いだすのである。」と述べています（一七二～一七三頁、参照）。

このように見てくると、若き寮父・松本馨さんと出会い、松本さんと共に育ち合い、その後の人生を主体的に生きぬいていった人たちのなかには、文学、信仰さらには差別を許さず人間の尊厳と共生を築くための文化的・社会的活動の分野にも進んでいった方々がおられることは、自然であり必然であるように思われるのです。

9　戦局の悪化と飢餓、そして死亡患者の激増

――拙稿の『多磨』誌での連載「国立療養所多磨全生園における太平洋戦争下の患者組織の活動――『全生常会記録』を中心に」の第一五回では、当局側が発行した『年報』にもとづいて作成した「全国の国立ハンセン病療養所における太平洋戦争期・敗戦直後の患者死亡率の年次推移」の表を掲載しました（三一二～三一三頁）。それで、『多磨』誌のその号を持参しました。

その表によると、全体として、敗戦の年の一九四五（昭和20）年が死亡率が最も高いです。同年の死亡率を療養所別に見ていくと、最も少ない東北新生園では六・四パーセント（年間在籍六六八人中四三人死亡）、最も多い宮古南静園では三一・九パーセント（年間在籍二九五人中九四人死亡）です。

多磨全生園について、死亡率を年次別に見ていくと、四一（昭和16）年は六・一パーセント（一四七〇人中八九人死亡）、四二（昭和17）年は九・二パーセント（一六二八人中一四九人死亡）、四三（昭和18）年は六・九パーセント（一六六〇人中一一四人死亡）、四四（昭和19）年は八・〇パーセント（一六九六人中一三六人死亡）、四五（昭和20）年は九・六パーセント（一四八〇人中一四二人死亡）、四六（昭和21）年は八・〇パーセント（一三〇五人中一〇五人死亡）、四七（昭和22）年は四・六パーセント（一二二九人中五七人死亡）です。

このような患者死亡率の推移の背景には、戦局の悪化にともなう食料不足とそれによる栄養失調、広義の栄養障害による死亡者の増加があるのではないでしょうか？

谺　たしかに、そういえます。

私は、そのことは、ハンセン病違憲国賠訴訟の原告として東京地裁で次のように「意見陳述」しました。

「一九四一年一二月にはじまった太平洋戦争は、しだいに敗色を濃くし、その影響はたちまち物資の欠乏、とりわけ食糧難となってハンセン病療養所の私たちを直撃しました。食べ物がなく、みんな飢え、栄養失調で次々死んでいったのです。しかも四四年の末には、米軍の日本本土に対する本格的空襲が開始され、サイパン基地からB29の東京空襲は多磨全生園がちょうど通過場所に当るらしく、毎日空襲で、そのたんびにみんな急ごしらえの防空壕に駆け込むのでした。」

「空襲警報発令中は、職員はものの見事にかき消え、したがって給食が毎日ストップするなか、母はこの年の五月、ほとんど餓死状態で、五四年の生涯を閉じました。」（ハンセン病違憲国賠裁判全史編集委員会編『ハンセン病違憲国賠裁判全史』第四巻、「裁判編・東日本訴訟」、六二〜六三頁より）

――戦局の悪化による食料不足に空襲が追いうちをかけたのですね。

谺　そうです。そして、その頃から母の病状は急激に悪化し、「不自由者棟」から「病棟」へ移りました。しかし、完全に失明し、気管切開で声を失い、また耳まで聞こえなくなり、ついに全身衰弱で寝たきりになってしまいました。

この病気を発病して入院してきたすぐ上の兄と私とで、いわゆる「補助看護」に当たり、空襲警報が発令されても防空壕に入らず病室で母をベッドの下に寝かせて見守りました。

空襲警報が鳴ると、配食は「乾パン」だけです。それを水でしめらせて、母に飲みこませようとしましたが、もはや喉を通りませんでした。そうして、母は〝餓死〟していったんです。

――お母さんのこの末期を、谺さんは児童向けのノンフィクション文学として著わした『わすれられた命の詩――ハンセン病を生きて』の「母の死」の章で、わかりやすく、しかし迫真の力をもった筆致で描いており、幾度、読んでも胸が詰まります。

亡数・死亡率の年次推移　1941(昭和16)年〜1947(昭和22)年

久光明園 岡山県)		駿河療養所 (静岡県)		多磨全生園 (東京都)		栗生楽泉園 (群馬県)		東北新生園 (宮城県)		松丘保養園 (青森県)		園 人数 年
亡 (%)	在籍 (A+B)	死亡 (%)	在籍 (A+B)	死亡 (%)	在籍 (A+B)	死亡 (%)	在籍 (A+B)	死亡 (%)	在籍 (A+B)	死亡 (%)	在籍 (A+B)	
6 (6)	1223※ (828+395)	―	―	89 (6.1)	1470※ (1208+262)	71 (5.2)	1371※ (971+400)	20 (3.0)	673 (450+223)	30 (3.9)	778 (502+276)	1941 (昭和16)
2 (6)	1287 (1036+251)	―	―	149 (9.2)	1628 (1309+319)	92 (6.4)	1443 (1071+372)	27 (4.0)	675 (590+85)	69 (7.6)	913 (707+206)	1942 (〃 17)
9 (5)	1265 (1139+126)	―	―	114 (6.9)	1660 (1418+242)	94 (6.5)	1452 (1263+189)	30 (4.5)	668 (625+43)	60 (6.7)	891 (824+67)	1943 (〃 18)
25 (.7)	1285 (1171+114)	―	―	136 (8.0)	1696 (1518+178)	97 (6.4)	1505 (1322+183)	24 (3.6)	669 (624+45)	60 (7.1)	851 (812+39)	1944 (〃 19)
3 (**.1**)	1180 (1134+46)	0 (0.0)	44 (0+44)	142 (**9.6**)	1480 (1407+73)	138 (**9.2**)	1502 (1335+167)	43 (**6.4**)	668 (624+44)	87 (**10.6**)	823 (779+44)	1945 (〃 20)
5 (9)	959 (871+88)	0 (0.0)	78 (44+34)	105 (8.0)	1305 (1221+84)	106 (7.6)	1388 (1313+75)	33 (5.2)	638 (605+33)	27 (3.9)	694 (670+24)	1946 (〃 21)
5 (1)	913 (817+96)	1 (**0.7**)	150 (66+84)	57 (4.6)	1229 (1118+111)	61 (4.6)	1324 (1259+65)	22 (3.8)	586 (568+18)	34 (5.3)	636 (598+38)	1947 (〃 22)
685人 (8.4%)		1人 (0.7%)		792人 (7.5%)		659人 (6.6%)		199人 (4.4%)		367人 (6.4%)		死亡人数 (平均%)

②駿河療養所は傷痍軍人療養所として1945年6月10日設立、奄美和光園は1943年3月18日開園。
③その年ではなく年度の場合は、原著論文と同じく、初出1941年の肩に※を付した。
④最下欄の各療養所の死亡者数の合計と死亡率の平均は清水が算出して表に加えた。
⑤最多死亡率はゴチ展示とした。⑥表題は清水による。

表　全国の国立ハンセン病療養所における太平洋戦争期・敗戦直後の入園者

宮古南静園（沖縄県）		沖縄愛楽園（沖縄県）		奄美和光園（鹿児島県）		星塚敬愛園（鹿児島県）		菊池恵楓園（熊本県）		大島青松園（香川県）		長島愛生園（岡山県）	
死亡（%）	在籍（A＋B）	死亡（%）	在籍（A＋B）	死亡（%）	在籍（A＋B）	死亡（%）	在籍（A＋B）	死亡（%）	在籍（A＋B）	死亡（%）	在籍（A＋B）	死亡（%）	在籍…
3（1.4）	218※（205＋13）	19（4.8）	392※（304＋88）	—	—	86（5.6）	1533※（891＋642）	106（7.9）	1346※（1093＋253）	47（6.1）	776（638＋138）	138（6.8）	202…（153…＋488…）
10（4.1）	243（214＋29）	12（2.3）	516（357＋159）	—	—	86（5.9）	1467（1271＋196）	115（8.6）	1333（1152＋181）	71（8.9）	794（670＋124）	167（7.6）	219…（178…＋408…）
13（5.2）	248（231＋17）	18（3.3）	546（483＋63）	0（0.0）	9※（0＋9）	66（4.3）	1552（1315＋237）	114（8.7）	1303（1125＋178）	71（8.4）	847（683＋164）	163（7.4）	221…（188…＋333…）
39（11.9）	327（235＋92）	58（6.1）	953（503＋450）	3（7.3）	41（8＋33）	96（6.7）	1424（1347＋77）	115（9.0）	1271（1107＋164）	93（**11.9**）	780（740＋40）	227（10.3）	221…（200…＋201…）
94（**31.9**）	295（287＋8）	252（**26.4**）	954（835＋119）	2（4.5）	44（36＋8）	142（**11.4**）	1245（1217＋28）	119（**10.3**）	1159（1107＋52）	60（8.5）	703（671＋32）	332（**17.1**）	193…（185…＋85…）
13（8.1）	160（140＋20）	34（4.4）	766（657＋109）	4（**8.7**）	46（39＋7）	53（4.6）	1144（1074＋70）	75（6.9）	1083（908＋175）	56（8.5）	661（590＋71）	163（10.1）	162…（147…＋142…）
5（3.0）	169（144＋25）	14（1.6）	874（518＋356）	9（4.1）	221（40＋181）	35（3.2）	1086（820＋266）	55（5.2）	1061（903＋158）	39（6.1）	644（546＋98）	121（8.2）	147…（129…＋176…）
177人（9.4%）		407人（6.8%）		18人（4.9%）		564人（6.0%）		699人（8.1%）		437人（8.3%）		1311人（9.6%）	

出典：岡田靖雄「ハンセン病患者および精神病患者の比較法制・処遇史」（『青人冗言　8』青柿舎、2012年4月、私家版、全53頁）。

注：①本表は、同上誌の25〜27頁所収の国立癩療養所13か所の1941年（昭和16年）〜1947年（昭和22年）の各療養所ごとの死亡者数と死亡率の年次別推移の数値を一つの表にまとめたもので ある。著者は「年間在籍者（年初〔または前年末〕在院者数）＋年間入院者数）に対する死亡者数の百分率をもって、死亡率」としている。本表では、「年初〔または前年末〕在院者数」をA、「年間入院者数」をBとして示した。

松本馨さんは『わすれられた命の詩』の、この母の死と、その死後、兄の最後もみとっている箇所を紹介したうえで、次のように評しています。

「この本を読む者はすぐ気づくと思うが、病室には病んだ母や兄、また咽喉切開をした母のカニューレの掃除を朝夕してあげる小学生の筆者はいるが、一度も医師、看護婦はでてこない。（略）

私は隔離収容所はハンセン病患者の刑務所であったと折にふれて世に向かって訴えてきたが、あまり反応はなかった。それは私の力が足りなかった為だろう。しかし、『わすれられた命の詩』は全生園の制度には一言もふれずに、私が百万行をもってしても尚、説明しきれない隔離収容所の実態を明らかにした。文学のもつ力であろう。この本は、信仰とは何ら関係はないが、子供だけでなく、大人にも是非読んで頂きたい。教育関係の団体から優良図書として推薦されている。」（多磨全生園　松本馨『小さい声』復刻No.3、一九八七年一〇月一五日、八頁より）

そこで、戦時下の、連日空襲の危機にさらされている隔離収容所であるハンセン病療養所における、特に重病者の生存と人権、さらには「補助看護」という名の同病で在園している家族などに、実際には義務として課されている看《み》とりの実態を識るために、やや長くなりますが、お母さんの臨終の場面の記述を抜き読みいたします。

「五月になって、体が汗《あせ》ばむようになると、ハエが急にふえ、病人たちの体をはいまわりました。病棟に浴室《しつ》はあっても燃料がなくて風呂《ふろ》がたけず、また包帯《ほうたい》交換もあまりされていないため、病人たちの体は傷のしみと汗で、みな、すえたような臭《にお》いを発していたのです。（略）

その日もマーちゃん（兄のニックネーム――編者注）と二人で、うるさくつきまとうハエを追いはらっていたところ、とつぜん母が耳に手をやり、カニューレをゼーゼー言わせながら、はげしくもがきだしたのです。

『どうしたの？　かあちゃんどうしたの⁉』

マーちゃんと私もすっかりあわてて、聞こえるはずがないのにそう言い、母の体をゆすると、母は、ようやくカニューレの穴《あな》を指でおさえて、

『耳が痛《いた》い。痛いよォ！』

と、泣き叫ぶのでした。おどろいて母の耳を見た私たちは、思わずゾッとしました。母の両の耳から、小さな白いウジが二匹、三匹とはい出してきていたからです。それは、ハエが母の聞こえない耳のなかにとっくに入りこんで、タマゴをうみつけていた、ということでした。そしてそのタマゴがかえってウジ虫になり、耳の奥を食いあらし、うち何匹かがはい出てきたにちがいありません。マーちゃんはピンセットで、私は箸《はし》で、母の両方の耳からはい出してくるウジ虫をはさみとりました。けれどはさみとっても、はさみとっても、またはい出してきます。母は痛がって泣き叫び、私も涙《なみだ》がでてきて、ウジ虫がぼやけてくるのでした。マーちゃんも泣きながら、つぎつぎとはい出してくるウジ虫を、けんめいにはさみとっていました。

母は五月二十二日朝、危篤《きとく》状態におちいり、（略）息をひきとりました。五十四年の生涯《しょうがい》でした。（略）」（同書、一七一～一七三頁より）

谺　こうして、母が死んだとき、私には泣けませんでしたね。むしろ、ホッとしたことを覚えています。母の死に顔がとても安らかに見えたし、「これで母も、やっと楽になれたんだ」と思ったからです。

——そうでしたか……。

『全生常会記録』をみると、戦争の末期には警戒警報や空襲警報が頻繁に発令されています。そのような状況にあっては、子どもたちの中でも病型が斑紋型でいわゆる「熱こぶ」があらわれ、高熱で苦しんだ子や病弱な子などは、そうした警報が発令されても防空壕に入ると、かえって病状を悪化させるおそれがあったのではないでしょうか。

𠮷　そうなんです。防空壕の中はじめじめして、とても冷たく、この病気で神経が病む子にはつらいんです。そういう子は、少年舎に居るときでも、よく押入れの中に入って寝ころがっていましたね。冷たい空気を避けて。それに防空壕は平地を縦に掘り、木材や畳の上に土を被せただけの掩蓋《えんがい》だから、直撃弾が落ちれば貫通して爆発する恐れがありました。だから、松本おとっつぁんは、警戒警報や空襲警報が発令されても、自分だけ少年舎の外へ出て敵機の動静をうかがい、防空壕に子どもらを入れることには慎重でしたよ。

それよりも、腹がへってたまらない。一番、それがつらかった。それで、学園でも勉強より周辺を耕してジャガイモづくりに精を出した。人糞は肥やしとして大事なので、学園や少年・少女舎の便所は大人たちには汲みとらせず自分たちで汲み取り、肥桶を二人でかついで使った。

ジャガイモが出来てくると、待ち遠しくて時どき土を掘って「まだかな、どうかな」と確かめたりした。ところが、あるときそのジャガイモが盗まれた。それで大人舎の台所を探しまわって、とうとう盗まれたまだ小さなジャガイモ数十個を見つけだした。どうして自分たちのだとわかったかというと、土の中に生えてるジャガイモを何度も見たり触ったりして確かめてるから大きさや形を覚えてる。

それで、その人が入室している舎の前で、みんなで大声を出して、「○○のイモ泥棒」とはやしたて、取り返した。その人は足がわるく、自分用の畑を持ってない人だったな。

そのくせ、自分たちは大人舎の軒先にさげてある切り干し大根や、大人舎の人たちがつくっている畠からサツマイモやトマトなんかを隠れて盗ったりした。大人たちは、それに気づいても、そっと見逃してくれた。子どもがどんなに腹をすかしているかよくわかってくれていたからだろう。

――ほう、そうだったんですか。

𠮷　犬を喰ったこともある。それは大人たちが園に迷いこんできた野犬を捕えようと追いかけ棒で叩いたが、全生学園の校舎の下へ逃げた。その傷ついて怯《おび》えている犬を体の小さい自分たちが潜っていって引き摺り出した。その犬の焼き肉を貰って喰ったんだ。旨かったよ。

――ウーム。今だったら、とても考えられないですね。戦争末期の園から出る食事はどんなでしたか？

谺　良くても「イモめし」。サツマイモにめしつぶが少しついてるだけ。ごはんにイモがはいっているんじゃない。昼食はジャガイモ何個かサツマイモ一本だけっていうこともあったよ。それに、だんだん夕食の時刻が四時から三時頃と早くなり、翌日の朝食まで空腹を我慢するのが大変だった。

朝食なんかも、野菜のつけものとか菜っ葉の煮たものが多く腹の足《た》しになるものが少なかったね。

みんなで、患者作業として農産物をつくっている「全生常会」の「農事部」の大人たちのところに行って、用済みになったサツマイモの滓《かす》を貰ってきて煮て食べようとしたけど、いくら煮てもとても不味くて食べられなかった。

また、みんなで林の中に入っていって、「自然薯《じねんじょ》」探しもよくやった。木にその蔓《つる》がからまってるのを見つけて深くまで掘って抜くんだけど、子どもたちにはなかなか難しい力仕事だった。やっと掘り出したのを松本おとっつあんに渡すと、擂り下ろして「イモめし」にかけてくれた。

それから、こんなこともしたよ。まだ全生園の低学年の、例えば深津鋳《かなえ》(冬敏之)君とか、兄がまだ青年だったが冤罪《えんざい》で楽泉園の重監房に入れられて獄死した鈴木義夫(仮名)君(沢田五郎著『とがなくしてしす――私が見た特別病室』ぶどうぱん通信、一九九八年、二頁、参照――筆者注)の弟さんなどを連れて、園の炊事場や当直室の前に行き、「腹へった！　腹へった！」と大声で言わせる。すると、炊事係の職員が「小さい子じゃかわいそうだ」と何か食べられるものを持って戸を開けてくれる。その時に、それまではしゃがんで静かにしていた私たち、小学校高学年や高等科の生徒たちも立ち上がって、「腹へったあ！　腹へったあ！」と大声で声をそろえる。すると、「ありゃ、こんなに居たのか」と困った顔をしながらも、「干しうどん」とか「ジャガイモ」なんかをくれる。それを寮へ持って帰って、茹でたり蒸したりして皆で食べるなんてこともたまにはあった。小さい子をだしにした〝食べ物作戦〟だね。

――そもそも、「隔離収容所」である「癩療養所」における当局側の食料政策の基本は、できる限り〈自給自足〉でということですから、許された範囲で自分の耕地を持ち、少しでも何か穀物を作れた人たちはなんとか飢えをしのげたとしても、体が弱かったりしてそれが出来ない人なんかは、国・自治体の配給制度に基づく配給の内容も劣悪になっていくなかで、悲惨な状況に陥っていきました。

例えば、ラザロ・恩田原（松本馨の洗礼名――編者注）さんは当時をふりかえって次のように記していますので読んでみます。

「野良犬や、野良猫、ヘビ、カエル、野鳥は唯一の動物性たんぱくとして食した。胸を病んでいる者はネズミの裸の子を生きたまま飲んだ。気の狂っていた患者は誰も食べようとしない毛虫やイモ虫をとって食べていた。栄養失調で患者は皆痩せこけていたが、なぜかイモ虫は丸々と太っていた、それを生のまま泡を吹きながら食べているのを見たとき、私はこの世界は生きながらの地獄だと思った。」（ラザロ・恩田原「いのちの重み(4)」『多磨』六六巻七号、一九八六年七月、七～八頁より）

ところで、食料事情は、農業に携わっていた青・壮年期の男たちが大量に軍隊へ徴集されたため、農産物の生産の担い手が少なくなり、また植民地・占領地などからの船舶による強制移入の途が断たれた戦争末期だけでなく、配給制度自体が崩れた敗戦直後もきわめて厳しかったと言われます。隔離されたままで園外へいわゆる〈闇の買い出し〉に出ることも処罰の対象となった療養所ではどうだったのでしょうか。

谺　それでも大人の患者たちは園からの僅かな支給品を持って、とくに不自由舎の患者たちからは大事に所蔵しておいた衣類などを託されて、食べ物と交換するために、処罰覚悟で柊の垣を出てかなり遠方まで出向いたようですよ。

敗戦後の食べ物のことで、今も忘れられないことがある。それは、例の「ララ物資」（敗戦後にアメリカ国内の宗教団体や労働団体などからなるララと略称されたアジア救済連盟が食料や衣服などを、日本など戦乱で困窮した地域へ送った。日本ではユニセフとの協力で全国の小学校に、例えば脱脂粉乳の供給が行われ、栄養失調に苦しむ子どもたちに与えられた――編者注）というのが全生園の子どもたちにも届いたときのこと。それが「するめイカ」で一人当たり五枚ぐらいもらった。私はそれまであまりにも精神的に飢餓状態に陥っていたためか、一度に三枚位、足まで食べた。ところが翌日、朝食をたべようとしたら顎が痛くてごはんを食べられなかった。お腹はすいてるのにね。そんなひもじさによる失敗を覚えてる。

戦時期も敗戦直後も、栄養失調で亡くなる場合が多かったですね。

――「あっ、この人は栄養失調だな」というのは何でわかりますか。

谺　体は手足も痩せこけているのにお腹がふくらんでくる。全生園は夏はとても暑いので裸のまま柱なんかにもたれかかってる。どこか病気で悪いというわけじゃないのに、全身から力が抜けてしまう。大人たちはそういう人を見ると、「これは栄養失調で亡くなるぞ」と言っていた。実際、ころっと死んでしまう。

毎月一回、園当局が合同葬儀を行い、席上で園長が亡くなった人の一人ひとりについて死亡者の病名をいうんです。しかし、参列している大人たちは、「何言ってんだ、みんな栄養失調で死んだんじゃないか」と小声で言ってるのを聞きました。

戦争の末期には、朝、亡くなったと思ったら、夕方また亡くなるというふうにして一日に何人か亡くなるときもあったように記憶してます。

――少年舎でもそういう亡くなり方はみられましたか。

谺　病気が進行して病棟に移り、そこで亡くなった子はいたかも知れない。だけど、少年舎に一緒に居る子どもで、栄養失調の状態になって亡くなった子はありませんでしたね。未成年舎の「松舎」のほうには、私の知ってる限りでも栄養失調と何かの病気が重なり合って入舎中に亡くなった人が二人ぐらいいたように記憶してます。

10 「いじめ事件」と、学んだ〝力を合わせること〟の大切さ

――では、さいごに、敗戦の年の終わり頃から戦後初期にかけて少年舎でひき起こされた「いじめ事件」についてうかがいます。一九四五（昭和20）年の秋、谺さんが一三歳、小学校高等科一年生のときからのことですね。谺さんは、この「いじめ事件」について、はじめは『わすれられた子ら――ハンセン病を生きて』（ポプラ社、一九八七年）で、次いでその一四年後に『知らなかったあなたへ――ハンセン病訴訟までの長い旅』（ポプラ社、二〇〇一年）において書いておられます。

読み比べてみると、『わすれられた子ら』はこの事件で二人の子どもが死んだこと、「いじめ」の張本人と目される少年が転園させられ、病気で寮父をやめていた松本お父っつぁんから「涙をながしてのさとしをうけ、一人ひとりがやはり泣きながら反省の言葉をのべ」、谺さんは入園していた兄から「こっぴどくしかられ（略）たとえ一人であっても、こうした悲劇をふせぐためにたたかうべきだったと言い、そうできなかった私を、なかなかゆるしてくれなかった」と記しており、全体として、敗戦直後の混乱のなかで隔離収容所であるハンセン病療養所の少年舎で生じた過去の痛ましい悲劇として描いているという印象をうけます。しかし、『知らなかったあなたへ』は、『わすれられた子ら』では「当時最上級生である高小二年の坂上《さかがみ》（仮名）という子がはじめた〝いじ

めっ子あそび〟がエスカレートして」としか記されていなかった「いじめ」が〝リンチ〟というべき残酷な集団的暴行になっていった実態について、その対象とされることを恐れて冴さんしか持っていなかった長靴を借り出して脱走し、遠く千葉県の野田まで逃れたが捕まってつれもどされる同級生のことなどが具体的に生々しく記されています。

とりわけ『知らなかったあなたへ』で最も重要な点は、『わすれられた子ら』で短く触れていた兄の叱責を受けて冴さんが考えたことなどが詳しく記され、新たに決意し、行動に立ち上がっていくことです。すなわち兄の厳しい批判と命令にしたがって、冴さんは、ふとん巻きにされて落とされる「いじめ」がもとで肋膜炎を患い、さらに結核になって死んだヤマキ（仮名）少年の遺体が安置されている真っ暗闇の解剖室にすわって、一晩中考え続けた結果、寮生たち一人ひとりに呼びかけ、みんなで力を合わせて「いじめ」の〝張本人〟に立ち向い、遂にいじめをなくす過程を力をこめて書いていることです。この点は、『わすれられた子ら』で、兄から叱責されたときに「そうできなかった私を～」とだけ書いていることとは明らかに違った冴さんになっていきます。

冴さんが『知らなかったあなたへ』の「第五章　少年時代のわすれられないできごと」の中の「兄の言葉」の冒頭と結びで書いている言葉は、その後の長年にわたる冴さんの人間としての自由と権利を求めてやまない生き方、不屈の人権獲得運動の歩みを知っており、信頼と敬愛の念を抱き続けている私たちにとって、つよく共感できます。そこで、『知らなかったあなたへ』の中の冒頭と結びの箇所を読みあげます。

初めのほうの箇所ではこう書いておられます。

「同じころ、わたしは垣根《かきね》の内側の世界で、非常に貴重な体験をした。人間は一人ひとりが、命を保障《ほしょう》され、自由を享受《きょうじゅ》し、名誉を護《まも》る権利《けんり》、つまり人権《じんけん》を持っている。それが踏《ふ》みにじられるとき、人権を回復したり、擁護《ようご》したりするにはどうしたらいいのか。その答えをつかむことができた体験だった。」（『知らなかったあなた

へ』八二頁より）

結びの箇所では次のように記しておられます。

「わたしが、ハンセン病患者《かんじゃ》の人権を奪い取ったらい予防法とがっぷり四つに組んで闘《たたか》うことができたのは、少年時代のこの体験があったからではないだろうか。」（八八頁より）

以上で述べてきた意味において、多磨全生園での少年時代の同じ「いじめ事件」をとりあげていても、『わすれられた命の詩』より『知らなかったあなたへ』のほうが、私には谺さんの人間としての歩みの到達点、さらには未来への展望が描かれているという印象をつよく受けるのです。

では、まず、この「いじめ事件」はなぜ起きたのか、から語っていただけますか？

谺　そのことは『わすれられた命の詩』に少し書いたように、「敗戦」というかたちでの戦争の終結は、それまで偉いとされていたものの力をいっぺんに失わせ、戦後の新しい時代の息吹をどううけとめればいいのか見当がつかない、という一種の社会的混乱を生じ、それがわれわれの療養所にも波及し、心のよりどころをなくした大人の患者たちの間には、盗みや賭博がはびこるなど、荒廃した状況が生じていたのです。

そのため少年舎の子どもたちも、湯呑み茶碗を使ってのサイコロバクチや農事部などの人たちによる畑の作物を盗む、いわゆる〈野荒し〉を平気でするようになっていったということが、「いじめ」の生じる背景としてあったといえます。

さらに、松本おとっつぁんが健康上の事情もあって寮父をやめたあと、ずっと後任が見つからず、元・軍人だった友尾（仮名）さんという人が寮父を引き受けて終戦を迎えることが出来たものの、その年の九月にはハンセン病傷痍《しょうい》軍人を対象とする駿河療養所が開設されたのでそちらへ転所し、また少年舎は寮父不在になってしまった。このままではいけないということで、全生学園の斎木《さいき》先生（仮名）が先生から寮父にかわってくれた。しかし、こうした寮父の不在や短期間での交代は子どもたちの心に不安や不信感を与え、学園の先生や寮父に反抗する子も出てきました。

「いじめ」を始め、寮生たちをそれに同調させていった坂上君（仮名）という少年についていえば、両親もハンセン病で、二人とも亡くなって天涯孤独の身だった。だから、私や他の子どもたちのように、家族が食べ物などを持って見舞いに来てくれるとか、身内などからあたたかな手紙をもらえるという境遇ではなかった。そのため、そのようにされている者にたいしてコンプレックスを持っていたのではないかと思う。手足もとくに病気らしいところがなく、腕力の強い少年だった。それが少年舎で高等科二年生の最年長になったとたん「いじめ」を始めるようになった。彼にそむく少年には暴力をふるって従わせ、同級の年長児たちはみな手なずけられてしまった。

以上のような少なくとも三つぐらいのことが、この「いじめ事件」の背景や原因として挙げることが出来るんじゃないだろうか。

——なるほど。それで少年舎の子どもが二人も、この「いじめ事件」とのかかわりで亡くなるのは、実際には、どのような〝いじめ〟があったからでしょうか?

谺　「いじめ」が最もひどくなったときのことをいうと、夜になって寮父が自室にひきこもると、敷いてあった蒲団を四隅に押しやり、まん中を空ける。坂上少年が「今日は誰れ誰れが『厄《やく》』だ!」というとその子を、坂上の手下になっている子どもらが蒲団ですまきにして天井にとどくぐらいの高さまで手を伸ばして持ち上げる。すると、坂上少年が「パッと散れ!」と命令する。すまきにされた子はかなり高いところから、ドスンと落とされるわけです。

——そんなむごいことを子どもたちがやっているのに寮父は気づかないんですか。どうして止めさせなかったんでしょうか。

𠮷　気づいていたかも知れない。寮父室は少年舎の端のほうにあったけどね。ただ斎木寮父は、年寄りで、「うら傷」と呼ばれる足の裏の傷のため、学園で教師をしていたときも、教壇に長時間立っていられず、窓のそばに椅子をおいてそこで教鞭をとるんですが、日当たりよくてあたたかいせいか、よく居眠りするような先生だった。私は、それをいいことに、教科書を広げたふりをして、石川啄木の歌集や、国木田独歩《くにきだどっぽ》、有島武郎《ありしまたけお》、芥川龍之介《あくたがわりゅうのすけ》なんかの小説にも興味を持ち、授業中に読んでました……。だから、気づいていたとしても、出て来て子どもたちを叱り、止めさせる力はなかったんじゃないかな。

――そうだとすると、「いじめ」のボスの坂上少年に目をつけられ、今晩、「厄」にされるんじゃないかと思った子どもは怖くてたまりませんね。

「いじめ」などが原因で精神に異常をきたして、結局、精神病棟で亡くなった冬敏之さんの次兄はどんな方でしたか。

𠮷　深津健次君はおとなしい感じの子でした。あるとき、健次君が夜になっても少年舎に帰ってこないことがあった。寒い日だった。それで、皆で探しまわったことがある。その頃から、「いじめ」のような状況が始まっていたから、「いじめ」を怖がってのことかも知れない。その時期から、精神的にも少しずつ変になっていったような気がします。

――冬敏之さんがハンセン病違憲国賠訴訟で原告の一人として、東京地裁で「意見陳述」したとき、私も参加して直接お聞きしました。その陳述書が『ハンセン病違憲国賠裁判全史』第四巻「裁判編　東日本訴訟」に掲載されているので複写して持ってきました。

兄の健次さんが精神病棟で亡くなったときのことを詳しく述べておりますので、やや長くなりますが読み上げます。

「私には今も忘れられない痛切な思い出があります。最初に申しましたように、私には二人の兄がいました。すぐ上の兄は五歳年上でしたが、入園後、家族と引き離され、少年舎での慣れない共同生活と、子ども同士のいじめなどが原因で体調を崩し、一九四四年一二月一日未明、鉄格子の嵌った精神病棟の一室で凍死しました。病室とはいうものの、火の気はなく、三畳ほどの板張りの個室には、三〇センチ位の鉄格子の窓が一つあるだけで、一日中日も射さず、入り口の重い引戸には、小さな覗き窓がありますが、戸にはいつも鍵が掛けてありました。その辺りでは、一二月ともなると、夜には室内でも零度近くになります。患者の看護人が、夜中に一度見た時は異常なかったとのことですが、園内一面に霜の降りた寒い朝、兄は黒ずんだ床の上で、全裸で死んでいたのです。痩せ細った体を丸め、手足を縮め、息絶えていました。すでに少年舎に移っていた私が駆けつけた時、兄の遺体にはうどん縞の袷が掛けられているだけで、腰の辺りの床はオシッコで濡れていました。私より八歳上の長兄が、声を殺して泣いておりました。」（同書、七四～七五頁より）

𠮷　その当時、私は母が重病となり病棟に移っていたので毎日、兄と「補助看護」に通っていた。健次君が亡くなる前日、お兄さんが精神病棟へ看護に行くのを見かけました。

「いじめ」は健次君が亡くなった翌年の敗戦の年になってもっとひどくなり、ヤマキ君（仮名）が、坂上少年の言う「いじめ」の対象を指す「厄《やく》」にされ、すまきにされて胴上げされ、背中から落とされたのがもとで肋膜炎をわずらい、最後は結核になって亡くなったのもそのような中でのことでした。

――ケンカは一対一でもなりたつけど、「いじめ」は多くの場合は、同調者を含む加害者、被害者、内心はともかく傍観者の三者がいて、それらの力関係の変化で、いやがらせや無視などとは違う、身体的・精神的な暴力として深刻化していくようです。そうなると、傍観者も、いつ自分が被害者になるか不安だから、同調者になりがちです。

当時、谺さんは坂上少年より一級下の一三歳。兄に厳しく叱られ、批判されて「いじめ」をなくそう、と決意したものの、かなりの勇気と、味方をふやしていくための努力が必要だったのではないですか？

谺　そうなんです。そこで、『知らなかったあなたへ』に書いたように、まず、坂上少年と同級の、私より一級上の少年たちを懐柔し、次に同級生たちを説得した。学園の登下校なんかに、坂上少年には絶対に気づかれないように注意しながらね。下級生は、すんなり味方になってくれた。

そうしておいて、それから、ある晩、「もういじめはやめろ。お前のやっていることはひどすぎる」と対決を申し込んだ。坂上少年は、「おお、いいぞ」と応じたが、少年舎の子らが、私のうしろに集まったので、驚いたようだった。

その瞬間、坂上少年より三つか四つ年下のオギヤマ（仮名）という子が、私のうしろからいきなり飛び出して、坂上少年に殴りかかった。殴り返したら、みんなが自分にかかってくるのがわかったから、坂上少年はやり返せず、そのまま泣きだしてしまった。

こうして、少年舎から「いじめ」をなくすことが出来たんです。

――そうだったんですね。『わすれられた命の詩』では、「いじめ」による犠牲者が出たあと、兄に「たとえ一人であっても、こうした悲劇をふせぐためにたたかうべきだった」と言われた谺さんがそれをどう受けとめたのだろうかと思っていましたので、『知らなかったあなたへ』で、その後のことがわかり感動しました。

そして、『知らなかったあなたへ』の第五章の中の最後の節である「兄の言葉」の結びの言葉として読み上げた八八頁の余白にエンピツでこう記したんです。

「谺雄二氏の人間性と人間としての生き方の根底には、その成育史、家族史、全生園での母と兄の苦しみと死の体験、少年舎『祥風寮』での寮父・松本馨さんの人格、生き方、教育とがあり、さらにその後のハンセン病国賠訴訟のたたかいがあると確信する。」と。

『わすれられた命の詩』は再版されているそうですが、私は初版以来二六年、繰り返し読み、その都度、感動を新たにしてきました。この本ほど、早くから、日本のハンセン病の子どもたちと家族の苦難と希いを自らの体験にもとづいて、わかりやすく、小・中学生が読んでも胸に響くように書かれているのは無いのではないでしょうか。

それから一四年後に刊行された『知らなかったあなたへ』は、インタビュアー・成島香里さんが谺さんに取材してまとめられた本ですが、『わすれられた命の詩』以降の谺さんの人間としてのたたかいの歩みと考えの深まりが、やはり、とてもわかりやすく、そして読む者が深く共感し得るように表現されています。そのことは、今、谺さんと語りあった多磨全生園の少年舎時代の「いじめ事件」についてもいえます。それが可能となったのは、やはり、谺さんご自身が、幼年期から受けた父と母の〝愛〟、少年舎で出会った若き寮父「松本お父っつあん」から学んだ〝希望〟を、いわば原体験としつつ、その時代のハンセン病運動の問題状況と根本的課題を全力で受けとめ、自らを変革し、人間として発達してきたからではないでしょうか。

そして、少年舎での「いじめ事件」から谺さんが学んだ〝力を合わせること〟の大切さは、ハンセン病国家賠償訴訟での原告団の責任者としての姿勢にもつらぬかれているのではないでしょうか。

谺　そういえるように思いますね。一九八一年、今から三二年前、写真家の趙根在《チョウクンジェ》さんと組んで刊行した『詩・写真　ライは長い旅だから』の書名にした言葉は間違っていないし、変える必要もない。

しかし、「ライ」を病み、苦しみ、たたかいぬいて生きてきた私という一個の人間の生が終わるときは来る。その意味での私個人の「長い旅」には終わりはあるけれども、その旅を受け継ぐ人たちがいるかぎり旅は未来に向かって続く。それは、「ライ」を病んだ人であろうとなかろうと、どの人にも言えることでしょう。それで、私は、今、「長い旅」の終わりが新たな始まりになるためのとりくみをしています。「人権のふるさと」論の提唱とそれを実現していくための活動です。

「『人権のふるさと』論」は、すでに、例えば『高原』誌の二〇一一年一二月でも二〇頁にわたって書きました。――とても重要な論考なので、私も繰り返し拝読し、ここにもその『高原』誌を持って参りました。その中に、二〇一〇年の青森〜静岡間の五療養所自治会による全療協東部ブロックの会議に栗生楽泉園支部が提出した意見書「各園が存在するその今日的意義の明確化へ」の主要部分が紹介されています。

そこで、その中から谺さんが全国の療養所をはじめ国民全体に対して提唱している「人権のふるさと」論との関係で、とくに重要と思われる箇所を読みあげます。

「二〇〇九年四月『ハンセン病問題基本法』の施行を得た私たちは、同法第三条『基本理念（被害の回復）』を活かすうえで、『療養所の将来構想』＝『社会化』にとどまらず、将来構想の『性格づけ』を明確化しておく必要がある。」（一四頁）

そして、各支部のその取り組みの例として、例えば、菊池恵楓園の「人権問題情報発信センター」、多磨全生園支部の「人権の森」運動を紹介し、栗生楽泉園に関しては次のように述べています。

「当栗生支部も『基本法』第一八条により、現在当園内に存在した『特別病室』という名の殺人監獄『重監房』の復元の取り組みによって、支部の将来構想の『性格付け』を『人権研修センター』としている。（略）人間の尊厳の全てを奪われた私たちが一〇〇年にわたるたたかいによって人間回復を遂げた各園それぞれの存在こそ、まさにわが国における『人権のふるさと』たる『性格付け』を明確化する必要があろう。私たちが最後の一人まで社会化したより良い環境で過ごすことができ、私たち全員が亡き後の納骨堂を無縁仏などと始末させず、各園それぞれの歴史的建造物、各種資料を広く展示し、国の責任において守らせ、また各園が所在したこの土地が『人権のふるさと』として社会的な学びの場にしておく必要がある。そのためにも現在の段階から各園への学芸員の配置は絶対に欠かせない。このことも含めて運動への取り組みを急ごう。」（一五頁）

そして、谺さんはこの論考を次のような言葉で結んでおられます。

「ハンセン病闘争が築きあげ、以て国が『負の遺産』と銘すべき地。それは人権とは何かを問い、人権を尊ぶ社会にとってのまさに『人権のふるさと』なのだ。（略）いわばあくまでも凜然たる『開拓精神』に立脚した新しい人生観だとそれを言いたい。年代的にも、もはや生まれ故郷は『遠くにありて想うもの』でしかないのだ。私たちが各自一代ごとの歴史を貫いてきているこの『人権のふるさと』創りこそ、必ず達成すべきだろう。そのためには本文冒頭に掲げたとおり、一日も早く政府・厚労省をして『ハンセン病問題基本法』の完全実施へとむかわせ、ハンセン病問題の真の解決をかちとらなければならないのである。／（二〇一一年九月九日）」（以上、『高原』六七巻一二号、二〇一一年一二月、一四〜一五頁、二一〜二二頁）。

谺　今、読み上げて下さった「人権のふるさと」論は、元・ハンセン病患者であり、一個の人間である私の人権の思想と運動の到達点といってよいかと思っています。幸い、この三年間にも、各療養所でそのような考え方がいっそう深められ、それぞれの療養所の歴史と課題にもとづいた「将来構想」が具体化されてきています。私たちの栗生楽泉園では、その「意見書」で触れた「重監房」の復元を含めた人権研修のための資料館づくりが進んでいます。

――『詩と写真　ライは長い旅だから』の詩「出発する」の終連のメッセージ、

「旅は終っちゃいない。

ボクは今日出発する。」（同書、一二三頁）。

は、「ボク」を〝わたしたち〟と置き換え、未来に向かって、謳《うた》われ続けねばならないのですね。

ところで、松本馨さんは個人伝道誌『小さき声』の二一六号、一九八〇年八月三日に「療養所の将来構想」と題して書いております。ここに持参しましたが、同年七月九日～一一日、栗生楽泉園で開かれた「全国ハンセン病患者協議会」（略称・全患協）の「将来構想委員会代表者会議」に多磨全生園の入所者自治会の会長として参加して討議した内容を簡略に紹介し、ご自身の意見と希望を記したものです。

討議を総括して、「(1)保健《ママ》制度を導入して、地域住民に医療を解放する事（略）。(2)敷地の一部を提供して総合病院を誘致し、全面的な医療の責任を持ってもらう事。(3)統廃合によって医療を維持する事」とまとめ、次のように感想を述べております。

「ハ氏病療養所の70年の歴史は無期徒刑囚として、弾圧と抑圧と病魔と、そして偏見と差別の暗黒の歴史であった。その療養所の一つでも二つでもよい、併設なり合併によって地域住民の健康を守る医療機関に生れ変ることができれば、これほど素晴らしいことはあるまい。」（三～四頁より）

そして、「10日夜は谺雄二と金夏日に招かれて谺の部屋で夕食を共にし、10時すぎまで語り合った。二人は一九四一年から四五年まで私が寮父をしていた頃の子供」であると記し、さらに「谺の詩の朗読を聞いたこと」、「谺は、私の教えた子供達におちこぼれはなかった、と言ったが、二人の子供が自殺し、一人は終戦の混乱期に蒸発してしまった。／自殺した子供のことを考える時、私の胸はいたむ、自殺はおちこぼれであり、何等かの意味で私の罪と深くかかわっているからである。」（六～七頁より。傍線は編者による。傍点は著者による）とも記しておられます。

なお、その自殺した子どもたち（自殺したのは青年期）ことは、『小さき声』二四三号、一九八二年一一月一日および二四四号、一九八二年一二月一日に、「収容所　戦争と子供たち」と題しての連載の一環として詳しく書いておられます。

松本馨さんたちによる療養所の将来構想についての討議は、ハンセン病違憲国賠訴訟が起こされる一八年も前のことです。しかし、この訴訟をたたかって勝訴し、それ以後の運動の成果にも基づいて提唱された谺さんの、「人権のふるさと」論と、〈療養所の社会化〉をめざしている点では通底する面があるのではないでしょうか。

そう考えると、多磨全生園の少年舎での若き寮父・松本お父っつぁんと谺雄二少年、金夏日少年、山下道輔少年たちとの〝出会い〟は互いにその後の生き方と人生において、かけがえもなく重く、貴い意味を有していたのだと深い感銘を覚えずにはいられません。

「人間は子ども期があるだけでも、つらく苦しいことが多くてもこの世に生まれ、生きていく価値がある。」という意味のことをある文学者が言っています。その少年期にハンセン病になると、〝特殊日本型強制収容絶対隔離癩者撲滅〟政策によって、家族・友だち、学校・地域社会など子どもの人間としての生存・発達に不可欠な諸関係を断ち切られ、「療養所」とは名ばかりの〝特殊なムラ〟に大人の患者と混合雑居させられ、多くはそこで死んでいく。どのような病をもつ子どもであろうと、〈子どもは決して小さな大人ではない〉。どのような病気や重い障害があろうと、子どもには固有な発達の段階・すじみちがあり、その〈発達に必要で適切な教育・人間関係・環境〉などを整えることこそ子どもの人権保障である。だのに、なぜ、ハンセン病の子どもたちは、子どもとしての人権を奪われ、蹂躙《じゅうりん》され続けたのか。そのような状況にあっても、子ども固有の発達と人権を保障しようとする人はいなかったのか。

私は、そのような問題意識で一九七〇年代前半からハンセン病児問題史研究をライフ・ワーク――「ライフ」は〈生命《いのち》・生活・人生〉、「ワーク」は〈天命〉の意と解しています――の一つとしてとりくみ続けております。その過程で、谺雄二さんには大学でのゼミで二度にわたって聴き取りさせていただき、今回が三回目。テーマはいずれも「谺雄二さんの多磨全生園での少年時代」です。

聴くほどに、語り合うほどに、学ぶことが限りなく深く豊かにあると実感いたしております。

ハンセン病児問題史研究は、生ある限り続けます。谺雄二さん、二日間にわたり、貴重な聴き取りと対話をさせていただき、誠にありがとうございました。

谺雄二さんがお元気で、「人権のふるさと」論とそれにもとづく運動の発展に、いっそうご尽力下さることを心より祈念いたします。


（追記）谺雄二さんからは「少年・少女団」などのことも聴き取りさせていただいたが、あまりにも分量が多くなり過ぎているので省略した。この聴き取りでは、とくに、全生病院・多磨全生園の在院（園）中は、父の「どんな病気になろうと氏名を変える必要はない」という意思にもとづき母・兄ともども実名で通したこと、「谺雄二」という氏名は山下道輔さんと親友で一九歳の若さで病死した兄とその恋人と自分の三人の氏名の音読みをそれぞれ一部活用して漢字で表現し、法的手続きを経て実名にしたこと、そして兄にたいして自分が言ったことへの深い悔いの念と新たな決意をこめて、「谺雄二」を実名とするに至った過程を、ありのままに語って下さったことも強く印象に残っている（この筆名を実名にしたことについては、『わすれられた命の詩』一八七～一九〇頁、参照）。

全生病院・多磨全生園に入所した母、本人、兄が実際に用いた実名は、長谷川よし、長谷川良治、長谷川政雄である。

谺雄二さんには、前述したように一九八五年から二〇一四年までに、学生たちを含め、全く同一のテーマで三度にわたって聴き取りをさせていただいた。

そのたびに、私たちには新たに学ぶことがあり、その基盤には谺さんご自身に、人間として詩人としての変革への努力と人間の尊厳と自由を求め、差別を許さぬ社会を築いていくための厳しいたたかいがあることを識《し》った。

全生病院・多磨全生園における少年時代の同じできごとや体験を語っても、谺雄二さんにとってそれらのことが有する意味とそこから私たちが学びとるべき課題とは、つねに質的に変化し、発展していくことを教えられた。すなわち、〈未来に向かって、現在をどのように生きるかによって、過去は限りなく新しく深い意義を持って甦《よみがえ》ってくる〉ことを示唆されたのである。

谺雄二さんは、亡くなる寸前まで、その「人権のふるさと」論の構想は、「重監房資料館」建設、さらにはハンセン病療養所に隔離されたままかけがえのない生を終えた仲間たちの〈いのちの証〉の碑の創設へと広がりつづけ、そのために生命の火を燃やし続けた。谺雄二さんの肉体的生命は失われたけれども、その文化的生命は今も無数の人たちの胸中に脈々と生き続けている。

谺雄二さんの五〇歳代前半から八二歳で亡くなるまでのほぼ三〇年間にわたり、三回にわたって聴き取りをさせていただき、その三度目の聴き取りの翌年に亡くなられた谺雄二さんに、心から哀悼の念を捧げるとともに、私もそのご遺志を受け継ぐ者の一人として生きていきたい。

参考文献

谺雄二著『詩集 鬼の顔』(昭森社、一九六二年)。詩・谺雄二、写真・趙根在『詩と写真 ライは長い旅だから』(皓星社、一九八一年)。谺雄二著『わすれられた命の詩《うた》――ハンセン病を生きて』(ポプラ社、一九八七年)。著者・谺雄二、インタビュアー・成島香里『知らなかったあなたへ――ハンセン病訴訟までの長い旅』(ポプラ社、二〇〇一年)。谺雄二著、姜《きょう》信子編『死ぬふりだけでやめとけや――谺雄二詩文集』(みすず書房、二〇一四年)。「『人権のふるさと』論」(『高原』第六七巻第一二号、二〇一一年一二月)。「構成詩『いのちの証を求めて』二〇一四年七月一三日/谺雄二さんを偲ぶ会/詩の朗読と語りによる構成(『高原』第七一巻第四号、二〇一五年四月)。谺雄二・福岡安則・黒坂愛衣編『栗生楽泉園入所者証言集』(上)・(中)・(下)、栗生楽泉園入所者自治会発行、二〇〇九年。(編者、記)

第2節　多磨全生園の少年時代（聴き書き）

金《キム》　夏日《ハイル》（栗生楽泉園在園者）

聴き手　清水　寛
年月日　二〇一二年五月一九日
場　所　栗生楽泉園西七号棟にて

略歴

一九二六（大正15）年、朝鮮慶尚北道の農家に生まれる。

一九三九（昭和14）年、渡日していた父をたずねて、母と長兄夫妻、次兄らと来日。昼間は製菓子工場で働き、夜間の尋常小学校に通学。

一九四一（昭和16）年七月、ハンセン病を発病し多磨全生園に強制収容される。四四（昭和19）年、長兄が日本海軍の軍属としてとられ（のち戦死）、それによる家族の生活苦を助けるため無断で〈自宅退所〉。

一九四五（昭和20）年五月、東京大空襲で焼け出され眼を病む。

一九四六（昭和21）年九月、病状悪化し栗生楽泉園に入所。

一九四九（昭和24）年、両眼失明するも短歌を学び始め、アララギ派の鹿児島寿蔵主宰の「潮汐会」に入会。キリスト教に入信。

一九五二（昭和27）年、点字で舌読を学び始める。

一九五五（昭和30）年、朝鮮語点字を通信教育で学ぶ。

一九六〇（昭和35）年、園内の同胞たちによって朝鮮語学校が開かれ、日本統治下では学び得なかった朝鮮語を学ぶ。

一九七一（昭和46）年、第一歌集『無窮花』（光風社）上梓。七三（昭和四八）年、父の遺骨を抱き故国に埋葬するため帰国。


金夏日《キムハイル》さんには、一九八〇年代に埼玉大学でのゼミで栗生楽泉園を訪れたときにお会いしており、ご著書もいただいている。右の略歴は半世紀を綴った随筆集『点字と共に』（皓星社、一九九〇年）から記した。歌人・水野昌雄（「高原短歌会」を指導）はキム・ハイルさんの第四歌集『機を織る音』（皓星社、二〇〇三年）に「『機を織る音』の作者のこと」と題する推薦文を寄せ、次のように述べている。


「金さんの文章はどんな苦労にも屈することなく、明るく、のびのびした生き方がよく示されていて、不思議なほど魅力的である。これは生まれながらの資質として、生きてゆくことへの前向きの姿勢があってのことと思われる。そして、生まれながらのもの以上に大きな力となっているのは、さまざまの苦難を糧として生きてゆくしかなかった朝鮮民族としてのエネルギーではないかと思う。否応なしに身につけるしかなかったものであり、それが向日性の志向によって、豊かな味わいとなっているのである。そうしたエッセイは、短歌においても生きている。こだわりなく、のびのびと表現されていて、親しみ深く読むことができる」（同書、一九五～一九六頁より）。

的確で、心のこもった紹介と評価である。

キム・ハイルさんは、今もなお栗生楽泉園入所自治会の月刊誌『高原』に欠詠することなく特色ある作品を発表し続けている。

聴き取りでキム・ハイルさんは、父は自分が生まれると間もなく、母と幼い自分たち三人兄弟を残して日本に渡ったこと、貧農のため兄たちは親戚に預けられ自分は学齢期に達しても「普通学校」（日本人が管理・運営する日本語による小学校）に通えず、手間賃仕事に精を出す母に代わって、わずかに残っていた畑を耕す〈小さな農夫〉であったことなど、植民地下の朝鮮での幼年期から語って下さった。しかし、ここでは、日本でハンセン病を発病し多磨全生園に強制収容されてからのことについて、とくに少年舎で過ごした頃のことを中心に記す。

——入園されたのは何歳のときですか？

キム　一九四一（昭和16）年七月一五日、数《かぞ》え年で一六、満一五歳です。初めは一般の大人舎だったんですけど、少年舎に入れば学園に通学できると知って、自分で事務所のほうに希望して藤蔭寮に入った。

——すると、寮父は松本馨さんですか？

キム　そう松本お父っつぁんです。でも、間もなく、その寮の建物が古いので新しい少年舎の祥風寮に移った。藤蔭寮の前の庭は広々していていて、木造のブランコもあり、よく乗った。近くに園芸部があり、西洋花や日本花が仕切られた畑にきれいに咲いていた。それぞれの花の名を板に墨字で書いて立ててあった。とくにチューリップの花がきれいだったのが印象に残っている。温室があり、真冬でも一定の温度を保つ設備があって花が咲いているんですよ。戦争の時代だったのにね。

——全生学園に通学したいと思ったのは？

キム　故国では義務教育も受けられなかったから。父が家族を日本に呼び寄せてくれた時は一三歳。旭製菓という会社に住み込みで勤め、昼間はパン焼きの仕事をし、夜は日本語を習うため本町尋常小学校という夜学に通った。生徒は年齢もまちまちで、私のように日本語を学ぶ同胞も幾人かいたが大半は日本の人だった。会社では初めは身ぶり手ぶりで話した。同じ職場に一歳年上の君子さんという方がいて、実の弟のように、時に厳しく、時に優しく指導してくれた。そのうちに発病して全生園に入ったので、夜学で学んだ日本語をもっと生活に生かせるようになりたいと思ったんです。

――少年舎ではどんな当番を？

キム　炊事場から配食所までトロッコの鉄路が敷かれていてそれを押して来る。それを私と同じような年長者二人で一〇人余りの食器を持っていって食べ物を入れ運んでくる。トロッコを押してくる炊事場の二人のうち一人は患者さんで、「祥風寮」と食器に書かれているのを見て、「子どもじゃ腹が減るだろう」と少し多めに「芋飯」をよそってくれたのが嬉しかった。

――では、松本お父っつぁんについての思い出を。

キム　一人ひとりの子どものことをよく見て世話しながら、年少や年長の子どもたちが一緒になって遊んだり、勉強したりして気持ちが通じ合うように心づかいをしていたと思う。

お正月には「小倉百人一首」のカルタとりの遊びをした。寄贈品なのか、きれいな二つの箱に絵と文字のそれぞれの札が納められていた。読み札の絵には清少納言など美しい長い黒髪の女性が十二単《じゅうにひとえ》の服装をして座っている姿が描かれ、取り札には和歌の名歌（下の句）が平仮名で書かれている。

読み札の担当は松本お父っつぁん。朗々と読みあげる。記憶力抜群の子がいて、相手の近くにある札まで先に手を伸ばしてサッと取ってしまう。私は、夜間小学校に通って、ようやく片仮名と平仮名が少し読み書き出来始めたぐらいだから、数枚とるのがやっと。賞品はみかんで敵味方に同じ数だけ積んであり、相手側の札を取ると一個もらい、自分たちの側のを取られると一個返す。ときどき、そんな和歌の絵がない空札《からふだ》を松本お父っつぁんは読みあげる。出だしの言葉が似ている札に手をつけても負けで、みかん一個を相手側にあげなくちゃいけない。しかし、カルタ取りが終わると、松本お父っつぁんは、みかんを全部集めて、みんなに同じ数だけ配った。

かるた取りは楽しかったし、言葉のよい勉強になった。今でも、好きな読み札は暗誦できますよ。「〜乙女《おとめ》の姿《すがた》しばしとどめん」とか……。

——そうですか。すると、楽泉園に入園されてからアララギ派の歌人として、すでに歌集を第四集まで上梓されるようになる遠因は、全生園でのカルタ取りに求めることが出来るかも知れませんね。

キム　そういえるかも知れません。少なくとも、五七五七七の韻律は自然にからだになじんでいましたから……。

そのうえ、松本お父っつぁんは、夜になると勉強を見てくれただけでなく、作文、詩、短歌、俳句の創作を奨励し、自らも小説を書いて読んで下さったんです。

祥風寮には黒板があって、松本おとっつぁんは、そこに白墨で「自分で考える力」という標語を書いたりした。そして、私たちが短歌などを創ると、黒板に書き出して兵隊の階級を示す星印をつけて評価し、赤いチョークでこうするともっと良くなると直してくれたりした。

それから、松本お父っつぁんの部屋には本がたくさんあり、自分も大きくなったら、このように多くの本を持ちたいと思った。

——少年舎での松本寮父と子どもたちとの学び合いの情景が目に浮かんでくるようです。松本馨さんが松木信の筆名で著わした『生まれたのは何のために——ハンセン病者の手記』（教文館、一九九三年）のなかで、なぜ、そのような「自己表現能力をつける」ことを大切にしたかを書いておられるので読み上げます（同書、五四頁の

「私は子供舎に来て」以下を朗読)。

キム　全く同感です。喜びにつけ、悲しみにつけ、私は歌を詠むことで生きる力を与えられてきたと実感しております から。

それから、私が多磨全生園の少年舎の時代に、松本おとっつぁんから受けた配慮で、私が生涯、けっして忘れてはならないと思っていることがありますので、それを話します。

それは、全生園に強制収容されて一年近くたった頃のこと。ホームシックというか無性に父や母、兄に会いたくなり、それに家族がどのように暮しているか心配になって、夜も眠れないほどになった。それで、〈父が病気で、家族がみんな困っているので、一時、自宅に帰省させてほしい〉という趣旨の母からの手紙を幾日もかけて書いた。そして、松本お父っつぁんが一人だけのときに手渡した。すると、お父っつぁんは、私の母は聡明で優しく働き者であり、朝鮮人としての誇りが強く、純白のチマチョゴリをいつも着ていましたが、日本語の読み書きは出来なかった。その母が私宛に寄こしたという私のエンピツ書きのたどたどしい手紙をじっと読み、「わかった。私が分館に出向いて、よく説明し、一時帰省の許可を得てくる。」と言い、実際、二週間、自宅に戻れた。見舞いなどに来園できる家庭ではなかったので、私が元気に帰宅したのを父・母は喜び、区の「衛生課」に所属し汲み取り便所の消毒などの仕事をしていた二番目の兄は休暇をとって上野公園や浅草の映画館街などに連れて行ってくれた。その楽しかったこと、言葉では言い表わせない。僅か二週間の一時帰省だったけど、それがなかったら私は隔離収容所の生活には耐えられなかったに違いない。

そして、もしも、松本お父っつぁんが、「なんだ、にせの手紙なんか書いて!」と受けとってくれなかったら、私はあの時、きっとグレただろう、と思っている。

その後、長兄が海軍に軍属としてとられ、それによる家族の生活苦を少しでもなくすため戦争末期に、私は

「逃走」と呼ばれる無断の〈自宅退所〉をし、露天商になって家計を助けた。敗戦後に病状が悪化して全生園に再入所を要望したのですが、「逃走」者は入れないと断わられ、栗生楽泉園に入所した次第です。

——そうでしたか。

キム　あの時、松本馨寮父が私の手紙が偽であることを承知で受けとり、一時帰省について事務の係官と交渉してくれたこと、それが偽であることが当局側に分かったら松本寮父も責任を問われる恐れがあったのにあえて私の心情を理解して行動された。そのことをとおして、私は人間にたいする信頼の念をつちかわれたと今も感謝の気持ちを抱いているのです。

——いいお話をうかがうことができ、誠にありがとうございます。

〈追記〉栗生楽泉園の療友であり、同じく「高原短歌会」に所属する歌人である沢田五郎さんは、敬愛する金夏日さんの人柄とその半生を自らの歌集で次のように詠んでいる。

国奪われ渡り来し少年金夏日苦しき恋もしき日本の少女と
眉焦がす焼夷弾の炎いくたびぞあぶられし眼は何時かしい果て
恋いやまぬ祖国の丘に父の骨抱き帰り盲しいの君は
ライの息子をただ一人おきては帰れぬと一家帰国せしめ残りしその父
矢の如き心に翔けゆく故国なるも翼下迫り来る大地は見えず
うからはらから遺骨代わるがわる抱き合い眠れる母に並べ葬りし
健やかにて通いし工場日本の少女羽根つきし記憶生き生き語るよ
劣る民と軽んじられライと蔑まれ生き来し君は常に穏やか

——沢田五郎著『歌集　まなうらの銀河』〈短歌新聞社、一九九六年、所収「金夏日君を詠う」一三五～一三七

頁）より。（編者、記）

参考文献

第一歌集『無窮花』（光風社、一九七一年）。第二歌集『黄土』（短歌新聞社、一九八六年）。「トラジの詩」編集委員会編『トラジの詩《うた》』（皓星社、一九八七年。栗生楽泉園韓国人・朝鮮人有志による合同文集）。『点字と共に』（皓星社、一九九〇年、平成三年度群馬県文学賞随筆部門受賞）。第三歌集『やよひ』（短歌新聞社、一九九三年）。第四歌集『機を織る音』（皓星社、二〇〇三年）。第五歌集『一族の墓』（影書房、二〇〇九年）。

第3節　開かれたパンドラの箱
――元ハンセン病の児童・生徒として（寄稿）

冬　敏之（作家）

私は一九四二年九月、七歳の時多磨全生園に入園し、一九六八年九月に社会復帰するまでの二六年間をハンセン病療養所で過ごした。この二六年は、私にとって余りにも長く重い歳月であるとともに、私の人間形成とも深く関わるものとして忘れることができない。なかでも、国民学校の二年生から新制中学三年を卒業するまでの八年間、全生学園と少年舎に在籍した年月は、苦痛の日々の連続であったと思う。従って、この記述もそこに焦点を当てたものになろうが、丁度それは、アジア・太平洋戦争のために日本全体が貧しく、飢えていた時期とも重なっているのである。

強制収容と終生隔離を柱とし、警察権、検察権、裁判権等までも園長に与えた『らい予防法』と、付随する『らい療養所懲戒検束規定』により、患者は職員に対して要求はおろか、お願いさえままならない状態であった。初代園長が警視であったことが、療養所設立者の意向を如実に物語っていよう。

「らい療養所は刑務所と同じであり、患者はみんな無期徒刑囚である」という意味のことを、私は入園中に何度も耳にした。それを否定できる根拠は乏しく、過去も現在も直接の関係者（法の執行者）は、沈黙を守ったままだ。

ハンセン病療養所は弱肉強食の世界であり、体の不自由な者や年寄りや子どもは、惨めでつらい思いをした。

同病相憐むとか相愛互助の掛け声は盛んであったが、その前に〝平等主義〟が厳然と存在したのである。このような閉ざされた世界で、子どもの置かれた環境が良かったなどとは皮肉としても言えない。少年に限ってだが、いじめは日常的だったし、患者の教師や寮父による依怙贔屓《えこひいき》とか差別など、どれだけ子どもの心を傷つけたかわからない。全生学園と少年舎で過ごした八年間は、私にとって開きたくないパンドラの箱である。

平等主義といじめ

全生園では、入園者はすべて平等であった。しかし、この平等というのは、ある意味では残酷でもあった。人間は誰しも得手不得手があるし、個人差もある。病気にしても症状により違っているはずだ。だが、盲人や重不自由者も、中・軽症者も、年齢、趣味、階層、傾向、学歴、出身等に関係なく、一二畳半に七、八人が共同生活をするのだから、個人のプライバシーなどあるはずもない。あるのは軍隊式の規律と、当番制の平等主義であった。風邪などひいて体調が悪くても、当番の時は配食を取りに行かなくてはならない。同室で気の合う友人が出来れば別だが、簡単に頼めないのが実情である。寝込むと、布団が邪魔になり掃除や食事にも差し障るのである。

少年舎（少女舎）でも同じである。一五人分の味噌汁は、七、八歳の少年の手には余るのである。私は転んで、バケツ（味噌汁の容器）を何回もひっくり返した。炊事場に残りがあればいいのだが、無い時は味噌と二、三本のネギなどをくれる。それで味噌汁を作るのも、こぼした者の責任である。御飯の時はさらに悲惨だ。夕食ならまだ良いが、朝飯の時は学校に間に合わず、寮父や上級生に叱られて涙を流すことになる。誰も助けてはくれず、慰めてくれる人もいなかった。これも、この世界での人間関係の反映であったと、今にして私は思うのである。冬の寒い朝など、水道が凍れば、二〇〇メートルも離れた井戸まで水を汲みに行かなくてはならない。履物は松の木の大人と同じ重い下駄だし、霜柱は一〇センチも立っているのである。両手のバケツの水をかぶったことを私は覚えている。ハンセン病は体を冷やすことが厳禁で、洗濯や食事などの洗い物にお湯が使えなかったことが、神経痛や熱こぶを発症させ、急激に病状を悪化させ、ひいては死に至らしめたようにも思われる。有効な治療薬が無かったことも大きな理由であるが、自然治癒していた人も、二、三割ほどいたことも否定出来ない事実だし、いわゆるL型タイプの進行性の人にとっては、共同生活と軍隊式の規律が、病状悪化の遠因と私は考えている。

いじめも、戦争中の少年舎ではよく行われた。代表的なものを挙げると、布団むしと胴上げ落としである。いじめの対象とした少年を摑まえ、一〇枚ばかりの掛け布団を乗せ、その上から少年たちが登るのだ。一番上になった子どもの背中が、鴨居に届いていたのを私は見たことがある。また、胴上げ落としは、リーダーの合図で、胴上げをした手をみんなが一斉に引くのである。落下した子どもは気を失うこともあった。いじめというよりも、リンチというべきかもしれない。

こうしたいじめに対し、当時の寮父は自室に引き籠もり、何もしなかった。止めれば彼自身がやられると思ったのかもしれない。

このいじめで、私の兄（五歳上）を含む三、四人の少年が体調を崩し、一、二年の内に死んでいる。

医・衣・食・住

治療薬は大風子油《たいふうしゆ》という五cc（子どもは半分）の注射が主で、余り効果がなく、加えて時々化膿した。医師の中でも効力を疑問視する人もいたようだが、光田健輔氏（一九五一年文化勲章受賞「らい患者の慈父」と言われた）と彼に同調する医師たちは、大風子油の効果をある程度は認めていたと思う。ただし、「らいは治らない」という前提があったが――。

着物は、うどん縞の単衣と袷が各二枚と、袢天が支給され、当然下着等も支給されたと記憶している。が、子どもには不足で、パンツなど破れてしまい、穿いていない子もいた。足袋以外はすべて大人と同じで、着物は肩上げや腰上げをしてもらったが、新しい時はともかく、古くなるともう直して貰えなかった。小遣いは慰安会という互助組織から、病棟入室者や不自由者と同じく、はがき一〇枚程度のお金を貰ったと思う。

食事は麦飯で、入園した当時、私は臭くて食えなかった。戦争が激化するにつれ、一汁一菜が、一汁か一菜と漬物ぐらいになったと思う。栗生楽泉園など他のハンセン病療養所では、子どもには牛乳やおやつを支給したところもあったと聞いているが、多磨全生園では園（園長）の方針で、一切の特別措置を認めなかった。つまりは平等主義なのである。

少年舎は一〇畳二室と、四畳半の寮父の部屋からなる独立家屋であった。二室の間の杉の戸はいつも取り払われ、中央に大きな木の火鉢が置かれていた。建てられたのはかなり古く、雨戸はすぐに外れるし、隙間だらけだった。半間の廊下を隔て、破れ障子があるだけなので、春さきの空っ風が吹くと、雨戸や障子の間から砂が吹きつけ、一〇分もたつと机の上は白くなった。冬は雪が舞い込み、廊下が薄く白粉《おしろい》を刷《は》いたように見えた。

暖房は炭だけで、火鉢の一方は寮父の場所で、幼い子は他の少年の脇の下から、ようやく指先が火鉢の縁に届く程度だった。湯たんぽさえなかった。風呂は共同浴場が週二、三回開いたが、水の便が悪く、お湯は膝ぐらいしかなかった。少年たちは、大人たちにからかわれることもあって、風呂へ行くのを嫌がった。いつも垢じみていて、近づくと臭かった。布団は、白い木綿地に黒くかたい綿《わた》が入っていた。やたらと重く、押し入れへの収納には苦労した。破れ目から足が中へはいり、なかなか抜けなかったことを私は覚えている。毛布はなかった。

青年舎もあって、全生学園を卒業（高等科二年）すると青年舎に移って、一七歳までいたと思う。女性も同様である。しかし、戦後間もなく、老朽化した青年舎は壊され、再び建てられることはなかった。入園する子どもの数も減少するのである。

患者教師たち

全生学園には二、三人の患者教師がいた。若干の変動はあったようだが、小学部と、高等部（中学部）に分かれて授業が行われていた。寮父母は四人で、寮父は青年舎と少年舎に各一人と、寮母も二人だった。これらの人々は、学歴や人格を問われることもなく、本人が希望すれば誰でもなれたように思われる。

私が小学部五年の時に敗戦となり、それまでの教科書が使えなくなった。全生学園は文部省の管轄ではなかったので、新しい教科書など一冊も配給されなかった。小松という五〇代の教師は、毎日ソロバンばかりやらせた。「一銭なり二銭なり」と児童に順番に読み上げさせ、小松先生は居眠りをしていた。来る日も来る日もソロバンの足し算ばかりなので、級長をしていた私は「先生、掛け算や割り算も教えてください」と言った。先生は仕方なく、黒板に掛け算のやり方を書き始めたが、途中で分からなくなり「お前たちは、ソロバンの足し算と引き算を知っておればいいんだ。ここじゃ掛け算や割り算は必要ない」と言い、元に戻ってしまった。しかし、小松先生の言葉はあながち戯《ざ》れごとではなかった。私たちは全生学園を卒業しても、療養所からは一歩も出られないし、せいぜい二〇歳ぐらいしか生きられないと言われていたからだ。

私が中学部に進学した時、六三制が施行された。全生学園は関係がなかったが、新しいことの好きな園長の指示で、私たちは新制中学の一期生になったのである。また、この年プロミンの効果が報じられ、暗闇の世界に光が射したのである。「らい」が治るということは、少年の私にとっても、言葉に尽くせないほどの喜びだった。そして、一九四九年から希望者全員に行われるようになったプロミン注射で、私も病気の進行が止まり、勉強に対しても、意欲が出るようになったのである。

中学部の教師は、高等科を教えていた牧田文雄氏が、そのまま教えられた。牧田先生は地方の巡査上がりの人で、四〇歳にはならなかったと思う。園内で結婚して間もないころだった。先生は、理科や算数が苦手で、時間割には週に二、三時間入れていたと思うが、私は教わった記憶がない。やたらと自習と作文が多く、私は理科の実験をしたいと申し入れたが、返事を貰えなかった。とうとうみんなで授業をボイコットして、納骨堂へ逃げ、一日遊んでしまった。牧田先生はショックを受け、学校へ来なくなった。心配した文化部長（自治会役員）が私の所へ来て、「牧田先生に謝ってくれ」というのである。そうすれば先生が学園に戻ってくれるから、と説得された。二日も膝詰めでやられ、私もかなり参ったが、クラスの仲間の応援で頑張り切った。謝る理由がみつからなかったのである。中学三年になったばかりの時だと思う。

文化部長は諦めて、牧田先生の代理として、光岡良二氏（作家北条民雄の親友で帝大中退・歌人）を臨時に世話をしてくれた。光岡良二氏は、私が学んだ教師の中でもピカ一と言える人で、これは光岡氏に学んだ私の友人たちとの共通認識でもある。（因《ちな》みに、光岡氏は北条民雄の小説『望郷歌』の教師鶏三のモデルと言われている）

半年余り経って牧田先生は復帰したが、私たちの卒業と同時に全生学園を辞められた。私は先生に申し訳のないことをしたと、今では思っている。

子どもの嫌いな寮父と友だちのような寮父

寮父として記憶に残る人は、東晴光《あずまはるみつ》氏である。一九四四年に寮父になり、その時、三五、六歳ぐらいだったと思う。寮父などやる人は子ども好きと相場が決まっているようだが、東氏だけは違っていた。子どもが嫌いのようだったが、子どもからも嫌われていた。

東氏がなぜ寮父になったかというと、少年舎に付属の寮父部屋があったからである。私はそのことを直接東氏から聞いた覚えがある。依怙贔屓をされたし、特定の少年を可愛がった。子供たちへの接し方も厳しく、湯呑みなどを割ると、罰として便所掃除をさせた。私は些細なことで、殴られたことがあった。

寮母については、私に述べる資格はないが、一つだけ言って置きたいのは、ハンセン病療養所の男女差の問題である。男性二に対し女性一の割合だから、女性は女神のように大事にされた。少女舎や女性独身舎に若い男性が通うのも当然だろうし、畑づくりや大掃除なども先を争って手伝った。また、お花見とか盆踊りには、彼女たちはアイドルとして、持て囃《はや》された。少年たちは余計者だったが、彼女たちは花形だった。寮母が、粗末に扱えるはずもないし、おおむね良い寮母たちだったと私は聞いている。

教師と寮父についてだが、私はわずか八年間に二〇人近くの方々に教えを受けてきた。寮父だけでも六、七人はいるのである。その中には、教師としても資格や実力に欠ける人がいたし、寮父としても必ずしも相応しくない人もいた。

しかし、前記した光岡氏のほかに、野上寛次氏は書いておきたい。野上氏は、敗戦後入園され、全生学園小学部の教師となられた。誠実なクリスチャンでもあったが、親身になって子どもたちに接し、人間はいかに生きるべきかについて、自身でも悩み、児童生徒にも諭された。私は中学部に在籍していたので、勉強を直接教わったことはないが、全生園の回りを取り囲む柊《ひいらぎ》の垣根に沿って散歩しながら、さまざまなことを話しあった。先生は、生意気な中学生の私に、大人として接してくださった。今なお私は、親しくさせて頂いている。

また、寮父の一人に、松本馨氏の実弟の松本進氏がおられる。わずか二か月程だったが、馨氏が何かの事情で寮父を休まれ、進氏が代理に来られたことがあった。進氏は豪放磊落《らいらく》な人柄で、まるで友だちか兄貴のように少年たちと接し、私は囲碁、将棋、花札等を進氏から教わった。馨氏は、子どもにそうした遊びを教えることを嫌われ、進氏は兄上に後でひどく叱られたようだ。

だが、私は、療養所ではもちろん、社会復帰してからもこうした遊びを知っていたことで、多くの友人、知人を得ることができた。職場や地域でも、囲碁、将棋などの仲間は、すぐに親しくなれるのである。因みに、私は囲碁も将棋も素人二段でやらせて貰っているが、免状もなく、実力は初段以下である。

林芳信園長（全生学園長）

光田健輔氏は全生園の二代目の園長であり、全生学園の実質的な創立者でもあった。その側近に全生五人男とよばれる医師たちがいた。林氏は側近第一人者であり一九三一年、光田園長が長島愛生園へ赴任した後を受けて、全生園の園長になった。私は全生学園の授業のお粗末さも、寮父の不適任も、子どもたちへの処遇も、林園長の配慮のなさから来ていると思っている。林園長は警視庁の警察病院から転任した人だが、その経歴で私はとやかくいうつもりはない。林園長は、光田園長の考え方を引継ぎ、終生隔離と懲戒検束を実践した人だ。光田園長の持つ人情味に欠け、私が後に「小心翼々」と回顧録に記したように、療養所の管理だけに心を奪われていたようである。官僚としては悪しき典型というのは言い過ぎとしても、彼の影響で『らい予防法』の廃止が、何年か遅れたと私は思う。林園長は、ハンセン病療養所所長連盟の会長等を長く務め、学会や厚生省から重んじられ、その発言力も大きかったからである。

また、ローマ会議（一九五六年四月、世界五一カ国二五〇名の代表により開催され、「らい」は在宅治療で治し得る弱い伝染病であり、隔離政策が誤りであることを指摘した）に、日本代表として浜野規矩雄・藤楓協会理事長、野島泰治・大島青松園園長とともに出席したが、この素晴らしい決議（勧告）を一顧だにしなかったのである。

一つの例をあげよう。

ハンセン病療養所では医師や看護婦が不足し、なかなか定員も埋まらない。そこで全生園では医科大学や看護学校に呼び掛け、見学者を募っている。それが少しずつ効果を表わし、戦後は週に二、三回も見学に来るようになった。また、多い時は五〇人ほどにもなる見学者の引率は、決まって林園長であった。

耳までも隠れる白い帽子、指先がようやく出るダブダブの予防着、膝までの長靴、目だけが見えるマスク、そして、白い手袋まで用意されているのである。

当時、アメリカの医師たちも数多く来たが、彼らは予防着を拒否したと聞く。彼らは米軍の将校服姿だった。

しかし、ハンセン病療養所へ勤めることも有り得る日本の医学生たちは、予防着を拒否できなかったのだろう。

林園長と見学者たちは、病棟や不自由舎を回り、望郷台（築山）へ登り、最後に全生学園にやってくる。

冬の雪解け道や雨の時など、学園グランドは泥沼である。望郷台から下り、林園長を先頭とする見学者たちは、グランドを横切って学園の玄関に到着する。そこには見学者用のスリッパが、五〇足も新しく用意されているのである。正面には「土足厳禁」と書かれた牧田先生の達筆も貼ってある。が、林園長はそれらに目もくれず、泥靴のまま廊下から教室へと入って来るのである。見学者たちも林園長に促され、ぞろぞろと付いてくる。

やがて、教室まで来た園長は、牧田先生を無視し、一言の断わりもなく、突然生徒たちの顔や手足にゴム手袋で触るのである。そして、医学生たちに対し得意満面に説明をするのであった（冬敏之さんは埼玉大学でのハンセン病児問題史のゼミで、学園の生徒だったとき、林芳信園長が見学の医学生たちを連れて授業中の教室に入ってきて、自分の顔や手をゴム手袋で撫でまわしたり、掴み上げたりしながら、ハンセン病の後遺症で熱こぶの跡が残る顔を「獅子様顔貌」（ライオンフェイス）だと呼び、また内側に屈曲している手指を「猿手《さるで》」の状態が進行した「鷲手《わしで》」だと医学生たちに説明したが、そのときに人間であることを否定されたような屈辱感を覚え、失意の底に突き落とされたこと、それによって心に深く負った傷は今も消えることなく残っていると、私たちに語られたことがある。この体験については鶴岡征雄著『鷲手の指――評伝　冬敏之』本の泉社、二〇一四年、四六～四七頁、参照――編者注）。

彼らが帰った後、先生も生徒も言葉を発することを忘れるのだ。しばらく経ち、牧田先生が水を入れたバケツと雑巾を持って来る。そして、独りで黙々と掃除を始める。生徒たちも無言で手伝うのだ。

廊下や教室には、点々と土くれが落ちていて、私たちは一時間余もかかり、冷たい水で何回も雑巾を濯ぎ、床を拭いた。

患者に対等の人間として接しようとしない林園長の態度や、異常とも思われる予防措置は、純粋でヒューマンな医学生たちに、どれだけの悪影響を与えたか計り知れない。さらに、林園長は葬式や園の記念行事には、学園の授業を休ませて、少年少女たちを礼拝堂の最前列に並ばせたのである。私の同級生のヨンタは、毎回のようにオシッコを漏らした。彼をトイレに連れて行く者はだれもいなかったし、五メートルとは離れていない一段高い所にいる園長やその他の職員も、何も言わないのである。式が終っても、ヨンタは恥ずかしさからみんなが帰るまで立たないのだ。座っていれば、膝の下のシミは目立たないからだ。やがて、そこだけ畳が腐り、新しく取り換えたのを私は記憶している。

林園長は、戦争中には大臣や大将がくると、少年少女たちにボーイスカウトとガールスカウトの制服で出迎えさせた。夏の制服しかなかったので、私たちは冬など震えながら、参観者の来るのを長い間グランドに整列して待った。

全生学園長でありながら、林園長は、学園の授業には関心を払わず、少年少女たちを儀式の道具として扱ったように思うのは、私の僻《ひが》みであろうか。親や兄姉がいても、学齢期に達すると、少年舎や少女舎へ移し、過酷な共同生活の中へ、幼い子どもたちを押し込んだのである。いじめが原因で内臓を壊し、痩せ細り、重病棟のベッドで青い頬に涙を浮かべたまま死んでいった、ヤマキという一二歳の少年の顔は、折りにふれて私の脳裏に蘇ってくるのである。

おわりに

少年時代をふりかえってみて、その思い出の中に、懐かしさのかけらもないことに、私は愕然とする。昔は良かったとか、楽しかったという感想は、私の全生学園と少年舎における八年に限り意味を持たない。

あれからすでに、五〇年という歳月が流れた。しかし、私は今もなお、年に何回か夢でうなされる。夢の背景は全生学園や少年舎ではないことが多くなったが、そのシチュエーションは、紛れもなく多磨全生園である。そして、どうしてなのか分からないが、夢の中で私はいつも少年なのだ。それもいじめられっ子の弱虫である。

私は、幸いにしていじめられた記憶がない。ただ、その恐怖は知っている。いじめで自殺する子供のニュースを聞くと心が痛むのである。

一度開けられたパンドラの箱は、再び閉じることはできない。だが、私は私の受けた心の傷が、癒される日の来ることを信じたいと思う。パンドラの箱の底に残る「希望」という文字のように――。

この一文は、一九九八年九月一三日、埼玉県越谷市の文教大学で開催された日本特殊教育学会第三六回大会自主シンポジウムで発表し、多磨全生園機関誌『多磨』第９２４号、一九九九年一月、第９２５号、一九九九年二月に掲載したものに、若干の修正を加えたものである。

追記　冬敏之（深津錡）さんの略歴

一九三五（昭和10）年二月一〇日、愛知県に生まれる。一九四二（昭和17）年九月、国民学校二年生の七歳のとき、父、長兄、次兄と一緒にハンセン病患者用のいわゆる〈お召列車〉で強制入所させられた。四三（昭和18）年、父が敗血症で死去、享年一三歳。四四（昭和19）年、次兄が少年舎で「いじめ」に遭い肺炎など併発して死去、享年一三歳。四五（昭和20）年、食料難・医薬品不足から病状悪化。四六（昭和21）年八月、栄養失調で病室に入るが腎臓病に罹患。

一九四八（昭和23）年、希望者全員にプロミン注射が実施され、同年一一月にプロミン治療を受け、危うく一命を取り止める。五〇（昭和25）年三月、東村山町立第二中学校を卒業。同年四月、少年舎「祥風寮」から一般舎の「柿舎」に移る。

一九五二（昭和27）年、一七歳、文化放送「療養の時間」に詩「たそがれ」（選者・金子光晴）入選。NHKラジオの同様の番組（選者・村野四郎）に応募、放送される。園内のサークル「詩話会」（会長・光岡良二）に入会。五五（昭和30）年九月～五九（昭和34）年三月、全国のハンセン病療養所入所者のための唯一の公立高校である国立療養所長島愛生園内の岡山県立邑久高等学校定時制課程新良田教室（四年制）に第一期生として在学し、作家を志望。五九年四月、多磨全生園の「分教室」の「補助教師」となるが、肺結核となり四ヶ月で辞職。六四（昭和39）年から六六（昭和41）年まで国立療養栗生楽泉園に転園。

一九六八（昭和43）年社会復帰し、作家の道を歩む。六八（昭和43）年、日本民主主義文学同盟（現・日本民主主義文学会）に加盟。七二（昭和47）年、五十嵐嘉子と結婚。七三（昭和48）年、埼玉県富士見市市役所広報課の職員となる。

二〇〇二年二月二七日、肝臓ガンのため永眠、享年六七歳。

主要著書　『埋もれる日々』（東邦出版社、一九七〇年）、『風花』（同社、一九七七年）、冬敏之短編小説集『ハンセン病療養所』（壺中庵書房、二〇〇一年。第三四回多喜二・百合子賞受賞）、冬敏之遺作集『風花』（同書房、二〇〇二年）ほか。

参考文献

鶴岡征雄編集『風花忌――冬敏之随想&追悼集』（壺中庵書房、二〇〇二年、全一三二頁）、鶴岡征雄著『鷲手の指

評伝冬敏之』（本の泉社、二〇一四年）ほか。
冬敏之さんが一七歳のときに創作した詩を掲げる。

ひばり

今村義夫

ひばりよ
高く舞うがよい

たとえ
強い風が吹こうとも
おまえは
うたいつづけるがよい

おまえのふるさと
一坪ほどの麦畑であろうとも
雲をつき抜け
光をあびて
高く大きく舞上がるがよい

ひばりよ
おまえは　おまえの世界を
声かぎり歌うがよい

（一九五二年七月二日作、ＮＨＫラジオ「療養の時間」入選。大江満雄編『いのちの芽』三一書房、一九五三年、収録）

鶴岡征雄さんは前掲『鷲手の指　評伝冬敏之』において、「冬敏之の一〇代の詩『ひばり』は、自らのゆく道を指し示す導きのポエムだった」（二七三頁）と評している。（編者、記）

第4節　ある女性在園者の少女時代（聴き書き）

斎藤　いね子（多磨全生園在園者）

話し手　斎藤いね子さん。一九三一（昭和6）年、神奈川県生まれ。三五（昭和10）年、母が全生病院に強制入院し、父はその前年に病死。姉、兄の三人きょうだい。四歳で発病、三八（昭和13）年、七歳で全生病院入院。園内で結婚。当時、六六歳。
聴き手　武藤（現・長島）啓子（埼玉大学三年生）、藤川信子（同・聴講生）、山崎みね子（同・聴講生）（いずれも当時）
年月日　一九九七年九月一七日、二九日、一〇月一八日。
場　所　多磨全生園の福祉室および斎藤いね子さんの居室。

編者が埼玉大学教育学部において担当していた授業科目の一つに「障害児教育史演習《ゼミナール》」がある。一九九七年度は多磨全生園を対象にハンセン病児問題史について、在園者から子ども期に関して聴き取りなども行いながらゼミ活動を行った。

そのゼミ報告集（一九九九年四月発行）の「第Ⅱ部　多磨全生園における子どもたちの生活」の「第4章　或る女性在園者の子ども時代の園内生活」（六二～七七頁）での聴き書きおよび『多磨』誌での座談会の記録から、

少女舎「百合舎」での生活や「全生学園」、「全生少年少女団」などの体験を中心に、編者が新たな見出しを設け、要旨を記すとともに、証言を重点的に引用することにする。

1 少女舎での生活

まず、少女舎のごく簡略な沿革についての、「児童寮」の関係者の説明を紹介する。

『多磨』誌の一九五九（昭和34）年一一月号の「特集 戦前の多磨全生園」のなかの「座談会 学園、少年団、児童寮、図書館、絵の会、書の会」において、「少年舎」の寮父であった、田代馨（松本馨）は「少女舎」の変遷について次のように語っている。

「大正三年頃はね、今の橘舎の一、二号室が女不自由者室で三号室が子供室（男女一緒）で四号室に精神病者がいたそうです。それから大正一〇年に少女舎が子供舎から独立して菊舎に移る。最初の寮母は稲垣はまです。その後、菊舎から椿舎に移り、それから百合舎に移った。それ以来、百合舎が少女舎の代名詞になったわけです。最初の百合舎は今の水仙舎だと思います。

（田代が寮父になった時の——編者注）百合舎の寮母は長谷川タケさんでした。」

そして、司会（編集部）の「少年少女舎の行事はどうでした?」という質問にたいして、「少女舎では三月のヒナ祭、少年舎は五月の節句などが印象に残つています。」と答えている（四四頁より）。

寮母について

百合舎の一～四号室を二人の寮母が二室ずつ担当。一室の定員は八名だが一室に九人の子どもが入室した時期もあり、寮母は一人で一六名余を世話することもあった。

斎藤さんが入室した百合舎の三・四号室の寮母は長谷川タケであったが体調を崩して辞め、斎藤さんにとって最も長く寮母であったのは渡辺ちよ寮母。

家事はほとんど子どもたちが年齢に応じて分担していたので、寮母の仕事は子どもたち全体の世話や指導であった。学園の授業で遅れがちな勉強を補ったり、裁縫を手ほどきすることもあった。

「週に何回か、運針を教えてくれました。大きい人は着物を縫うことを教わっていました。園で着るうどん縞の着物は、全部自分たちで縫っていましたから、反物が出たときにお母さんがへら付け（裁縫で、縫うのに便利なように、へらで布にしるしをつけること——編者注）を教えて、縫える人は自分で縫っていました。私は百合舎にいるときは全部お母さんに縫ってもらっていました。」

躾《しつけ》も、門限などについては厳しかったようである。すべての舎に電灯がともる夕刻五時が門限で、園内のどこに居ても、それを合図に走って帰ったという。皆で遊んでいて遅れたときはそうでもないが、一人で遊びに行っているときなどは、とても心配された。一人の時は大人の舎へ遊びに行っていることが多いので、先方へ迷惑をかけること、通い婚で男性が来ていることが心配だということがあったようだ。

また、寮母は母親代わりの役割を担っていただけに寮生たちに及ぼす影響も少なくなかったようだ。

「一・二号の子か、三・四号の子かは、見ればすぐわかりました。一・二号はみんなおとなしくて、三・四号は開けっ広げな感じでした。一・二号のおかあさんは、ちょっと皮肉を言うような所があって、それでか一・二号の人たちは、みんな暗かったですね。」

斎藤さんにとって、最も長く寮母であり、その絆は百合舎を出て結婚してからも続いたようだ。

「やっぱり、『おかあさん』というと実の母親より寮母のおかあさんの方が一番に浮かびますね。渡辺おかあさんが百合舎を出て、私たちが夫婦舎に移ってからも、よく遊びにもみえましたし、私の方からも『おかあさん、御飯食べようよ』なんて呼びました。かえって大人になってからの方が、余計に気持ちもうち解けたようです。」

一日の生活

毎朝六時起床、まず室内の掃除。水道は利用時間が限られていて、朝・昼・夕方の決まった時間帯しか水が出なかった。

「その間に洗濯や掃除や顔を洗ったりしました。顔を洗うのにも、水はだしっぱなしにはしないで、みんなそれぞれ自分専用の小さなバケツに顔を洗う水をとっておいて、それ一杯で口を漱いだり顔を洗ったりしていました。遅くなりそうなときは『バケツにとっといて！』と言ってとっておいてもらいました。昔はお勝手に水瓶があって、そこにいつも水をとってありました。」

三度の食事は毎日の当直が配食所という建物まで取りに行った。朝食は七時、昼食は一一時半から一二時半、夕食は三時半からと早い時刻であった。配食所には一つの棚に四舎分の食事が置いてあり、ご飯はお櫃《ひつ》、みそ汁は蓋のついたバケツに入っていた。食事の準備は当直制で年長の子どもを中心にやっていたが、ご飯をお櫃からよそうのは寮母の仕事だった。

学園の授業が午後からだった時期の（火）、（木）、（土）の午前中は盲人たちと一緒に「ガーゼのばし」の作業をした。作業は分担されていて、流れ作業だった。ガーゼや包帯の回収・選別・洗浄・ほぐし・伸ばし・乾燥などを盲人と分担して行った。

「特別に楽しくもなかったけれど、皆でしゃべったり、歌をうたったりしながら作業をしていました。」

「作業は出席をとって、月に一回第二分館で給金（院〔園〕内通用券で——編者注）が払われました。一回の作業時間は一時間ほどで、一回につき四銭が払われました。」

「外科手伝い」という作業もあった。

「男女の風呂場と医局に、（少女舎の——編者注）大きい人たちが行って手伝っていました。けがをしている人が自分で『軟膏でいい』、『薬はこれがいい』などと言って、ほとんどは手伝いの患者が治療をしていました。資格のある人は看護士が一人だけでした。医局に行けば医者がいましたが、そんなにひどくない人は風呂上がりに『外科』をしてもらっていました。」

午後は百合舎で昼食をとったあと学園へ出かけた。授業は三時に終わり、百合舎へ帰って縁側や庭の掃除をした。夕食が三時半と早く、食べ終わってから遊びに出かけた。子どもどうしで遊ぶか、世話をしてくれる大人のところへ出かけた。

「それぞれ可愛がってくれる人がいて、何か食べさせてくれるものですから、それを目当てで行きました。私なんか小さいものですから『おいで、おいで』ってみんなが言ってくれて。寮母に行き先を言って出かけました。」

夜は学校の予習復習をしたり、皆で遊んだ。寮母が裁縫を教えてくれたりもした。消灯時刻（九時半頃）になると電気が切れて眠るしかなかった。

「電灯がついているのはトイレと、玄関に一つと、四部屋ある中心に一つだけ、あと全部消えてしまいます。同じ建物のなかではあったが、友達の部屋へ泊まりに行くことは許されませんでした。」

「歌舞伎」への出演

在園者による「歌舞伎」の公演が五月と一〇月と年二回あり、斎藤さんは入所したときから一三歳まで子役で出演した（「阿波の鳴戸のどんどろ大師前」の場のおつるの役などを斎藤さんは演じ、名子役として評判であったようである――編者注）。

「練習は夕食のあとにやっていました。ジャガイモやサツマイモが茹でてあったりして、もらって食べるのが一つの楽しみでした。台詞は大人の分までよく覚えました。大人が間違えるとすぐ分かるんです。それで、こっちが続かなくなってしまうんですよね『違うよ、違うよ』なんて言って。

それから、男の人が女形《おやま》をやるもんですから、その人が泣く場面なんかがおかしくてね。

子どもの出番の練習は早くやってくれました。大人たちは午後からできる人はやってたみたいです。

一応、役者の名前を書いた歌舞伎の看板も出るんです。昔は立派な劇場があって、その前にきれいな植木が植えてあって、屋根付きのちゃんとしたものが建っていました。私の名前は出なかったのではないでしょうか。」

遊びと行事と読書

外遊びでは、同室の子どもたちよりは年齢が同じ位の者と遊ぶことが多かったようであり、男の子たちとは雪合戦などは一緒にしたとのことである。

行事としては「常会」と呼ぶ少年舎・少女舎の合同の子どもたちの集いがあり、寮父母や大人たちが準備し、子どもたちは寿司やお菓子を食べながら、作文や詩を発表しあったりした。「雛祭」には少年舎の子らも招いた。

「どうしても、同じ年くらいの子と仲良くなりますから、そういう子たちと鞠つきをやったりしました。／

雪合戦なんかは男の子とも一緒にやりましたが、他の遊びは女の子だけでしました。」

「十一月になると、カルタ取りをお母さんに読んでもらって毎晩のようにしました。」

「雛祭のときも、お寿司があって、男の子たちを呼んで食べました。あの頃は何でも食べることが目的だったんですけど。」

読み物は図書館や全生学園の「文庫」を利用した。

「（学園の文庫の書棚には――編者注）いろいろな本があって、少女倶楽部とか少年倶楽部とかの雑誌もありました。佐藤紅緑の『夾竹桃の花咲けば』などをよく読みました。（略）漫画も読みました。図書館にポパイの漫画があって、色眼鏡がついているんです。それで見ると、色が変わって見えるんです。」

外からの見学・視察

研修中の医学生たちが見学に来ることがしばしばあった。大人の患者も病児もその「視察」に嫌悪感を抱いていた。

「私たちは『医者の卵』と呼んで嫌っていました。『医者の卵』たちは白衣を着て、マスクをして白い帽子を被って、長靴を履いて、厳重のカンカンでした。彼らがやってくると、『またどこかの医者の卵が来た！』と皆で悪口を言いました。」

園長は彼らを百合舎にも連れてきて、一人ひとりの子どもについて病状を説明した。また新しく入園した患者は呼び出されて彼らの前を歩かされた。子どもも例外ではなかった。

「私も右頬に斑紋があったので、右側を見せて歩きました。足の悪い人などは気の毒に、何度も行ったり来たりさせられていました。」

「職員や見学者は白衣を着て、消毒するように命令されていましたから、患者地帯から本館に入る時には長靴ごと消毒用の昇汞水の入った中を通って行きます。園外へ出る時もまた同じようにして出なくてはならなかったようです。」

母を看取る

斎藤さんが高等科二年生のとき、「熱瘤」で病棟に入っていた母が「中気」になり、自分で食事も出来ない寝たきりの状態になった。そのため、母が亡くなるまでの半年間、学園への通学は止めて、毎日、百合舎で朝食をとると病棟へ「補助看護」に通った。夜の「付き添い」は県人会や教会に入っている大人が代わってくれたので、斎藤さんは夕飯を病棟で食べてから百合舎に戻った。

「病人は、お風呂は全然入れてもらえなかったと思います。ちょっと体を拭いてやったくらいでした。トイレはブリキでできたオマルがあって、真ん中に穴が開いているものです。それを寝たきりのお尻の下に差し込んでやるわけです。それが痛いらしいんですね。痛いからすぐ取ってと言うので、取ると何もしていない。腰を下ろすと楽になって、やっちゃうんですね。そうなると私が怒って、喧嘩です。今みたいにきちんとしたおむつもありませんし、やってしまうと男の人を呼んで持ち上げてもらって、下に敷いてあるものを取り替えます。大変でした。オマルも差し込むと腰が上がってしまいますから、出にくかったんじゃないでしょうか。」

病棟は一部屋に一四ベッドがあり、五人の付き添いが看ていた。それぞれ食事介助や清掃の分担があった。夏はベッドの一つ一つに蚊帳をつった。（略）不自由舎も外科も病棟も皆入所者が看るしかなかった。病棟は男女一緒で、付き添いは全て男性であった。患者は男女かまわず空いているベッドに入れられたという。

「今みたいにカーテンもありませんから、上手に着替えないといけなかったですね。看病をしているときは、他のベッドの人が困っていると手伝ったりもしていました。」

「戦争中だったので一回だけ母親を連れて防空壕へ入ったんですが、先生が『もう動けないんだから、お母さんはおいて、あなただけ入りなさい』と言われました。空襲が来ると、母親のそばを離れて自由になれるものですから嬉しくて防空壕へ入って遊んでいたりしたんです。

母親は昭和一九年の一二月二八日に亡くなりました。」

戦局の悪化のなかで

(i)防空壕について

初期はただ地面を掘っただけのものであった。空襲警報が出ると、穴の上に雨戸を乗せ、その上に畳を乗せて防空壕にしていた。しかし、空襲のたびの作業が大変であったため、警防団によって土を盛った掩蓋《えんがい》防空壕になったが、「いざとなったら崩れてしまうようなものには変わりはなかった。」という。

「警防団は団長が指揮を執って、軍隊のように行進の訓練をしたりして、すごかったです。子どももバケツリレーの訓練をしました。（略）空襲警報は毎晩のように鳴った。いつでも避難できるよう防空頭巾を被って、服を着たまま寝ていました。」

(ii)食事について

「戦争も初めの頃は食べ物もありましたが、激しくなるにつれて足りなくなりました。三度の食事はあることはあるのですが、量が少なくて、いつもお腹《なか》をすかせていました。

ご飯は芋ご飯や大根ご飯でした。赤いご飯の時があって皆で『赤飯くれた』と喜んでいたら、コーリャン飯だったことがありました。それがまたポロポロのご飯で、食べるのに苦労しました。

食事の時、お母さんがご飯をよそって、大きい人がおみおつけ（味噌汁）をよそってくれましたが、皆でじーっとよそうところを見て、少しでも多いのをもらおうとしていました。食べ終わっても、ちっともお腹が一杯になりませんでした。」

「周辺の住民から、『役にも立たない病人に飯を食わせるのはもったいない』という非難が出ていたということです。が、私たちは知りませんでした。後《あと》になったら分かりましたけど、子ども舎にいるときは分からなかったですね。」

(iii)在園中に「徴兵」された患者

在園者で徴兵された者もいたとのこと。実家に召集令状が届いて、徴兵検査も甲種合格で通っており、戦地に出ていったがまた園に戻ってきたという。

「実家でも、本当のことを言って兵隊に行かせないということはできなかったんではないでしょうか。それで、入園しているのに兵隊に出た人が何人かいました。」

2　少年少女団のキャンプについて

一九二九（昭和4）年一〇月、「全生少年少女団」が結成され、学齢児童の全員が入団した。指導は職員の教育係と患者教師が担当した。団員である子どもたちの最大の楽しみは、夏季に行われるキャンプ活動であったようである。そこで、先の斎藤いね子さんからの子どもの頃についての聴き取りの補足として、少年少女団のキャンプについて他の資料から記すことにする。

「全生少年少女団」の〈少女団〉に一九三〇年代末に入団していた斎藤いね子さんと同じく団員で友人だった

小林礼子さんが、一九八九年に『多磨』誌の編集をしておられた在園者たちの聞き取りに応じて、「百合舎」や「全生学園」などの思い出とあわせて、「全生少年少女団」による楽しかったキャンプについて次のように語りあっている。

「礼子　キャンプも楽しかったわ。一年一回、外に出られたの。大抵カミナリ山まで行くんだよね。

いね子　キャンプは園内の一万坪（矢嶋公園の東部分と現多磨研官舎地帯――同誌の編集者の注）でやったのよね。午後から組に分れ、患者用の通用門から、門番の許可を得て出て行き、わざと遠回りしたり、何か探しながら、この道はこう行くとここへ行くんだとかね。

礼子　かもめ班とかつばめ班とか、五、六〇人いたよね。

いね子　あの時は少年団とか少女団のちゃんとした制服を着てね。ネッカチーフを胸でちょっと止めてね。

礼子　回りはまだ、畑が少しと雑木林ばっかりだった。私たち、せんぶり（リンドウ科の二年草、生薬として健胃剤にする――編者注）をとってきたよ。

いね子　子供は丈夫だからせんぶりなんかいらなかったけどね。それより、草と草を結んでおいてあとからくる人がつっかかって転ぶようにしたりね。

――カミナリ山は「西武」が、あそこへバスを通すようになってから三角山というようになったけど（略）。それで、キャンプの話に戻りましょうか（同誌の編集者）。

礼子　外から帰ってくると女子は薪を拾い集め、男子は穴を掘ってかまどを作ったの。米は果樹園の井戸で洗い、毎年ライスカレーだった。

いね子　材料は炊事へ貰いに行った。朝、ご飯前に体操をやるものだから、お腹が空いているし、私なんか貧血ですぐひっくり返ってしまった。

礼子　国旗掲揚があって、園長先生の訓辞があってね。

いね子　皇居遥拝とか、長々と話を聞いているうちに気持が悪くなったのね。いつもは六時半頃起きるのに四時頃起きていったんだからね。

礼子　朝ご飯は、それから炊事へ貰いに行った。

いね子　大きな人たちがご飯も汁も持ってきてあそこで食べ、そうだ、お昼のおやつは果樹園の潰れたりした西瓜を貰いに行った。

礼子　それからキャンプファイヤーもやった。」（以上は、「聞き書き／全生園の昭和史　第三回　聞く人　佐川修／大竹章　全生育ち　小林礼子／斎藤いね子〔本園入所者〕」『多磨』第七〇巻第一二号、一九八九年一二月、一四～一五頁より。なお小林礼子さんは一九三九〔昭和14〕年に小学校四年生で、斎藤いね子さんは一九三八〔昭和13〕年に八歳で、それぞれ全生病院に強制入所させられた——編者注）。

なお、この対談の中で、小林礼子さんは「話は外れるけど」と断って、「（柊の垣根から——編者注）散歩の時はちょっと首だけ出して『空気が違う』なんていったものだけどね。」と発言している。そのような外の一般社会にいるのとは違う閉塞した気持ちをふだんは抱いて〈柊で囲まれた村〉の中で暮している子どもたちにとって、年に一回だけ、それも短時間・短距離ではあったが院（園）外に出ることのできたことは新鮮な喜びであったのである。

キャンプは次のような時程とプログラムで実施されていたようである。

「　午前

四時三十分　起床ラッパ、集合、点呼

四時五十分　「キャンプ場作り」の作業

五時四十分　国旗掲揚、皇居遥拝
六時　合同体操
六時三十分　休憩
七時　朝食準備、朝食
八時　集合、永代《ながよ》神社参拝
八時三十分　団体競技
九時三十分　自由時間
十時　昼食準備、昼食
　午後
〇時三十分　集合、野外ハイキング出発
三時三十分　帰園
四時三十分　夕べの会（お話、余興等）
五時三十分　散会、片付作業」（傍線は編者による）
この時程表のなかの午後〇時三〇分から三時三〇分までの「野外ハイキング」が院（園）から外へ出ての行動の時間である。
キャンプは太平洋戦争の末期でも行われた。一九四三（昭和18）年、二〇歳前に全生学園の患者教師となり、戦後の「分教室」の「補助教師」を一九七九（昭和54）年三月に閉校するまで務めた藤田四郎（氷上恵介）は次のように記している。
「子供たちの一年中の行事のうち、一ばんの楽しみはなんと言っても夏に行なわれるキャンプである。キャンプといっても山や川へ行くわけではなく、園内の雑木林や公園の中にテント一つを張り、一日そこで過ごすだけのことであったが、単調きわまる日々の一年の中でそれは大きな句読点であった。林の中で食事をし、手旗信号の練習をし、ゲームなどをした。いま、多磨研究所がある辺りの雑木林を目指して早朝出かける。整列したところで園長や常会長の訓辞があり、ラジオ体操で幕が開く。朝と昼は炊事場から一般と同じ献立の食べ物を貰った。いつもと変らぬ食事であるのに、それが特別に美味かった。夕食は、豚肉かそれに近いものが支給になった。物資不足の折、施設側はよくまあ無理してくれたものと思う。また農産物を作っている作業部から、とうもろこしや西瓜の差し入れがあり、いつも空っぽの胃袋をびっくりさせた。

午後になると真赤な太陽が激しくギラつく。みんなはそれぞれ涼しい木蔭を求めて散り、昼寝を楽しんだ。そして目覚めるとライスカレーを煮るための薪拾いに散っていった。」

ところが、「昭和十九年のキャンプのことである」。薪拾いに林の中に入っていった二人の子どもが「『先生！』と叫びながら」血相を変えて戻ってきて告げた。「火葬場の裏でだれかが首を吊っています」と。自死したのは不自由舎に住む男性患者であった。藤田は他の子どもたちの目には触れないように配慮したうえで、その遺体を目撃し分館の職員に連絡したときのことを生なましく書き遺している。

「そんな事件でキャンプの興は大いにそがれ、早々とライスカレーを片づけ、明るいうちにみん寮へ引き上げた。」とのことであるが、遺体と出合った二人の子どもが受けた精神的衝撃は強く、おそらく永くトラウマとして心に残ったのではなかろうか（氷上恵介著『オリオンの哀しみ』氷上恵介遺稿集出版委員会発行、一九八四年、一四五〜一四七頁、参照）。

（追記）本節前半の斎藤いね子さんの子ども期の思い出の内容の初出は清水寛編・埼玉大学障害児教育史ゼミナー

ル集団著『ハンセン病療養所における子どもの生活・教育・人権の歴史――国立療養所多磨全生園を中心に』第1集（一九九七年度埼玉大学教育学部「障害児教育史演習」報告集）所収の「第Ⅱ部　多磨全生園における子どもたちの生活」の「第4章　或る女性在園者の子ども時代の園内生活」（六二～七八頁）であり、本書収録に際し、大幅に削除・縮小するとともに、修正・加筆した。後半の「2　少年少女団のキャンプについて」は『多磨』誌の一九八九年一二月号所収の斎藤いね子さんと小林礼子さんの対談の一部を転載するとともに、編者が加筆したものである。（編者、記）

第5節　わたしの歩んできた道（講話）

津田　せつ子（多磨全生園在園者）

発病と入院

津田と申します。この姓はペンネームです。私は皆さんのような若い方の前で、お話ししたことはありません。生まれて初めてです。

私は昭和八年五月、当時は府県立全生病院とよばれていた現在の「多磨全生園」に入院しました。療養生活六四年になります。皆さんのお母さんも、きっとまだこの世に生を享けていない時です。

私の発病は七歳位の時でした。白い斑紋が額に出て、母はナマズだと言って塗り薬のようなものを塗ってくれました。もしその当時、現在のようにプロミン、その他の新薬ができていたら、私の人生はすっかり変わっていたことでしょう。私達患者を付近の人は「山の豚」、「座敷豚」といっていたそうです。「癩」という以前に、「天刑病」、「カッタイ病」といわれ、人間扱いはされていません。

当時は柊の垣根から一歩も外に出ることは許されず、一歩でも垣根を出ればすぐ監房に入れられました。昔の柊の垣根は、刑務所の壁の役目を果たしていて、よく手入れされ、見上げる程高く、びっしりと隙間もなく植えられ、鼠一匹這い出ることもできないような見事な垣根でした。家庭や、それぞれの事情で家に帰りたい、帰らねばならない人は逃走する以外はなく、同室の人たちが策をねって、梯子や肩車を作り暗い闇夜に逃したのです。

今の福祉室は「見張り所」と呼ばれ、そこの職員である〝監督〟さんが朝晩垣根を回って見張っていました。もう大丈夫と思う刻限になると、見張りに行って誰々がいませんと届けるのです。それから田無方面に非常線が張られたと情報が入り、まったくの犯罪人扱いでした。

私のように長く生きて、厚い介護を受け、生活するのを恵まれたといってよいかどうかは、その人個々の考えで異なるでしょうが、今のような生活に入る前に、多くの人は亡くなっています。私は幼時から病気でしたので、父にうとまれ、生き恥をさらすなといっては酒に酔った父に首をしめられそうになり、怖くてよく逃げました。私を殺したら父も生きてはいられなかったでしょうから、その父もどんなにかつらかったことかと少し長じてから思いました。

火事にあう前の私の家はたくさんの使用人がおり、隣の町に出るのに他人の地所を踏まずに行ったと、父は酒に酔うと豪語していましたから、プライドだけが高かったのだと思います。私も死にたいと思い鉄道線路の上に横になってみるのですが、もの凄い勢いで驀進《ばくしん》してくる列車を見ると、恐ろしくなって飛びのくのです。こんなことを何回か繰り返して思ったことは、「ああやっぱり癩者は業病だ、死ぬこともできない」ということでした。いま中学生が簡単に首吊り自殺をする勇気（？）に私は驚いています。

通学のつらさ

私の小学校、高等小学校の時代は哀れでした。左手が関節からブランと下がり、指は歪曲し、何ひとつ持つことも押さえることもできず、右手でいつも左手を庇《かば》うことで必死でした。一番困ったことは、裁縫と体操の時間でした。裁縫の時は、家から針に糸を通して縫う真似をしてごまかしていましたが、体操の時間は腹痛、頭痛などと偽って早退したり、便所（当時トイレなどという言葉はなかった）に隠れて、体操が終わり次の競技になると、のこのこ出て行って、ボールの投げられる方にあちこち動きながらごまかしていた。

その頃モダンガール、モダンボーイなどという言葉が流行《はや》りだした時で、その最先端を行くような若い女の先生が、体操のコーチとして派遣されて、私達小学六年生の体操の時間を受け持っていました。その先生は、私のことをよほどの怠け者と思ったらしく、体操が終わったようなので紅いタスキをかけて、格好だけは一人前に、のこのこ出て行った途端、ピッと笛を口に当てて「整列」と号令をかけます。そしてラジオ体操よろしく手を上げたり下げたり、一、二と始まったのです。両手を上げて、横に下にと号令する、私は左手の下がったまま上げることも下ろすこともできず、突っ立ったまま、倒れないように怺《こら》えることが精一杯でした。先生は笛を口に当てたまま黙って私を見つめていました。

あの時よく倒れなかったと今でも思います。その上、私は左足の踵にウラ傷があったのです。当時、ウラ傷は一生治らないと言われていました。初秋の九月になると必ずアカギレができて傷口が化膿し、股の付け根にグリグリ（リンパ腺がはれること）ができて学校まで四キロもある道を、往復通うのはつらいことでした。学校を休むと兄（東條耿一さんで、北条民雄さん、光岡良二さんなどと文学の同人であった――編者注）に叱られるので涙をこぼしながら通ったものです。

初めは医院に通っていたのですが、毎年秋になると踵が化膿し、そのつど二学期いっぱい学校を休むのは、医者にも学校にも恥ずかしかったので、化膿さえしなければ麻痺した足は痛くないので、よく消毒をし、脱脂綿を当てて、白足袋を履き学校に通いました。当時は和服に袴を着けるのが制服でしたので、足袋を履くことは普通ですが、夏に白足袋を履いて通学したのは、一〇〇〇人もの生徒がいた学校ですが、私だけでした。白足袋を履いた子といえば有名（？）だったかもしれません。

しみの付いた下駄は表と表を合わせて、自分の名札の付いた下駄箱にしまいました。こんなつらい日々が続いて、私は学校に行くことを泣いて拒みました。学校にも行かず、裁縫習いにも行かず、家でブラブラしていたら、世間は何というかと父母に叱られ、父が校長と受け持ちの教師に、柿の木に登り木から落ちて手を痛めたので、体操を休ませてほしいと願いに行き、体操の時間を休むことが許されました。今のようないじめなどのない、皆優しく親切な友達だったので、仲間はずれなどはなく庇ってくれました。

療養所の生活

私が療養所に入って、一番驚いたことは病者の多いこと、当時は一〇〇〇人以上もいました。それに重症な人が多く、眼を覆うような悲惨な姿に震えるほどでした。それと共同生活のつらさです。一二畳半の部屋に八人の雑居生活です。強制収容が盛んに行われていた時代なので、次々と患者が送りこまれ、一〇人の雑居生活になった時は大変でした。木綿の厚ぼったい布団を頭合わせに四つずつ八組、その合間に二つ布団を敷くのです。それこそ足の踏み場もありません。

でもそんな日は長く続かず、結婚する人があって（当時は通い婚と称し、婚約すると健康舎と呼ばれる、やはり一二畳半の部屋に八人住む所に移る）部屋を出るので楽になります。でもまたすぐ入院患者があって、いっぱいになります。私は当時の独身舎に六、七年いたので、「棚ざらし」などという戯《ざ》れごとをいわれました。夜になって男の人が通ってきて、倍になるなどまるで豚みたいな生活だと嫌悪感でいっぱいでした。

丁度、隣室に文ちゃんと呼ぶおとなしい、女学校を中途で退学、入院してきた人がいて、すぐ仲良しになりました。二人でお金を貯めて社会《そと》に行って死のうと約束して、共同でお金をためはじめたのですが、当時は実に貧しくて貯金をすることは容易なことではなかったのです。その文ちゃんが兄と結婚することになり、私も間もなく亡夫（渡辺清二郎）と結ばれることになって、その話はあっけなく消えました。

長くなりますので、亡夫との結婚や、二組の夫婦が同居する家族舎に入居したことなどは省きますが、夫と死別したことは、私の人生を大きく変えました。熱心なカトリック信者だった夫は、療養生活の殆どを布教に献げ、教会建設に心を尽くし、カトリック愛徳会の基を築いて逝きました。夫の葬儀ミサは一二人の司祭が祭壇に立ち、シスター、社会からの参列者が列をなし、園始まって以来の壮大な葬儀といわれました。亡夫の一周年祭のミサが終わったとき、私は一〇年もの年月が経ったように思いました。

寮母としての一五年

その時、私は少女寮の（ハンセン病の少女十数人を世話する）寮母を拝命して以来一四年を経ていたのですが、寮には二人の少女が残されていて、淋しいものでした。最後に残った少女たちを無事に親元に帰し、役目を終わって一般舎に入居したのはまる一五年経てからでした。

その一五年を振り返ると、長くも感じ、短くも思う一五年でした。少女たちは生まれも境遇も皆それぞれ異なりますので、その扱い方に内心悩んだり、苦しいこともありましたが、一人残らず社会復帰できたことは大きな喜びです。親のない子の就職の世話、といっても垣の内にいる私には何の力もなく、神父様や社会復帰をしている寮友に頼んだりしましたが、その中に韓国の子どもが二人いて、その子どもたちの境遇が複雑で、ずいぶんと悩んだり、悲しい想いをいたしました。社会復帰をした子どもたちは成人し、それぞれ好きな人を得て、結婚し子どもを儲け、立派に家庭を築いていることを何よりの喜びとしています。

病気のため、小さいときから苦労してきた子どもたちは、どんな困難にもめげない強い人となっていることですから、頑張ってと陰ながら応援して、その無事を祈っています。

世話せし子一人残らず退園す良き社会人となりて励めよ

（追記）本節の初出は、清水寛編著・埼玉大学障害児教育史ゼミナール集団著『ハンセン病療養所における子どもの生活・教育・人権の歴史――国立療養所多磨全生園を中心に』第1集（一九九七年度埼玉大学教育学部「障害児教育史演習」報告集、一九九九年四月）二一三～二一七頁。

津田せつ子さんには次の著書がある。①『随筆集　曼珠沙華』（日本基督教団出版局、一九八二年）、②『病みつつあれば』（けやき出版、一九九八年）。（編者、記）

第6節　小・中学校全生分教室の補助教師としての体験（寄稿）

天野　秋一（多磨全生園在園者）

全生園の寺子屋時代の教育のあり方は、年齢の差が大きく青年から子どもまでで、（一九一〇年の）一二月下旬に、園内で唯一の講演や宗教儀式の出来る場所である、礼拝堂の片隅で寺子屋の開校式が行われたと聞きました。まだまだ偏見や差別の激しい時代で、公民権はもとより義務教育も受ける権利もなく、故郷に手紙を書くことも、また、田舎よりの手紙も読む術もなく、大人に読んでもらっていましたが、その手紙を悪用する人も出てきました。そこで院内に小学校の訓導の資格を持っている方が二名も入院しておられたので、当時の院長が「学事世話係」と言う辞令をだして寺子屋が始まったと聞きます。無論院内だけに通用する辞令であり、読み書き算盤をおしえました。

開校当時は教科書や文房具もなく、無論のこと教材には困難をしたことと思う。それから一九三一（昭和6）年になって現在廃屋同然になっている校舎が出来（その後、取り壊された——編者注）、借住《かりずま》い同然であった礼拝堂から新築なった校舎での授業が始まりました、全生学園と呼ばれるようになったのはその頃でした。生徒の喜ぶ姿が目に浮かびます。

昭和四年頃には一九歳までの男女は八〇名に達していたと記録には残っております、これら育ち盛りの子ども達には貧しい家庭の出身者が多く、家庭からの仕送りもなく、駄菓子の一つも買う金もなく、そこで園当局では小遣い銭稼ぎに午前中は園内作業の外科治療の包帯交換の助手や、再生ガーゼの作業に従事させており、午後から学校に行き授業を受けた。療養所で一生を過ごすのであれば「読み書き算盤」だけの勉強で本を読み、手紙の一本も書け、簡単な計算が出来ればそれで十分、生活には不自由はなかったのです。

全生学園となると学園に規程なるものが設けられ、「第一条、本学園ハ小学校令ニ準拠シ普通教育ヲ授クルヲ以テ本旨トシ尚進ンデ中等教育ノ課程モ授ク。第二条、教科目ハ修身、国語、算術、地理、国史、理科、図画、手工、農業、唱歌、体操トシ、女子ノタメニハ手芸ヲ加フ。尚特別科トシテ、エスペラント語ヲ授ク」、以下を略しますが、教員は患者二名で職員が手伝うくらいで、無理な授業内容で出来るはずがなかった。これらのうち、特に国語には力を入れていたようで、当時の『呼子鳥』というガリ版刷りの文集が出ていたが、卒業生の中からは短歌、俳句、詩などで優秀な作品が見られた。

この頃になると全生学園の卒業生の中にも退園をして、某企業に就職しようとしたが、学歴証明書がなく、園長の卒業証書では外部には通用するはずがなく、正社員としては採用されず終身臨時雇用としてすごした。私どもにはどうすることもできず無念でした。一九五三年の「らい予防法闘争」の折りにこのことを問題にして頂き、やっと義務教育が認められました。市の教育委員会からは教諭の派遣をし、卒業証書は出すが、分教室にかかる一切の費用は国・すなわち厚生省で見ることとなったが、厚生省では、そんなことに使う余分な金はないの一点張りでした。したがって今まで通り園で見るより方法はありませんが、園に交渉しても校舎の改築が手いっぱいで、教科書や文房具に出す金はないとのことで、依然として職員が手分けをして各書店や学校に配られた残りの教科書を掻き集めて貰って来た。

文房具も各方面の寄贈品で間に合わせて使っていた。教科書も学年によっては余分もあり、また、足りない学年もありましたが工夫をして授業をしていました。

一九六〇年頃になってやっと予算の面も多少なりとも付き学校らしくなってきました。これも寄贈品でしたが、地図や理科の実験器具には我々には理解しがたい説明文が綴られてありました。地図は大正末期か昭和の始めに使用されていたものでした。ある年の人事異動でこられた高山部長にこの実情を陳情しましたところ、一目みて非常に驚かれて、これは教育の場ではないと、さっそく部下に命じて地図を買い替えて、各教室にストーブをつけて頂き、すべてが新しくなりました。予算がなければ私が厚生省に行って取ってくると約束をして頂きました。

私は一九六〇年から分教室の終焉《しゅうえん》まで勤めることになり、この一八年間には大きな変動がありました。一九六三年を境にしてそれまで園内の林の中で行われていた林間学校も園外で行われるようになり、秋川渓谷や名栗川渓谷で水遊びやキャンプが出来るようになりました。遠足も遠出をするようになり、生徒の中には夏休みに家庭の事情によって家に帰られない子もいましたので、全国にある療養所のご理解で一週間位の林間学校を実施していただきました。中学も教科担任で先生の不足に悩んでおりました。自治会の援助を頂き教師の増員運動をしたところ小・中学校に各一名の増員が認められました。

農業実習として一九六四年から分教室の教諭に就任されていた北田先生の実家（所沢）に薩摩芋掘りに出かけた。この芋掘りも四年間も続きご援助をいただきました、その後は本校のＰＴＡ副会長の斉藤さんのご理解で青葉町での芋掘りでゆっくりと楽しみました。

一九六七年頃、本校から運動会に招待されました。本部席の脇に席を作るからとの話でしたが、お断りをいたしました。その訳は私どもは自由に見学出来るものと思っていたら、特別席を設けるからあまり出歩かないでほしいとの話でした。こんなところにもまだまだ差別があるのだと思い知らされました。分教室の生徒は健常者と見分けはつかないのに、本校ではまだまだ理解されていなかった。格差の問題で大きなものは成績の問題である、五段階方式の評価がある中で良いところは本校で全部とりあまりを分教室に回すということでした。どう見ても分教室の生徒の方が成績が良いと思ったことか。何度も歯がゆい思いをしました。当時は早稲田大学講師の玉井乾介先生を補助教師としてお迎えし、毎週、生徒の国語を見ていただきました。先生が米国に行かれるまで続きました。

一九六八年からやっと修学旅行が実施されましたが、宿泊地は当然のように、理解のあった関西のＹＭＣＡの学生さんたちが建設をした「交流の家」とか、関西の学生さんの寮とか、各園を利用させて頂きました。特筆すべきは大阪万博の見学を修学旅行のコースとして計画した折、神戸の女子大生のコンパニオンの方が休みを利用して万博の各施設を案内していただいたことです。お陰様で待つこともなく全会場がみられました。これはいつまでも私共には忘れることは出来ません。若い人たちほど、偏見・差別がなく理解が早いと思いました。

私が勤めてから分教室を卒業した生徒で施設に残っている子どもは皆無で、皆んな社会に復帰しております。なお、全生分教室になってからの卒業生は、小学校が三六名で中学校は五四名でありました。一九七九（昭和54）年一名の在校生が岡山の新良田《にいらだ》教室（邑久高校）に進学し、寺子屋から全生学園、そして分教室としての幕は閉じました。

皆様方の深いご理解とご支援に対して厚くお礼を申しあげると共に今後共宜しくお願い致します（「全生学園」・「全生分教室」の校舎は取り壊されたが、校庭の跡地の一隅に、最後の卒業生が「出発」と刻んだ記念碑が建立されている――編者注）。

（追記）本稿は、日本特殊教育学会第三六回大会（一九九八年九月一三日～一五日、文教大学）における自主シンポジウム「ハンセン病療養所における子どもたちの生活・教育・人権の歴史と未来への教訓――国立療養所多磨全生園を中心に」において、天野秋一さん（多磨全生園在園者）が「臨時学会員」となり、「話題提供者」の一人として、

〈当事者〉の立場から発表した内容をまとめ、寄稿して下さったものである。

初出は、清水寛編・埼玉大学障害児教育史ゼミナール集団著『ハンセン病療養所における子どもの生活・教育・人権の歴史——国立療養所多磨全生園を中心に』第1集（一九九七年度埼玉大学教育学部「障害児教育史演習」報告集、一九九四年四月、一一五〜一一九頁）、所収。（編者、記）

第7章　栗生楽泉園について

第1節　思い出（寄稿）

石浦　教良（栗生楽泉園在園者）

私は、過ぎた日々はみんな良かったと思っています。今回、何か書いてとのことで、昔の事を少し思い出してみたいと思います。

私は一九四七（昭和22）年、新制中学に入る頃から、ハンセン病が進み出していました。私たちの教育に当たった安谷屋《あたにや》先生は、熱心に教えて下さっていたが、私は少しずつ進行していく病勢に心がゆれながらも、歯をくいしばって外に出さないようにしていました。

ある時、「卒業したら」と言う題での作文を書くことになった。私はつい本音で、当時流行っていた言葉で「ルンペンになる」と書きました。

これを見た先生は困ったような、悲しそうな目をしたのです。思えば先生もわたしと同じ病気に苦しめられていたのでした。

皆様は「二十四の瞳」の映画をごらんになったと思います。大石先生の家へ、皆んなで行くシーンがありました。私にも同じ様な経験がありました。

それは私がまだ発病せず、楽泉園にあった「保育所」にいた時です。当時ここには草津の学校の分校があり、本校から教員が派遣され、学齢児を教えていました。六年生までを、一、五、六年と二、三、四年の複式学級に分けていました。私のいた二、三、四年は悪ガキが多く、何かあると二、三、四年だと言われていました。「保育所」とは親が発病して楽泉園に在園している子どもたちが入所している健常児たちの生活施設です。楽泉園の正門の近くの低地に建てられていました。入所児は乳幼児から学齢児までおり、いずれ発病するであろうとみなされて、「未感染児」と呼ばれていました。

先生へのいたずら

一九四三（昭和18）年、学校を出たばかりの女の先生が私たちの受け持ちとして来ました。珍しさも手伝って悪ガキのいたずらはだんだんとエスカレートして行きました。

ある日、先生が来ません。連絡もありません。どうしたんだろうと思っていますと、そのうち昨日悪ガキが悪質ないたずらをしたことがわかりました。先生が来なくなったら大変だ、と誰もが思いました。そのうち、〝先生を迎えに行こう〟ということになりました。草津の町まで三キロほどです。ぞろぞろと歩きだしました。誰も先生の家を知っている訳ではありません。あの辺で見た、とか、二階のある家から出て来た、としか知っていません。

私には、土地のカンはありました。一年生の時、一年間、自由療養地区の湯之沢（下町《しもまち》）から上町《うわまち》の学校に通っていました。その時どうしてか、私は湯之沢の子どもと遊ぶより上町の友達と遊ぶことが多く、上町のあちこちを遊び回っていました。

何人で行ったか覚えておりませんが、途中帰った者もあり、先生の家らしい二階家に着いたのは三、四人でした。おそるおそる玄関の戸を開けて、「こんにちは」と言ったと思います。おばあさんが出て来ました。私たちが口々に言うことを聞いていました。その様子からこの方が先生のお母さんだとおもいました。先生に会いたいと言ったと思います。「風邪を引いて寝ている」とその人は言いましたが、変だと感じていた私たちは、口々に先生に会いたいと言いました。その人は困った顔をしておりましたが二階へ上がって行きました。長い時間の様に思いましたが、その人が下りてきました。「明日は行く」と言っているとのことでした。

私たちは安心しました〝明日来てくれる〟それだけで充分でした。その人は帰ろうとする私たちを呼びとめ奥の方から、さつま芋を持って来て一本ずつくれました。

学校から帰って皆んなに先生は「明日来る」と言いました。

次の日先生は来ました。昨日のことは何も言いませんでした。私たちも何も言いませんでした。

先生は「きんらんどんすの花嫁人形」の歌を教えてくれました。あの時代、教科書にない歌を教えてくれた先生の若さを今も感じます。先生は冬期に通うのは無理のため、寒くなる頃に本校へ行かれました。

殴られたこと

その後に来たのが一七〜一八歳の若い先生でした。〝予科練に落ちた〟との噂がありました。よく殴られました。それでもストーブの薪《まき》を取りに行ったり、どん栗を拾いに行ったりとのびのびする時もあったので助かりました。

一九四四（昭和19）年九月頃だったと思います。官舎の方で畑が荒らされたと（作物を取られたということではないようでした）学校に知らせがありました。二、三、四年生だというわけです。先生は男子を教壇の前に立たせました。この中に畑を荒らした者がいる、名のり出ろ！　と言いました。名のり出る者はありません。そんなことはないと、はじからビンタです。誰だ名のり出ろ、と言っても出ません、また、ビンタです。先生も手が痛くなって黒板拭きを使い出してきました。この中には居ない、と私は思いました。私は気まぐれな先生に一週間ほど前に級長にさせられていました。私は〝やりました〟と出ようか迷いましたが少し意地になっていたようでがんばりました。しかし誰かに出られては立つ瀬がありません、その時は私も出ようと心に決めました。先のようなことを何回かやっているうちに、殴られた時に私の目から涙がぽろりと落ちました。日頃「男は泣くものではない」と言っていた先生はそれを見のがしませんでした。「泣いたろう！」というわけです。泣きませんと言っても涙の落ちたのはわかります。

先生も私たちの中に畑を荒らした者が居ないとわかったらしく、その日はそれで終わりました。

私は次の日「泣いた」と級長をやめさせられたのでした。

一九四四（昭和19）年の一〇月頃、私は病気になったことを知りました。後日、頬にも病気の症状が出ていたのだと気づきました。

三人の先生

一九四五（昭和20）年二月、私は園内の患者地区に移りました。入所した次の日、三級上の女の子が「学校へ行こう」と迎えに来てくれました。学校で校舎をみて驚きました。湯之沢時代に造られていた校舎を移築したものだったからです。中に入るとストーブが赤々と燃えていて、外には薪がたくさん積んでありました。先生も一緒にストーブにあたっておりました。

授業は午前二時間、午後一時間でした。午前の一時間目が終わると、医局へ行って注射をしたりしました。のんびりしていました。「保育所」の学校では先生が本校と張りあってか、どんどんと教科書を進めてゆき大変でした。

真泉俊一先生は、国語を教えるのが上手でした。藤原時雄先生は師範を出ていたのでその時代の事を話してくれました。「蹴球（サッカー）をやっていてオルガンの練習の時は何時もさぼって行かなかった」などと話してくれました。

一九四五（昭和20）年八月一五日敗戦。次の日学校には行ったと思います。藤原先生は皆んなを集めて、日本が敗けたと話してくれましたが「どうなるか判らない」と言っていました。

この日から藤原先生は自信をなくしたようで、話の後に「と僕は思うよ」とつけるようになりました。

戦時中患者の代表の「五日会」の会長をしていた先生は、しばらくつらい時代でした。それでも一九四七（昭和22）年に先生になられた安谷屋先生と三名で、私たちのために教壇に立たれました。

昭和二四年（一九四九年）の卒業式には、草津の学校から六年生と中学の卒業生に認定書が渡されました。学校もこの日から、「草津小学校第一分校分室」となりました。この校名を書いたのは藤原先生でした。卒業式の当日です。在校生の年長になっていた私は、卒業式の用意で忙しくしておりましたが、そのうち認可が出たので、校名を書くことになりました。前から願いは出されていたようで、板は用意されていました。私も板に白墨をぬりました。先生三人と私だけしかおりません。そのうち先生方で話がついたのか、藤原先生が、「僕が書くか」と言いながら筆を取りました。ややあって先生は書き出しました。「草津小学校第一分校分室」と。一九三八

（昭和13）年から園内児童の教育に当たられた先生の晴れの姿だったかもしれません。当日の写真には先生のかかれた白い校名が写っております。一九五八（昭和33）年先生は自治会の会長として再び患者の代表になられたのでした。

藤原先生も真泉先生も亡くなられました。安谷屋先生も昨年（一九九八年）一〇月に急に亡くなられました。何時か恩がえしをと思っておりましたが、私以外に良い友人たちがあり、私などは何もできませんでした。

私は一九五〇（昭和25）年に分校の中学校を卒業。一九五四（昭和29）年には学校も「草津小中学校第一分校」となり、草津町の本校より二名の先生がこられて、永年の念願が叶い、一九六一（昭和36）年二名の卒業を送り出すとともに、園内の学校は役目を終えたのでした。（一九九九年三月一〇日）

（追記）本節は石浦教良さんが日本特殊教育学会第三七回大会・自主シンポジウム「ハンセン病療養所における子どもたちの生活・教育・人権の歴史と未来への教訓〔Ⅱ〕――国立療養所栗生楽泉園を中心に」（一九九九年九月一六日～一八日、北海道大学）において臨時学会員となり、シンポジストの一人として発表した内容に基づいて寄稿して下さったものである。

初出は、清水寛編・埼玉大学障害児教育史ゼミナール集団著『ハンセン病療養所における子どもの生活・教育・人権の歴史――国立療養所栗生楽泉園を中心』（一九九八年度埼玉大学教育学部「障害児教育史演習」報告書、第2集、二〇〇一年五月）二六七～二七〇頁。石浦さんの略歴などについては、本書「第Ⅲ部　資料編」の「資料2」を参照。

（編者、記）

第2節　栗生楽泉園における戦前の学齢患者の教育（寄稿）

沢田　五郎（栗生楽泉園在園者）

略歴

一九三〇（昭和5）年、群馬県生まれ。本名・松沢清之。四〇（昭和15）年、一〇歳、ハンセン病発病。四一（昭和16）年、一一歳、栗生楽泉園入園。四八（昭和23）年、一八歳、病状悪化、翌年より視力減退。五二（昭和27）年、二二歳、園の機関誌『高原』に拠り作歌を始める。その後、『潮汐』誌、『アララギ』誌の同人となる。五五（昭和30）年、二五歳、完全失明。六四（昭和39）年、新日本歌人協会入会。

一九六七（昭和42）年、第一歌集『風荒き中』（新日本歌人協会）。七一（昭和46）年、四一歳、高橋あきと結婚。八〇（昭和55）年、第二歌集『朴のかざぐるま』（新日本歌人協会）。八九（昭和64）年、第三歌集『その木は言わず』（皓星社）、渡辺順三賞受賞。九一（平成3）年、創作集『野ざらし』（ぶどうぱん通信）。九六（平成8）年、第四歌集『まなうらの銀河』（短歌新聞社）。九七（平成9）年、創作集『野ざらし（第二部）』（ぶどうぱん通信）。九八（平成10）年、ノンフィクション『とがなくして死す――私が見た特別病室』（ぶどうぱん通信）。二〇〇二（平成14年）、第五歌集『夜のほととぎす』（生活ジャーナル）、新日本歌人協会賞受賞。ノンフィクション、増補改訂版『とがなくして死す――草津重監房の記録』（皓星社）。〇三（平成15）年、自伝『風荒き中を――ハンセン病療養所で送った青春』（皓星社、〇四〔平成16〕年度群馬県文学賞〔随筆部門〕受賞）。〇八（平成20）年、『沢田五郎作品集　その土の上で』（皓星社）。

二〇〇八（平成20）年一〇月二三日逝去、享年七八歳。

栗生楽泉園での病児保育の始まり

戦前、楽泉園には「望学園《のぞみ》」（昭和一六年に湯之沢のバルナバホームの施設である聖望学校の校舎を移築したもの）というのがあって、発病前、小学校教師をしていた藤原時雄という人が、入園患者の中の学齢患者を集め、その頃の尋常小学校の教科を教えていた。昭和一六年、小学五年へ進級するとき入園した私は、さっそくこの学園へ入った。

校長格の藤原の下に大野宏、真泉俊一という二人の患者の教師がいた。この二人は旧制の中学校を卒業したかする直前に発病した人で、学校の教員の経験はなく、たどたどしい教え方であった。生徒は小学校三年から高等科二年まで、全部で二〇人ぐらいいたと思う。

楽泉園のこの学園の始まりをこまかくいうときりがないが、ざっと説明すると、楽泉園は昭和七年に開設されたことになっているが、一二月も押し詰まってから一号患者を迎えたのだから、実質的には昭和八年に開設されたといってよい。この八年に既に学齢患者はいたらしいのだが、少年少女寮というものはなく、大人患者と雑居で学園もなかったようだ。

昭和九年九月、大阪にあった第三区府県立療養所外島《そとじま》保養園が、室戸台風で高波を被り壊滅し、楽泉園はここの患者を九八人受け入れたのである。外島保養園には少年少女寮があり、学園もあった。そしてそこで先生をしていた患者も楽泉園へ来た。この人は室谷正人といって、浪速《なにわ》ヶ丘表四号という、四畳半と六畳の一戸建て住宅に住み、同じく外島保養園から来た児童患者をここへ寄せて、寺子屋式学校を始めたのだという。子どもを集めてといっても、外島から来た子どもは一人しかいなかったらしい。そこで以前からいた楽泉園の子どもにも呼びかけたが、それらの子どもはみんな「室谷学校」へ行ったわけではなく、行かない者もいたらしい。こんな具合に楽泉園での児童患者の教育は始まったのである。

このような患者内部の動きに対して、施設はどうしていたかというと、分館（今の福祉室で、施設が患者と接する窓口だが連合府県立時代は見張所ともいい、患者の日常生活を監督する所であった）へ言っていけば、教科書と帳面と鉛筆はくれたらしいが、他に教材といえるような物は給付した形跡はない。それにしても、教科書などを買う金をどこから出したかというと、寄付金や売店の益金などをプールする慰安会会計というものがあって、そこから支出したのではないかと思う。

昭和一三年に外島に代わる療養所が、愛生園がある瀬戸内海の長島に邑久光明園と名を変えて出来上がり、室谷正人ら委託患者はそちらへ移っていくのである。この時すでに入園患者となっていた藤原時雄に、室谷は後事を託して行くのである。子どもらは園の営繕の大工に作ってもらったか、器用な園内の人に作ってもらったのか、銘々が持っていた座り机と座蒲団を頭の上にのせて、新しい教室となる花ケ丘の藤原時雄宅へ運んだという。この間三〇〇メートルはない位の道程だが、曲がりくねった登り坂で、子どもたちにしてみれば相当な距離に感じられただろうと思う。

藤原宅も四畳半と六畳二間の一戸建てであった。ここで新しく授業を始めるが、こうなると今度は登校しない子どもを説得に回って連れて来るようにしたし、患者は総数も増えて生徒も増え、教師の補充もしなければならないようになってきたし、藤原は妻帯もしてここも手狭になり、新寮舎「桐島舎」の一室を学園に充ててもらうことにして、そちらへ移ることになった。ここは一二畳半である。子どもはまたまた頭の上に座蒲団と机をのせ、藤原宅から桐島舎へ運んだ。この間、曲がりくねった登り坂の四〇〇メートル程である。

なぜ頭の上に机をのせて運んだかというと、子供の背は低く腕も短いので、抱えて行くより頭にのせて行くほうが楽だったからである。それで子どもはいっこうに苦にしていなかったらしいのだが、大人たちの目には哀れに映った。「ここの子どもは可哀想だよ。あっちで邪魔にされ、こっちで邪魔にされ、頭に机をのせてそっちこっち移動させられてさぁ」こういう言葉が、私が入園した昭和一六年に、まだ大人たちの口から聞かれたのであった。そうは言われても、自分の机を頭にのせての引っ越しは二度だけだったらしい。

湯之沢の「聖望学校」の移築校舎で

昭和一六年に草津町の湯之沢という自由療養地区が解散になり、ここにあった英国人宣教師ミス・コンウォール・リー営むところのバルナバホームの一施設「聖望学校」をそっくり楽泉園へ移すことになり、卒業式があった三月末から楽泉園の軽症患者一般に呼びかけ、机、椅子、オルガン、掛け図などを何日かがかりで運んで来た。そしてこれらを納めた場所は、新しく中央公会堂が建ったため空き家になった下地区の娯楽所である。この建物は大きくて立派な建物で、広間は畳敷きであった。その畳を半分ほど上げ、机と椅子を並べ、教壇と教卓を前面に置き、黒板を背にして立つ先生と向かい合う形の、教室らしい教室をどうにかこうにか造り上げたのであった。

そんなふうにして始まったこの学園の何日目かに、私は登校したのであった。この学園を「望学校」と呼ぶようになったのは、湯之沢にあった校舎を解体して運び、下地区グランドの西側に建て、看板もそのままかけた時からである（昭和一六年一二月一日からだったと思う）。湯之沢でこの学校に通っていた児童患者はそれほど多くなく、二〇人くらいだったらしいのだが、校舎は立派であり設備も整っていた。教室は三つあったが、仕切り戸を外して二室を一室にして使い、他の一室は卓球台などを置いていた。教員室もあり、用務員の部屋もあった。便所は男女に分かれていたが、女子用の方は使わず、雑多な物を置く物置にして、女子生徒は男子用の方の大便所を使っていた。この他に、かなり大きな雨天体操場があった。

教材その他の学校用品としては授業開始を知らせる鐘が二つあったが、これはどちらも鳴らさず、先生が窓を開けて首を出し、始めるぞと言うのであった。顕微鏡は二つあったが、一度も使って見せたことはなかった。オルガンは二つあったが、先生がこれを弾いて唱歌を教えるということはなかった。そろばんも、先生が教卓に置いて扱う大きな駒の付いたそろばんがあったが、それもあまり使われなかった。歴史用、地理用掛け図もたくさんあったが、子どもが勝手に見るくらいのもので、先生がそれを掛けて話すというようなことはあまりなかった。それは一教室一クラスではなく複式のため、例えば五年生のためにそれをやると、クラスの違う全員が付き合わされるためでもあるようだった。であるから、いっさい自習のようなものだったのである。

望学園での患者教師たちと授業

算術は黒板に書いてよく教えてくれたが、高等科になると、幾何、代数というようなものがある。これはいちおう藤原先生と大野先生が黒板に書いて、これは球の体積の出し方、これは三角錐《すい》の体積の出し方などといって教えたが、そんなに熱心な教え方でなく、こういうものは暗記力で、それぞれに必要な数字を暗記しておけばよいのだが、それには語呂合わせといって、ある数式の並びを「人並みに奢れや」とか、「富士山麓にオオム鳴く」などといった言葉に語呂を合わせると覚え易い、などと言って、自分自身がそうしたものにある希望を燃やして取り組んだ昔を懐かしむのか、空虚な笑いを頬に浮かべることもあった。

図書は、大正時代に出したかと思うグリム童話集などのある児童文学全集（だったと思う）が二〇冊位あった。遊び道具としては、野球の道具、テニスの道具がいちおう一揃いあった。これは慰安会会計から買ってくれた物らしかった。野球もテニスも校庭でよくやった。屋内での遊びには輪投げがあったが、これは部品が整っていなかったのか、物置に入れっぱなしであった。コリント・ゲームといって今のパチンコ玉くらいの大きさの玉を棒で突き、ピンを立てた盤の上を転がすゲーム機があったが、雨の日などこれでよく遊んだ。それでも屋内での遊びは卓球が主であった。卓球台は「望学園」を建てた大工が作ってくれた物だが、ピンポン玉は施設で買ってくれるらしかった。

学科は午前三時間、午後二時間、時間表が作ってあったが、これは守られなかった。なぜかというと、曜日によっては外科治療を受けに行ったり、そのころ唯一の治らい薬であったところの大風子油《たいふうしゆ》の注射を受けるなど、治療に行かなければならなかったからである。注射でも外科治療でも次の授業が始まる時間だから、などと言って先にやってもらえることが多かったが、それでも休憩時間に充ててある一五分で治療を済ませ、全員が戻るということはなかった。三時間目は一一時過ぎになるが、この時間ともなると昼飯が出る時間で、飯取り作業に就いている子どももいる。そういう子どもは授業をほっ放り出して行ってしまうから、結局三時間目の授業はないようなものである。そこでどういうことをやっていたかというと、主にそのころ読み方といわれた国語読本と算術と修身である。理科とか、そのころ国定の歴史とか地理という科目は、時間割はとってあるが、結局それらをつぶして読本と修身と算術をやるのである。それでも教科書はもらっているから、勝手に読むということはあった。体操と唱歌は、そもそも時間割になかった。鉄棒は校庭にあった。遊動円木、ブランコもあった。子どもらは登校すれば、すぐそうしたもので遊んだ。

天気のいい日だと、それらの子どもに窓から首を出した先生が、始めるぞと言う。雨で外で遊んでいる子どもがいなければ三人の先生が教室に入ってくる。そして藤原先生が教壇に立つ。これが開始の合図で、高学年の一人（級長ではなく号令役）が起立、礼をし、その日の一時間目の授業を始めるのである。その際、三人の先生の受け持ちはなんとなく決まっていて、それぞれ生徒の名前を言い、「誰々ちゃんはどこどこだったかなぁ今日は」とか「何々君はどこそこからだったなぁ」などと言い、言われた生徒とそのクラスはそこをひろげて読み上げるのである。そして、それはそれぞれ内容が違うから、窓外で聞いていると、ただガヤガヤやっているように聞こえただけだったらしい。先生は二人掛け二列に並んだ机の間を、自分の腰掛けを持ちながらやって来て、生徒の机の横にそれぞれ置き、座って進み具合を観察するのである。黒板は前と後ろにあって、後ろは高等科用で、受け持ちは藤原先生で、黒板に字を書いて教える時は、高等科の生徒は後ろ向きになってそれを見るのであった。

その頃のハンセン病者（らい者）は、「らい予防法」の管理の下におかれていた。この法律は、ハンセン病と診断された者は社会での生存は許されず、いっさい療養所の中へ狩り込むのである。そして、外出と一時帰省は制限し、無断でこれらを為す者は取り締まり処罰し、一生療養所に隔離しておくということだったのである。つまり伝染病で、有効な治療薬のないこの病気の感染源である患者を社会から隔離し、日本からこの病気を駆逐してしまうという方針だったのである。

患者自身この病気は不治と思い、罹《かか》ったが最後絶対に治らないと信じ、時々刻々病気は重くなってゆくばかりと思い、ほとんどの人が人生に絶望し、見るも無残な重症の姿を明日の我が身と考え、療養所内は、半ば北條民雄が描き出す世界を呈していたのである。

藤原時雄と真泉俊一に聞く子どもたちと教育の思い出

藤原時雄は師範学校を卒業し、小学校の教員になり、兵隊にとられ兵役を済ませ、さてこれからいよいよ本格的に教師人生を始めようという矢先、発病した。そして教壇を追われると同時に、社会で生活することも許されず、療養所へ入れられ、絶望の日々を過ごしていたのだが、教師の経験があるのなら教師をやってくれといわれ、自分の憂さ晴らしのためにも、とこれを引き受けたとのことだ。

昭和五四年入園者自治会の決定で、楽泉園の患者の歴史を作ろうということになり、編集委員を定めた。この中に私は選ばれた。そして「患者が綴る栗生楽泉園五〇年史」は、一九八二（昭和57）年に『風雪の紋』と題して出されるのだが、この編集作業中、戦前の小学校教育はどういうことになっていたのか、藤原時雄氏と真泉俊一氏を招いて聞いたのであった（大野宏はすでに故人）。「教科書やノートやエンピツなどは分館へ言ってゆけば出してくれたが、他はいっさい僕らに任されていた。文部省との関連は無論なかった」。藤原氏はまずこう言われた。「その当時は、どんなに病気の軽い子どもでも、学校を卒業して社会へ出て行くというようなことはない。園内普通の園内生活が待っているだけのことだ。だからいろいろと学問を修めても、それを生かす社会はない。園内作業に就くだけのことだ。園内作業でやや難しい計算を必要とする職場は、売店と作業事務所だ。売店では、売った品物の代金を言い、金をもらい釣り銭を出す。作業事務所では、一日幾らの作業員が何人いて何日就労したから、合計で幾らになるというような計算をする。だから算術を覚えるのも、せいぜいこれができればよい。文字のほうは、不自由舎の看護にでも就いたとき、目の見えない人から、国元から来た手紙を読んでくれ、または書いてくれと言われた場合、それを書けるだけの文字力を身につければよいと考えた。それにこの病気は、子どもの頃に発病したものは三〇までは生きられないとされていた。だとすれば、その短い人生の中で、将来役に立たない勉強に時間をつぶすより、健康があって自由が利く間だけでも楽しく遊ぶほうがよいとも考えた。となると、学校そのものも要らないということにもなりかねないが、ここはその当時、少年舎も少女舎もなかった。だから、人生に絶望して退廃した大人たちの間に、ただ漫然と日を過ごすことになる。そうすると妙にませた、こましゃくれた子どもになってしまう。だから学校へ集めて、同じような年ごろの子ども同士遊ばせておくほうがよいと考え、僕も大野君も真泉さんも、努めて遊び相手になってやったつもりだ。大風子油注射を打ちに、嫌がる子どもを連れていった。病気は治らないとされていたが、この注射が唯一の治らい薬であった。効果のほどは分からなかったが、やらないよりはましと考え、嫌がる子どもの手を引いて行き、腕を捲り上げて、または臀部を出させて注射を打たせるとき、僕自身、顔を背けて涙を堪えることがあった。」

藤原氏は、ほぼこのようなことを編集委員の私たちに語ってくれた。

真泉俊一氏は、自慢の天然ウエーブの髪が真っ白くなった顔に満面の笑みを浮かべ、「校長がそういう方針だから、僕らはそれを補佐したというわけだ。それで、せいぜい君たち短い人生を楽しく過ごせよと言ったもんだ」。真泉氏は、このときはこのような話し方であったが、その当時、子どもらに向かって、「お前ら、女だけは知って死ねよ」と言ったものだ。それももっと一般的な言い回しでである。

戦後初期の望学校

戦後、昭和二八年に「らい予防法」闘争があって、昭和二九年度から「望学園」も草津町立の小中学校の分校ということになり、正規の教員が派遣され、面目を一新するのである。

だが、こうなる以前に、多少の改革があったという話もある。というのは、昭和二三年から「望学園」の卒業式に草津町の町長と教育長と校長が、来賓として出席していたというのである。

以上、栗生楽泉園の戦前から戦後へかけての、児童患者の教育の実態である。だから私は人に問われると、ここまでを語ることにしている。しかし、この度は文章に書き残すことにしたので、藤原時雄氏の病気観と教育方針についてやそのほかの戦前の学齢患者と教育のことについて、できるだけ詳しく、思い出すことを、記しておきたい。とはいうものの、藤原氏のハンセン病や療養所の教育についての考え方の問題点は、ハンセン病者を社会から締め出した「癩予防法」（昭和六年制定）にすべてはあるのだが。

藤原時雄氏のハンセン病観、教育観への批判

藤原時雄氏は、そもそもの現状認識からして間違っていたと私は思う。らいは、不治とされていた。これは紛れもない事実だが、誰も彼もみんな治らなかったわけでもない。その点、結核も同じで、その当時結核も不治とされ、死病といわれていたが、ストマイなど化学薬剤のなかった昔、一度ならず二度三度と喀血した人が、その後菌を押え込み、七〇、八〇歳の長寿を全うした人がたくさんいた。それは発病者のどのくらいの割合だったかはわからないが、詩人、歌人、作家の中にはそういう人はたくさんいた。『人間の運命』という長い自伝小説を書いた芹沢光治良はその本の中で、結核ぐらい治り易い病気はない、と繰り返し書いているくらいである。ハンセン病もこれとまったく同じで、プロミンなど化学薬剤のなかった昔、発病して眉毛が抜け、指が曲がり、頭髪が半ば抜けたりするが、ほとんどの人がそこでいったんは進行が止まるのである。それから数年してまた病気が進みだすのが大半だが、そうしたことなく初期症状が停止したまま長い人生を全うするタイプも、かなりの割合でいたのである。それは何割ぐらいかといわれれば、確かな数字をあげるわけにはゆかないが、私のおおよその見当では、三割近い人がそうだったのではないかと思う。

ところが、ハンセン病の場合、症状が外見に現われる。そして体内での菌の活躍がなくなり、いわゆる病気が落ち着いたという状態になっても、初期症状であったところの脱毛、手指の屈曲、部分的な皮膚感覚の麻痺などが戻ることはない。そのため治ったような気がしない。そこで、また近い将来騒ぐに違いない、と患者自身が思ってしまうのである。

この当時園内に、「馬鹿と貧乏人は病気を騒がす」という言葉があったことを思い出す。落ち着いた病気を騒がす馬鹿は、取り戻した健康をいいことにして病気の怖ろしさを忘れ、遊びに耽《ふけ》り、無茶をするということ。また貧乏人は、体を休ませていなければならない時に、そうはしておられず、また病気を騒がすということである。この言葉はある程度真実を告げていると思う。であるから、私は近い将来必ず病気は騒ぐという患者自身の確信と、軽症者が働かなければ施設の運営が成立たないという療養所形態ではなく、安んじて療養が出来る療養所であり、あの戦争による飢餓と無理がなければ、それこそ三割以上の人が、病気を重くさせることなく天寿を全うしたのではないかと思うのである。

発病していったん症状が出て、それが落ち着いた状態、これを戦後の医者は自然治癒といって、この自然治癒は大風子油治療時代にもあったというのである。藤原時雄氏はこれを無視した。百歩譲って無視しなかったとみるとしても、そういうものがあったとは知っていたが、それは例外的少数だと考えていた。そういうものに期待をかけるということは奇跡を信じることと同じで、インテリがとるべき態度ではない、と仮に思っていたにしても、児童患者に向かって、「お前ら三〇までしか生きられないんだから」と言ったことは許されるべきではないと思う。

彼は、子どものとき発病した者は三〇までしか生きられない、ということを自分の腹で思っていただけでなく、子どもに向けてしばしば言ったのである。それに続く言葉として、いま自分たちはこのような深刻な状態にある。このことを自覚して、短い人生を充実させて生きるべきだ。〝朝《あした》に道を聞かば夕べに死すとも可也〟と古人もいう通り、たとえ短い人生であっても、その間、充分に学び、人の何たるかを知り、自分の立場を知って、生れてきた喜びを感じて満足して死ねることもある。であるから、学びを疎かにせず悔いのない人生を送るよう努力しなくてはいけない、と続かなくてはならないのである。

にもかかわらず彼は、学を修めてもそれを生かす社会は我々にはないのだから、ここだけで通用する学を修めるだけでよい、といったのである。学問をすることと、読書をして己を高めることとは、同じ次元のことなのだが、たとえどれだけ命が限られた人でも、どれだけ閉ざされた世界、たとえば投獄された人であっても学問は素晴らしいのである。どれだけ苦労を払っても己を高めるための学びは、その人に喜びを与え、生きる勇気を与えるものなのである。そうであればこそ、点字舌読といった厳しい学びに挑戦する人も出るのである。

このようなことはいっさい承知の上で、小学校の勉強などは大したことではない、小学校のころ勉強なんかせず、いたずらばっかりしている奴《やつ》が、かえって大成するものだ、といった下心があったとすれば、あっぱれな話だが。

蛇足を一つ加えると、勉強などしなくてよいの藤原学校卒業生で、電気のことが好きで独学で電気を学び、友達のラジオを修理してやり、施設で購入した園内放送の親機の製図をちゃんと読み、これを取り付ける責任者をやり、病気が軽かったところから、社会復帰して高等数学を必要とする電気技師の資格を取り、ある大きな電気会社の部長になった人もいるのである。彼は明らかに顔に病気が出ていたが、プロミン渡来前に落ち着き、そのころ正式退園は制度上なかったところから、国当局による「軽快退園」措置で出ていったのである。

自分の手を鞭で叩いた大野宏先生

これは昭和一六年の、秋がだいぶん深まった頃のことだったと思う。真泉俊一先生は、下地区グランドに「望学園」校舎が出来上がって、そちらへ教材を引っ越す手伝いをし、その新校舎で授業を始めると同時に教師になったのだと思う。だから真泉先生はこの時まだいなかった。そして藤原先生はその日、休んだのであった。となると先生は大野先生一人である。生徒は大野先生を馬鹿にしていて言うことを全然聞かない。なぜ言うことを聞かないかというと、大野先生は容姿端麗、眉目秀麗（といっても眉毛はないが）、見るからに秀才肌の美青年だ。両手の指はシャンと伸びて白く、おまけに指先がお寺の屋根のように反るときている。こういうのは女にはもてるかも知れないが、そのころ軍国主義一色の悪餓鬼どもにはもてない。なにしろ年頃の男性という者は、肩幅が広く頑健で、腕など筋肉隆々としていなくてはいけない。大野先生もテニスは上手で野球も強打者だったのだが、そんなことはどこかへ忘れられて、なんだいあいつ、あのへなちょこ。あれで、もし病気にならず、兵隊にとられたらどうするんだい。鉄砲抱えて突貫が出来るかい、と子どもらはみなしていたようである。

その日、学園（下地区娯楽所）裏の、ヤマカイドウの実が食えるようになったとのことで、男子生徒がその木に登り、さくらんぼよりやや小さいその実を採って食べていた。そこへ低学年の女の子が、授業を始めるから教室にはいるようにと言いにきた。「まだ早い」と木の上から餓鬼大将がいった。ややあって、また一人呼びに来た。それでも行かなかった。「だって今日は、藤原先生が休みじゃねえかよう。こんな日は休みゃあいいんだ。大野先生なんか何も教えるこたぁねえじゃねえか」こんなことを誰かが言ったのかもしれない。そして、それが大野先生の耳に入ったのかも知れない。血相を変えたという感じで、大野先生が呼びに来た。子どもたちはしゅんとなって教室へ入った。入ってみると、大野先生が青ざめた顔をびりびりさせて教壇に立っている。みんなはいって椅子に掛けるのを待って、先生は言った。その言葉を今ここに正確に伝えるということは出来ないが、およそ次のようなものだったと思う。

「学校の先生という者は、生徒を導く者である。その過程で、先生の言うことを聞こうともせず、絶えずよそ見をしたり、いたずらばかりしている生徒を激しく叱ったり、時には鞭で叩いたり、廊下に立たせたりして授業を受けさせようとする。僕もこの学校の教師になって、君たちに対して何度かそういう気持ちになったことがある。実際、拳固をくれようとして拳を振り上げたこともある。がしかし、待てよ、ここは正規に学校じゃない。君たちはまた、こういう病気を病んだために、年端も行かないうちから親元を離れここへ来ている。そして、見れば僕より病気の重い子もいる。それを叩いてなんになろう。また、僕が叩いたために病気を進めるようなことがあったらどうしよう。取り返しがつかない。こういう思いから僕は何時も振り上げた拳をポケットにおさめて来た」こういって言葉を切り、篠竹で作った鞭を取り上げ、「だが、今日は殴る。思い切り殴る……そう決心したんだが、やはり病気を持つ君らを殴るということはいけないことだ。だから君らの人数分だけ僕の手を打って我慢する。君たちが僕の言うことを聞いてくれないのも、結局は僕の不徳といたすところなんだから」と言うと、左手を教卓にのせ、その甲を右手の鞭で思いきり叩いた。そのビシッという音は、以前公会堂に充てていた広い教室に響き渡った。まずその一発で女の子は悲鳴を上げた。それには構わず同じ強度で、ビシッ、ビシッ、ビシッと振り下ろしてゆく。四発目くらいで鞭が割れ、手の甲の皮は切れたと思う。確かにそのとき、生徒は二一人いたと思うのだが、先生はその数だけ自分の手の甲を叩くつもりのようであった。六、七発目に上級生が転がるように前へ飛び出し、教卓の下に跪《ひざまず》き、今後言うことを聞くからやめて下さい、と叫んだ。三～四人の者がそれに続き、同じようにしたが、先生はやめなかった。

血が飛び散るその凄まじい光景に、私は金縛りに遭ったように椅子から動けなかった。音が鳴りやんだとき、ほっとその緊張が解かれた。誰もがそうだったであろうと思う。そして、今度は上級生が中心になって、先生を取り巻き、ごめんなさい、ごめんなさいを言いながらの号泣になった。最下級生ではなかったが、私はその輪の中には加わらなかった。先生は揉みくちゃにされていた。そして収拾がつかない有り様で、その日はそれで学校を終わりにした。

そのとき私は「天城舎」一二号室という所にいた。同じ部屋に福田光三というのがいて、これが舎では生意気盛り、学校では餓鬼大将であった。年齢は数えの一七歳、本当なら小学校高等科は終わっている年だが、病気で二年休学していたとかで、まだ学園へ通っていたのであった。こういうのがいたのだから、旧制中学出たてぐらいの先生はたまったものではないのである。「監禁室へ入れられるかなぁ……」さすがの福田光三もその日は打ち萎《しお》れ、こんなことを言った。監禁室というのは、その当時ハンセン病療養所にあった不心得患者を入れて懲らしめる謹慎室である。その建物はコンクリ塀が巡らされていて、「天城舎」からは左前方の木の間隠れに見えている。

ほう、そんなものかなぁ、と私は思ったが、入れられるにしても子ども全部ではあるまい。この福田光三一人か、多くても高等科二年生だけだろうと思うようにして、自分を慰めていた。それにしても、先生は大怪我をしたんだろうなぁと私は思った。光三も、「あれじゃ手がぐしゃぐしゃにつぶれただろうなぁ」と言った。

翌日、恐る恐る学校へ行ってみたが、何事も起こらなかった。藤原先生も出ていて、いつも通り、何とはなしに授業は始まってしまった。大野先生はさすがに左手に包帯を巻いていたが、大きな怪我ではないらしかった。

このことはずっと後で知ったのだが、鞭が割れるまで、力任せの打撃はかなり応えたが、割れて簓《ささら》のようになった後は、紙の取れた団扇《うちわ》の骨のようなもので、さほどの衝撃はなかったようなのである。この日の大野先生と同じようなことを、同志社大学の創始者新島襄がやったと伝えられている。大野先生は旧制中学出だからそのことを知っていたろうと思う。

となると、この日の大野先生の行為は新島襄の真似ということになる。そうではあるが、ただの真似で、ああ激しく自分の手を叩けるものではない、と後々私は思うのである。であるから、この人は患者学校の教師に頼まれて直ぐ、申し分ない教師魂を身につけたのだと思う。

卓球台とアキちゃん

「望学園」は、東向きに玄関がある。玄関を入った正面に廊下があり、その廊下の左側が教員室で、そこを行き過ぎて突き当たった所から廊下は右に折れる。その廊下を行くと右手に小さな教室が二つある。この教室は板戸で仕切るようになっているので、この板戸を外し、二つを一教室にして使っているのである。この教室に入らず、廊下を突き当たりまで行くとガラス戸があって、これを開けるとここも教室である。がここは教室には使わず、卓球台を置いていたのである。この教室を真っすぐに通り抜け北側に出ると幅四尺、長さ一間ほどの簀子《すのこ》板が置いてあって、雨天体操場へ行くのである。雨天体操場は三〇坪の独立した建物で、これは後に牛乳処理場に使用した建物である。

ここで授業を開始した時は、薪ストーブが教室だけしかなかったのだろうか、休み時間、先生は教員室に引き上げず、生徒と一緒にストーブにあたっていたと思う。そして教員室は先生の机を二つ並べ、間を一尺五寸ほど空かし、卓球をやったのである。机の間を空かせたのは、玉とラケットはあったがネットが無かったため、そのくらい空かさないと敵味方の陣地がはっきりしないのである。火の気のない寒い教室で、生徒たちは熱心に卓球をやったものだ。なかでもアキちゃんという、年中、片方松葉杖をついている少年は熱心であった。彼は子どもでありながら、そのころ患者たちが、万年病とも言っていた足の裏傷があった。そのため年中包帯を巻いているのだが、傷は時に悪くなり、時に良くなる。悪くなった時は包帯の外まで滲出液が出る。これは血ではないが、彼が踏んだ所に点々としみがつく。卓球をやるときは前後左右に足を動かすから、その辺一帯に人差し指で押したぐらいのしみがつくのである。「おい大丈夫か。しみが出ているぞ」仲間はこう言うが、彼はいっこうにやめない。藤原先生もまた、強く言ってやめさせるということはなかった。これは彼の教育方針の具体例といってよいものであろう。

昭和一七年、湯之沢の二階建の大きなバルナバ医院を楽泉園に移築するため、多磨全生園在園者の大工部がまた派遣された。このバルナバ医院は、校庭を挟んで「望学園」と相向かいに建つのだが、この大工が雨で外仕事が出来ない日、卓球台を作ってくれた。その卓球台を空いている教室に備え、ネットも買ってもらって、机を並べたピンポンよりは上等なピンポンが、この年の九月頃から出来るようになったのだが、アキちゃんはこちらの床にも裏傷のしみを残し、間もなく藤原先生の三〇までは生きられない説に義理立てするかのように、早々と死んでしまったのである。

真泉俊一先生から学んだこと

大野先生は、あの事件以降、生徒から畏敬の目で見られるようになった。だが、真泉先生はそうはいかなかった。この先生は学力が小学校五年生くらいしかなかったのである。藤原先生は「五日会」（当時の入園者自治会）の会長もやっていたので、時々休む。大野先生は青年団の団長をやっていたので、これも時々休む。そこで真泉先生一人になることがある。その頃、私は高等科になっていた。もともとどの科目も自習のようなものなのだが、真泉先生が一人だと算術はよく自習である。それでも先生は何か言わないと義理が悪いとでも思ったのか、つかつかとやって来て私の算術の教科書を取り上げ、あっちこっちページを翻して見て、「随分難しいのをやっているなぁ、僕らはもうこういうのは学校へ置いてきて久しいから、思い出すには二晩も三晩も、徹夜で参考書と首っぴきをしなけりゃあ駄目だ」と言ったものだ。お粗末極まりない話だが、真泉先生にしてみれば自分は低学年受け持ちなのだから、こういうのは教えられなくたって構わない、とでも思っているのか、少しも悪びれないのである。

その代わり鍬《くわ》、スコップ、鋸《のこぎり》、鉋《かんな》、カナヅチを持っての仕事となると、これはもう真泉先生の独擅場であった。児童患者が通う「望学園」といえども、そういうものを持っての仕事はかなりあったのである。こんなことがあった。それは昭和一七年秋のことだと思うのだが、花壇から掘り上げたグラジオラスやダリアの球根を花壇の隅に穴を掘って埋め、冬囲いをしたのである。その仕事を私は真泉先生の指導でやっていた。穴の中へ納めた球根の上に筵《むしろ》をかけ、掘り出した土をその上に盛り上げるのである。いい加減盛り上げ、これで良いだろうと思って、少し山になった盛り土をスコップで叩き、そこを離れようとすると、「それで終わりか。そんなことじゃ駄目だ。掘り出した土は全部載せて、奇麗にしなくちゃいかん。そんなぞんざいな仕事をしていると、貰った嫁に逃げられるぞ」と言い、先生は子どもというものは仕方のないものだと思ったのか、おかしくてたまらぬという笑いを顔に浮かべ、私の手からスコップを取り上げ、その辺一帯の土を奇麗に掬って盛り上げ、丁寧に積み上げた山の周囲をスコップの背で叩き、つき固めたのである。さあこれで良し、と言って立ち上がった後を見ると、周囲一帯は掃き清めたように奇麗になっており、築き上げた黒土の塚は磨きをかけたように滑らかで、それこそ光るかと思うばかりの出来栄えだったのである。

真泉先生に関するこの種の思い出は数限りない。後になってからの話だが、自分の知り合いが不自由舎へ移るとき、移転先の部屋を掃除し、上げた畳の下の床まで雑巾で拭いたという。「天井に雑巾をかけた人は知ってるけど、畳を上げて、床にまで雑巾をかけた人は初めてだねぇ。あんな所はまた畳を敷くんだから、誰だってよく掃きゃあいいにしている所なんだが」。隣の部屋の住人は、このように言ったものだ。

そんなわけで、私は真泉先生からは学科は教わらなかったが、物事というものは心を込めて丁寧にやらなくてはいけない、ということを教わった気がする。そしてこのことは、人間が生きる上で最も大事なことではないかと思う。

戦後、先生は何人か入れ代わるのだが、私が教わったこの三人の風貌を最後に書いておこう。

藤原時雄氏……その頃三〇歳くらい。身長一メートル六八センチ位。眉毛は全然ないということはなかったが、薄かった。小太りのほうで堂々たる押し出しの感じ。後に両手とも悪くなるが、その頃は左手の第三、四、五指が内側に曲がっていた。昭和六三年死亡、胃癌、享年七三歳。

大野宏氏……背丈は藤原時雄氏と同じ位。その当時二〇歳を少し出た位、眉毛がないほかは常人と変わりなかったが、戦後間もなく病気を騒がせ、さほど重症にはならなかったが、外傷がもとで敗血症になり昭和二三年死亡、享年二九歳。

真泉俊一氏……左手が悪い他は異常なし。身長は前二人に同じ位。年齢は大野宏氏と同じくらい、髪の毛は天然ウエーブで眉毛は濃く、強度の近眼。筋肉質で酒豪、昭和六一年一一月死亡、胃癌、享年六七歳。


（追記）ハンセン病児問題史をテーマとする「障害児教育史」のゼミでは、栗生楽泉園を訪問するたびに、沢田五郎さんからも幾度も子ども期の思い出を聴き取りさせていただいた。そして、その一九九八年度のゼミの報告書を作成（二〇〇一年五月）する際に、沢田さんは失明しておられるのに、子ども期のとくに学園の患者の教師たちと学齢患児である自分たちのことを中心に、思い出について口述筆記の労をとられ、書き下ろして寄稿して下さったのである。紙幅の制約上、その一部を割愛し、本書に収録させていただいた。

本節の初出は、清水寛編、埼玉大学障害児教育史ゼミナール集団著『ハンセン病療養所における子どもの生活・教育・人権――国立療養所栗生楽泉園を中心に』（一九九八年度埼玉大学教育学部「障害児教育史演習」報告書、第2集、二〇〇一年五月、二五三～二六二頁）。（編者、記）

第3節　少年時代に「重監房」へ食事を運んだ体験（聴き書き）

鈴木　幸次（栗生楽泉園在園者）

聴き手　清水　寛
年月日　一九八〇年代半頃
場　所　栗生楽泉園

略歴

一九二三（大正12）年、秋田県生まれ。三九（昭和14）年、一六歳でハンセン病を発病。四〇（昭和15）年、一七歳で国立癩療養所栗生楽泉園に強制入所。六二（昭和37）年より入園者自治会活動に参加。

一九九四（平成6）年、自分史『わくら葉のこころ』（私家版、全三二四頁）。連載「たたかいの日々（1）～（10）」（栗生楽泉園入園者自治会編集・発行『高原』第五六巻第二号、二〇〇〇年二月～第五六巻第一二号、二〇〇〇年一二月）。栗生楽泉園患者自治会編集・発行『風雪の紋——栗生楽泉園患者50年史』（一九八二年、全五三六頁）の編纂《へんさん》委員。

二〇一〇（平成22）年九月一三日逝去、享年八七歳。

——重監房の建物のつくりは監禁所とは比べものにならぬほどひどいものであったとききますが。

鈴木　『風雪の紋』のグラビアに監禁所の外壁と、独房の前の柵の写真があります。これは外壁の中に建物があり、そして廊下のようになっていて、そこに面した部分の柵です。直径一五センチくらいの栗の角材を並べたものです。栗材といえば、鉄道の枕木に使用するほど固い木で、当時の役人たちもさっそくそれを取り入れたものでしょう。独房の内部壁は鉄板張りです。

しかし、それでも重監房とは比較にならないほどいいといわねばなりません。と申しますのは、いかに頑強な栗角材柵といえども、季節の風も、天気模様もわかり、冬期なら日射しも縞模様に届くこともあるのです。外壁の外を通る療友と大声なら話を交わすこともでき、もちろん時には会いに行くこともできたのです。外壁の一部からの出入口には鉄格子があって配食作業（療友）はこの鉄格子の鍵だけは（房は別鍵）預かることもあったのです。

これに比べ、重監房はすべての点で違っていました。外壁はさらに二メートルくらい高く、林の中でもあるため、湿度は高く、房内は暗く、『風雪の紋』にも書きましたので省《はぶ》きますが照明のないトンネルの生活に近い生活とでも表現したらいいでしょうか、生きている人間を閉じ込めるには想像しがたい状況でした（電灯のコードと見せかけるものはあったが、それは外の電気の配線とはまったくつながっていなかったという――編者注）。

――その重監房に食事を運ぶ作業をしたことがあったそうですが、見聞したことをできるだけ詳しく語っていただけないでしょうか。

鈴木　入園して間もない少年の私には園内生活のうえに、さらに見てはならないものを見せられ、二重三重のショックでした。毎朝七時、定時の朝食をすませ、八時三〇分頃、給食棟の炊事場に行き所定の木箱の中の箱弁当の数を確認して、トタン板をまるめて患者作業金工部でつくった木蓋のついたバケツの汁――これは味噌汁といいたいが、当時は私たちは味噌汁でなく岩塩、つまり工業用山塩の汁――を捧げて門衛所への坂を登るのです。

当時の弁当の中身について説明しますと、これは私たちも同じものですが、丸麦の中に引き割り麦が三割くらい入っており、二〇分の一くらいでも米粒が入ったときは上々、しかし米粒の件は帳簿上だけのこと、馬鈴薯《ばれいしょ》とか甘藷《かんしょ》の苗をとった残りの種藷入り、私たちはつなぎといったが粘りをたすける材料が入っているものは上等でした。

重監房への弁当箱は赤松板五分厚板でB六判二〇〇ページくらいの厚さ。量はもし現在の飯のようにおむすびにできるものなら中くらい一個分くらい。私たちは一個半くらいの量。おかずとなるものは梅干一個かあるいはたくあんひと切れ程度、朝に塩汁ひと椀《わん》つく場合、たくあん、梅干しなどつかないことが多い。汁といっても野菜など入っていない。

その木箱を担《かつ》いで門衛所に着くと守衛が中から青いホーロービきの薬缶《やかん》を下げて出てきて、こちらから「お早ようございます」と挨拶しても黙したまま目くばせをして、守衛所の庭先の大きな切株の上に雨ざらしにして置いてある、ところどころ傷《いた》んでいて、そして蓋《ふた》は持手の後ろの穴から針金でつなぎとめてある薬缶の蓋をとるように促す。私が蓋をはずすと、守衛は立ったまま自分の持ってきた薬缶から、置いてある薬缶に水を移す。流し終わると守衛は守衛所に帰り、今度は、重監房の鍵の束ねたものを持って出てきて、重監房への山道を先に立って歩きだす。私は、ここから、持ち物が薬缶一個ふえる。

守衛の後に従い、林の中の細い路《みち》を通って重監房に着くと、第一関門の大扉の錠前をはずし、閂《かんぬき》をはずし、中に入ることをやはり目で指示する。中に入ると、次の関門が待っていて、守衛が第一関門の内側から簡単な鉄の門をかけ終わるのを待つ。次は守衛は一房一房の区切りの錠前をはずしていく。「飯だよ!」と私が声をかけると、房内からふちの欠けた塗りのはげた椀を差し出す。それへ汁の場合は汁を、汁のない場合は例の薬缶から水をつぎ入れていく。ちょうど家庭の便所の掃き出し口ほどの位置からの配食です。

房内の人は腹這いになって、少しでもこちらのようすをうかがいたい仕草で窓口に顔を横にして寄せてきます。守衛の看守は、房内の人との受けこたえはしないように、配食は手際よく片づけないとこちらが咎《とが》められているようなまなざしにあう。

房内からは、精神的にも正常であるはずもなく、「今日は何月何日で、園内はお祭りでたいへんご馳走が出るそうだね」などと、こちらの返事を求める言葉を次々としゃべってくる人もいます。また、食事を差し入れた後に、空きになった弁当木箱を返すように促すのですが——これは、私と同じ部屋に住んでいた朝鮮のおじさんで、この作業を前からやっていたその人から聞いた話ですが——その木箱に用便をして差し出すくせのある人がいるとのことでした。そんな時は帰りに守衛から営繕部に連絡してもらい、弁当箱を補充してもらう手続きを忘れないようにと言われていました。

配食が終わって空き弁当箱を持ち帰り、途中の共同水道で洗い——当時は現在のような全寮舎、各室ごとの水道設備はなかったのです——炊事場へ返しておきます。そして、午後二時三〇分の、二食目の配食に備えておきます。もちろん、数に不足が生じたとき、炊事係にもきちんとその旨伝えておかないと作業員である当方の落ち度になるので、弁当木箱数の確認には気をつかいました。新たに入房者があったときでも、最初の時は食搬作業員はわからないので、炊事主任からよくきいて確かめて行きます。重監房では一日二食しか与えられませんでした。

——入獄中に亡くなられた方はおりますか？　そのときはどのように……。

鈴木　私が食事を運んでいた期間には死亡者はなかったように思います。

当然、受けこたえのない場合、守衛から看護長の加島正和に連絡され、加島は暇をみて子分の世話係——患者である作業員——のおもだった者を四、五人連れ、例の守衛所に寄り、房を開けさせ、生死をその世話係たちに確かめさせる。死んでいても、いちおう重病棟に担ぎこませ、医師の確認を形式的に行ない、園内にあった火葬場へとまわします。この火葬場も、三〇人あまりの患者たちからなる世話係作業員の順番作業で、四人一組で行ないます。

他園から重監房に送られてきて亡くなった人などは、知人はだれもいません。出身の園には知人も多くいるはずですが、当時は今のように友園間の交流や通信はできず、私信でさえ開封され、そこに何か不満や批判的な意見でも書こうものなら重監房行きにつながってしまうという恐ろしいことになるので、かかわりを嫌い、連絡する相手もいないわけです。それで、火葬当番にあたった四人がこれも形式的にお骨を拾う、ということでした。

もっとも、当時は、骨壺もなく木箱をあてられました。しかし、その遺骨箱の保管についてのことですが、通夜堂の雨漏《も》りがひどく、積み上げておいた遺骨の箱に書いておいたはずの故人名が、だれなのか不明となり、戦後、昭和二三年一一月に栗生納骨堂が建立されたが、不明のまま一ヵ所にまとめて祀《まつ》るという結果になりました。

――重監房のことでほかに何か覚えておられることは？

鈴木　昭和一六年のこと。熊本県本妙寺一斉二〇〇名検挙の際、三七名が当園に送られてきました。そのうちの男子一七名が門衛のところでトラックから降ろされ、そのまま重監房に収監されてしまいました。八房に無理に割りあてて押し込まれ、途中までの山奥でまとめて殺されるのではないかと感じた不安が、いよいよ現実となっていく焦燥感はどうすることもできなかった、と生存者は語っています。ただ、その人たちの中の亀村正善という人について、熊本の花園町の町民が連署で歎願書を古見嘉一園長宛提出されたとのこと。そのようなこともあってか、以後、園内に散在収容されていた人たちからの要望もある程度うけ入れられ、面会やチリ紙などの差し入れもある程度認められるようになったとのことです。これら本妙寺から送られてきた人たちはもちろん、特別な扱いといっていい二ヵ月足らずで収監も解かれたのですが。

――その後、戦時下の楽泉園は？

鈴木　戦争の激化にともない、もっとも残酷な時代がやってきました。事務本館やその周辺、門衛所などは「無菌地帯」といって、入園者が近づこうものなら、それこそ不穏分子と、職員からも患者たちからも見なされ、重監房行きは当然のようになってしまうのです。

また、園側のつごうで患者を防空壕掘りや園に温泉を引く工事、冬期の除雪作業などに、牛馬のように使役していたのです。食料が劣悪な中での酷使に、傷を深めたり、ちょっとした病気で死んでいく人が増えていきました。……

（追記）本節の初出は清水寛著『人間のいのちと権利――民主主義・人権・平和と障害者問題』（全国障害者問題研究会出版部、一九八九年、一八七～一九二頁）。

この鈴木幸次さんからの聴き書きは、同書の「第四章　人間の尊厳と人権の思想」の「第1節　〝冬の時代〟を生き抜いて――戦前・戦中のハンセン病患者のたたかい」（一七〇～一九六頁）の「3　国による強制収容隔離撲滅政策と患者のたたかい」の例証の一つとして、「栗生楽泉園の『重監房』」と題する項目（一八七～一九二頁）の中に収録した。

この聴き取りに先立って、当時、編者が埼玉大学教育学部の障害児教育学科に所属する教員として担当していた授業の一つである「障害児者問題研究入門」（一年生を対象にして障害児学校・学級、障害児者福祉施設、ハンセン病療養所などの見学を中心にしたゼミ形式の授業）の学生たちと、真冬に栗生楽泉園の「重監房跡」を訪れ、私が『風雪の紋』（一九八二年）の巻末の「資料」編の「3　栗生楽泉園特別病室真相報告――一九四七（昭和二二）年九月五日」を読み上げてから、私たちは雪に覆われたそれぞれ各房跡にたたずみ獄死者たちの霊に黙禱を捧げた。あえて、真冬の季節に訪問したのは、少しでも「重監房」のむごさを感じとり、そのうえで在園者の方々からハンセン病問題について学ばせていただきたかったからである。同書の「栗生楽泉園の『重監房』」の項目にはその時の様子を撮影した写真二葉（「重監房跡」の石碑と各房跡にたたずむ学生たち）を掲載してある（一八五頁）。

鈴木幸次さんからの少年時代に、「重監房」へ食事を運んだ体験についての聴き書きは、同書では「S・K氏」として一八七〜一九二頁に掲載してある。その後、実名で公表することを了承していただき、本書では「鈴木幸次さん」と記載した。（編者、記）

第8章　長島愛生園について

第1節　長島愛生園の児童教育について（寄稿）

池内　謙次郎（長島愛生園在園者）

長島愛生園での児童教育について、体験や資料に基づいて検証し今後の障害者教育の参考になればと思っております。

長島愛生園が開園した翌年の一九三一（昭和6）年五月、数名の児童を中心に礼拝堂の一隅にあった図書室において、非公認教育として始められた愛生園の児童教育は、その後児童数の増加に伴い一般寮の一室を教室に使用し、入園者の補助教師によって授業が行われました。

一九三四（昭和9）年、望が丘地区に少年舎平安寮が京都の婦人団体の寄付によって竣工し、平安寮の食堂地下室に於いて午前午後の授業が始まりました。強制収容が激しさを増してきた一九三六（昭和11）年には入園者の増加と共に児童数も四九名に増え、平安寮地下室での授業は狭隘《まようあい》で不可能な状態になったのです。

一九三七（昭和12）年篤志家の寄付によって愛生学園校舎（職員室一、教室二）が落成し、落ち着いて授業が受けられる環境が次第に整備されて来ましたが、教材等に必要な経費が一九五一（昭和26）年まで予算化されなかったため、入園者の乏しい経費から捻出し非公認授業（寺子屋授業）を行って来たのです。

私が入園した一九四一（昭和16）年は、らい根絶二〇年計画（一万人収容計画）の最終段階の時期で、国は祖国浄化や「無癩県運動」を国策として、ハンセン病患者を炙《あぶ》り出すようにしながら強制収容を推し進めたのです。この年長島愛生園では過去最高の四八八名が収容されましたが、児童も多数収容されたため小学校児童数は八二名に達しました。一八歳未満の「青年学級生徒」と呼ばれていた者を含めると児童数は一〇〇名を超え、愛生学園はピークに達したのです。

こうした状況の中で、授業はすべて複式あるいは複複式授業で行われておりました。治療が優先する療養所では授業中に外来治療に通う児童も多く、欠席がちな児童の学力の低下は避けられない状況でした。当時は治らい薬が確立されていないため、明日への明るい希望が持てない療養生活の中で、どのようにして児童の学習意欲を高めていくかが愛生学園の最大の課題だったと思います。

戦争が激化した一九四三（昭和18）年から一九四六（昭和21）年の長島愛生園は、医薬品や食料・生活物資等の極度な不足に加え、強制的な所内労働とによって結核や赤痢が流行し、大変多くの療友が亡くなりました。四年間の物故者は八八五名にも上り、療友を火葬する煙は連日寮舎に立ち込めたのです。言葉には言い表すことの出来ない悲惨な療養生活でした。

一九四一（昭和16）年からの三年間に一二二九名もの強制収容が行われ、強制収容による大幅な人員増に加え戦争の激化によって、医薬品や食料不足が一段と深刻なものとなりました。自給自足態勢の中での苛酷な所内作業が、厳しい療養生活に追い打ちを掛け、一層悲惨な事態を招いたものと思っております。こうした中で「青年学級生徒」（二五歳〜一七歳）を中心に望が丘の斜面約三反を新たに開墾し、計六反の開墾地から収穫した薩摩薯やジャガ芋、大根などを補食にあてました。肥料分のない正土《まさつち》の開墾地での耕作は、期待通りの収穫を上げるには大変な努力と労力が必要でした。障害を持つ児童にとってはあまりにも厳しくつらい作業だったのです。その他、食料の貯蔵トンネル・防空壕掘り、汽缶燃料の薪（松材）の運搬奉仕などなど、戦時下で生きるためには、たとえ小学生と雖《いえど》も、苛酷な重労働に耐えて行かねばならない厳しい時代でした。

一九四四（昭和19）年五月学園校舎が一教室増築され、裳掛《もかけ》村立国民学校分教場として認可されましたが、学園開校以来十数年の間は入園者の補助教師による寺子屋式教育でした。

一九四七（昭和22）年戦後の学校教育法施行に伴い裳掛小中学校第二分校となり、一九四八年（昭和23年）中学校が義務教育機関として正式認可されました。しかし社会の偏見差別は根強く、一九五六（昭和31）年一二月まで教育委員会から派遣された数少ない教員を、補助教師が補助しながら授業を継続しなければなりませんでした。

戦後、特効薬プロミンの出現と医療の進歩によって発病児童は減少し、小学校は一九六五（昭和40）年三月、中学校は一九六八（昭和43）年三月、在学児童が皆無となり閉校されました。

一九三一（昭和6）年に開校した「愛生学園」は、一九四四（昭和19）年義務教育機関として認可されながら、社会の根強い偏見差別のため長期間に亘って正規の義務教育を受けることが出来なかったのです。愛生園の児童教育も又人間性回復のために闘ってきた入園者の歴史でもあると思っております。

（追記）本稿は池内謙次郎さんが日本特殊教育学会第三八回大会・自主シンポジウム「ハンセン病療養所における

子どもたちの生活・教育・人権の歴史と未来への教訓〔Ⅲ〕――国立療養所長島愛生園を中心に」（二〇〇〇年九月二二～二三日、静岡大学）において臨時学会員となり、シンポジストの一人として発表した内容に基づいてまとめて下さったものである。初出は編者が同シンポジウムの概要を『愛生』誌の第六四巻第三号、二〇一〇年五・六月号に寄稿（二一三～二三二頁）した際に併せて、この論稿を全文収録した。（編者、記）

参考文献
長島愛生園入園者自治会編『隔絶の里程――長島愛生園入園者五十年史』（日本文教出版、一九八二年）。
同前『曙の潮風――長島愛生園入園者自治会史』（同前、一九九八年）。
国立療養所長島愛生園編集・発行『創立六十周年記念誌』（一九九〇年）。

第2節　長島の青春（寄稿）

冬　敏之（作家）

邑久高校新良田教室

長島愛生園で過ごした三年七カ月という歳月は、私にとって青春そのものと言ってよいものだったと思う。もちろん、若さにあふれ、希望に満ちた人生の一時期というようなものではなく、青春の持つ否定的な側面でもある、生きることへの懐疑や苦悩、将来への不安と絶望、孤独、性の抑圧、自殺の誘惑等々、誰もがそこから逃れたり、出来ることなら最良の解決を望みながらも、結局のところどうにもならないジレンマに呻吟することの多い日々だったと思う。

私が多摩全生園から長島愛生園へ行ったのは、一九五五（昭和三〇）年九月一一日のことである。邑久高校新《にい》良田《らだ》教室が設立され、入試に受かった五人の新入生の一人として長島愛生園で高校生活を送ることになったのである。その時私は二〇歳になっていたし、五人の中では最年長だったから、会館で行われた入学式では、お礼の言葉を読み上げたような記憶がある。

入学した一期生の平均年齢は二〇歳六カ月で、最年長が三〇歳、最年少は一五歳の現役だった。私はすでに両手が悪く、左足も下垂していたのを静動術という整形手術で足首を固定していたので、三〇人の入学生の中でも病状（後遺症）の重い方であった。

したがって、入学の動機も勉強して大学へ行くとか、社会復帰して良い会社へ就職するなどというものではなく、所在なく療養生活を送るなら、別の療養所へ行くのも悪くないだろうというような、極めて不純なものだった。まじめに勉強をする気になれず、新良田地区の夫婦舎へ、当時まだ珍しかったテレビを観せてもらうため、予習や復習に余念のない同級生を残し、夕食後さっさと寄宿舎を抜けだしたものである。

私たちは九月の入学だったので、翌年の三月までに一学年を終了しなくてはならなかった。だから、一日に六、七時限の時間割で詰込み制の授業をしたと記憶している。

長島愛生園長光田健輔

当時の園長は光田健輔で、入学して間もない頃だったと思うが、新良田教室へやって来て講演された。その時話された二つのことを、私は今も覚えている。

一つは「らいは治らない。だから、社会復帰など考えず、ここで有意義な一生を過ごすのが最良の生き方である」ということ。

二つ目は「諸君は高校を卒業したら大学へ行きたいと考えているかもしれないが、ここに大学を作ったらどうか。わたしも微力ながら協力する」ということであった。

光田園長の意見に同調する生徒は、さすがにいなかったと思う。四六年も前のことだし、園長の力はまだ強かったので、さすがにブーイングは起きなかったものの、私たちは後で、園長の時代遅れを批判した。ただ、他の級友に同調しながらも、私は、心のどこかで園長の言うことも一理あると思っていた。

身体障害などの後遺症は、もちろん、らいが治らないからあるものではない。プロミンその他の治療薬のない時代や、適確な治療法が確立し得なかった時期での、悲しくも無惨ならい菌による侵攻の痕《あと》だ。

しかし、何よりもまず五体満足が社会復帰の条件であったのも事実であろう。そこでは退園願書の提出と後遺症なしが連動していた。

光田園長の言葉は、私などに対してではなく、病気が軽症で十分に社会生活に耐え得る者に向かって言われたようだが、私は、無菌でも後遺症がある限り、外へ出ることが難しい現実から、園長の言うことを都合よく解釈したのであった。事実、軽い後遺症を持つ同級生の一人が、社会復帰の希望を絶たれて自殺する事件があった。

光田園長の言葉に従って、生涯、愛生園で暮らすことを、自己に納得させるには、私たちは患者であるゆえの矜持《きょうじ》と、青春という奢《おご》りに漬かりすぎていたのかもしれない。

生き方はいくつもあった。

だが、そう生きることが自己の破滅に向かうことがわかっていても、人はそうしか生きられないこともあるのである。

明石海人のことなど

愛生園の入園者は非常に親切だった。例えば日曜日に散歩などしていると、よく声をかけてくれた。

「君はどこから来たんだい?」

知らないおじさんから、私は何回かそんなことを言われた。一応詰衿《つめえり》の制服姿だったから、すぐに高校生とわかったはずだ。

ある時、四〇歳前後と思われる中肉中背の男性から声がかかり、その人と一時間以上も話し込んだことがあった。たまたま文学の話になった時、彼は明石海人のことを詳しく話してくれた。晩年は、海人の世話をしたとも言われた。

そして、あの歌は無理に作らされたものだという意味のことを話された。

みめぐみは言はまくかしこ日の本の
癩者に生《あ》れて我悔ゆるなし

その人の言ったのは右の歌のことで、これは「つれづれの歌」への返し歌として作られたものと言われている。非常にもの静かなその人の言葉は、私の胸にしみ込んできた。海人について私は詳しく知らなかったが、多磨全生園にいた時、ある先輩から『白描』をもらったので、拾い読み程度にはその歌に接していたのである。「また来てもいいよ」と、その人はやさしく私に言ってくれた。私は「はい」と答え、その人と別れた。しかし、その後その人と再び会うことはなかった。寮を教えてもらったはずなのに、私はその寮の名前も、それがどの辺りにあったたか、すっかり忘れてしまったからである。

松村好之著『慟哭の歌人』（小峯書店、一九八〇年）によると、海人の晩年に世話をした病友が四、五人いたようである。春日英郎は目黒区の慰廃園から転園し、海人の口述筆記をしたという。海人亡きあと多磨全生園に転園し、伊郷芳紀と名乗った。私は卒業後伊郷さんと話をしたこともあったが、彼は文学より政治に関心があるようだった。

明石海人の住居は監房の近くで、その人はそこまで案内してくれた。それが松村好之さんだった可能性も強いが、すでに故人となられているので確かめることもできない。

海人が生きた時代はまだらい病は不治と言われており、重症の彼は喉に出来た結節のために呼吸困難となり、やがて、気管切開を受ける。その間の壮絶な病魔とのたたかいと、気管切開後の海人の歌を左に掲げたい。

総身の毛穴血しぶき諸《もろ》の眼の
はじけ果つべししかも咳きに咳く

切割くや気管に肺に吹入りて
大気の冷えは香料のごとし

稚拙な処女作

高校二年の秋、私たちは第一回の学校祭を開催することにした。音楽、合唱などの他に二つの演劇を愛生会館で行った。まだ、高校内に講堂がなかったからである。

私は全生園にいた頃、交友会とか青年学級などで、二、三回演劇をやったことがあった。その頃、入園者の間で素人演劇が盛んだったせいもある。

私は二一歳だったし、生意気でもあったから、O・ヘンリーの短編を翻案脚色し、自作自演で「午後十時」という一幕ものを上演した。他の生徒の演出した劇とともに、稽古がはじまると山中寅太郎さんが肩入れをしてくれ、学校祭が終了した時に、七、八人の人からの批評文を取りまとめてくれた。甲斐八郎さん（「長島創作会」など長島愛生園の文学活動の中心的存在――編者注）の懇切な批評もあったが、中の二、三通は婦長や主任など女性職員のものであった。

彼女らは私の主演した「午後十時」に対して、芝居の内容には一言もなく、「舞台の後ろから聞こえるショパンやシューベルトやモーツァルトなどの名曲に、ついうっとりとしてしまいました」とあって、私はすっかり意気消沈したものである。

登場人物も三人ほどだし、脱獄囚を主人公にした劇だから、背景は黒幕だけにした。そして、劇中に低く数曲の世界的名曲といわれるレコードを流したのである。

長島創作会の会長である甲斐さんの評でも、いくつかの致命的な欠陥を指摘された。私はかなりいい気になっていた鼻っ柱を、見事にへし折られたのだった。

ところが、それが契機となって甲斐八郎さんの部屋へ行くようになり、隣室の森田竹次さん〔一九一〇〔明治43〕年、福岡県生まれ。一九四二〔昭和17〕年、長島愛生園入所。敗戦後、患者運動にたずさわりつつ文筆活動を行う。「長島創作会」の同人。著書に、評論集『偏見への挑戦』〔改訂版、長島評論部会発行、一九七四年〕、自伝的作品としての『死にゆく日にそなえて』〔自家版、一九七八年〕、ほか——編者注〕とも親しくなったわけである。

学校祭は九月だったが、十一月にとつぜん私の書いた小説が『学生週報』に掲載された。実はその年の春休みに、同級生の三人の文学青年が集まり、それぞれが短編を一つ書く約束をしたのである。愛生園の川島保君と青松園の野住繁君と私である。もちろん半分は戯れであったが、三人ともに後遺症があって、とても社会復帰のできる健康ではなかった。学校の勉強よりも、文学の方に比重を置いていた。

三人とも一応は書き上げたと思う。だが、それを見せ合ったり、合評をした記憶はない。

しかし、折角書いたものをそのままにして置くのも惜しい気がして、私は『学生週報』の懸賞に応募したのである。川島君や野住君にも勧めたと思うが、彼らが応募した様子はなかった。私もすっかり忘れていた。

夏休みに私は左足を岩場で傷つけ、病棟へ入った。その時、小さな包みが旺文社から届いた。開くと腕時計が入っていて、裏蓋に旺文社懸賞入賞記念と彫ってある。選者は阿部知二先生で、私の作品を佳作に抜いてくれたのだった。その佳作が、入選第二席を飛び越して『学生週報』の一一月第一週から第四週まで、四回に分けて連載されたのである。

私はその作品「青と茨」を、甲斐さんや森田さんら長島創作会の人々の前で朗読させられた。

「どうも稚拙だな」と甲斐さんが言うと、

「うん、だが、なんとも明るいナ、北條民雄のものと比べると妙に明るい」と、森田さんが笑いながら言った。結局、私の五〇枚ほどの作品は、さんざんな目に遭った。級友の中島住夫君も一緒に参加したが、彼は「気にするなよ。活字になることだけでも、たいしたことなんだから」と私を慰めてくれた。

私の作品は、後半部分に編集者が手を入れたらしかった。文章が格段に良くなっていた。通常は誰でも他人に直されるのを好まないが、私はむしろありがたく思ったものである。

私が現在作家のはしくれとして小説を書き続けていられるのも、この時の、おそらくは何かのハプニングによる入選作の不掲載がなければ、あるいはあり得なかったかもしれない。なぜなら、その稚拙な作品に二百通近い手紙が、読者である若い女性たちから寄せられるという幸運にも恵まれたからである。

後年、私はある文学の集会で阿部知二先生と同席する機会もあったが、この小説のことはついに口にできなかった。それから二年ほど経って先生は亡くなられ、私はその時聞いておくべきだったと悔やんだのである。

新良田教室入学から数えて四五年を越えたけれど、私にとって長島愛生園での日々は昨日のことのように鮮やかである。青春を謳歌《おうか》したことなど一度もないが、出口の見えない薄闇の世界でもがいた三年七カ月は、鬱屈《うっくつ》したものではあっても、私の青春であったことは否定できない。ただ、青春の同義語とも言える異性との愛については、紙数の関係もあり、今回は割愛させて頂く。

新良田海岸から見た夕日は美しかった。海に映え、七色に光る落日を眺め、ふと涙した日のあったことも、私の胸の奥に今も残っている。長島の人と風物に感謝したいのである。

（二〇〇〇年一〇月二四日）

（追記）本稿の初出は、冬敏之さんも加入しておられた日本民主主義文学会の機関誌『民主文学』五四八号、二〇一一年六月号、九九〜一〇二頁である。本稿が「未発表稿」と題目の右端に記されて掲載されるに至った経緯については、編者が「冬敏之さんと学び合った日々」と題して同号の一〇三頁に記している。すなわち、本稿は埼玉大学教育学部の一九九九年度「障害児教育史演習」報告書『ハンセン病療養所における子どもの生活・教育・人権の歴史――国立療養所長島愛生園を中心に』第三集（二〇〇二年三月発行予定であったが未発行）への寄稿である。冬敏之さんは、当時の私どものゼミに毎週参加して下さり、長島愛生園での夏休みの一週間にもわたる合宿ゼミにも参加して下さった。ゼミ報告集には在園者の方々からの聴き書きなども収録した。この報告集は支障があり、発行できずに終った。そのため編者が冬敏之さんの直筆の原稿を保管していたが、事情を『民主文学』編集部に説明し、同誌に発表させていただいた（編者、記）。

第9章　沖縄愛楽園における「患者補助教師」としての歩み（聴き書き）

宮城　兼尚（沖縄愛楽園在園者　筆名・友川光夫）

聴き手　清水　寛
年月日　一九七五年一一月二五日、一九八三年九月（上原信雄氏同席）、一九八五年、一九八七年。
場　所　沖縄愛楽園の「夫婦舎」の宮城兼尚・幸恵夫妻の居室

編者は、沖縄には米国からの施政権返還以前の一九六九年二月に初めて渡航して以来、幾度も訪れ、その都度出来る限り、沖縄本島にある国立療養所沖縄愛楽園（名護市済井出一一九二番地）、宮古島にある国立療養所宮古南静園（平良市島尻八八八番地）を訪問し、在園者の方々から聴き取りをさせていただいてきた。

本稿は国立療養所沖縄愛楽園の在園者で、同園が一九三八（昭和13）年二月に国頭《くにがみ》愛楽園として開設（一九三八年二月二八日、沖縄県告示五三号により臨時国立癩療養所国頭愛薬園として設立された――編者注）された当時から入園し、とくに園内に設置された「患児」のための学園（学校）のいわゆる「患者補助教師」として、また入所者たちの自治的・文化的活動のリーダーとしての役割をはたしてこられた宮城兼尚さん（筆名・友川光夫）の歩みを、沖縄におけるハンセン病療養所における子どもたちの生活・教育・人権にかんする証言の一つとして、これまでに筆者が聴き取りしてきたことに基づき報告する。

本稿の内容は、宮城兼尚さんから、一九七五年から一九八七年までの一二年間に、四回にわたって聴き取りしたことがらを時期別、問題別に整理し直して見出しをつけ、宮城さんに削除や修正・加筆していただいたものである。

1　愛楽園への入園と学園教師としての仕事

——宮城兼尚さんが愛楽園に入園するに至った経緯をはじめ、療養所において、これまで歩んでこられた道のりについて、とくに、子どもたちとのかかわりを中心にお話をうかがわせていただきたく願っております。

入園の動機と学園教師となった理由

宮城　では、まず、愛楽園に入園した事情からお話ししましょう。

私は一九三八（昭和13）年一〇月四日に入園しました。その動機といいますと、私は歩兵第二乙種の補充兵だったのです。ところが戦争が激しくなると、第二乙種の補充兵でも徴兵されるようになりました。私はあの頃、兵隊にとられるのが怖くて、自殺のことばかり考えて悩んでいたのです。と言いますのは、当時、私は「らい病」にかかっていたのです。そこでそれがばれないうちに療養所に逃げようと決心しました。それで希望して入園しました。

園の方はまだ十分に施設は整備されていませんでした。園では患者の収容を始め、一九三八年の二月一〇日に国頭愛楽園として開園式（当時の地名は国頭郡羽地村済井出一一九二番地、戦後、羽地村から屋我地《やがじ》島が分村し、国頭郡屋我地村字済井出一一九二番地となり、現在は名護市字済井出一一九二番地。一九四一〔昭和16〕年七月一日、愛楽園国立移管——編者注）を行いました。だから私はこの園の開園と同時に入園したことになります。それからずっと在園していますから、今年（一九八四〔昭和59〕年——編者注）で四六年もここで生きながらえてきたことになります。

私が入園してきた当時ですけれど、まだ十分に施設は整備されておりませんでしたが、一九三九（昭和14）年一月一日、塩沼英之助園長（初代園長、一九三八〔昭和13〕年三月～四四〔昭和19〕年二月、在任——編者注）により寮長、作業主任、青年団長、愛楽学園教師等の任命式がありました。私は青年団顧問と愛楽学園教師に任命されたわけです。

——宮城さんは、入園される前はなにか教育者になるための勉強をしておられたんですか。

宮城　いいえ、先ほど述べましたように、入園するまでは徴兵検査が怖くて、自殺のことばかり考え、悩んでいたのです。

——では学生時代にすでにハンセン病を発病していたのですか。

宮城　ハイ、発病していました。旧制の中学校の五年生の頃でした。頬に赤い斑紋が出たので、お医者さんに診てもらったら、「らい病だ」と診断されました。絶望の淵に落ちた思いでした。しかし、「あなたの病気は伝染力の弱い病気だから」とそのお医者さんに慰められました。

「学校の方はどうしたらよいでしょうか」と尋ねますと、「一ヵ月位で顔の斑紋は消えるから学校はそのまま続けて、治療を一生懸命にやりなさい」といわれ、旧制中学校は無事卒業しました。

頬の赤い斑紋もお医者の診断どおりに一ヵ月ほどで治ってしまいました。私は学校を卒業し、進学か就職かの道を選ばなければなりませんでしたが、私は「らい病」に罹《かか》っているので、いつかは友人や世間に知られることが恐ろしくて、就職はあきらめ、進学すると親に言って浪人生活を送っていました。

しかし、内心では受験のために上京する時に、船から身投げするか、あるいは本土のどこかの療養所に身を隠そうかと考えていました。また片方の心では、崖から飛び降りるつもりで徴兵検査を受けて、一つの賭をしてみようか、そして自分の人生をそれから考えてみようかとも思っていました。

煮え切らない態度で生活をしているうちに、遂に徴兵検査の日がやってきました。私は「らい病」に罹っていなければ兵隊になりたかった。士官学校に進学しようと思ったこともあったのです。

私は旧制中学生時代、軍事教練が好きで、そういうときは小隊長とか、中隊長とかに任命され指揮刀を持って学生部隊を指揮したことがありました。配属将校からいつも目をかけられ、軍事教練の学科点数はいつも満点だったのです。それが徴兵検査によって、「らい病」だとわかってしまったら、私の人生もそれで終わりだと思いました。ところが、徴兵検査の時、軍医は私が「らい病」だということに気づきませんでした。しかし、私が旧制中学時代に陸上部の選手で、三段跳び練習中に捻挫《ねんざ》し右足が異常であったので、兵種は第二乙種と宣告されました。

ところが第二乙種でも、毎年一回か二回、在郷軍人として、私は「補充兵役陸軍歩兵宮城兼尚」として観閲点呼を受けなければなりませんでした。私は右手の中指を負傷し、その傷がなかなか治らず、遂に湾曲し、一見して「らい病」とわかるようになり、観閲点呼が怖くなりました。

その頃、戦争は「満州事変」（一九三一〔昭和6〕年）、「支那事変」（一九三七〔昭和12〕年七月七日、盧溝橋で日中両軍衝突し日中全面戦争始まる――編者注）とエスカレートし、乙種でも召集、訓練して前線に送るという国家総動員計画の実施もあると聞き、私もいつ召集令状がくるかわからないので毎日びくびくし、薄氷を踏む思いでいました。

その頃、国頭愛楽園が本島北部の本部《もとぶ》半島の屋我地島に開設されると知って、私はこの療養所に入所することを決心しました。父にも母にも弟妹たちにも知らせないで、一人で入園しました。その時、ちょうど二四歳でした。

入園した時、少年・少女たちが五、六人いたので、この子どもたちの友達になろうと思いました。実は、旧制中学校を卒業して浪人生活中に、隣近所の中学校や女学校への受験志望の少年・少女たちを集めて、塾みたいに学習をさせておりましたので、少年・少女が好きだったのです。

――そうだったのですか。ところで、どこの療養所でも入園患者には何らかの園内作業が課せられていましたが、その「作業」として自ら入園患児の教育を志望されたのですか。

宮城　初めのいきさつは、宮川量事務長（一九三八〔昭和13〕年～四〇〔昭和15〕年在任――編者注）が私に履歴書を書いて出しなさいというので書いて出したことにあるのです。

――入園患児に教育を行おうという計画は園当局にあったのですか。それとも宮城さんが園内教育を始めるよう進言したのでしょうか。

宮城　子どもたちを教育しようと計画したのは園当局で、開園の翌年の一九三九（昭和14）年一月一日に「愛楽学園」が創設されました。それで、宮川事務長から学園を運営してくれないかと相談されたのです。少年寮には寮父がいて、生活面は世話していたし、少女の部屋には寮の姉さんがいて、生活の世話をしていたので、私には学園の先生になって教育せよということだったのです。（国立療養所沖縄愛楽園入園者自治会編集・発行『命ひたすら――療養50年史』一九八九年の八九頁には、「1939（昭和14）年一月一日、寮長、各作業主任、学園教師、青年団長らが、園長から任命された」と記されている――編者注）

開園当時の園内教育

――開園した頃の入園児たちの様子や最初の教育的なとりくみについてお話しくださいますか。

宮城　開園して二ヶ月後には「愛楽学園」が開設されました。当初、学齢の少年・少女は一七名ぐらいで、男の子は一一名、女の子は六名だったと思いますが、入園していました。これらの少年・少女たちに勉強させなさいということでした。まだいろいろな設備もととのっていませんでしたので、元・三井相談所のMTL記念館を学園の校舎として使用することになりました。（MTLはMission to Lepersの略称。日本MTLは一九二五・大正14年に発足。会則では「本会ハ癩《らい》者ニ基督ノ福音ヲ宣伝シ癩ノ予防救癩事業ノ促進ヲ図リ之ガ絶滅ヲ期スルヲ以テ目的トス」と規定〔『日本MTL』第八八号、一九三八年七月、七頁〕。「沖縄MTL」は一九三五〔昭和10〕年五月に結成された。「日本MTL」は一九四一〔昭和16〕年一月に「楓十字会」、四二〔昭和17〕年に「日本救癩協会」と改称――編者注）

この記念館は講堂と治療室と職員宿舎からなりたっていました。講堂を教室に、治療室を図書室に利用しました。職員宿舎は後に教師宿舎にしました。学園は開いたものの学用品は園当局からは帳面と鉛筆の支給があっただけでした。教科書は沖縄MTLの島袋源一郎理事長のお陰で、那覇市立甲辰小学校から古い教科書の寄贈がありましたので、その教科書を用いて授業を始めることにしました。

授業は、午前は女の子たちが治療室で看護婦たちの包帯まき作業の手伝いに出ているので、午前中は男子、午後は女子と二部複式の授業を始めました。私も午前中、外科治療を受けるので、私一人ではどうしても無理でした。それで教師助手が必要となったので、教師助手二人を在園患者から補うことにしました。

授業は国語と算数を主にして、午前中三時間、午後三時間でした。火曜日と木曜日の午後は塩沼英之助園長と事務長による合同修身の時間となっていました。

ここに入園してきた子どもたちで、一般の学校の在学中に発病した子どもは「らい病」の子どもとして社会の迫害がひどかったのです。そのため親は人里離れた浜か野原に仮家を造り隔離するか、家の裏座敷に隠したりしていました。そのため、一五歳の子どもでも学力は小学校二、三年程度の子どもがいるかと思うと、丁度在学中に発病し、学校の身体検査の時発見され、すぐ入園した子どももいて、学力の差は年齢の差とは異なります。

また、出身地が沖縄本島各地や八重山群島などから集まっているため、方言がちがうので各方言で話されたら通じない。ことに八重山の方言はひとことも通じないのを幸いに、郷友同士はわざと方言で話すので途方にくれてしまいました。

学力も尋常小学校一年生から高等科二年生までの子どももいて、それらの子どもをどう取り扱うか、特に学級編成に困りました。このことを園長先生や事務長などに伺うと、「読み書きに重点を置き、本を読めればいい、手紙を書くことができればいい」ということだったので、私はそれにしたがって教えてゆくことにしました。

結局、私はその子どもたちの子守役か、友だちになって、何かを教えるというようなことでありました。学力の差がありましたので、授業も寺子屋式に一人ひとりに、この子どもには小学一年生の教科書、あの子どもには小学三年生の教科書を与えて、という感じで、自分の弟か友だちのようなつもりで教えていきました。

園当局は「字が読めればよい、手紙が書ければよい」というけれど、この子どもたちにもっと視野の広い世界、純粋な子どもの世界の夢を与えたいというのが私の教育理念でしたので、童話とか偉人伝などを読んで聞かせ、園内にあるキリスト教の日曜礼拝の集会には私もすすんで出席しました。

ところが子どもたちには、読み方と算数だけの授業では単調過ぎたのか、手工・図工・書き方などもやりたいという子どももいました。私が事務長にそのことを話したら、非常に奨励してくれましたので、早速、それも時間割に組み込み授業を始めました。そうしたらその成績のできばえもよかったので、その作品を園長にとどけて批評を受けました。生徒の中には、図画や習字に優れた子どもがいました。一九四〇（昭和15）年度の全国の療養所の児童・生徒の作品展示会に図画や習字・貝細工など出品したら、優秀賞に入賞した子どももいました。

入園している子どもたちは、性格はみんな素直な子どもたちでした。ただ「らい病」というだけで学校からも社会からも白眼視され、迫害を受けて人目におびえ、気が小さくて、ひねくれているように見えるのでした。彼らの子どもらしい茶目っ気振りは、からだの健常な子どもらと何ら変わりはありませんでした。

例えば、授業中、私が机の間を回っていると、後ろから静かについてきて、病気で曲がった私の手指の後遺症にそっと触れて、感覚があるのか調べてみたり、私が黒板にその手指で板書していると、私の白墨の握り方を真似して笑ったり、非常にやんちゃで無邪気な子が多かったのです。私はこうした無邪気な子どもが好きでした。

この子どもたちをどういうふうにして健常な子どもの教育に劣らないような人間らしい教育をしていけばよいのか、生甲斐をどうしたら学んでゆけるのか、いじけた心を素直な子どもらしい子どもにするにはどうしてゆけばよいか。それが私に与えられた教育の問題だと思うようになりました。名前を呼んでも返事をしない子ども、ただうつむいて先生の顔をまともに見ようとしない子ども、笑おうとしない子どもたちもいました。

このように拒否反応を示す子どもたちのなかに溶け込んでいくには、「私も君らと同じらい病患者だよ。君らの仲間だよ」ということを認識させることが第一だと思いました。社会からの迫害を受け、彼らは「けがれた者」、「神仏から祟《たた》りを受けた者」、「非人間」だと蔑《さげす》まれた存在だったのです。

当時、療養所で「先生」とは職員全員にたいして用いる言葉でした。園長先生はじめ、お医者さんに先生というのは当然だけれど、事務長先生、人事係の先生、配給係の先生、炊事係の先生、消毒場の先生、そして門衛の小使さんにいたるまでおよそ職員にたいしてはみんな「先生」と呼ばせていました。もちろん、訪問客もみんな

「先生」で、健常者のなかで肉親にたいしてだけは先生と呼ばなかっただけでした。

公会堂では健常者である「先生」たちは一メートル高い舞台におかれた椅子に座りました。患者は見下される床に座らされて対面するのでした。職員や健常者は患者側には雲上人のような方たちだったのです。ですから同病者の私を先生と呼ぶということは、彼らに私を自分たちとは別世界の人と思わせることになると考えたのです。私は生徒たちに「先生と呼ぶな。私をみんなの兄さんか、友だちの一人として〝兼尚さん〟と呼べ」といいました。この子どもたちと早く友だちになることが私の願いであり、教育方針でした。そして一緒に写生につれて行ったり、習字・作文・読書を主にして、詩・短歌・俳句を教えたり、日曜学校へ行くことを奨励してきました。しかし、普通の公立学校のような学科目を課することはできませんでした。

療養所のなかの〝学校〟

――戦前、「癩療養所」では、園長は文部省から、学齢児童がいたら義務教育を保障するようにとの指示を受けていたのでしょうか。

宮城　それはなかったと思います。「癩療養所」のなかでは、法律にもとづいて教育をするということはなく、戦後になって、憲法・教育基本法ができたので、義務教育はもちろん、誰でも能力に応じてひとしく高校教育、大学教育までも学ぶことができるようになったのであって、戦前の開園当時はなかったのではないでしょうか。

――戦前、明治期から小学校令があり、一九四一（昭和16）年からは国民学校令となりますが、それによって保護者は学齢児にたいしては、小学校あるいは国民学校に就学させる義務を負っていたわけですけれども、療養所にいったん入所したら、入園患児にはそうした法律の適用の対象から外されたということでしょうか。もう身柄を一般の社会から法的に隔離してしまったのだから、それまで、それなりに子どもとしてもっていたような公的な教育を受ける機会といったようなことも、全て奪われてしまったというわけでしょうか。

宮城　そうです。だからここでの教育方針も私たち患者に任せたきりで、教科書もないものだから、外の社会の学校から古い教科書を集めてきて、その教科書を利用していたのです。それでも、私たちが園当局に国語、算数以外に、図画、習字、手工なども教えたいと申し出ると、それに必要な教材を購入してくれたので、それを与えて授業しました。

二、三年たって、社会で教員をしていた嘉数弘子先生がハンセン病に罹患して入園してきましたので、学園教師に採用されました。女性教師が学園で働くようになったので、園当局はどこかの学校から古いオルガンの寄贈を受け、それを機会に唱歌の時間割も作り、以前より楽しい学園生活が始まりました。

――子どもが入園しますと、園長が親権代行者としていわゆる保護者になるわけでしょう。そうすると、戦前においては義務教育は、国家にたいする国民の義務として保護者には強制的にあったわけで、園長が国立療養所の責任者ですから、父母にかわっておそらく県知事とか然るべき機関に就学義務の猶予ないし免除の願い出をだすべきはずのものですが、そうした手続きなどを文書で行うといったことも一切しなかったとみてよいでしょうか。それとも、学齢児で発病し療養所に入園した場合、在籍していた学校の校長から園長宛に転学なり廃学なりの書類が送られてこなかったのでしょうか、また園長が、病児が在学していた学校の校長に学籍などに関する書類を請求するなどといったこともしなかったのでしょうか。

宮城　入園患者は子どもを含めて療養所に収容されると同時に、社会的なそうした一般的な権利・義務のようなものはすべてなくなったのではないでしょうか。納税の義務もないし、私のように兵役の義務を免除してもらうために、この療養所に逃げ込んできた者もいたのですから。

――とすると、兵役や納税の義務、さらには保護者に代わって学齢患児を就学させる教育の義務もなかば自動的に、少なくとも実質的に免除されると同時に、社会生活を営む市民としての、さらには人間として生きていくために不可欠な権利も奪われてしまったという仕組みが現実にあり、実際そうであったと理解せざるを得ません。入園してきた学齢患児に関する公的文書や関係資料が愛楽園に残されているかどうか調べたいという思いを強くしますが。

宮城　所長である園長には「癩予防法施行規則」（一九三一〔昭和6〕年七月一五日公布）のなかで、患者にたいする懲戒検束の権限などが付与されていました。同時に、少年・少女たちにたいして、どのような教育をどの程度行うかという権限も与えられていたようです。しかし、戦前は私塾的なものでありました。沖縄愛楽園では、開園当初、園長が学園を設立し、患者教師に教育を任せましたが、二代目の早田皓園長（一九四四〔昭和19〕年三月～四六〔昭和21〕年九月、在任――編者注）は、患者自治会を組織させ、入園患者学童の教育は入園患者自治会に任せました。（最初の在園者の組織は元・教員で一九三八〔昭和13〕年に強制入所させられた高峰朝三郎による「一心会」、であるが、園運営の方針に反するとの理由で園当局に解散を命じられた。一九四四〔昭和19〕年六月一日、早田皓園長の命令で「国頭愛楽園翼賛会」が発足し高峰が総代となった――編者注）

しかし、患者教師も小学校令の規程の内容なんか知らないし、それにもとづく学科目を教える力もない。園当局の入園患児教育の方針は「親に手紙がかけて、新聞や本などが読める程度の教育でよい。また、地理などは教える必要はない。ましてや政治・経済などを学ぶ必要もない。園当局の管理を批判することなく、文芸とか宗教とか道徳教育に重点をおくような教育をしろ」というようなものだったのです。

封建時代、政治は「人民に知らせず、依《よ》らしめること」だとされていたように、園当局は患者に義務教育を施すべきか、どうか迷っていたようです。入園患者が教育を受けて政治的に思想的に走ると、国家の「癩療養所」の方針に対する批判が強く出て、職員は入園者の管理の仕事が難しくなる。「癩療養所」は入口があって出口のないところだ。終身刑の宣告を受けて刑務所で苦役をしているのと同じことだ。否、患者はここで飼い殺しされるだけだ。生涯ここ五万坪だけの世界だから、これ以外の世界は知らなくてよいと園当局は考えていました。入園患者たちに、療養所以外を「社会」、健常者を「社会人」と称させ、厳しく区別していました。そして、ここを特殊地帯としていました。

それ故に、先ほど申しましたように園長をはじめ職員・雑役夫・小使までみんなを「先生」と呼ばせていたのです。患者たちが少しでも不満不平を抱くようだったら、一、二回位ご馳走でも作って食べさせればおとなしくなるよと考えていたようです。なお、本土のある療養所では、職員や地域の住民が、療養所の患者を「座敷豚」と呼んでいたとのことです。

そのような状況であったので、療養所内の学園では患児たちには歴史とか地理などは教える必要はない。俳句・短歌・詩など文芸で情操教育に力を入れろということでした。

2　沖縄の「癩者」の歩みと戦前の療養所

――沖縄愛楽園の歴史で特に注目すべきことは、患者自身の非常な努力と大きな力によってこの園が創られてきたことだと思うのですが。そこに至るまでの沖縄におけるハンセン病問題の歴史について、その特殊性や背景などを含めて教えてください。

宮城　ええ、犀川一夫園長（第八代園長、一九七一〔昭和46〕年～八七〔昭和62〕年、在任――編者注）はそれを口癖のようによくお話ししておられます。愛楽園の開設は他の療養所とは異なっています。また患者自治会もそうです。戦争中に、戦争遂行のため職員を助けてくれということで組織させられたのです。本土の療養所は、当初は社会に「野放し」にされている「癩患者」を集めて、撲滅しようという政府の方針で設置されたものです。

愛楽園の場合は、政府の方針で建てようとしても、住民の理解が得られず、どこにもその敷地が得られず、住民の偏見と迫害のなかに患者は虐げられてきました。しかし、沖縄救癩の先駆者といわれているハンセン病患者の青木恵哉さんが、「鳥ならば空に舞上りても逃れん、魚ならば海にもぐりても生きん、一坪でも、一〇坪でもいい、その土地におれば、誰からも文句をいわれない土地がほしい」と祈り続け、遂に本部《もとぶ》半島の屋我地島大堂原に三〇〇〇坪の土地を購入、その土地が愛楽園建設の橋頭堡となったのです。

私たちが上原信雄先生（歯科医。一九四四年より四九年まで愛楽園に勤務し、外科、眼科も手がけた。那覇市の上原歯科医院院長。沖縄らい予防協会を設立し、二〇年間、理事長を務める。結核予防会の理事なども歴任。上原信雄の人柄と半生については花城真喜『銛をうたれた男』沖縄らい予防協会、一九七四年、全三二一頁、参照――編者注）のご編著『沖縄救癩史』（沖縄らい予防協会発行、一九六四年、全二四六頁――編者注）の編集をお手伝いをするために、沖縄の当時の「癩病」の実情を調査しましたところ、非常に迷信と偏見と迫害があって、沖縄の「癩病」患者がいかに悲惨であったかわかったのでした。（以下、沖縄における琉球王国以降のハンセン病の由来と時代的背景などを上原の編著にもとづき詳しく語っているが省略する）

なお、ハンセン病に罹患《りかん》する原因についても、沖縄の場合は恨みを受けて病気になるという遺恨説が強いのに、日本本土では遺伝によるという見方が根づよくあったといいます。したがって、その治療や処遇の面でも沖縄では、「癩病」になるのは人の恨みを受けて発病するのだから、七つの国を巡り、多くの人に恥を曝《さら》さないと、その恨みはとけないから病気は治らない。また七つの国の水を飲まないとその病気は治らない。だから家を出て乞食となって、生き恥を曝し、人の情けに頼って結局はのたれ死にしなければならない。

故郷では、他の人たちは誰でも、いわゆる同じ門中《もんちゅう》の者は死後は墓で一緒になれると考え、またそれを願っているのです。ところが、「癩患者」の場合は死んでも墓に入れない。家を出て、放浪の生活を強いられるということは、勘当されることと同じであり、その背景には贖罪《しょくざい》的な考え方があるのです。このように「癩病」に罹ると悲惨な境遇となり、人の情けに頼らねば生きていくことができなかった。沖縄におけるハンセン病患者の排斥は、極度の迷信や偏見によるものです。それは、本土のお遍路さんのように深い信心によるものではありません。患者は厄病神のように追い払われ、迫害のなかに生きていかねばならなかったのです。

キリスト者・青木恵哉による愛楽園創設への献身

こうした沖縄の患者の実情を知った英国人で熊本回春病院長のミス・エダ・ハンナ・リデル女史は、沖縄のハンセン病者にキリストの福音を伝えようと、一九二七（昭和2）年、青木恵哉さんを沖縄に派遣したのです。リデル女史は一八八九（明治22）年一二月、英国伝道協会から日本伝道を委嘱され日本にやってきました。一八九〇（明治23）年、熊本本妙寺で「癩病」患者を見て、そのあまりの気の毒な状態を改善しようと「救癩事業」に挺身、熊本回春病院を設立したのです。青木恵哉さん（一八九三〈明治26〉年～一九六九〈昭和44〉年、享年七六歳——編者注）は、その病院の入院患者でありクリスチャンでもあったのです。

青木さんは、沖縄の「癩病」患者を尋ね歩き、キリストの福音を伝道し、いろいろな迫害に遭いながら、沖縄に癩療養所を建設することが、沖縄の救癩事業になることだということで、屋我地島に土地を購入し、後日、愛楽園設立の際、沖縄ＭＴＬに寄附したのです。こうして愛楽園は誕生したのです。このように、愛楽園は患者の祈りによって創設され、その歴史が始まったといえます。（青木恵哉著『選ばれた島』新教出版、一九七二年、全三〇二頁。監修・解説：阿部安成・石居人也『選ばれた島』〈リプリント　ハンセン病療養シリーズ1、近現代資料刊行会、二〇一五年、全六五〇頁〉参照——編者注）

愛楽園の歴史はキリスト教の福音伝道から始まりましたが、また一方には、こんな過程もありました。内務省では三井報恩会の財政援助を受けて、「癩者」の一万床収容療養所建設計画を立てましたが、そのなかに愛楽園に三〇〇名を収容する施設建設計画も含まれていました。それによって、一九三八（昭和13）年二月、国頭愛楽園は県立療養所として創立再出発することになったのです。そして、その三年後の一九四一（昭和16）年七月には、国立に移管され国立癩療養所沖縄愛楽園になったわけです。

こうして、公立からさらに国立になったものの、それにつれて国の方針で自宅療養中の患者を含め、どのような状況に置かれている患者であろうと、すべての患者を強制的に終生隔離収容する絶対隔離になっていきました。そのため入園患者はすさんだ気持ちになって、不平不満を抱いて生活をしていました。入園患者のなかには「今度のこの強制収容は園長の責任でやったのか、沖縄県警察部長の責任でやったのか」という疑問が強まり、不満をつのらせたのです。強制収容から生じる家族に対する援護保障の責任は誰にあるのか、それを追及しようという雰囲気が入園者のなかにはあったのです。

一九三九（昭和14）年、県の警察部長が愛楽園の視察に来るということを知った入園者のT君は私を呼んで、「警察部長が園視察に来て、入園者を公会堂に集め、入園者に慰問の挨拶をする際、緊急質問をするから、私のそばに君も座ってくれ」というのです。「どんな質問をするのか」と尋ねると、「原稿は書いてふところにしまってある」とのこと。「ちょっと見せてください」というと、「私にまかせてくれ」とのこと。全員公会堂に集合するようにとの鐘が鳴ったので、私たちは公会堂の中央後ろ側に、T君をなかに私は右側に席をとって座っていました。間もなく園長の案内で、警察部長一行と職員幹部らが舞台の職員席に座りました。入園患者が見上げているなか、園長が警察部長の紹介をし、警察部長が演壇に立って挨拶をしようとした途端、私の隣に座っていたT君が立ち上がり、「ちょっと警察部長に質問があります」と、ふところから準備してきた原稿を取り出して読み上げました。場内はしんと静まり返りました。「今度の強制収容の責任者は誰であるのか、戸主が強制的に収容され、残された家族は誰が世話してくれるのか、私たちの家族はそのまま餓死させるのですか、軍人は陛下のために生命を捧げ戦場に向かい、残された家族は国が援護しているのです。私たち入園患者は国民の健康を守るため、ここに妻子を捨てて、生命を懸けて陛下の赤子《せきし》の健康を守っているのです。私たちの家族も国が援護すべきではないでしょうか。そういう片手落ちのことをしてくれることは、もしかしたら陛下の御心にくもりがあるのでしょうか」と爆弾質問をしました。

園長をはじめ、職員、警察部長の随行員たちもみんな色を失い、動揺している様子でしたが、警察部長は平静に、今の質問には一言もふれず、予定通りの慰問挨拶をし、公会堂を出ていきました。

「陛下の御心にくもりがあるのではないか」という発言は、大変な言葉でしたので、園長はじめ職員はみな色を失ったものでした。

数日して、県警察から私服の警官が二名ほど来園し、図書室やT君の身元調査などして帰っていったということでした。

T君は師範学校を卒業し、学校の職員をしていましたが、「癩病」を発病し、人里離れたところで百姓をしながら妻子と暮らしていましたが、強制収容で入園させられ、後ほど述べますが、私がMTL記念館で同じ入園者から投石されて、学園教師をやめさせられた時、私の後任の学園教師になった方でした。

当時、強制収容した責任者は誰であるのかと入園者たちは知りたかったのです。ことに八重山群島から強制収容された方々は、今まで平安に故郷で暮らしていたのに、遥か南の離島から、故郷を離れて沖縄本島に連れてこられたわけですから、強制収容した警察にたいする呪詛《じゅそ》は大変なものがあったのです。

一方また、放浪して乞食となって迫害されていた患者、人里離れた海岸、山の中に隠れ住んでいた患者、私のように家出したか、自殺未遂者か、家の裏座敷に陽の目も見ないで閉じ込められていたような患者にとっては、たしかに療養所は感謝されるべき別天地でもあるという一面もあったのですが。

政府の初期の療養所の目的は、浮浪患者、隠れていた患者、偏見と迷信に迫害されていた患者の収容にありました。しかし、家族にも隣人にも迷惑をかけず、周囲からも理解されて平和に生活してきた患者にたいしても、強制的に犯罪人のように有無をいわさずに収容し、家族援護などがどうなっているのかさえも知らされない患者たちにとっては、家族の安否への不安、故郷恋しさはつのるばかりでした。そのため、なかには自暴自棄になり、女の部屋にいって馬鹿話や、酒でも飲んで憂さを晴らさなければ、心の悩みは癒されなかったのでしょう。その荒れた生活から、やがて風紀の問題が起こり、寮生活も荒れ乱れてきたのでした。

こうした得体の知れない退廃的でニヒルな雰囲気の漂う療養所のなかにあって、自分のこれからの人生もわからない、この病気の本質も療養所でこれからどの位生きるのかも知らない少年・少女たちにどんな教育をしていけばいいのか、私は考えるだけでも苦しかったのです。

私は自分の人生に失望し、もはや虚無や懐疑も失い、ただただ自分の人生の終局をどうしようかと持てあましているのに、何も知らない純粋な少年・少女たちに何を教えようとするのか、私自身も悩みました。「私たちの病気は治らないよ。私たちの終着駅は不自由寮で、あそこに生きている姿が、私たちの未来の姿だよ」と話すこと自体が酷であり、憎まれることでした。だから、自分の運命をそんなに深刻に考えようとしないようにしました。

ただ時代は、日本の「時局」も、世界の情勢も戦争へ戦争へと傾斜していくときでした。この大きな流れに私たちはどう流されているのか、そのことが不安でした。日本の軍隊が南洋のどこかの国で「癩病」患者を作戦の邪魔だから、別の場所に移動させると言って船に乗せて沖合に出て、「敵の潜水艦に沈没された」という口実で、患者を皆殺しにしたという噂も伝わってきました。（これが「噂」ではなく事実であったことは、日本の海軍がオーストラリアの委任統治下にあったナウル島を占領し、一九四三年の夏に現地のハンセン病患者の集団を皆殺ししたことについてのその後の研究・調査報告で実証されている。例えば、藤野豊著『戦争とハンセン病』吉川弘文館、二〇一〇年、一六七〜一八六頁。林博史「ナウルでのハンセン病患者の集団虐殺事件（上、下）」『季刊戦争責任研究』第64〜65号、二〇〇九年夏季号〜同年秋季号、参照——編者注）

いったい、療養所とは、病気を治す病院なのか、刑務所か何かの収容所のように自由のない、束縛された生活の場所なのか、病気と言ってもハンセン病は、ベッドに寝るような病気でもない。治療といっても大風子油《たいふうしゆ》注射を腕か臀部に打つだけです。外科治療の人は包帯、ガーゼを交換するだけです。病棟でベッド生活をするのは腎臓病、結核、心臓病など一般内科の病気で病棟に入院するのであって、それも入園患者の五パーセント程度が医者や看護婦の世話を受けるのでした。

五万坪の土地のなかで、一般入園者は農業する患者、大工をする患者、漁業する患者、患者が患者を世話する付添い患者、患者の炊事をする患者、売店の売り子をする患者、包帯、ガーゼを洗濯する患者、入園患者の総代、寮の代表の寮長、子どもを世話する寮父・寮母、内科、外科、眼科の治療室の受付、看護婦の包帯巻きをする助手患者、病室・不自由者寮の患者を世話する患者、患者の少年・少女を教育する患者教師、青年団・婦人会・消防団など、外部の社会の部落にある仕事はみんな療養所のなかにもありました。否、それ以上にありました。

そして、これらの仕事に対して報酬が支払われていました。日給制と月給制で、午前中作業賃二銭、午前・午後作業賃五銭、炊事夫付添い作業賃八銭で日給はそれが最高でした。月給制は患者総代二円、学園教師一円五〇銭、寮長一円がそれぞれ支給されていました。

五万坪の世界で患者ながら働き、職員の手助けをし、職員と患者で療養所運営をしてゆくのでした。入園患者のなかには漁師がおり、百姓がおって、魚を売ったり、野菜を売って収入としている入園患者もいたのです。

政府から入園患者に支給されている支給品は寝具類、衣服は夏物・冬物、日用品、チリ紙、歯ブラシ、歯みがき粉、洗濯石鹼、下駄などでしたが、開園当初から定員オーバーのため、支給品も不足がちでしたので、小遣い銭で買わねばならないし、煙草・菓子・通信費・嗜好品など、家族からの送金か、作業賃などでまかなってゆかねばならなかったのです。しかし、家族からの送金は長期になると、当てにならなかったのです。そのため五万坪の療養所でも深刻な生存競争があったのです。

そして、「時局」は日中全面戦争の発端となった「日支事変」から太平洋戦争へと拡大し、その影響は入園者にも次第に現われてきたのです。

――では、療養所の生活のなかでも、特に生きるために最も重要な食生活はどのような実態でしたか。

宮城　一九三八（昭和13）年の開園当初の食事の献立は、米と麦の混合食で、飯椀に盛っての二杯に、朝は味噌汁、昼はソーメン汁、夕食は昆布、干大根に植物油を入れてのおかずといった状態でした。食事は量も多く、ひもじさは感じませんでしたが、ただ献立に変化がなく、食事の楽しみは少しもなかったのでした。その上次第に味噌や野菜などに粗末なものが出るだけになり、昼はソーメンばかり食べさせられるので、食事に不満が出て、患者たちは作業をストライキすることもあったのです。ストライキ中は炊事作業も止まるし、朝礼に出るのは少年・少女だけ。でも、病状の重い患者や失明したりした不自由患者などの付添い作業と看護婦助手の治療作業と学園の授業だけは休まなかったのです。

こうして、入園患者たちは不平不満がたまると、ときどきストライキをして爆発することもありましたが、職員側は患者が「騒ぎそうだな」と思ったら、「少しはご馳走をつくって、食事の量を多くすれば患者はおとなしくなる」と、入園患者の操縦はお手のものであったのです。

それ故、物資は欠乏し、反面、入園患者は定員をオーバーし、支給品は半減し、食料は量も質も粗悪になると、入園患者も一層気が荒んできました。初代塩沼園長の時は代用食がいろいろあったし、主食も飯椀すりきりくらいはありましたが、一九四四（昭和19）年三月からの二代目早田皓園長時代（一九四六〔昭和21〕年九月まで在住）になると、昼食の代用食は甘藷ばかり、ご飯は飯椀の半分だったので、私たちはそれを「半食」と称していました。

患者で元気な者は園や防風林のあい間などを開墾して、南瓜、冬瓜、大根、キャベツ、ホウレン草などを作り、「共炊」に売って換金し、肉類を買いました。元気な男性ほど贅沢で女性にもてたのでした。

こうした風潮に反発した入園患者たちは、畑のことで「元気な者にも、不自由者寮の者にも、新入園患者にも、平等に畑を分割して割り当てろ」と要求して、それに反対した少数の入園患者と対立し、入園患者どうしがいがみ合うという事件も起こりました。

MTL記念館襲撃事件

宮城　私が学園運営に一年間取り組んで、一九四〇（昭和15）年になったある夜のこと、寮友たちから投石されるような事件が起こりました。その事件というのは、開園当時、少年寮は三井報恩会が建設したMTL相談所時代の寮を使用しておりました。少女患者は少なかったので、一般婦人寮に大人と一緒に収容されていました。ところが、婦人寮の部屋には成人の男子が遊びにきて、少女たちをからかったりするので、少女たちの入居している寮に出入りすることは風紀上からも好ましくないと、私たち学園教師（主任教師は、宮城兼尚。青年団長の岸本仁、副団長の黒山篤も補助教師に就任――編者注）の間でも問題視して、自粛するように日ごろから話し合いをしていました。そこで、この一ヵ年、学園経営をした経営報告とともに、これからの学園の教育方針と園当局や入園患者にたいする要望事項をまとめて園長に提出しました。

その内容の主なるものは、学園備品の充実、消耗品の支給、少女寮の独立などでした。開園二年目を迎えて、男女間の風紀はみだれて、いわゆる「不義の子」を妊娠する例も多く、医局でも問題視しているとのことでした。収容された入園者のほとんどが、強制収容された患者が多く、自棄的になり、退廃的になっていたのです。その当時の入園はまさに強制収容です。現在は病気だから入園しましょうと勧奨入園となっていますが、あの当時は警察官が自宅に不意に乗り込んできて、裏口と表をかため、あたかも犯罪人でも捕まえるようにして、患者はほとんど着の身着のままでトラックに乗せられて強制収容された患者もいたということでした。

しかし、多くは警察から前もって「何時何分の深夜、どこそこにて待つように」と通告されて、その時刻にトラックが迎えにきます。風呂敷に包めるだけの小荷物を持ってトラックに乗り込み、深夜の暗闇のなかを妻や子ども、親兄弟とも無言で別れを告げて入園したのです。

この強制収容は人権を無視し、財産にまで損害を与えたということで、全国ハンセン氏病患者協議会（略称、全患協。現・全国ハンセン病療養所入所者協議会、略称、全療協――編者注）では、現在でもこの強制収容から生じたいろいろの補償を求めて運動をすすめています。私のように自らの希望で入園して、最初から親兄弟や友人、この世のことなどすべてのものを諦め捨てて、何の未練もない者にとっては、療養所は余生をすごすのには格好の場所でもありました。

他方、家庭から無理に引っぱられてきた大人や子どもたち、強制収容の悲劇を背負って入園してきた人たちは、そうしたつらさや寂しさや悲しみを紛らわすために、婦人寮に行って、故郷のこと、家族のことを話し合って慰め合い、時には禁制の酒を手に入れて、それで心の悩みを忘れようとするのです。しかし、親元から離れてきた女の子たちにとっては、大人の男たちからからかわれたりすることは耐え難いことです。

私は、大人の醜い面を見せられ、この少女たちの純粋な心を傷つけたくはありませんでした。そこで、青年団の団長と副団長と語らい、退廃的な大人たちに警告しようと思ったのです。しかし、当局側には、風紀の乱れ、禁制の酒の密売摘発が主要案件で、少女寮独立の問題は取り上げる様子もないのです。寮長会も私からの要望全体の内容を検討してくれないのです。そして園当局は大人たちの風紀の問題、飲酒の問題だけを取り上げて、入園者にたいして自粛するようにと警告したのです。

入園者の大人の男女は、妊娠問題、飲酒問題などは、私が園長、事務長に密告したものではないかと誤解して、酒を飲んで、男女二〇～三〇人が夜の暗闇に紛れて、私と青年団幹部たちの宿泊していたMTL記念館を囲んで、暗闇から投石して、硝子窓の硝子を二〇枚余りも破ったのです。そして罵声や怒号で、「学園の教師をやめろ！」、「職員のスパイは記念館から元の寮に帰れ！」と罵《ののし》って、石を投げ込みました。

私は、「それは誤解だ。かえって職員側では、強硬に入園者を取締るというのを、入園者の自粛に任せろと忠告したほどだ」と外に向かって大声でいいました。「今夜の投石で、記念館の硝子破壊は公共建造物破壊の罪となるが、その責任は誰がとるのか」と警告したところ、みんな暗闇のなかに身をかくし、明るみに出てきて私に顔をみせようとはしなかったのです。

そこで、「今夜の事件の首謀者は誰かわかっているが、同じ入園者を職員に売るようなことはしない。寮長会で酒を売っているのは誰かと、職員はその名を尋問していたが、これも発表しなかったじゃないか。職員のスパイというが、スパイ行為をした証拠をあげてみろ」と、私は開き直り叫んだので、群衆は沈黙しました。

私はさらに、「今夜の事件は不問にするよう、責任をもって職員に当たる。硝子を割った人、投石した人も不問にさせる。私は学園教師は辞めて、自分の寮に帰る」と約束したので、群衆は一人去り、二人去りして、みんな引き上げていきました。

ＭＴＬ記念館事件は、私の説得で職員も不問にしましたので、私は学園教師を辞め、療養に専念することにしました。学園教師には少年寮の寮父をしていたＴ氏が任命されました。Ｔ氏は師範学校出で、学校の先生の経験も持っていましたが、ハンセン病で手足に後遺症がありました。小学校教員を辞め、妻と娘を故郷に残して、このたびの強制収容で入園してきた四〇歳過ぎの方でありました。ＭＴＬ記念館事件では、私をはじめ補助教師の二人も辞めました。しかし、Ｔ氏一人で学園の運営は難しいとのことで、再び私は学園教師に任命されました。私は五ヵ月振りに教壇に立つことになりましたが、Ｔ氏は学園教師を間もなく辞めました。

3　戦時下の愛楽園

日本軍の強制患者収容事件

――いよいよ戦争は日中全面戦争（一九三七〔昭和12〕年開始）から日米開戦（一九四一〔昭和16〕年）へ拡大し、日本全体が破局に向かっていくなかで、本土防衛の防波堤とされた沖縄のなかの愛楽園は戦時体制にどう組み込まれていったのでしょうか。

宮城　日米開戦の当初は、「勝った、勝った」で園内でも提灯行列や音楽会など幾度か催され、「弾丸切手」、「軍用機公債」などを入園患者も購入して、戦争遂行に協力しました。

しかし、時がたつにつれて、米軍の物量の前に日本軍の敗戦が続きました。「時局」が緊迫し、米軍の沖縄への侵攻必至と予想されて、若い職員は兵隊か郷土防衛隊に召集されてしまいました。職員は少なくなるし、残った職員は老人ばかりで、兵役にとられない者だけになり、早田皓園長は入園患者の協力を必要として、入園患者の指導者数名と相談して、入園患者の「自治会」を組織させました。しかし、それは「国頭愛楽園翼賛会」という会の名称が示すような患者組織だったのです。その患者たちの「翼賛会」は園長の命を受けて、人事部、教育部、作業部、食糧部の四部で構成され、食料増産と沖縄に進駐する日本軍隊の作戦上、在野にいまだ放置されている「癩病」患者を収容し、日本軍の作戦に邪魔にならないようにすることだったのです。県衛生課や園当局の検診調査によると、作戦上ぜひ収容しなければならない在野患者は約五〇〇名ほどいるということでした。当時、園の収容定員は四五〇名で、すでに定員をオーバーしていました。

早田園長は増築を政府に申請しましたが、政府は時局柄、軍事上のことを優先させ、療養所の増築などは一顧だにしませんでした。しかし、沖縄の日本軍は作戦上至急に在野の患者を収容するようにと園長に命令したので、園長は在園患者のなかの大工経験者を使って、寮舎の食堂を住居部屋に造り変えさせました。また各寮舎の押入れを取り壊して、部屋を拡張して、廊下に棚を作ってそこに荷物を入れさせ、定員を倍にして収容することにしました。さらに新入園患者のための布団を作るために、現在支給している布団を回収し、生地は在園患者へ支給予定のものを使って、患者婦人部を動員し、一枚の布団を二枚に仕立て直して支給することにしました。

食料、日用品は三分の一に減じて支給し、耐乏生活を強制したのです。

そして、沖縄に派遣されてきた日本軍の日戸軍医中尉は、園で特別訓練をした部下の数名の兵士を指揮して、一九四四（昭和19）年九月三日から二一日まで在野患者の連続強制大収容を実施したのです。この日戸軍医中尉たちによる強制収容は、畑で働いている患者は着の身着のままで、畑からの収容を拒む患者は銃剣や軍刀を抜いて脅して収容したということでした（日戸修一軍医は元・全生病院医官で、失明者ら不自由者には「君らは機関銃一つで片付ける事が出来るんだぜ」と恐怖におとし入れたという。上原信雄編著『阿檀の秘話――平和への証言』発行所・上原歯科医院、一九八三年、三九八頁より――編者注）。こうして強硬な日戸軍医中尉指揮による収容で四五〇人定員の施設に合計九〇〇人あまりが入園させられたのです。このドサクサ紛れの強制収容で、非「癩」者も収容されて、本当に人権を無視した強制収容であったように聞いています。

――「非『癩』」の者まで入れられたというのはどういう理由や事情があってのことですか。

宮城　それは症状が「癩」の症状に似た、梅毒患者とか、皮膚病患者のような患者までみんな強制収容してきたということでした。

――「癩患者」と間違えてということでしょうか、それとも兵隊に伝染する病気の者や、軍隊の邪魔になる者は、この際「癩療養所」に隔離してしまえということだったのでしょうか（〈日戸収容〉等は森川恭剛著『ハンセン病差別被害の法的研究』法律文化社、二〇〇五年、一五三～一五五頁、参照――編者注）。

宮城　おそらく、「癩病」と間違えてということでしょうね。間違ったというのは、それらしい患者は有無をいわさず収容してきたということです。私たちはこれを〈日戸収容〉と呼んでいますが、いかに人権を無視した強制収容であったかがわかるのです。日本軍の作戦上、そうしたのだと思いますけれども、軍刀や銃剣で脅して強制収容したという〈日戸収容〉のことは今でも語り草になっているのです。

この強制収容によって児童・生徒の患者も三〇名へと増えました。一九四〇（昭和15）年、青木恵哉先生、嘉数弘子先生、南山正夫先生ら入園者を学園教師に迎え、学園は四名の教師で運営していくことになりました。

一〇・一〇空襲

――苛烈きわまる沖縄戦の本格的な始まりを示す「一〇・一〇空襲」の被害は愛楽園ではどうでしたか。

宮城　一九四四（昭和19）年一〇月一〇日、沖縄全島に大空襲がありました。その空襲は那覇市をはじめ沖縄の主だった基地や市町村を爆撃されて、大打撃を受けました。

午前七時過ぎ頃だったと思いますが、朝飯前の国旗掲揚を始めようとした時、南の方から大編隊の飛行機が上空に飛んできました。はじめ友軍機かと思って、このたくさんの飛行軍団を見ていたら、空襲警報が鳴り、向かい側にある運天港を空襲し始めました。そして運天港の日本軍基地からも高射砲が発射されました。園内の少年・少女たちは嘉数先生の引率で、急いでそれぞれの寮に帰り、かねてから用意してあった非常袋を背負って、二〇〇メートル近く離れていた少年・少女たちのための指定の防空壕に避難しました。入園患者のほとんどは、まだ日本航空隊の演習だと思って、岡に登って見物していましたが、低空で飛んできた艦載機のグラマン機の機銃掃射を受けて、本物の空襲だと気がつき、びっくりして色を失ったのでした。

私も自分たちの退避壕の入口で外の様子を見ていたら、一機の戦闘機が低空で飛来してきました。その飛行機の翼に黒い星のマークがはっきりと見えたので、「米軍戦闘機だ」と確認しました。と、同時に約五〇メートル先に爆弾が投下されるのを見て、壕内の少年・少女たちに知らせるため、「爆弾投下、爆弾投下」と叫びました。その瞬間、私は爆風で壕内に一〇メートルほど投げ飛ばされていました。

空襲は第一波、第二波と何度も行われました。そのたびに、悪魔の叫びのような急降下の音が聞こえたかと思うと、爆弾の爆発音と機銃の音が壕内に響きわたりました。その日は午後四時過ぎまで、爆撃は続いたのでした。その日の爆撃で園内は、公会堂、病棟、治療棟、炊事場などが爆破され、あわせて建物八棟が焼失しました。防空壕はまだ四割位の出来上がりでしたので、空襲で逃げ遅れて、爆風や破片で怪我をした患者が数人いました。幸いにも少年・少女寮は爆撃は免れました。しかし、恩賜記念館は臨時病室に使用することになり、焼け残ったベッドを運び入れ、防空壕に避難していた病人たちをこの臨時病室に運んでいました。

その後に私は松田ナミ先生に診察をお願いしたら、私を診察した先生はびっくりして、「直ぐ入院しなさい。あなたはここでは二番目に重態だ。絶対安静だ」と看護婦や付添いさんたちを指揮して、ベッドに寝かされ、本当に絶対安静の重病人にされてしまいました。血痰が出て肋膜炎とのことでした。
私はそれから三ヵ月間の病室生活をしていました。一〇月一〇日の空襲後、身の回りの物を整理していなかったので、いったん退室しました。しかし、身の回りの私物を整理したためか、それで疲れが出たのか、その夜、寝る前にまた血痰を出し、担架で元の病室に逆もどりし、再入院してしまいました。

戦場となった療養所における患者たちの生きるためのたたかい

――軍事施設でもないハンセン病療養所が、こんなにも酷い爆撃を受けるとは……。「一〇・一〇空襲」の後、いよいよ沖縄では熾烈《しれつ》な地上戦闘が開始され、住民も巻き込まれ、生命を奪われていきますが、戦場化された療養所の患者たちは、そのなかで生きるためのたたかいにどうとりくんでいかれたのですか。

宮城　一九四四（昭和19）年の愛楽園の年表を書き出してみました。その年の二月に初代園長塩沼英之助先生が、鹿児島の星塚敬愛園園長に転任。三月に第二代早田皓園長が着任。四月、無蓋壕の待避壕を掩蓋《えんがい》壕に改築。五月、入園患者「食糧増産挺身隊」結成。五月、日本軍による患者収容が始まる、日戸軍医中尉の指揮による軍刀・拳銃による強制収容。六月、職員手不足のため、早田園長は入園患者に自治会「翼賛会」を組織する。七月、愛楽園丘陵地帯に横穴式待避壕を米二勺《しゃく》、芋半斤《きん》を間食に与えるということを条件に、入園患者を動員して掘らせる。八月一日、学園児童・生徒たちで「食糧増産突撃隊」を結成し、堆肥づくりや待避壕造りにも協力させる。八月二〇日、漢那憲和内務省次官代議士、渡辺中将（沖縄方面総司令官）ら来園、「時局」緊迫との講演す。八月三〇日、日戸軍医来園、患者四〇〇人新収容計画に対する心構えについて講演。

一九四五（昭和20）年一月で軍部計画の四〇〇人追加収容はほぼ終わり、入園者患者九一〇人余となる。当時、園内の可働健康患者二〇パーセント、半健康患者三〇パーセント、半不自由患者三五パーセント、不自由患者五パーセント、重病者一〇パーセント（早田園長調査の入園患者労働能力表より）となっていましたので、入園患者自治会翼賛会では人事異動、部屋替えを行う。すなわち、可働患者寮、半可働患者寮、半不自由患者寮、不自由患者寮、青年寮、乙女寮、少年・少女寮へと編成替えをして、非常「時局」に対応する態勢をとったのです。

そうした中で一九四四（昭和19）年一〇月一〇日の米軍の無差別大空襲は、私たちの療養所にも約一〇波にわたって行われました。その日は、午前八時から午後五時まで、私たちは一〇時間にわたって、待避壕にとじ込められていました。共同炊事場も爆撃されたため、昼食と夕食に配給されたご飯には硝子の破片が混じっている食事でした。

米軍の空襲は、一九四四（昭和19）年はそれで終わりましたが翌一九四五（昭和20）年は一月一日から空襲が始まりました。二月、三月にも空襲がありました。三月一日の空襲で死者が一人でました。三月一〇日の空襲により職員事務本館と倉庫を焼失しました。三月二三日から四月中旬までは連日空襲があり、遂に米軍が運天港に上陸し、四月二二日に愛楽園内にも侵入してきました。そしてここが「癩療養所」であることがわかったので、地上攻撃は中止され、待避壕から在園者たちは一ヵ月振りに明るい青空に出ましたが、私たち少年・少女たちは仮住居ができなかったために、その後も一ヵ月ほど余儀なく壕生活を送ることになり、結局三ヵ月も壕生活を強いられました（編者が訪沖した時期、愛楽園のコンクリートの外壁には無数の銃弾の痕跡が残されていた）。

なお、それ以前のことですが、四月中旬、園内の入園者地帯に、八〇〇キログラムの大型爆弾がB29爆撃機から多数投下されるようになると、園長は遂に入園患者たちに自由行動を黙認するようになったので、故郷の家族の安否を心配し、また肉親捜しや故郷の様子を見とどけにと、患者は園外へ出ていく者が多くなりました。

入園患者警防団は焼《しょう》夷《い》弾による火災の消火、不発弾の安全地帯への撤去、敵機監視、看護婦の助手、不自由者や重病人の避難、救助や炊事などに携わりました。職員たちは職員自身や家族を守るだけで手一杯で、職員側倉庫が爆撃された時には、遂にこれまでは出入り禁止地帯としてきた職員地帯に入園患者を呼び入れて、助けを求め、入園患者は消火に駆けつけたのです。

――療養所全体が「非常時局」に組み込まれ、空襲も激しくなっていくなかで、子どもたちはどうなりましたか。

宮城 「一〇・一〇空襲」からは愛楽園も本格的に戦時態勢に入り、入園患者自治会翼賛会が入園患者統監部として、つまり職員とは関係なく、入園患者が治安・警報・食料・生産・人事・教育などすべてについて指揮命令を出すようになりました。

入園患者の人事も児童・生徒の教育も自治会に任せ、教科書をはじめ学用品も自治会の手を経て支給されることになりました。また、学用品はいつも不足勝ちで教師が手書きで教科書を謄写印刷して支給していました。園長はこの「非常時局」には、子どもであろうと、病人であろうと働かざる者は食うべからずと、先ほどのように入園患者自治会を翼賛体制に組織し、「翼賛会壮年会」、消防団、「食糧増産挺身隊」、警防団などを結成させ、園も戦時体制に移行させていったのです。

それで私たちも三〇名の「少年・少女食糧増産突撃隊」を結成しました。そして、食料増産のために堆肥作りをし、草刈りや海岸に寄ってくる海草などを集めることにしました。作業の出来ない雨の日には、食堂兼教室で勉強するようにしました。

しかし、「時局」は緊迫し、本園にも空襲必至と想定され、防空壕造りが急務であるとして、少年・少女たちも動員されました。大人たちが掘る壕の土をザルに入れ一列に並んでリレー式にそのザルを手渡し、土を壕から外に運び出す作業でしたが、案外仕事がはかどり、大人達に好評でした。戦争中、私と嘉数弘子先生の二人の教師は、こうして少年・少女たちを動員・指導しました。防空壕生活三ヵ月は一日握り飯二個で我慢してきたんです。

――一日握り飯二個ですか。

宮城　はい、握り飯一個は午前中に食べて、日中は壕内で寝て、夜になって「共用炊事」部がご飯を炊き、その夜握り飯が一個ずつ配給されるのです。時々、自治会農事部から、食料増産のための堆肥作りに協力したということで、甘藷や人参の特別配給があり、それを生のままかじって飢えを凌いでいました。

空襲警報が鳴りひびくと、嘉数弘子先生は少年・少女たちにそれぞれの「非常袋」を背負わせて、指定の防空壕に引率しました。私は子ども部屋をいちいち回り、忘れ物はないだろうか、貴重品は寮近くの待避壕に運んであるだろうか、と点検してから防空壕に避難しました。

少年・少女たち三〇人は、嘉数弘子先生と私の二人で保護し、防空壕生活を世話してきました。昼は壕の中で米軍の爆撃を避けて寝て、夜は炊事部から三〇人分の食事を受け取ってきて一人ひとりに配給して食べさせ、夜のうちに洗濯をし、飲料水汲みをするなど、夜と昼の生活は逆になってしまったのです。

――昼ご飯を炊かなかったのは炊事の煙を出さないためですか。

宮城　はい、飛行機の爆撃の目標にならないためでした。愛楽園は日本軍の特別な艦艇の基地運天港近くにあったので、その兵舎と誤認爆撃させないためだったのでしょう。

――沖縄戦では本島北部の屋我地島にあるこの療養所にも爆弾は落とされたのですね。それによる直接的な被害状況はどうだったんでしょうか。

宮城　早田園長が戦後、日本らい学会で発表した『愛楽園被爆始末記』（早田皓著『愛楽園被爆始末記――戦時と敗戦直後の沖縄のらい〔沖縄本島と愛楽園の周辺〕第二部並写真集』私家版、一九七三年発行、全四四頁。なお著者は本書の「第一部」として、「戦時と敗戦直後の沖縄のらい〔沖縄本島と愛楽園の周辺〕」〔日本らい学会編集・発行『レプラ』42巻2号、一九七三年四月～六月、一二〇～一二九頁）を位置づけている――編者注）によりますと、爆弾が六〇〇発、ロケット砲弾約四〇〇発、艦砲約一〇〇発、一二ミリ機関銃弾約一万発が、五万坪の敷地内に撃ち込まれたと記録されています。

一〇〇〇人近い患者と職員がよくも助かったものです。しかし、不発弾も数発あったし、不発弾をいじって五、六名が即死した事件や、一〇年後、本格的な建築工事をしようとしたら、撤去した屋敷跡から不発弾が掘り出されたり、戦後はまだまだ終わらないようです。

しかし、早田園長が強行して構築した防空壕のおかげで、直接、爆死者は出さずにすみました。しかし、園の小高い場所に横穴の大きな壕を、貧弱な道具で掘る作業のために手足を傷つけたり、病状を悪化させる患者は少なくありませんでした。また戦後、栄養失調を原因とした余病で一日に四、五名が死亡しました。一九四五（昭和20）年度に死亡した入園患者の数は二五二人で、平時の一〇倍に匹敵します。また、園からの逃走患者は一九四六（昭和21）年度が多く、二八二人もいて、平時の八倍です。今次大戦が入園患者に与えた被害は大きく、精神的にも激しい動揺を与えました。

青酸カリ自殺未遂

――「一〇・一〇空襲」のあとの宮城さんは？

宮城　私は「一〇・一〇空襲」以後、約三ヵ月の病室生活を終えて、青年寮指導主任を花城先生と交替し、学園教師の仕事に専念することになりました。一九四五（昭和20）年二月の空襲の時、三名の少年が海に遊びに行き、空襲に遭い、そのまま海から待避壕へ避難しました。「空襲警報」と聞くと、私はいつものとおり、少年・少女たちの部屋を点検して回りました。

すると、少年たちの部屋に三人分の非常袋が忘れられて残されていました。私はそれらの非常袋を背負い海岸を通って、少年・少女寮の子どもたちのための指定避難壕へ避難の途中で、蟹穴に右足をつっこみ捻挫《ねんざ》してしまいました。敵機はすでに上空を乱舞していましたので、足の捻挫の痛みさえも忘れて、壕のなかに避難していましたが、遂に松葉杖をついて行動するようになってしまいました。

三月に入って、毎日のように昼間は空襲で、壕生活になりました。私は右足の捻挫と松葉杖でつくった左掌の傷が壕生活をしているうちに悪化して、悪臭を放つようになりました。食料が少ないため栄養も悪く、肋膜炎も再発したらしいのです。私は熱を出し、壕の中で寝たきりになりました。飲料水だけは小学二年生の子どもが、夜のうちに瓶二本分はいつも忘れずに汲んできてくれました。

米兵が園に侵入してきて、ここがハンセン病療養所だとわかってからは、爆撃もしなくなり、壕生活からも解放されました。壕から出て、灰燼《かいじん》に帰した園にそれぞれ工夫し、小屋を作り生活を始めるようになりました。しかし、三〇人の少年・少女たちの小屋は簡単には出来ませんでした。少年・少女たちはしばらく壕生活を続けなければなりませんでした。

私は手も足も体もくちゃくちゃになって、これからどうなるのだろうか、この戦争で母や弟妹はどうなっただろうか。その消息も知りたかったのですが、今、私がここで死んでも戦争で死んだとなれば、あきらめもつくだろう。死のう、自殺しようと決心しました。

その日はちょうど、四月二九日だったので、「天長節」だから畏れ多いと思って、一日延期しました。翌三〇日、子ども二人にバケツに水を汲ませ、木の枯枝を捜させて、それを燃やして、バケツの水を温め、そのお湯で体を拭きました。親しい子ども二、三名から、園内で、海辺に流れついた米軍の缶詰を拾ってこさせて売っている入園患者のいることを聞いていたので、後生大事に持っていた私の背広と、海岸で捜したという米軍の缶詰とを物々交換させました。療友たちのほとんどが今度の戦争で衣類を焼失してしまっていましたので、私の背広と缶詰とを喜んで交換してくれました。私はその夜、戦争のなかでも大切に持っていた背広と交換したその缶詰を開けて、可愛がってきた少年たちと最後の別れのパーティをと思って、壕の中で食べながら語り合いました。

このパーティも終わり、みんなが寝た頃に、いつもの飲料水の瓶に、腰に下げて持っていた青酸カリを三グラムほど水一合位に入れて溶かし、思い切って飲んだのです。入園する時、持ってきた写真帳を胸にしっかり抱いて死を待ちました。呼吸が止まり、胸がはち切れる思いでした。暗い底なしの井戸に落ち込んでいく思いでした。これが死だと思いました。

しかし、心臓の鼓動は動いているようでした。これが停まると死かと思いました。

と、思わず太い息をしました。息は次第に順調に呼吸していきました。私は、おや死に切れないで生き返ったのかと、残りの青酸カリを溶かした水を飲み、さらに水に溶かしてなかった青酸カリまで食べました。けれども死にませんでした。「何故か、何故なんだ」。私の頭は混乱してわかりませんでした。

私は友だちの漁師から、密漁用に使っている青酸カリを五グラムほどもらっていたのです。それだけの量があれば、一〇〇人ほどは殺せる量だと思っていました。試しにその青酸カリをモルモットに鉛筆の芯に少しつけて口に入れたら、瞬間にして掌の上で死んでしまったのです。だから青酸カリと信じて腰にぶら下げて、いつも持って避難していました。

そうして、少女たちに「いざとなって死ななければならない時は、先生はあなたたちを苦しませないで殺せる青酸カリを持っているから安心していなさい」と、日頃から言い聞かせていたのです。その青酸カリが効かなく死なないとは……。

私はその晩、夜が明けるまで眠れないままにいろいろと考えました。「私にはまだ用があるのか」、「駄目になって、肉体も血を吐き、肋膜も悪く、肉体が本当にぼろぼろになっているのに私にまだ生き長らえよというのか」、「私に何をなせというのか」と自問自答し、夜明けを迎えました。

朝になって、新しい生命を持った思いが体一杯に溢れてきたのでした。

壕での避難生活と子どもたちからの援助

――戦争は終わっても、宮城さんにとっての生きるたたかいはこれからだったのですね。

宮城　一ヵ月あまりも壕生活をしていた入園患者たちは壕から解放されて、二、三名くらいずつグループをこしらえて、あっちこっちに工夫をして二百あまりの小屋を作り、生活を始めました。彼らはいかなる逆境にも生き抜いてきた強者たちだったのです。

浜辺に出れば、島を包囲していた米艦隊から捨てられた残飯や缶詰、これまで見たことも食べたこともない米国製の珍しい食料が流れによって、浜辺に打ち上げられていました。缶詰の中身は英語で書いてあるので誰にもわかりません。レッテルの絵を見て、「ああ、うさぎの絵だから、多分うさぎの肉缶でしょう」と物知り顔で教えてくれる人がいて、開けてみたらじゃが芋缶詰だったというような笑い話が続々と生まれました。

野辺には野菜や野草など沢山生えていて、壕から解放されてそれほどひもじい思いはしなかったようでした。

少年・少女たちのなかには、同郷の人とか親類縁者を頼っていく子どもや、大きい少年らは数名でグループをつくって、独自の生活をし始めました。嘉数先生は女子生徒数人で共同生活を壕のなかで何とかやっているようでした。

私は足と手の傷で外に出られないので、ほとんど壕のなかで寝たきりでした。この私を世話してくれた男の子は三人いました。一人は中学二年生で、ハンセン病特有の熱瘤でいつも高い熱を出していた子どもで、私の丹前を着て、私の貴重品を入れていた当時では珍しい皮カバン（父のものだった）を持って、空襲時は一緒に逃げまわり、一緒に壕内で寝起きしてきたT君です。もう一人は少年たちのなかでは、手足に最も重い後遺症を持ち、一番不自由な身体障害者で、青白く痩せた、結核を病んでいた小学六年生のM君です。三人目は小学二年生の男の子のSちゃん。男の子どものなかでは一番幼い子どもで、いつも私の飲料水を毎晩汲んできて、私の枕許に置いてくれた子どもでした。私が青酸カリを溶かすための水もその子が汲んできてくれた水でした。

私たち四人は、二メートル四方の壕内の床板も敷かれてあった部屋で、約一ヵ月あまりも寝食を共にしてきました。弱い者同士だったので、互いに労《いたわ》り合って、今思うと一番楽しい壕生活でした。

雨上がりの日に、集めてきたカタツムリ入りのお汁に舌鼓を打ち、野の藻――ツツモと呼びます――をとってきて食べた夕食。少年・少女突撃隊としての草刈りのときに教えた食べられる野草を捜して摘んできて作ったおかず。味付けは塩水に、非常用食料としてもっていた黒砂糖をまじえてのお汁のおいしかったこと。時には浜から拾ってきたアメリカ製の缶詰。大人の人たちが見つけたものの、英語がわからないので毒かも知れないと捨ててあるものをもらってきたので、私が解読して、それがチーズであったり、カレー粉であったりして……。

少し英語がわかっているだけなのに、私に缶詰の名を教わりにきて、お礼にその缶詰のおすそ分けをしてもらったり、あるいは魚、貝、海草など、山海の珍味を味わわせてもらったりしたのです。私もT君も病人で、いつも発熱して食欲がなく、食べ盛りはSちゃんだけだったので、食料には不自由しませんでした。その上、嘉数先生の女生徒グループからの差し入れもあったりしたので、壕生活も楽しかったのです。

一九四五（昭和20）年六月の中旬頃、入園患者自治会の作業部の方々によって少年・少女寮の仮小屋が落成して、壕生活から三ヵ月振りに解放されて、少年・少女三〇人と嘉数先生と私はこの仮小屋に落ち着くことになりました。しかし、私はその二日目に、手と足の傷で外科病棟に入室して再びその少年・少女寮に帰ることなく、私の教師生活も休止符を一応打つことになりました。

病棟に入室してから、私はあの四月三〇日に、青酸カリの入った水を飲んで自殺をはかってからの二ヵ月この方を振り返りながら、これからの自分のことを考えてみることにしました。戦争中、私のように自活のできない身体障害の寮友たちは、「共炊」から支給される食料だけでは栄養失調を起こし、腎臓病か結核、下痢で一日に三人から四人が死んでいきました。私が生き延びられたのも、T君、M君、Sちゃんらのお蔭《かげ》でした。また私の教え子たちがいる青年寮の青年たちが食料を差し入れて、ひもじい思いをしなかったお蔭だったと思いました。あの当時、死んでゆく寮友たちが、死ぬ間際に遺した言葉は、「何か食べたい」という一言だけでした。戦場で兵士が「天皇陛下万歳！」「お母さん！」と叫んで死んだと美化されているようですが、極限のなかで死んでいく寮友たちの今の極限の言葉が「何か食べたい」と食べ物の名であったことには、笑えぬものがあったのです。

私も壕のなかで、教え子がくれた親指ほどの大きさの芋のおいしかったこと、それがまるで羊羹《ようかん》のようにおいしかったのです。少年らが大風子油を薬局の回りの草むらから捜してきて、炊事場の炊事作業患者の大人にあげて、その代わりにご飯コゲをもらってきて、「先生、コゲ食べますか」とふところからだした、その狐色のおコゲご飯のおいしかったことは忘れられません。そして待避壕での二個の握り飯、壕掘でもらった二勺の米、半斤の芋、急降下してくる米軍飛行機の悪魔の叫びのような音、壕も崩れるのではないかと恐怖にかられる爆弾の爆発音。その時に体を寄せ合って身を硬くしていた少年・少女たち。飢えを共にし、生死を共にし、「先生はいつでもお前たちを殺せるだけの青酸カリを持っているから、先生に生命を預けておけ」と互いにどんな時にも耐え忍んできたこの少年・少女と別れねばならないのかと、私は静かにベッドの上であれやこれやと想いだし感慨に耽っていました。

ある日、入園患者自治会のA文化部長が外科病棟に私を見舞いにきて、「あなたはもう学校の先生を辞めたらどうか。もちろん、誰か友だちの小屋を捜してやるから、少年・少女寮から出なさいよ」といわれました。私は覚悟をしていたとはいえ、一番恐れていたことの宣告がこんなに早くくるとは、と一瞬奈落のそこに突き落とされる想いでした。何という非情な宣告であったことでしょう。私はA文化部長にその理由を尋ねました。すると、A文化部長は「それは職員側からの命令だ」というのです。「少年・少女たちを世話する先生が、少年・少女たちの世話になるのはおかしい。それで嘉数先生も熱瘤で寝ているので、嘉数先生も近く、落ち着く先の小屋を探したら、そこへ落ち着かすつもりだ」ということでした。

あの戦争中、生命をかけて少年・少女たちを護ってきた、そう私たちは信じていました。その私たち学園教師に、もう戦争も終わった、お前たちは体力も弱って、子どもたちを世話することはできないから、この少年・少女寮から出て行けとは、あまりの非情な園当局の命令だと思いました。

園当局では、すでに私たちの後任も決めているとのことなので、「その後任者は」と尋ねました。私はその後任者の名前を聞いてびっくりしました。それは意外や意外、あの日戸軍医中尉の強制収容の始まる前、食料事情が悪化してきた頃、少ない限られた耕作地を新入園者と不自由者寮の患者たちにも分けてくれるという騒ぎの新耕地事件が起こったとき、「それに反対しているのは青木恵哉入園者総代だ」といいふらして、新入園患者たちを煽動《せんどう》し、青木さんを襲って怪我をさせた事件の首謀者として退園処分を受けたH氏だということでした。H氏はこの戦争中は今帰仁《なきじん》村のウッパ山の中に隠れていましたが、戦争が終わったとき米兵に見つかり、園に送り込まれてきたのです。そのH氏夫妻が、私と嘉数先生の後任になるということでした。

H氏が山から米兵らに捕まえられてきたときは着たきりだったということでした。H氏は戦前の鹿児島にあった旧制の高等学校を中退して、本土の癩療養所に入所、詩人として有名でした。健常者の妻と沖縄に一九四一（昭和16）年頃帰ってきて、H氏は入園、妻は名護の保育園で保母として働いていたのでした。H氏の夫人は、本土の人で健常者だったのですが、「患者」として特別の入園が許可されたのです。

H氏夫妻が少年・少女寮の寮父母になったので、嘉数先生は愛楽園の東海岸の木麻黄《もくまおう》林のなかに建てられていた掘立小屋に、上級生の女生徒一人を連れてそこへ移りました。後に園内の入園者居住地域の磯浜区ができたとき、そこのコンセット資材で建てられた小屋に移りました。

4　敗戦と宮城夫婦の新しい人生への船出

不自由者寮への入寮と乙女寮からの介助者たち

――実は、こうして、いつも宮城さんご夫妻の居室にお邪魔してお話をおうかがいしているのに、これまでのお話のなかに、一度も奥さんのことがでてこないのが、物足りないというか少々不満だったのです。是非、奥さんとのことについて、できればお二人の出会いから詳しくお聞かせくださいませんか。

宮城　そうですか。では、思い切ってお話しさせていただきましょう。

それは一九四八（昭和23）年八月の頃のことでした。私たちの不自由者寮には、毎月一日から月末まで、青年寮と乙女寮から、交代で青年と若い女性が一人ずつ私たち不自由者たちの生活を世話するために、付添い作業として派遣されておりました。

本土の友園では、患者が患者を世話する制度は、園当局や入園患者の間では、付添作業するための人を決めるのに苦労していたようでした。そのために、作業賃を値上げしたり、元気な患者にたいして義務制にしたり、また希望制にしたりと、付添い職員の側でも、入園患者自治会としても、不自由者寮の付添作業は悩みの種であったようです。
しかし、愛楽園では、戦時態勢のなかで、早田園長の指示によって、青年寮と乙女寮に入寮する青年・女性たちに看護婦たちの補助介助者として、責任をもって病室や不自由者寮の介助・看護の世話をすることを義務づけたのでした。それで、空襲警報が鳴ると、病室の重病人や不自由者寮の不自由者たちの防空壕への避難、生活の世話、彼らの食糧増産のための野菜づくり、炊事などの生活を世話するのでありました。

この制度は本土の各療養所から引き上げてきた南西諸島の療友たちが称賛し、感謝される制度でした。青年寮・乙女寮に入寮する青年・女性たちは、病気は軽症で、健康、知能、操行などにおいても、優秀な青年・女性たちが選ばれて、乙女寮では一七歳から二五歳までの若者たちの集団でありました。このような園内ではエリートの若者たちだったので、職員からも、入園患者自治会をはじめ、全入園患者からも信頼され、愛されておりました。

私たち不自由者寮では、毎月交替で派遣されてくる青年と若い女性たちに期待して、優秀な心優しい、働き手で、よく気がつき、老人や身体障害者に優しい青年・女性の派遣を望み、楽しみにしていました。あたかも、自分の子どもか孫か、あるいは、弟か妹のような者が派遣されてくるのを期待するのでした。

この一ヵ月間、不自由者寮が明るく楽しく幸せな期間になるのか、あるいは、若者のわがままな振る舞いに我慢をして小さくなって若者のなすがままになって、泣き寝入りの不自由者の悲哀を味わう一日一日になるのか、大きな関心をもつのでした。

一九四八（昭和23）年八月一日から、私たちに付添として派遣されたのは青年寮からはK君でした。K君は三度目で、体の大きい割に気の優しい働き者で、どんなことでも「ハイ、ハイ」と陰日向なく働くいい青年でした。乙女寮からの幸恵（仮名）さんは、数ヵ月前に入園して、乙女寮に入寮してきた二一歳の軽症な女性で、入園して最初の不自由者寮の付添い作業の当番となりました。寮員は男ばかりで、本土の各療養所から引き上げてきた男性障害者一〇人に私たち在来身体障害者一〇人の計二〇人の不自由者患者の寮員でした。青年寮・乙女寮の青年や女性たちはほとんどが私の教え子たちだったので、付添い人と不自由者寮員たちとの大小トラブルなどは、私が仲介して、注意・忠告などもし、調停員の役を担いました。そのため、付添い人の男女と話しあうのは私が最も機会が多かったのです。ことに、入園して日の浅い幸恵さんは初対面であり、寮員には盲人、両義足、片義足、盲人で両義足の人、三〇歳から七〇歳あまりの人たちで、入園歴一〇年余の、いわば海千山千の療養所の古狸・古狐たちの集まりといってもよいような患者たちの世話ですから、歩き方、話し方、世話の仕方など一筋縄ではなく、その気苦労は、療養所馴れをしていない幸恵さんにとっては大変な苦労だったと思いました。

幸恵さんは新患者で、療養所の不自由者寮がどんなところであるのかを知らないし、不自由者を見るのも会うのも初めてで、こわごわ仕事をしておりました。

一方、K君は仕事に馴れていたので、幸恵さんを助けて頑張ってはいましたが、寮員はおろおろしている乙女寮の女性の付添人をからかい、いじわるをする老人たちもいて、私によく助けをもとめたりしました。私も相談相手になったりして、暇があると、私の側にきては話しあいをする機会が多かったのです。

一九四八（昭和23）年八月、宮古南静園に転園する宮古出身の病友たちのなかに、愛楽学園の教師をしていたO先生もおりました。その後任に、入園患者自治会では、私を学園教師に任命しようと私を訪ねてきました。私は以前にも、学園教師就任の相談を受けたこともありましたが、そのときは、私が不自由者寮に入居しているということで、学園教師に就任させられないと、園医の松田ナミ先生から拒否されたことがありましたので、一応辞退しました。

しかし、自治会では、今度は園当局と交渉し承認を得てきたということなので、私も承諾しなければならなくなりました。松田先生もその年の八月には、本土に引き上げましたので、私が学園教師になることに反対する方はもういなくなったのです。

ところが、私が学園教師を折角引き受けたものの、困ったことが一つありました。それは教壇に立つために、着る洋服がなかったのです。今次戦争のとき、寮の近くの一時待避壕に避難させてあったトランクを、焼夷弾で焼失させてしまい、私は着たきり雀でした。病室にいる間は、死んでいった療友の着物を借りて、それを洗濯にだすときは、毛布をまとっていました。戦後、米軍の払い下げの戦闘服を支給されて、その一着だけしか洋服を持っていませんでした。その戦闘服というのは、上着とズボンが一つにつながっていました。

それで、付添いにきている幸恵さんに、この戦闘服を上着とズボンに仕立て直すことはできませんかと相談しました。幸いにも、幸恵さんは洋裁学校を卒業したというので、私の注文をすぐ承諾して、一日でズボンと上着を仕立て直してくれました。

九月一日の第二学期の教師就任の挨拶にはそのズボンを穿いて、上着は寮友に借りて、登校して、無事に就任の挨拶をすませました。幸恵さんは私の晴姿を見てくれないで、九月一日からは新しい職場へ替わってしまいました。前の晩、幸恵さんは、明日の就任式の仕度に困らないように整えて、一ヵ月間の私たちの付添作業を終えて、次の付添作業の女性患者ばかりの不自由者寮へと去っていかれたのです。私の晴姿も見ないで。

私は久しぶりに教壇に立って、肉体の不自由さを克服し、新しい民主教育に意欲を燃やしました。そして、それが私の人生における何回目かの転機になりました。「人生は七転び八起き」とはよくいったものだと思います。

幸恵さんは、女性ばかりの不自由者寮の付添作業に就きましたが、仕事が終わると、私の部屋に遊びにくるようになりました。寮員たちも、先月はお世話になったので、幸恵さんの遊びにくることを喜んで迎えてくれました。ときには、幸恵さんは女性不自由者の寮から男物のズボンとか、上着をもらってきて、「仕立て直してきたから」と贈ってくれたり、私たちの仲は親しさがますます深くなっていきました。

私は二四歳のとき愛楽園に入園して、今まで専ら学園教師の仕事に夢中でしたし、また療養所での恋愛はタブーでしたので、恋愛を真剣に考えたことはありませんでした。もちろん、若かったから、恋愛の対象とした女性患者もいましたし、看護婦などにも特殊な感情を抱いて、親しくなった女性もいましたが、それは禁断の実であって、いわば高嶺《たかね》の花でもあり、自分の忌まわしい「宿命」との相克に泣き寝入りすることもたびたびでありました。

そして、戦争に突入し、両足を失い、両手も不自由な者となって、不自由者寮に入居して、療養所での患者の終着駅にたどり着きました。そこは灰色の世界であったのです。そこには、バラのような恋愛も、虹のような世界もないはずでした。そして、もう私のような中年男が自分の伴侶を求めるなどということはナンセンスなことだということに思いつきました。

ところが、療養所のなかも、戦後は人間臭い世界へと変わっていきました。人間回復というべき目覚めが著しい速さで広がり、療養所のなかが変わり始めました。しかし、不自由者の世界はまだまだ厳しいものがありました。

九月もなかばに入って、秋台風がやってきました。コンセット建ての乙女寮では、女性たちだけでは、この台風を凌ぐのには不安であったのでしょう。知りあいの夫婦寮に避難するとか、同郷の大人の女性の寮を頼って避難しておりました。私たちの不自由者寮は、戦前の二〇世帯ばかりの夫婦者のアパートみたいな大きな建物でしたが、今度の戦争で米空軍の爆撃で、ちょうど半分が爆破され、あとの半分が残っていたので、それを強化し、男性不自由者寮として、二〇人の男性不自由者が使用していました。私たちの部屋は四夫婦の部屋を一つの大部屋にして、六人の不自由者が入居しておりましたから、一番広々とした大部屋だったのです。

台風の夜に相寄るふたつの魂

その私たちの大部屋へ乙女寮から、私が戦前教えた教え子二人と、幸恵さんが台風避難のためにやって来ました。盲人が三人、老人が二人、そして私の六人の同室者なので、彼女たちは私たちをこの台風から守ってやろうという思い遣りの心と、建物の安全性からの、私たち不自由者寮への避難だったのでしょう。彼女たちは盲人たちや老人たちに安全な壁の側へ寝床を敷いてやり、盲人や老人たちに外の台風の状況などを話しておりました。

私は大部屋の中央に寝床をとったので、私の右隣に、乙女寮の彼女たちは三人かたまって、寝床をとっていました。幸恵さんはちょうど私の頭のところに寝床をとって、顔と顔が向かいあうようになりました。外では台風の風と雨が家全体に悪魔のような叫びをあげて体当たりし、家全体が歯ぎしりし、その風雨に耐えているようでした。私の頭の方の壁は、風も吹き込まない一番安全な場所でしたので、私は石油ランプをそこに置いて、ランプの芯を細めて、部屋の中央の私と彼女らの寝床を明るくしておきました。盲人や老人たちには灯は無用であったのかも知れませんが、若い彼女らにとっては、この灯は神の衣につつまれた安らかな場所のようであったのではないかと思います。

時折、台風の風と雨は悪魔の射る矢のように、家の壁にぶっつかりますが、灯の焰《ほのお》は少し揺れるだけでした。風雨の強さからすると、台風はこの真夜中がもっとも強く、次第に弱まり、朝までには台風は沖縄から遠ざかるのではないだろうか。部屋のなかはみんな黙って、眠りに入ったのでしょうか。幸恵さんを見ると、彼女も眠っているように目をつむっていました。私も眠ろうと思って目を閉じました。

時間は一一時を過ぎ、真夜中の一二時頃か。私は外のヒステリックな風と雨の音を聞きながら、私の生涯の一大転機をここ数時間に賭けてみようと思いました。それは、今静かにこの台風のなかに眠るが、「神様、明け方までに、私と幸恵さんの目をもう一遍だけ醒《さ》まさせてください。そして、二人に同じように目を醒まさせてください。ということは、お互いの心が通じあい、お互いが同じ心であることだという、その証《あかし》にしてください」と、祈るような思いで賭けてみました。

私はすべてをあと数時間に賭けて眠りにつきました。安らかな眠りでした。寝苦しいとも、外の台風の雨風の音も気にならず、深い眠りに落ちたのでした。

何時間か経ったのでしょう。長い眠りのようでもありましたが、外の台風の雨風は依然として荒れ狂っていました。枕の上の壁のランプの灯はときどき揺れ動くようでしたが、消えずに部屋のなかを照らしていました。部屋のなかも隣の部屋もまだ眠っているようで静かでした。

ふと横を見ると、いつの間にか、幸恵さんも目を醒ましたのでしょうか。目を明けて、微笑んで私を眺めていました。これは奇跡ではないかと思いました。神の思し召しでしょうか。私は手を幸恵さんのところに差し出して、彼女の手を握りました。それにたいして幸恵さんも、何のためらいもなく手を差し出し、握りあいました。言葉もなく、手を握りあったまま、外の台風の足音を聞くよう静かに手を握ったまま、私も幸恵さんも目を閉じていました。

やがて、あっちこっちの部屋で起きる人の気配がしました。外は台風の南風も弱まり、しらじらと暁の光が雨戸の隙間から差し込んできました。幸恵さんの横に寝ていた乙女寮の彼女らもやっと目を覚ましたのか、身動きする気配がしました。私と幸恵さんが握りあっていた手はようやく解けましたが、目と目は優しく、私たちも今、目が覚めたように身を動かしました。

その台風の夜を境に、私と幸恵さんの距離は近くなって、親しさも深くなり、幸恵さんは、他の不自由者寮の付添いの仕事を終えると、私の部屋を訪ねてきました。二人だけのデートも数多くなり、ついに結婚の話もするように親密さは深くなりました。ときに私は三六歳、幸恵さんは二三歳でした。

愛は障壁を砕いて

私と幸恵さんの恋愛は、園内で賛成と反対の批判の二つに分かれて、大きな話題となったようでした。私は、結婚とは人格と人格の結合であり、相互信頼の結びつきである。ここでは子孫を残す必要もないし、二人の生涯の幸せを二人で努力してつくるものである。肉体のハンディキャップは、お互いの協力によって解決されるものだと信じていましたので、結婚をしようと踏み切ったのでした。もちろん、幸恵さんは私の人格を尊敬していたし、愛を信じ、そのうえ、園内での結婚がどのようなものであるかということもよく理解しておりました。療養所での結婚をめぐる純愛物語、悲劇物語などの例などはたくさん知っていました。若い軽症患者同士の結婚は、祝福され、羨《うらや》ましがられたものでしたが、一夜の神経痛で容貌が変形して、不自由者となり、それがもとで悲劇的な結婚生活となってしまったり、逆に、純愛をつらぬいた結婚生活もあり、一〇万坪の閉ざされた園の世界にも、一般社会の人生縮図と同じものがありました。

幸恵さんの場合、まだ若いし病気も軽症だし、治癩薬もいい薬が開発されたし、社会復帰もできるし、結婚の相手も若い人や条件の良い男性との結婚もできました。幸せはもっともっと大きいものがあるのではないかと、同郷の人々、女友だちや先輩などから、忠告や反対意見や羨み惜しむ人々がたくさんいて、一時は悩んだということでした。しかし、幸恵さんは肉体的ハンディがあっても、それは二人が力を合わせて克服できるものであるし、二人の愛がたとえ小さな幸せでも、この園でささやかな愛の家庭を築こう、助け支えあおうと、要は二人の愛が純粋なものであるのか、ないのかが問題なのだからと考えて、私たちの愛はゆるぎませんでした。

その上、不自由者の療友たちは私たちの結婚に諸手を挙げて賛同し、祝福してくれました。同室の仲原先生は、今園内で私と幸恵さんとの恋愛についてあっちこっちで噂があるが、これは本当かと念をおしたので、それは本当ですと答えたら、仲原先生は、突然大きな声で「おい、みんな聞いたか、幸恵さんのことは本当だと。こんなうれしいことはない、二人のために万歳を三唱しよう」と、仲原先生が音頭をとって、不自由者寮で時ならぬ万歳が三唱されて、拍手が湧きました。仲原先生は、「この不自由者の寮員が、愛楽園の独身青年たちの憧れの的の乙女寮の乙女のハートを射止めたとは、これこそ人間回復だ。不自由者にたいする偏見・差別を打破するものだ。お前たちは園内一の幸せな夫婦ものになれよ」と祝福して励ましてくださいました。

一方、幸恵さんの友だちや周囲の者たちは、この結婚は家族から反対され、幸恵さんは窮地に追い込まれるのではないかと心配してくれるのでした。

このように、私と幸恵さんの恋愛にたいして、賛否両論がありましたが、私も幸恵さんも、二人の愛情は二人だけのもので、親や兄弟のものではない、いわんや第三者のものでもないのだから、二人の結婚に他人が深く介入すべき問題ではないと考えていました。

私は早速、幸恵さんの父親に私たちの結婚を許してくださるようにとの手紙を書いて出しました。幸恵さんの父親はすぐ園に来訪して、私と会ってくれました。幸恵さんの父親は、私が中年男で、両義足で両手も後遺症で身障者であることを知って、とてもショックを受けたようでした。しかし、私と静かに話しあっているうちに、私の人間性を理解してくださったのか、「幸恵の選んだ夫だ。これから苦労も幸せも、二人が切り抜けるものだ。自分の娘が選んだ夫だ。間違いないだろう。二人の幸せは肉体を超えて、二人の愛情で幸せになってくれよ。」と励ましてくれました。そして、私たちの結婚を許してくださいました。その夜は幸恵さんの父親と遅くまで語りあいました。

一九四九（昭和24）年一二月一五日、私たち二人は結婚しました。不自由者寮から夫婦区第二区に移動しました。六畳一間に二畳半の台所のついている夫婦寮でした。夫婦寮に入居する場合、入園患者自治会から、鍋、釜、薬缶、急須など最低の夫婦生活に必要な貸与備品が支給されましたが、当時、私たちの所持金は私と幸恵のを合わせて、たったの二〇〇円でした。

二人の新家庭は、園内でも最低の貧しいものでしたが、不自由者寮の寮員たちが毛布、筵《むしろ》、湯飲み、「包丁代わりに使え」と米軍兵の短剣、机などを、「新婚生活に必要でしょう」と贈ってくださいました。弱い者同士の暖かい友情の贈り物に、二人は幸せになってみせることが、彼らの友情に応えることだと誓いあい、感激に胸を熱くしました。

私は学園教師として、幸恵は洋裁を始めて、共稼ぎをし、二人は力をあわせて一歩一歩、幸せ追求の船を漕ぎ始めました。

幸恵の父は毎月一回、面会に訪れ、米、味噌、時には鶏の雛をお土産に持ってきて、「卵でも産まして食べなさい」といってくれました。こうして、六〇の坂を越した父親は、結婚をした私たちを訪れ、必ず一泊か二泊して次の面会日を楽しみにして帰郷するのでした。私は松葉杖をついて愛楽学園が澄井校になっても、一生懸命に教師の仕事に心身共に打ち込みました。それも、幸恵の内助の功があったからこそでありました。経済的には最低の家庭生活も、私が教師、幸恵が洋裁業の夫婦共稼ぎで生活も向上して、寮友たちも羨むほどの家庭づくりをして、私は澄井校だけではなく、夜間は青年寮、乙女寮の若い人、向学心の強い療友のため補習教育（後に成人学級）にまで、私は主任となって運営することになりました。成人学級には簿記、そろばん、英語、社会科などがありましたが、私は社会科と故事・諺などを教えました。

5　戦後の患者運動への参加とハンセン病への根づよい偏見

公民権獲得

――選挙権獲得の経過と、そのことの入園者たちにとっての意義について話していただけませんか。戦後の日本国民全体にとってもの重要な意味をもつことだったわけですので……。

宮城　戦前の日本の法律では、「癩病」の療養所入所患者には兵役・納税・教育の三大義務を課してないかわりに、公民権などの権利も一切認められておりませんでした。

しかし、今次大戦で日本が敗戦になり、一九四五（昭和20）年九月一三日に、沖縄はアメリカ占領軍の公布した地方行政緊急措置要綱によって、療養所入園患者にも公民権が与えられました。一九四六（昭和21）年一月二九日に米軍総司令部は、南西諸島の行政分離を宣言して、そして一九四八（昭和23）年二月一日、特別布告第二五号によって市町村長の選挙が行われました。羽地村から戦後分離した屋我地島の屋我地島村では、独自に屋我地島村長の選挙が行われました。入園患者にも園内の公会堂に投票所が設けられて、入園患者も初めて選挙権を行使しました。

入園患者の有権者数は、屋我地島村の有権者数の三三パーセントにも達していましたので、入園患者の推す候補者は有利でした。そのため、一九五〇（昭和25）年八月に、屋我地村選挙管理委員会が、入園患者の選挙投票について、琉球政府の行政法務部に異議を申し出ました。

その結果、総務部行政課長から愛楽園園長宛に、「市町村制第六条に依る住所の意義は人の生活の本拠地であって、その土地に定着する意志を有するものであり……愛楽園の患者は、唯単に治療のための一時的に強制収容せられているに過ぎず、完治すれば当然その生活の本拠地に帰るのは必定にして、あくまで一時的な居所として、住所を有するものとは解されない。したがって市町村制第六条に依る市町村住民としての権利義務を有しない」旨の回答の通知がありました。

しかし、入園患者は上訴して、裁判所および行政法務部にたいして、園長連名で上申書を提出して異議申し立てをするとともに、軍公衆衛生部や軍法務局などに嘆願書を送って、選挙権剝奪阻止運動を展開しました。入園患者はこの屋我地村に住みついて一〇年以上になる患者が三分の一もいて、ほとんどが数年以上も屋我地村を生活の本拠地としており、また患者が故郷に帰って投票するということは、患者の秘密保持を侵すものであって、投票のために、沖縄各地はもとより、八重山群島の各離島などに帰るのに要する日数、それにたいする費用の負担などで、せっかく獲得した選挙権を放棄するということは、国民として権利を失うことになるので残念であり、また、「癩予防法」にある外出制限を侵すものと反論したのです。

その上、愛楽園で投票された投票用紙を消毒し、開票も特定の場所でするなど、選挙管理委員会は、投票の秘密を侵して差別するものだと、あべこべに選挙管理委員会に抗議をしたのです。それ故にこの争いは、結局入園患者側が勝訴したのです。

こうして公民権を獲得して、現在の愛楽園は第何投票所として、入園患者、職員とその家族も、当園の公会堂で投票をし、投票箱も消毒しなくなりました。また、投票が終了したならば、その投票箱は中央開票場に持ってゆき、各投票所から持ってきた投票箱の票と一緒に混ぜて、開票するようになりました。

沖縄、または本土から集まっている入園患者、職員とその家族の人たちの住民票を屋我地村に登録すれば、屋我地村住民です。園内で結婚をして、結婚届を屋我地村に登録すれば、夫婦とも立派な屋我地村民です。入園患者も立派な屋我地村民であるのです。

入園患者が職員を慰問する——慰問・娯楽・スポーツ

——戦後の愛楽園における宮城さんたちの文化・スポーツ活動と、その果たした役割についてお話しください。

宮城　毎年二月一〇日は愛楽園開園記念日になっています。戦時中の沖縄本島や八重山群島からの、患者にたいする強制収容にたいしては、患者のなかには批判があったのですが、本土出身の園長、医官、看護婦長、看護婦、その他の幹部職員たちが、献身的に孤島の屋我地島でその家族たちとともに働いているその労をねぎらおうと、その開園記念日に、入園患者のなかの、沖縄や八重山群島の民族舞踊の上手な患者たちで、沖縄舞踊と八重山民族舞踊を披露しようと話し合いました。そうして、その趣旨を文書で正式に園長に願い出ましたら、職員側も驚くやら、喜ぶやらで、すぐに許可になりました。

本土の療養所では慰問というものは、園当局が計画し、悲しみにひたり、寂しがっている入園患者たちを慰問することが当然なことで、習わしでもあると思っていたのに、愛楽園では強制収容され、肉親、友人、故郷からも引き離され、悲しみ嘆いている患者が、職員やその家族をも慰問するということは考えられないことだと、職員もみんな驚いてしまいました。

沖縄舞踊と八重山舞踊については、本格的に指導する師匠の患者がいて、乙女たちや青年たち、学園の女生徒たちで、病気が軽症で健常者と変わらない患者に舞踊を仕込んで、衣装・化粧・背景なども素晴らしい装置でした。司会と演出は私が受け持ち、慰問大会を催して大好評を受けました。

それ以後、園長、事務長は、入園者たちの芸能にたいする援助を惜しみませんでした。そして、政府や本土からの訪問者、珍客などがこられると、沖縄舞踊と八重山舞踊などを披露し、お客様を歓待しておりました。

娯楽の少ない単調な療養生活では、園当局の計画の春・秋の職員・入園者合同の運動会、野球大会などもありました。旧正月には、患者の仕組んだ芝居を催させてくださいと、園長、事務長にも許可願をしたところ、喜んで認めてくださったので、芝居に使用する小道具、大道具などの必要なものは、職員側で調達してもらいました。私はその芝居の計画にも参加して、芝居の演出のほか、舞台の背景画なども描きました。その他私は学園の学芸会、クリスマス劇などの脚本書きから、演出・舞台の背景画描き、運動会の進行係、野球の審判係、文芸の機関紙発行などにも携わりました。そのために、私は足と手などに絶えず傷をつくって、手術台に寝かせられること、一年に七、八回、病室に入室することも多く一年の半分は病室生活でした。

実は、私は学生時代には映画と芝居に夢中になって、英語・数学は平均点でしたが、野球、排球（バレーボール）、陸上部などの委員をして、一九三〇～三一（昭和5～6）年頃、一〇〇メートル走では一二秒フラットで走って、剣道は二段の段位を持っていました。その頃は、沖縄にクロール泳法が普及し始めたときで、私はクロールをマスターしていましたので、水泳部からも勧誘がありましたが、陸上部に入部して、中等学校県下オリンピック大会には母校の陸上部の選手となって参加しました。競技のときの足の負傷のために、徴兵検査では第二乙種として合格し、補充兵役陸軍歩兵の在郷軍人に編入されました。その兵役のこわさで、この療養所に逃げ込んだことは前にお話ししたとおりです。

私が入所した当時の療養所内では、入所して三ヵ年が寿命だといわれていましたので、私もこの療養所でせいぜい三ヵ年生きながらえればいいのではないかと考えていましたので、手足に生傷をつくっても意に介さないで自分のしたいことをしていたのでした。

外の社会で、演劇が盛んになれば愛楽園内でも演劇が盛んになるし、同じように野球が盛んになれば、野球も盛んになる。文芸が盛んになれば、それが盛んになると、何事も流行していきました。

一時、園内でバレーボールが流行して盛んになったとき、バレーボールの上手な若い人は、どの区でも引っ張り凧で、自分の区に入居するように勧誘されることがありました。バレーボール人口は三〇〇人くらいで、六〇歳過ぎてまで試合に参加して、春と秋のバレーボール大会には、A組、B組、C組に別れて、三日間もかかって試合をするという盛況さでした。職員側もチームを編成して試合に出ました。職員の実力はスペシャルクラスでしたが、B組にエントリーして出場参加しても、優勝は到底駄目でした。その頃の愛楽園のバレーボールの実力は、私の記憶では、琉球大学バレーボールチームの最強時代のチームと、平安名教員チーム――この平安名教員チームは、日本国体競技に沖縄県代表バレーボールチームとして、選ばれて出場したチームです――この二チームに愛楽園チームは敗れただけで、高等学校チームなどは愛楽園チームにはとても歯がたちませんでした。

沖縄における「祖先崇拝」とハンセン病問題

――沖縄におけるいわゆる昔からの「祖先崇拝」の風習とハンセン病問題との関わりなどについて話していただけませんか。

宮城　「癩療養所は入口があって、出口がないところ」といわれていた時代は、「癩」と宣告されるということは、終身刑を宣告されたのと同じで、「癩」の烙印を押されたら、生涯、療養所から出られなかったのでした。それだけではなかったのです。療養所で死んだら、園内には火葬場――現在ではなくなりましたが――があって、納骨堂があり、遺骨を故郷に抱いていく遺族は少なく、園内の納骨堂に遺骨を預けられているのです。

たとえ、遺族が遺骨を故郷へ抱いて帰っても、門中《もんちゅう》墓に遺骨は納骨されないで、ほとんどが傍墓《わきばか》に埋葬されて、その墓の側に松の木を植えるか、炒豆《いりまめ》を墓の前に撒きます。それは、松の木に芽がでたら、あるいは炒豆から蔓がでたら、墓からでてきてよい、芽や蔓がでなければ、絶対にこの世にでてきてはいけないという呪《まじな》いだったのです。それ故に、療養所の納骨堂に安置する遺族が多かったのです。

しかし、「祖先崇拝」の信仰をもつ沖縄の人々には、ユタとか三世相（三世の因果・善悪・吉凶などの占い――編者注）などから、「供養不足や死者をないがしろにしているため、死者は故郷に帰りたい、祖先のもとに帰りたいと、死んでまで地獄の苦しみを受けて、まだ成仏しきれないで、さ迷っている」と、あの世からの生きた人への願いごとの口寄せがあったり、死者からの伝えがあったりすると、供養をねんごろに行う遺族もいるのでした。

ハンセン病は病型によって違いがありますが、他の内科病患者のようにベッドに寝たきりでなく、病状があまり進行しない患者もおります。また後遺症が重くなければ、看護婦の手をあまりわずらわすこともなく、健常者と同じように働くこともできて、毎日の生活に何ら変わりはありません。

療養所はコロニーと同じで、交際があり、冠婚葬祭があり、義理・人情など一般社会にある生活はどんなことでもいろいろありました。

ただ一般社会と異なるのは、「産めよ増やせよ」と子孫を残すことができないということだけでした。「恋愛するならプラトニック・ラブ」、「結婚するなら、優生手術（ワゼクトミー）」を受けねばならなかったのです。もし、子どもが欲しかったらば、園からでて、一般社会で産み、子どもは親族に預けて、再入園するか、あるいは、社会の偏見や迫害とたたかいながら子どもを育てるかでした。何ら後遺症もなく、健常者と変わらない健常者同士であれば、子どものため、社会の荒波とも闘えるのですが、それでも、無理な生活をすれば、ハンセン病が進行し、余病を併発しがちです。そうなっても、療養所の病棟で治療を受けないことが多いのです。それはハンセン病が露見することを虞《おそ》れてのことです。そのため、病気の容体を悪化させて、再入園に追い込まれるのが普通のケースでした。子どもを肉親に預けるにしても、よほどの理解と協力がなければなりません。再入園するには、ワゼクトミーを受けねばならないし、その子どもの養育者がいなければ、「未感染」保育所に預ける外はありませんでした。

ハンセン病患者は、皮肉にも、罹病する者の多くは男性で、それも長男で家系を継がねばならない者が少なくなかったのです。あるいは、親の可愛い末っ子に多かったのです。そのため、沖縄のように「祖先崇拝」の思想の強い、嫡流家系を重視する風習の強いところでは、それこそ、祟《たた》りによる病気だと信じられがちで、この病気に罹った者も、家庭にとっても大変なことでした。ハンセン病の嫡男であれば、その家系は断絶か、養子を探さねばなりませんでした。ハンセン病の場合、家系問題以上に、死後のその扱いに苦慮するのでした。墓の問題、供養の問題、それをないがしろにした場合、何代目の子孫に、家の興廃、子孫の繁栄、衰亡などが影響してくるということで、すべてその「祖先崇拝」、供養の丁重さにも、遠因、近因があると信じている沖縄の風習には多くの煩わしいことがあったのです。

しかし、戦後、治癩薬プロミンが開発されたお陰で、ハンセン病も治癒し、人類発生以来、難治とされていたハンセン病も、現代医学で解決されつつあって、社会復帰し、子どもも産み、子どもの成長を楽しみ、社会生活にも溶け込むことのできる時代となりつつあります。

これまで、園内で結婚したが、ワゼクトミーを受けさせられたために子どもができない夫婦は、社会復帰しても、子どものいない寂しさ、老後の不安が大きな悩みの種であるようです。しかし、現在は出口のある療養所になってきました。結婚をして、子どもが欲しければ子どもも産めるのです。それで、ハンセン病回復者が看護婦や健常者と結婚する例も珍しくなくなってきています。

かつては、不自由者寮に入居するというと、人生の幸せから遠ざかり、信仰に生きるとか、文学に没頭するとかの道しかなく、旅行やショッピングをするなど、この世的な幸せには背を向けて、生ける屍《しかばね》、ただ死期を待つのみであると見られがちでした。

しかし、今は不自由者寮の集団も変わってきております。ただ、たとえ、ハンセン病は無菌となって治癒していても、後遺症があるので、また、社会復帰するのには、年齢的にも歳をとりすぎて、社会的生活の基盤となる体験も技術もなく、職業には適性もなく、その意味では、ハンセン病は社会的にはまだ〝治癒〟していないといえます。

ところが私は、前に語りましたように不自由者寮に入居して、人生不惑の年を迎えようとしながら、恋愛し、結婚し、療友たちをびっくりさせたというわけなのです。

ハンセン病にたいする関係者の偏見

――ハンセン病やハンセン病回復者にたいする偏見や無理解は、療養所の外部の人たちにだけあったのでしょうか。

宮城　今（一九八五年――編者注）から一〇年ぐらい前までは、園当局の職員のほとんどが、まだハンセン病にたいしての理解度は低く、多かれ少なかれ偏見を抱いておりました。

今次大戦で、私たち旧制中学校の同窓生の多くは戦死して、現在はその三分の一が生き残っているだけです。戦後、同窓生は生存者探しに一生懸命に奔走して、風の噂でも生きている同窓生がいると聞くと、訪ねて探し回っていたようでした。なかでも、私が所属していた剣道部の仲間には、今では剣道六、七段と教士号の資格をもっている級友も二、三人いて、この仲間たちが中心になって、沖縄社会人剣道連盟を結成しようと、旧制中学校時代に段位を持っていた剣道部の仲間の生き残っている同窓生を探し回っていました。

現在、剣道七段で教士号の資格を持っているＯ君が、私が愛楽園にいることを知って、それは寒い旧正月の日に、愛楽園に居る私を自動車で訪ねてきました。園の正門で、私の消息を尋ねて、面会を申し込んだときのことです。荷物を持ってきているので、自動車での乗り入れをお願いしたら、それは認められないと断られて、面会室で面会をするように指示され、面会室に案内されたというのです。

久しぶりに級友と会うのだからと、カメラを持参しようとしたら、カメラ持ち込みも駄目だと制止されたというのです。O君は恐怖心を抱きながら、面会室で待っていたら、私が自作の三輪車に乗って、ニコニコ明るい顔で、ヤアと面会室に入ってきたので、元気そうな私を見てホッとしたようでした。

そこで、私は「私の部屋に行こう」と、O君を面会室から連れ出して、自分の寮の自室に案内して、妻にも紹介をして、久しぶりに級友や恩師の消息、戦争のことや現在のことなどを尋ねたりして話しました。そして、語っても尽きない懐かしいひとときを過ごしましたが、そのときの園の職員の不親切さ、偏見の深さには怒りを覚えました。

また、一九七一（昭和46）年一月のことでした。沖縄がその翌年の五月頃、本土復帰をする予定になっておりましたので、全患協本部の小泉孝之会長が、愛楽園の実情調査に来園されました。

まず、愛楽園の園長に表敬挨拶をしていただくために、入園者自治会の会長と副会長の私が、小泉会長を職員事務本館に案内して、園長と事務長を訪ねました。園長と事務長は喜んで、私たち三人を園長室に案内されました。私たちは園長、事務長のほか幹部職員らとも会って、小泉会長が園長に愛楽園訪問の表敬挨拶を述べて、一〇分間位雑談をして、私たち五人は事務本館を引き上げてきました。

ところが、後になって、私たち三人が職員事務本館を訪ねたことが、職員間で問題になって、園長、事務長にたいして職員たちから「伝染病患者を園長室に招き入れて、来客用のソファーに座らせるということは何事ですか」と抗議が出されたということがありました。

私たちは、そのことを、後に事務長から聞いて、療養所で働いている職員のなかには、ハンセン病にたいする偏見が、まだまだ非常に強いということをしみじみと知らされたのでした。

偏見というものは、第三者だけが抱くものではなくて、患者自身も含めて、肉親、園の職員、医師、看護婦たちなど、患者に身近なものに多く、次は教育者、政治家など一番正しく理解しなくてはならないと思うインテリ層に偏見の強いものがあるのだというのが、療友の間での偏見にたいする共通した評価なのです。

自分たちの生命と人権は自分たち自身で守る

――同じ患者同士のなかでも偏見や差別があったわけですから、一般の社会ではまだまだ偏見があり、差別が根強くあったのではないでしょうか。

宮城　今度の戦争では、日本が敗けたお陰で、日本国民の間では民主主義が謳歌《おうか》され、猫も杓子もみんな民主主義、民主主義と浮かれましたが、一番喜んだのは、私たちハンセン病患者の療養所だったのではないでしょうか。

「療養所の民主化を」とか、「患者の人権を認めろ」とか、「公民権を与えろ」とかの要求が高まりました。長い間、「癩病」というだけで、社会から揶揄《やゆ》され、人権を無視され、〈座敷豚〉としていわば「飼育」されてきました。そのハンセン病患者が人権を獲得して、人間回復をし、社会復帰もできるようになっていったのですから。

戦前、私たちハンセン病患者の人権は認められていませんでしたが、戦後は公民権が与えられて、「教育の機会均等」の原則に基づいて義務教育を受け、能力に応じて高等教育まで受けられるようになりました。また、治療薬の開発でハンセン病も治癒し、社会復帰も可能になってきました。しかし、まだ社会のなかでは根強く厚い壁となっている偏見の除去だけは未だに解決されてなく、医学的に治癒しても、社会的にはまだまだハンセン病問題は〝治癒〟していないというのが現実の状況です。

数年前の話ですが、犀川一夫園長が職員たちに訓示をしたとき、「社会の身体障害者はその肉親が温かく人権を守って、福祉の増進に真っ先に立って闘っていますが、ハンセン病患者の場合は、肉親は敬遠しがちでありますす。せめて入園患者さんの人権と福祉を、われわれ職員だけでも守っていかなければなりません」と話されました。すると、独りの看護婦は「私たちの人権はだれが守ってくれますか」と愚問を発したので、犀川園長は国家公務員たる看護婦の意識の低さを嘆かれたとのことです。

療養所に勤務している職員が、患者の人権や福祉を考える前に、まず組合員の権利を最優先するという働く者としての権利意識の低さや、「琉球ハンセン氏病予防法」も読んだことのない職員が多いということには、園長が嘆かれたのと同じように、私たちも悲しくなるのでした。

ハンセン病歌人の明石海人が、「深海に生きる魚族のやうに、自らが燃えなければ何処にも光はない」と述べたように（明石海人著『白描』改造社、一九三九年発行の「第一部　白描」の冒頭の一節であり、「癩は天刑である。」と書き起こし、「癩はまた天啓でもあった。」と結んでいる——編者注）、私たちは自分自身の福祉は、自らの手で摑まえなければならないのです。

この愛楽園の創設も、「魚ならば海に、もぐりても生きん、鳥ならば空に、舞い上がりても逃れん、一坪でも一〇坪でも、そこに居れば、誰からも文句をいわれない土地がほしい」と、祈った青木恵哉さん（一八九三～一九六九。一九二七年三月に回春病院から沖縄の「ライ者」の伝道に派遣される——編者注）の叫びが、その誕生の力となったのですから。今次大戦で、五万坪のこの療養所に何百発と米軍飛行機から爆弾が落とされ、艦砲によっても射たれ、寮舎は破壊され、死者一名、負傷者数名という患者に与えられた犠牲は何を教え、何を暗示しているのでしょうか。

また、米軍の戦禍で灰燼に帰していたこの国の復興のために、一時は虚脱状態に陥っていた入園患者を不死鳥のように羽ばたかせ、復興へと起き上がらせた力は何であったのでしょうか。自分たちの生命と人権は自分たちで守るという考えを、入園患者も療養所で働く職員も、共にしっかりともって力を合わせていくことが大切なのではないでしょうか。

6　戦後の愛楽園の復興と子どもたちの教育

愛楽園の復興

——米軍の爆撃によって、灰燼に帰した愛楽園の復興はどういうふうに進められたのですか。

宮城　一九四五（昭和20）年四月中旬の米空軍B29からの大型爆弾の空爆を受け、さすがの早田皓園長も患者の自由行動を默認しましたので、故郷の肉親の安否を心配していた約三〇〇名近くの入園患者は園から脱走、屋我地島から沖縄本島へと逃走しました。

園に留まった患者たちは、米兵が上陸して園内に入ってきましたが、園が癩療養所だとわかったので、壕生活から解放されました。そして、同郷の療友たち同士で、あるいは夫婦患者などたちがいろいろ工夫して園内に掘立小屋を建て、その数は二百余りにもなったということでした。

一九四五（昭和20）年六月二三日が沖縄戦の一応の終結の日とされています。

一九四六（昭和21）年三月頃より、米軍から兵舎などに使われていた蒲鉾型コンセットの資材をもらって、患者たちの手で仮住宅が次々と建てられ、園の復興が始まりました。治療室、病棟、職員事務所本館、職員住宅、患者住宅、患者自治会事務所、公会堂、学園などが建てられました。一九四七〔昭和22〕年から一九四九〔昭和24〕年までは、患者の収容、転園などで大混乱時代でした。

時の米軍政府スコアブランド公衆衛生部長の愛楽園コロニー計画によって、園の復興はめざましいものがありました。入園患者はスコアブランド部長を慈父のように敬愛しました。スコアブランド部長も入園患者を紳士淑女と呼び、後には、息子よ娘よと呼びました。公職を辞して私人となってからも、愛楽園のために尽くされました。愛楽園を理解しない人とは結婚もしないというほどの、スコアブランド博士の愛楽園にたいする愛着にはすごいものがありました。園にたいする復興援助や関心は、琉球政府より米軍政府の方が大きかったといえましょう。「沖縄救癩」の先駆者が青木恵哉氏であるならば、沖縄愛楽園の戦禍からの復興・患者人権回復の父はスコアブランド博士であり、沖縄ハンセン病問題の解決のための先駆者は犀川和夫園長（一九四四〔昭和19〕年～六〇〔昭和35〕年・長島愛生園勤務。その間、軍医として中国に応召。一九六〇～六四〔昭和39〕年・台湾麻病協会、六四年～七〇〔昭和45〕年・WHO西太平洋地区らい専門官、七〇～八七〔昭和62〕年・沖縄愛楽園長、沖縄県ハンセン病予防協会理事長――編者注）であると申せましょう（犀川一夫の著書としては、①犀川一夫著『ほのぐらい灯心を消すことなく』財団法人沖縄らい予防協会発行、一九八〇年九月。②同『打たれた傷』同前、一九八二年九月、全一二九頁。③同『門は開かれて――らい医の悲願・四十年の道』みすず書房、一九八九年一月、全三七一頁。④『ハンセン病医療ひとすじ』岩波書店、一九九六年三月、全二〇三頁。⑤同『ハンセン病政策の変遷・沖縄のハンセン病政策』〔沖縄県ハンセン病予防協会創立40周年記念出版〕同協会発行、一九九九年三月、全二八八頁、参照――編者注）。

――では、その後の愛楽園はどのように変わっていきましたか。

宮城　戦後の愛楽園の主な出来事を年表ふうにたどってみましょう。

一九四五〔昭和20〕年八月一五日、太平洋戦争が終結、同年九月一三日、米軍総司令部（GHQ）は「地方行

政緊急措置要綱」を公布し、入園患者にも公民権を与える。

一九四六（昭和21）年一月二九日、米軍総司令部は、南西諸島などの行政分離（日本政府の行政権を停止——編者注）を宣言。同年二月八日、米軍政府琉球列島司令官は南西諸島を取締まるため、「米軍司令第一一五号」を公布し、戦争で離散した患者および新発生患者を療養所へ隔離する政策をとる。同年三月八日、「軍指令第一一六号」によって、「癩療養所」への立入りを制限する。同年四月二四日、南西諸島三民政府設置、奄美和光園、沖縄愛楽園、宮古南静園はその所管となる。同年九月一七日、三上千代愛楽園初代看護婦長が日本へ帰還、九月二三日、西崎千賀さんが、愛楽園看護婦長に就任。九月二八日、早田皓園長、日本へ引き揚げる。同年一〇月三日、第三代愛楽園園長に家坂幸三郎先生（国立療養所宮古南静園の初代園長——編者注）が就任。同年一二月二三日、台湾楽生院（旧・台湾総督府立癩療養所楽生院、現・台湾省立楽生療養院）から沖縄県出身患者一七人が愛楽園に引き揚げ収容される。

一九四七（昭和22）年二月二四日、琉球米軍政府は「特別布告第一三号」を公布し、「癩療養所の創設」と「完全隔離」を指示。同年三月、「愛楽学園」復活、開校同年。五月一三日、南西諸島出身患者二一八人、本土各療養所から愛楽園に引き揚げる。同年八月、愛楽園入園患者自治会「共愛会」を組織する。

一九四八（昭和23）年二月一日、米軍政府の「特別布告第二五号」によって、市町村選挙において、初めて入園患者が選挙権を行使する。

一九五二（昭和27）年四月一日、琉球政府の創立により沖縄本島と宮古島のハンセン病の療養所はその所管となり、「国頭愛楽園」は「沖縄愛楽園」に、宮古島の南静園は「宮古南静園」に改称、従来の「癩」に関する軍令は廃止される。

おおまかにいって、以上のような流れです。

愛楽学園の再建と政府立小・中学校としての認可

――では、戦後の愛楽園における子どもたちの教育はどのように再開され、また発展していったのかお聞かせいただけないでしょうか。

宮城　入園患者たちの手で、新たな患者自治会である「共愛会」が組織され、その援助を受けて、仮公会堂を教室に使用して、少年・少女たちの教育が始められました。

治療室もコンセット資材で建てられ、治療室として使用していた元研究室を学園の専門教室に使用することになりました。私は戦後不自由者寮に入居していたのですが、学園復興の時、教師就任の交渉がありました。その件については、すでにお話しした通りです。そのような経過で、私は一九四八（昭和23）年九月から学園教師に就任し、再出発することになりました。

一九四九（昭和24）年、スコアブランド公衆衛生部長は、学園の復興のために校舎を建築してくださいました。一九五〇（昭和25）年六月一五日、沖縄外三群島政府が設置されますと、政府は教育基本法などを制定して、すべての人が同じように教育を受けることができるという「教育の機会均等」などの原理を実現するために、愛楽園入園患者である少年・少女たちにも義務教育を施すことを計画しました。

当時、愛楽園には、今次大戦による、いわゆる「戦争らい」の猖獗《しょうけつ》で、少年・少女たちの収容者も六〇人を超していました。この少年・少女たちに義務教育をどう保障していくか、入園患者自治会も非常に関心をもっていました。そのような折り、沖縄群島政府の屋良朝苗文教部長が愛楽園の視察に来園されたので、徳田祐弼入園患者自治会長と私たち愛楽学園の教師らは、「入園患者学齢児童・生徒らに政府によって義務教育を保障して欲しい」と陳情しました。本土では、一九四七（昭和22）年度から学校教育法によって、園内の学園が学区の小・

中学校の分校に位置づけられ正規の教育機関として認可され始めているという情報も伝わっていました。

屋良文教部長は「市町村立の学校にするか、政府立の学校にするか、もっと検討してみよう」と言って帰られました。結局、聾唖、盲児、肢体不自由児、「精神薄弱」児などの特殊教育諸学校と同じように、政府立学校で特殊教育を施す学校として設置することになりました。琉球政府の中央教育委員会の管轄下に置けば、人事、備品、校舎など、市町村の教育委員会やPTA組織とは関連なく独自に進められるとして、政府立の独立校として認可されることになったのです。

学校は小・中学校併設校ですが、教員定員は校長取扱いと教諭二人となっていました。幸い、戦前から園の教師をしていた嘉数弘子先生が、沖縄県立女子師範学校を卒業して教員免許状を持っており、さらに専攻科を出て、入園以前は一〇年くらい教員生活をして、経験も豊富で、比較的に健康でもあったので、中央教育委員会から正式に教諭に任命されました。そのほか真和志中学校から高石助教諭が赴任し、村田校長取扱いが任命されました。私は引き続き「補助教師」として働くことになりました。こうして、一九五一（昭和26）年九月一四日、政府立澄井初等・中等学校として認可されたのです。

——澄井校の澄井の由来はなんでしょうか。

宮城　政府立小中学校が認可されるということになりましたので、園内で幼稚園と小・中学校の名称を募集しましたら、若竹幼稚園と澄井小・中学校の名前が選ばれたのです。澄井というのは園の所在地が済井出《すむいで》という部落なのです。済井出というのは、羽地内海にある周囲八キロメートルの小島の屋我地島の北部に位置する部落で、海岸線に沿った土地ですが、二メートルか三メートルほど掘っただけでも、清水が湧き飲料水になるのです。それでこの部落を、「澄んだ水が出る部落」であるということで、済井出部落というようになったといい伝えられています。沖縄救癩の先駆者の青木恵哉先生が買った土地は、海岸より五、六メートルくらい離れた場所で、一メートルくらい掘ったところ、清水が湧いたのです。こうして「澄井小・中学校」と命名したことは、学校の所在する地にふさわしい校名だということで採用されたのだと思います。

また、若竹幼稚園と命名されたことも、若竹のように素直にのびてほしいという祈りに似た命名だと思いました。

「本土」の法律との関係など

――戦後、国民主権・基本的人権の尊重・恒久平和を原理とする日本国憲法が一九四六（昭和21）年一一月三日に公布（一九四七年五月三日施行）され、翌年には教育基本法と同時に学校教育法が制定されますが、沖縄ではこれらの法律の適用は、ハンセン病療養所の児童・生徒たちにたいしてどのようになされたのでしょうか。

宮城　沖縄においては以前に述べましたように、一九四六（昭和21）年、米軍総司令部が南西諸島と本土との行政分離を宣言して、日本の法律は適用されず、米軍の布令布告で治められることになりました。本土では一九五三（昭和28）年に「らい予防法」が制定されました。その予防法において、初めて園長が未成年入園患者の親権を代行することを規定して、入園児童の福祉のために教育することができるようになったのです。

しかし、この法律は沖縄には適用されなかったのです。沖縄では一九六一（昭和36）年八月、「ハンセン氏病予防法」が公布されました。

この法律は、本土の「らい予防法」と基本的には同じ内容でしたが、二、三の点で日本の「らい予防法」より進んだ考え方、つまりは開放的な条文が織り込まれています、未成年入園患者に教育するという点は同じで、園長の権限の中に謳《うた》われているのです。

戦後になって、民主主義がひろがり、教育基本法には、何人も能力に応じて、誰でも平等に教育が受けられるという教育の機会均等が制定されましたので、先に述べましたように、群島政府の屋良文教部長の配慮もあって、政府立澄井小・中学校が認可されたのでした。

——本土では盲・聾学校などは、一般の子どもよりも一年遅れて義務制が施行されたわけですが、沖縄でも遅れましたか。

宮城　澄井校がまだ政府に認可されない前だったと思いますが、聾唖学校の設立準備中だと言って、園内視察に学園を訪れてきた先生に会いました。その先生は私が小学校の頃の恩師だったのです。久しぶりにお会いして、なつかしく旧師や友人たちの消息を聞いて、嬉しかったのです。当時、先生は聾唖学校設立のために奔走しているということでした。

——戦後、沖縄では、学校教育法による義務教育の保障が盲・聾児にたいしては何年も遅れて適用されたということはなかったのでしょうか。本土では盲・聾児については一九四八（昭和23）年度から逐年進行で施行されていきました。しかし、盲・聾児以外は、まだ義務教育が実施されておらず、そのため、都道府県に課せられている養護学校の設置義務は未だに任意制なんです（これは聴き取りの時点の一九七五年でのことであり、その後、一九七九年度に養護学校教育義務制も実施されるに至った——編者注）。「本土の運動と呼応して、沖縄でも障害の重い子どもの不就学をなくして、すべての障害児にいきとどいた権利としての義務教育の保障を！」ということで、私もこうしてたびたび沖縄に講演などに呼んでいただいているわけなんです。そういう点では、この療養所では、戦前からの入園患児たちのための学園が、戦後になって盲・聾学校と同じように政府立として再出発したといってもいいわけですね。

宮城　澄井小・中学校は、法律によってできた学校ですので、児童や生徒たちにたいする教育の内容も公立学校と同様に教えるようになりました。一九五七（昭和32）年三月、入園患者である「補助教師」と嘉数弘子先生らは退陣して、比嘉良行先生ら文教局任命の教員の資格がある健常者ばかりの先生たちで授業するようになりました。

——比嘉先生が文教局から任命された最初の先生だったのですか。

宮城　いいえ、比嘉良行先生は最初は助教諭で、四番目の教員として一九五七（昭和32）年六月に澄井小中学校教諭として就任されたと思います。

澄井小・中学校の教諭の定員は、小・中校在学児童・生徒数が六〇人だったので、校長ほか教員は二人か三人くらいだったと思います。

——では、本日同席して下さっている比嘉良行先生には後日、澄井校の後半期のことをお尋ねすることにして、宮城先生が「補助教師」時代の澄井校のお話をしてくださいませんか。

宮城　澄井校の前半は、愛楽学園時代の延長みたいで、校長先生は朝礼の時にお話しするだけで、授業は担当しませんでした。校長先生の勤務机は園職員室の片隅にあって、のちに園職員とトラブルがあって辞任に追い込まれました。赴任してきた先生は助教諭の若い先生で、教員としての経験も浅く、入園患者の補助教師の補助みたいで、中学校の英語か、小学校の算数か国語ぐらいしか担当させられませんでした。主に文教局との連絡、事務職員のような仕事で、半年か一ヵ年ほどの勤務で辞めて学校を去ったと思います。

一九五九（昭和34）年頃、愛楽園入園者「社会復帰友の会」が結成されて、治癩薬の内服薬ＤＤＳの服用もその年から始まりました。そして、琉球政府立法院は、一九六一（昭和36）年八月二一日、在宅治療規定などを明文化した「ハンセン氏病予防法」を公布しました。

その後、比嘉先生時代は学童の社会復帰問題が起こって、比嘉先生はそのことについて、大変ご苦労なされたと思います。私たちの時代は社会復帰問題より、児童や生徒たちに学力をつけることを重視しました。

当時の療養所へ入園するまでの状況についてですが、ハンセン病だと診断されて、すぐ学校を辞めて入園する児童や生徒たちは少なかったのです。ハンセン病にたいする偏見がつよく、世間や学校での子どもたちにたいする取扱いには酷いものがあったようです。それで、親は勉強というより、病気を早く治すことが一番大切と考えて、学校は中途退学させて、勉強もろくろくさせなかったのです。そのため、入園したときは、学力が低く、私たちはその学年の二学期、あるいは三学期を修了して入学しても、一学年下げて編入させて、勉強させておりました。

社会から白眼視されて小さくなって、勉強でも遊びでも萎縮《いしゅく》していたのが、ここへ来て解放され、明るくなって勉強も生活態度もよくなるのでした。

寮生活では、寮父母のもとに規則正しい生活をして、治療と学校生活だけでしたから、楽しい療養生活を過ごすことになりました。

——地域の幼稚園や小・中学校の分園や分校としてではなく、政府立として発足したのはよかったですか。

宮城　学区の公立小中学校の分校とするか、政府立の特殊学校とするかは、当時の社会状況からして、政府立で良かったと思います。備品の支給、校舎建築の割り当て、教師の人事などもスムーズに行われたのですから。しかし、プロミンという治らい薬の発見で、ハンセン病が治癒して、社会復帰や上級学校への進学などの可能性が出てくるようになって、問題が起こり、私たちに新たな大きな悩みが生まれました。

それは、澄井校が特殊学校であるため、社会からの理解が得られにくかったからです。

高等学校進学問題

——学校教育法によって都道府県には、盲・聾・養護学校の設置義務が課せられています。市町村でも設置することはできますが、多くは都道府県立です。小・中学校の「特殊学級」は市町村に設置の義務があるわけですが、特殊教育諸学校が都道府県立であることには、よい面と同時に、その地域の一般の学校の児童生徒たちとの結びつきが薄くなりがちであったり、その学校と近隣の小・中学校・高等学校とのつながりの面で問題点も生じています。その生徒たちの進路問題についても大変悩んでおります。愛楽園に入園した児童・生徒の義務教育終了後の問題についてお話しいただけますか。

宮城　高等学校進学の問題は、当時はまだ社会にハンセン病にたいする理解がなく、偏見が根強くありましたので深刻でした。プロミンで病気が治り、社会復帰ができる時代になりましたので、ある生徒について澄井中学校を卒業した後、高等学校へも進学させようとしました。その生徒の故郷の中学校から内申書を出して、高等学校を受験させせようと、その中学校にお願いしたところ、ここの中学校を卒業したわけではないからと拒否されてしまいました。

そこで私は、校長先生と相談して、澄井中学校卒業証書と内申書とを作成して、ある私立高校を受験させたところ学科試験に合格したのです。しかし、高等学校側では澄井中学校卒業生ということで、いろいろと問題が生ずるのではないかと心配して、愛楽園の園長と澄井校校長にも問い合わせがあったようです。

それにたいして、小・中学校生活には何の支障もなかったことを説明し、私立の高等学校に無事入学して、卒業することができました。就職も、ハンセン病にも理解がある結核予防協会に就職することになりました。私はその子どもに、澄井校卒業生がどれだけ社会に通用するか、偏見の打破になるのかのテストケースとしました。そして、勇気を出して仕事に努めるよう励ましましたが、〝澄井校卒業〟では、まだまだ社会の偏見の壁は厚く打破できません。そのうえ、学歴偏重の社会です。そこで、その生徒はさらに短大に学び、今では結婚して通常の社会生活をしています。

ある時、面会にきて、しみじみと「先生、後輩には澄井校出身だということが表に出ないようにしてください」といわれました。そこで、病気がよくなる生徒には、園長とも相談して、通園治療をしながらでもいいからと、中学の卒業時には、出身地の中学校に転校させて、高等学校へ進学させるようにしましたので、スムーズにいくようになりました。

しかし、そのような手段も、園長先生、澄井校の校長先生、先生たちによるねばり強い偏見打破の運動があってできたことでした。

一九五七（昭和32）年三月に、これまでのような入園患者の「補助教師」による教育的指導に代わって、政府任命の健常者の有資格教諭による教育が出来るようになって、前述のように嘉数弘子教諭や私たち補助教師四人も総退陣することになりました。澄井校になって六年、戦後一〇年目になって、入園患者の補助教師による教育にも終止符がうたれたわけです。

――そうしますと、愛楽園における戦後の特殊教育は、前半が主として嘉数先生たち、後半は比嘉良行先生たちが中心となって担われたわけですね。戦後の歴代の校長先生のお名前は。

宮城　澄井校の第一代目の校長先生は村田精徳校長、第二代目は安田徳太郎校長、三代目は瀬良垣宗十校長で終ります。その後は、沖縄県立養護学校の澄井分校となって、比嘉良行先生が教頭になり、その後、生徒が入園しなくなって、一九八一（昭和56）年三月に閉校となりました。

思えば、一九五一（昭和26）年に政府立澄井小・中学校となって、約三〇年間に教えた小学生は延べ三九〇名、中学生四二六名、合計で八一六名になります。卒業生は小学生一〇四名、中学生一二九名で、高等学校への進学は一〇八名となっています。感無量ですね。

――学校長の任命はどなたが当たられたのでしょうか。

宮城　愛楽園の創立当初は、学園の校長先生は園長だったのですが、患者自治会が組織されてからは、学園主任の私が学園経営の責任者で、自治会は保護者の立場でした。戦後、政府立学校になってからは、政府文教局から校長先生や教諭も任命されました。患者「補助教師」の任命は、最初は園長でしたが、自治会が組織されてからは自治会長による任命となりました。

外出禁止と修学旅行

――公民権は獲得できたわけですが、その後、外出制限のほうはどうなったのですか。

宮城　「ハンセン氏病予防法」は今（一九八七年現在――編者注）も存続していますが、法律としては実際は死文化していて、改正をしなければならない実情になっています。しかし、厚生省も療養所長連盟でも、全患協でも、予防法の改正に手がつけられなくて三竦《すく》みの状態のようです。沖縄では「ハンセン氏病予防法」はあっても、ないのと同じで、ただ予防法を適用するのに都合がいいようなときに備えているようなもので、不都合の場合でも適用していないようです。

日本本土の「らい予防法」は、一九五三（昭和28）年八月一五日に施行されていますが、その法案にたいしてはそれを阻止しようと、全患協は総力を上げてとりくみ、患者は生命をかけて闘いました。

沖縄では、「ハンセン氏病予防法」が、法律第一一九号として一九六一（昭和36）年八月二六日に公布されましたが、内容はほとんど「らい予防法」に準じています。ただ「らい予防法」よりも進歩的なのは、在宅制を設けて、療養所に必ず入所しなくても、一般病院に入院、または通院しても治療もできるようになっていて、社会復帰もできるようになった点などです。

現在（一九八五年――編者注）入園患者の八五パーセントが伝染の虞《おそれ》のない治癒者が在園して、また新発生患者も非常に少なくなっています。その上、ハンセン病菌の伝染力は結核菌の二〇〇分の一ほどの伝染力しかないといわれています。ところが「らい予防法」では、外出できるのは親族の危篤、死亡、罹災、その他特別の事情がある場合であって、所長がらい予防上重大な支障をきたす虞がないと認めて許可したとき、また、法令によって国立療養所外に出頭を要する場合と限定されています。

しかし、この条文などは、現在では死文に等しいものです。確かに戦後においても、無断で外出し、職員に捕まえられたら、懲罰の対象として監禁室に留置されました。しかし、とくに戦後、故郷が、ことに那覇・首里の街や南部・中部の激戦地だったところがどうなっているのか、入園患者としては是非一度は誰でも自分の目で確かめたかったのでした。

一九五三（昭和28）年五月には、羽地内海にある屋我地島は離島でしたが、屋我地大橋、奥武橋が架橋されることになって、沖縄本島に渡れるようになりました。それで入園患者のなかには沖縄本島の各地にゆき、その復興ぶりを見学してくる患者もいました。

当時、まだ交通機関として乗用車はありましたが、現在のようなバス専用の大型車はまだなく、トラックを改造して交通機関としていました。

一九五四（昭和29）年三月、私たちは、そのトラックバスを利用して、澄井校の生徒たちの社会見学を計画しました。トラックバスに乗っての見学ですから、公衆に伝染させる虞はないし、生徒たちは一見して健常者と何の変わりもありません。もちろん、園長や事務長らには異存はないし、ただ琉球政府の厚生局と警察が許可してくれるかどうか、それが心配だったのでした。私たち教師と校長先生が協議を重ねた結果、校長先生に直接文教局、警察、米軍民政府、米軍公衆衛生局にたいして、澄井校生徒の社会見学旅行の許可願いをしてもらいました。その結果、米軍民政府、米軍公衆衛生局からはすぐに許可が出ましたので、琉球政府文教局も厚生局も警察も許可せざるを得ませんでした。このことは、園では快挙の一つとなって、一般入園患者にも社会見学の機会が生まれたのです。

私たち澄井校生徒たちと教師は、トラックバスで、一般入園者の羨望《せんぼう》の眼差しの見送りを受けて、園の正門を堂々と後にしました。済井出部落を通り、屋我地大橋三〇〇メートルあまりの橋を歓声をあげながら渡り、奥武島奥武橋を渡り、沖縄本島に一歩を踏み出しました。当時、名所であった羽地の大田んぼの稲の苗の青さにすがすがしさを覚え、羽地、名護の街の店や軒《のき》の並びを珍しく眺めました。当時、名護の七曲がりの入口にはまだ警察の検問所がありましたが、米軍民政府、琉球政府の許可書を校長が見せて、フリーでパスし、恩納村、多幸山、読谷飛行場米軍基地の巨大さに驚き、「沖縄に基地があるのか、基地のなかに沖縄があるのか」と思いながら、一時間ばかり基地のそばを通り、那覇の街に入りました。

しかし、昔の面影はどこへやら、全く跡をとどめておりませんでした。「奇跡の一マイル」と称される国際通り、県庁前を通り、首里へ向かいました。首里の坂道をバスはあえぎあえぎ登り、首里城へ向かいました。ところが、首里城跡には琉球大学の校舎が建ち、あの赤木の並木はどこへやら、枯れた赤木の大木に寂しさを覚え、戦争は山河を変えてしまったのだと実感しました。琉球大学のなかをトラックバスで通り過ぎました。さすがに若者の街、大学生の男女とすれちがえば、首里にかつて遊んだ私の学生時代の面影はと、白日夢を見るような思いでした。

南部に入ると、そこは、今次大戦の激戦の片鱗を見た思いでした。摩文仁の戦跡の跡に立つ忠魂碑にわびしさを覚えました。ひめゆりの塔の前では、生徒たちに「下車させて」とせがまれ、社会見学許可条件として、人出の多い場所では、下車させるなということでしたが、生徒たちの熱意に負けて、下車させました。「ひめゆりの塔」を見学し、手を合わせましたが、これは修学旅行のハイライトでした。

この社会見学は澄井校生徒たちには大きな喜びを与えたようでしたが、私の胸のなかには晴れ晴れしない一抹の寂しさが残りました。しかし、この澄井校の社会見学は、一般入園患者にも、社会見学の道を開くことになりました。

――お話をうかがっていて「修学旅行」の最大の喜びは、療養所の外の社会へ実際に出てゆき、一般の人々の生活やその息吹きに触れることにあったように感じましたが……。

宮城　そうです。外出が許されるのは、親の死目のときに外出の許可が出されるのですが、日数はせいぜい三日間でした。だから修学旅行といっても、たった一日でしたが、堂々と社会に出られるということは、この上もない喜びだったのです。

澄井校の第一回目の卒業生たちの時代は、今度のように社会に大手を振って、社会見学に外出することなど夢にも思ったことがなかったのです。私は、第一回目の卒業生の少年・少女たちに、「今に新治癩薬プロミンが使用されることによって、ハンセン病が治って、社会復帰する時代が必ず来ると、私は信じている。そうなると君らが最初に社会復帰して、その時は、君らも大人になって結婚して、子どもも生まれていることでしょう。そして、先生、那覇に遊びに行きましょうと、気軽に自動車で迎えにくる時代がやってくると思うが、君たちはどう思うか」と、話したことがあります。彼らは、「先生、そんな夢みたいな話が本当に実現するのでしょうか」と笑っていました。

それが、三年後にはトラックバスでしたが、第一回の社会見学旅行が実現して、二〇年後の今日では、あの頃の生徒たちは社会復帰をして、家庭を持って、子どもも生まれて、今では自家用車を持ち、時折、園を訪れて、昔の療友たちと旧交を暖めております。

私が第一回目の卒業生たちに話してから一〇年後に、私が予言したような時代がやってきました。「先生、今日は私の車で、本部《もとぶ》半島一周のドライブをしましょう。そして、名護のレストランで夕食でも食べましょう」と、夢が本当に実現したのでした。

社会復帰への悩み

――卒業生たちのいわゆる社会復帰の実情はどんなでしょうか。

宮城　澄井校になって、第一回目の卒業生たちのほとんどはプロミンという新治癩薬の出現で、二～三年の治療で治って、すぐ社会復帰することができました。その子どもたちは、入園当初から軽症だったからでしょう。いわゆる早期発見・早期治療のお陰で、治って社会復帰して、社会生活にもすぐに溶け込み、結婚も順調にいって幸福な生活に入っているということでしたが、ハンセン病にたいする偏見の壁の厚さはなかなか打ち破れないようです。社会復帰をした同士が、結婚するケースが多いようです。

第一回の澄井中学校卒業生たちが社会復帰をした頃は、以前お話ししましたように、まだ療養所の正門脇に守衛室があって、訪問客・面会人・外出者などをいちいちチェックして、訪問客には訪問の趣旨を尋ねて、事務本館の職員に連絡をするのでした。面会人の場合は、面会する人の名前、出身地、関係などを尋ねて、分館室に連絡、面会室に案内、その面会室で、呼び出された患者と面会するのが原則とされておりました。

外出患者は、守衛室で外出許可書を見せて、帰園の予定日をチェックさせて、その証明書を持って外出して、帰園したときには、帰園の報告をするのでした。一〇年程前に、守衛室が廃止になってからは分館福祉室でそうした手続きを取り扱っています。

たびたび訪問する訪問客や面会人などは、守衛室での訊問を嫌って、黙って通過したり、外出者なども、外出証明書などもらわないで、海岸の裏口ルートを出入りする場合が多くありました。

ある日、第一回澄井中学校卒業生のN子、K子、Y子の三人が、社会復帰をして五年目に愛楽園を訪問しようとしたときのことです。連れだって那覇を出発して、名護の街に着いたのは、正午頃だったので、腹ごしらえを名護でしようと、食堂の前で自動車を降りようとしたら、食堂の隣の店先に半年前に結婚したY子さんの主人が立っていました。Y子さんはびっくりして、自動車の中に引き込み、隠れてしまいました。N子さんとK子さんが、どうしたのかと思って尋ねたら、「主人に見られると都合が悪いから、早く園にいきたい」というので、名護で昼食を採らずに園にきたということでした。

そして、私の部屋を訪ねてきて、「先生、昼ご飯ちょうだい」と所望しましたので、妻が急いで昼食を準備して食べさせました。どうしたのかと尋ねてみたら、Y子さんは主人に、私はハンセン病回復者だと打ち明けないで結婚したので、今、愛楽園に遊びにいくのを見られたら、その理由をいうのに困ってしまうというのでした。

Y子さんは結婚するとき、そのことで非常に悩んだと語りました。ハンセン病は治癒して、社会復帰をし、何ら健常者と変わらないが、まだ社会一般の人々は、ハンセン病は不治の病であるとか、遺伝病だと信じている人々が多いのです。それでY子さんは夫にハンセン病にたいする理解もさせていないし、それで、ハンセン病回復者であることを打ち明けないで、秘密にして結婚したので、主人は自分がハンセン病回復者であることは知らないというのです。

社会に復帰してみて感じたことは、ハンセン病にたいする社会での偏見には、根強いものがあって、「私はかつてハンセン病であったと素直に告白して結婚しても、相手が本当にそれを理解してくれるかどうか、これが一番怖かった。風邪でも引いて寝込んだり、体のどこかに異常でもあったりしたら、ハンセン病の再発ではないかといつもびくびくしていて、勇気を出して、実は、私はハンセン病回復者だったと主人に打ち明けることはできなかった」とY子さんは告白していました。

Y子さんはさらに「プロミンの効果は本物だろうか、どうだろうか。女性は妊娠したり、出産したりしたとき、よく病気が再発するといわれていますので、そういう試練を経てみなくては、本当の回復者として自信を持つことはできない。そういう時期を経て、自分の健康に自信を持つことができたときに、主人に打ち明けて、理解してもらうつもりだ」と、胸の内を語りました。

私は社会復帰をした教え子たちにも、まだまだ親にも語れない悩みを抱いて、社会にでても、自分の「宿命」ともたたかっているのかと、ハンセン病を患った者の苦しみの深さを改めて知る思いをしました。

なお、一九六二（昭和37）年五月以降は、沖縄らい予防協会が那覇市に皮膚科診療所を設置し、一般皮膚病診療と同時にハンセン病についても診療を開始しました。また、その翌年の八月五日には、宮古南静園の生徒一一人が社会見学の途次来園し、澄井校生徒と交歓しました。そして、一九六五（昭和40）年二月には、岡山県立邑久高校入学試験に澄井中学校生徒四人が合格し、進学することになりました。

一九七二（昭和47）年五月一五日、祖国復帰（米国、日本国へ沖縄の施政権を返還）し、沖縄の両療養所が国立に移管し、それぞれ国立療養所沖縄愛楽園、国立療養所宮古南静園になりました。

入園患者自治会での活動

――では、最後に、澄井校の「補助教師」をお辞めになってから、現在に至るまでの活動についてお話しいただけませんか。

宮城　一九五七（昭和32）年三月、澄井校の運営は琉球政府文教局任命による健常者の教諭たちだけで行うことになりましたので、私たち「補助教師」は辞めることになりました。

その後、私は入園患者自治会の役員、区役員に選ばれて活動することになりました。在園者である嘉数弘子先生は「祈りの家教会」の委員で、オルガニストとして活躍することになりました。私は、教育関係の仕事としては、夜間の成人学級と、澄井校中学生を対象にした岡山県立邑久高校新良田《にいらだ》教室か、県内の私立や公立の高校を受験する生徒たちのための予備校の教師的なことを一時していました。自治会文化部から、機関紙「愛楽新聞」の編集をするようにと頼まれて、その仕事をすることにもなりました。

私が「補助教師」を辞めて、自治会の仕事をするようになったのも、実は、教え児のK君が三輪車を工夫して制作し、両義足による移動の困難を克服させてくれたお陰でした。自治会の仕事も任期は一ヵ年でありましたので、次は区から選出されて評議会の評議員になり、議長に選出されました。私が評議会議長として自分なりに仕上げた自治会での仕事で大きかったことは、自治会執行部と評議会との間の与野党的な対立をなくして、話しあいを重点においたこと、政府への陳情を園長・事務長だけに任せないで、入園患者自治会の代表が政府に直接陳情をするようにしたことです。

これには、患者を外出させるための、外出許可の手続きや、外出しての行動にたいして「らい予防法」との関係も十分検討して、政府への直接陳情の道を開いたことが力となっていると思います。

しかし、思うように実現できなかったこともあります。スコアブランド博士が、西ドイツから寄贈してもらった「希望と自信の鐘」の鐘楼の丘の階段を、足の悪い療友、老人でも登れるように回廊式階段にするよう要望しましたが、私の意図する構想の七割しか取り入れてもらえなかったことです。今でも鐘楼の丘へ登る階段設計については残念に思っています。

私は入園患者自治会で運営委員、庶務部長、執行委員、副会長、機関紙発行編集委員、自治会規定改正委員、事態収拾委員、療養所将来構想委員などの役員を引き受けて、自治会のために、入園患者の福祉のため微力を尽くしてきました。

その他に、旧納骨堂から新納骨堂への移管事務、青木恵哉師頌徳碑建立計画とその実現、自治会事務所建築、ドルから円への切り替え事務、障害年金・老齢年金支給事務、障害度診察、年金申請事務など、現在、福祉室で取り扱っている仕事の基礎づくり、本土復帰をして、国立療養所となり、琉球政府時代に、入園患者自治会が主体となって、園運営を職員に返還すべき業務・事務の引継ぎ事務の基礎づくりのほとんどに参加してきました。最近の一〇年間は、その第一線から退き、専ら機関紙『すむいで』編集を中心に、入園患者自治会の仕事をしているのが現状です。

――これまで、何度も愛育園を訪問させていただき、その都度、宮城さんならではの貴重なお話をうけたまわることができましたこと、誠にありがとうございました。これからもお元気で、ご健闘くださり、ご教示くださることを心より願っております。


（追記）以上で、国立療養所沖縄愛楽園の在園者である宮城兼尚（筆名・友川光夫）さんからの、主として、いわゆる「患者補助教師」としての歩みに焦点をあてた聴き書きに関する報告を終わる。「はじめに」でも記したように、聴き取りは、一九七五年から一九八七年までの一〇年余にわたって行われた。

それから一〇年近くを経た一九九六年三月、「らい予防法」（一九五三〔昭和28〕年制定）が廃止された。宮城さんが触れているように、沖縄では一九六一（昭和36）年八月に「ハンセン氏病予防法」が公布されていた。それは、日本の「らい予防法」の影響・関連性を内在するとともに、退所・退院規定（第七条。但し、「政府立療養所または指定病院から退所または退院することを命ずることができる」のは「行政首席」）を設け、在宅治療を認めた点（第一四条）において重要な特徴を有している（藤野豊さんは国立療養所多磨全生園の入園者自治会の機関誌『多磨』に連載中の貴重な労作「『いのち』の近代史」第九〇回～九二回において「沖縄の『ハンセン氏病予防法』〔上〕、〔中〕、〔下〕」という副題のもとに、沖縄の「ハンセン氏病予防法」の成立過程と背景、本法の意義と問題点などについて、「第一八回議会立法院文教社会委員会議録」や関係者・団体による当時の記事・発言などに基づいて分析・考察している。『多磨』通巻九三〇号～九三二号、一九九九年七月～九月。藤野豊著『「いのち」の近代史――「民族浄化」の名のもとに迫害されたハンセン病患者』かもがわ出版、二〇〇一年、六一四～六二七頁、参照――編者注）。筆者としては、出来れば「らい予防法廃止法」が制定されるに至ったことに対する宮城氏の感想やその後、各地でハンセン病療養所の入所者・退所者が原告となってとりくみつつある「らい予防法違憲国家賠償請求訴訟」についての意見をお聴きしたり、さらには宮城兼尚さんが「患者補助教師」あるいは「寮父」として教え、あるいは共に暮らしたかつての子どもたちのその後の人生についてもさしつかえない限りにおいてお話しいただきたく思っていた。

とりわけ、沖縄本島の国立ハンセン病療養所に、その創設期から、沖縄戦の時期を含め六〇年余におよぶ長い歳月を生きてこられた宮城兼尚さんから、〝今、私は、未来に向かって、これだけは伝えたい〟というメッセージを語っていただくことを切望してきた。しかし、それは、宮城兼尚さんの健康上の事情もあり実現できずに終わった。なお、本章の内容については全て宮城兼尚さんがあらかじめお読み下さり、修正・加筆して下さった。そして、友川光夫の筆名（園内通用氏名）ではなく、実名で公表することを了承していただいた。宮城兼尚さんが、「友川光夫」の筆名でその編纂委員会の委員の一人として、編纂・執筆にたずさわった『命ひたすら――療養50年史』（一九八九年）の巻末には、次の詩が紹介されている。

命ひたすら

ひたすらに生きて
汚辱を忍び
人の愛に触れ
別離にも耐えて老い
なおもいとおしむ

それだけしかなかった
たった一つずつの命
（島中冬郎）

宮城兼尚さんたちの沖縄愛楽園における在園者の歩みに関する参考文献としては、とくに、沖縄愛楽園入園者自治会編集・発行『命ひたすら――療養50年史』（一九八九年、全五一二頁）が重要である。また、沖縄愛楽園の入園者たちの極めて重要な証言集として、沖縄県ハンセン病証言集編集総務局編集『沖縄県ハンセン病証言集　沖縄愛楽園編』（沖縄愛楽園自治会発行、二〇〇七年、全六〇三頁）および同局編集『沖縄県ハンセン病証言集　資料集』（同自治会発行、二〇〇六年、全八四八頁）が刊行されている。沖縄におけるハンセン病政策とその被害に関する法学的研究としては森川恭剛著『ハンセン病差別被害の法的研究』（法律文化社、二〇〇五年、全三二四頁）が優れている。

本章の初出は、清水寛「日本ハンセン病児問題史研究〔Ⅱ〕――聴き書き：国立療養所沖縄愛楽園における宮城兼尚氏の『患者補助教師』としての歩み⑴」、同『同〔Ⅲ〕――同⑵」（『埼玉大学紀要教育学部（教育科学）』第48巻第2号、一九九九年九月、六九～一〇一頁、『同』第49巻第1号、二〇〇〇年三月、一九～三八頁）である。両号を合わせると計五三頁にもなるので、紙幅の制約上、大幅に削減し一部修正加筆した。なお、両号の文末には、「参考文献」として合わせて九種類計一二七点以上を掲載しているが、いずれも割愛した。（編者、記）

第Ⅲ部　資料編

資料1　日本特殊教育学会第三六回大会（一九九八年九月一三日〜一五日、文教大学）

〔自主シンポジウム7〕ハンセン病療養所における子どもたちの生活・教育・人権の歴史と未来への教訓［Ⅰ］

——国立療養所多磨全生園を中心に

企画者　清水　寛（埼玉大学）
司会者　平田勝政（長崎大学）
話題提供者　清水　寛（埼玉大学）
江連恭弘（東京学芸大学大学院）
天野秋一（多磨全生園在園者）
篠崎恵昭（埼玉大学）
金《キム》　福漢《ボクハン》（埼玉大学研究生）
指定討論者　冬　敏之（元・全生園在園者）

まず清水が、企画の目的と話題提供者のそれぞれの立場とテーマの相互関係について説明した上で、全国のハンセン病療養所における子どもたちの生活・教育等の問題の歴史について概括的に報告した。すなわち一九九六年三月、「らい予防法（一九五三年制定――編者注）の廃止に関する法律」が成立し二年余が経つ。本法の「付帯決議」では「ハンセン病は発病力が弱く、又発病しても、適切な治療により、治癒する病気となっているにもかかわらず、『らい予防法』の見直しが遅れ、放置されてきたこと等により、長年にわたりハンセン病患者・家族の方々の尊厳を傷つけ、多くの痛みと苦しみを与えてきたこと」に「深く遺憾の意」を表している。と同時に、「政府は本法施行に当たり、深い反省と陳謝の念」に立って「特段の配慮をもって適切な措置を講ずるべき」四つの項目の一つとして、「一般市民に対して、また学校教育の中でハンセン病に関する正しい知識の普及啓発に努め、ハンセン病に対する差別や偏見の解消について、さらに一層の努力をすること」を挙げている。そのことを紹介し、本企画は特にこの第四項目の課題に対して、障害者・家族の権利保障をめざす立場から日本近現代の障害者問題史（日本帝国主義による旧植民地朝鮮・台湾等における障害者問題をも含む）の研究に携わっている者（在日韓国人を含む）と当事者であるハンセン病回復者とが協力・共同して、調査・研究の成果と自らの体験とを発表し合い論議を深めることによって応えていこうとするものであると述べた。そして、話題提供者たちと共同作成した資料集（全一六六頁）のなかの「日本ハンセン病児問題史年表」（第一次案）に基づき、仮説の段階であるがと断った上で明治期以降の旧植民地朝鮮・台湾・「満洲」等を含む私・公・国立のハンセン病療養所における病児と「未感染児」と呼ばれた健常な養護児に対する「処遇」問題の顕在化・分化・消滅の過程の共通性と相違性、その背景等について発表した。

江連は、多磨全生園の沿革と患者生活について、①伝染病対策の草創期、②強制的隔離政策の展開期、③敗戦後の生活改善運動期の三つに時期区分し、医療政策と患者生活の関係のなかで、子どもたちをめぐる歴史的社会的な背景について述べた。すなわち第一期では、近代日本の衛生行政が偏見や差別を助長する「癩《らい》」病観念を形成し、本病への忌避観念や病院設置反対を生み出した。第二期では、隔離の法的整備や「無癩県運動」展開のなか、園内では患者組織が職員に代わって園運営補完のための作業を担うが、総力戦体制下の医療・配給体制の崩壊が患者の生存の危機をもたらした。第三期では、戦争体験と日本国憲法の基本的人権に基づく生活擁護のための患者活動が展開され、後の「らい予防法」反対闘争に向かう。そのなかで、子どもたちの問題は、少年少女団として銃後を支える存在から、生活改善運動での教育権保障要求により待遇改善へと向かう。そこでは、一貫して隔離医療下における自らの生活への問い直しが基調になっていたと述べた。

天野は、一九六〇年から閉校に至る一九年間の「患者補助教師」の体験に基づいて、全生園内の中学校分教室（一九五三年一〇月一日認可）としてのさまざまな困難や、ハンセン病への偏見が、子どもたちへの差別として現れた事例等を報告した。学歴証明書がなくて就職できなかった子どものこと、教科書や文房具もなく、何回も園側に交渉したが認めてもらえなかった口惜しい想い出がある。しかし、ハンセン病への一般の人々の理解も深まってきて、林間学校や農業実習なども、一九六三年以降には園外で行われるようになったことなども述べた。報告者が何よりも嬉しいのは、分教室に在籍した一九年間に教えた生徒が一人残らず社会で活躍していることであり、多くの方々の深い理解と支援に感謝したいと結んだ。

篠崎は、①子どもたちの教育状況と、②子どもたちの精神生活の深層について問題提起した。①については、天野の報告と重複するので、主として時代区分について提起した。すなわち開園から園内の秩序維持を目的とした寺子屋期、学園を開設し患者教師が指導した学園期、戦後の六三制の学制施行より六年遅れて学区の小・中学校の分教室として認可され、全児童・生徒が卒業して閉室されるまでの分教室期である。②については、児童文集『呼子鳥』の内容を手がかりとして分析した。寺子屋期、学園期には強制隔離収容下、不治の病として精神の深層では意識し、さまざまな環境条件と複合的に屈折して表現されていること、戦後から分教室期にかけては、「不治の病」が特効薬プロミンにより治癒可能になり、社会復帰もできるようになったことが反映し、新憲法体制下の患者の諸権利獲得運動と呼応した時期の作品は、それ以前の作品と精神の深層面での違いがあり、教師の作品評価も相対評価から絶対評価へ比重が移っていることを指摘した上で、感性に充ちた作品の紹介もした。

金は、朝鮮人がなぜ多磨全生園に入園したか、その背景をまず述べ、在日韓国・朝鮮人ハンセン病患者の実態を当時の統計を通じて明らかにした。彼らは、土地を奪われた朝鮮農民の多くは、「満洲」に、日本に、生活の道を求めて故郷を去らねばならなかった。彼らは、土建業・炭坑の坑内夫、紡績業など、特に労働条件の劣悪なあらゆるところで働いた。しかも、彼らは民族差別のため、低賃金の日本人よりも安い賃金で働かねばならなかった。また、朝鮮人に対する本格的な強制連行・強制労働は国家総動員法と太平洋戦争を背景として、一九三九年頃から一九四五年まで強力に行われ、特に戦争の末期に連行された朝鮮人の処遇は、極めて劣悪で残酷なものがあった。在日韓国人や朝鮮人にハンセン病発病率が同年代の日本人に比べて高いのは、日本帝国主義による「隔離・撲滅」という「癩」政策と、強圧的な植民地統治との二重の歴史的要因が作用し合っていたのではないか、また「癩療養所」に入所した在日韓国・朝鮮人たちに対しては、民族的な差別がさらに加わっていたと述べた。

冬は、清水、江連、天野、篠崎、金の報告を踏まえながら、元全生園在園者であり、また全生学園及び少年舎の出身者としての体験から、ハンセン病児童・生徒の置かれた状況を報告した。全生園で過ごした一九四二年から学園を卒業する一九五〇年までは、アジア・太平洋戦争の後期から敗戦後の混乱期の、日本全体が貧しく、飢えていた時期でもある。国のハンセン病者対策は、治療や福祉の対象としてではなく、微弱な感染症でありながら、一定の場に患者を入れたまま出さない「強制収容・終生隔離」を前提に開始された。患者であることが恥とされ、「穀つぶし」「座敷豚」とさえ呼ばれた。こうした閉ざされた環境に加え、戦中・戦後の食料や物資不足は、子どもたちにも多くの悲惨をもたらした。蛇・鼠・蛙・蟬までも食べた記憶がある。学園にいた多くの子どもたちが栄養失調から体調を崩し死亡したが、そのなかには子ども同士のいじめによる死亡例もある。一九四八年に特効薬プロミンの治療が開始され、ハンセン病は治癒する病気となったものの、国の「隔離・撲滅」の政策は変わらず、治癒した入園者の社会復帰への道は狭く、険しいものであった。子どもたちも例外ではなく、治っても親元へ帰れる者は少なかった。しかし、寺子屋以来延々と続けられてきた患者による患者教育は、複式授業の制約や、資格のない教師による著しい学力不足などの弱点もあったが、反面、子どもに大きな感化を与えた教師もいた。国も園側も患者教育には熱心ではなかったが、全生学園が分教室に昇格した後も、子どもの教育を支えたのは、派遣教員よりもむしろ入園者である補助教師たちであった、と指摘した。

参加者からは、岡田英己子学会員（都立大学）が、「全生園の隣に住んでいた時、私は園をよく散策した。穏やかな日常の営みが見られる園の散歩は、人の苦しみと喜びが、表裏一体であることを確認させてくれた。だがこの受け止め方は、私のノスタルジアでしかなかった。今回の証言を聞き、隔離政策は日本近代の重層構造の歪みそのものであると直感した。つまり、近代的な医療・衛生制度が、前近代的人間関係によって運営されるということである。西欧近代を模倣する一方、明治中期から地主制・共同規制をとおして、前近代的人間関係が強化される。こうして患者に対する医療行政のパターナリズムが隔離政策の転換を決定的に遅らせた。個の自立を促す人間観を、医療行政は持ちえなかったのである」と発言した。

清水から標題の「未来への教訓」と係わって次の三点が提起された。①「感染症予防法」が制定されようとしているが（一九九八年九月二五日成立、九九年九月施行）、人権の尊重が法文に明記されていず、法律自体に曖昧《あいまい》な部分が多く、運用によっては人権侵害の虞《おそれ》があり、国は過去の感染症施策の誤りを反省しているとは言えない。したがって戦前・戦後の国・地方公共団体による「癩」（「らい」）対策の実態と背景について一層明らかにし、その公的責任を追及する必要がある。②ハンセン病に罹患《りかん》する者がいなくなることをもってハンセン病者問題も消滅・解決したと見ることはできない。本病に対する医学の誤った疾病観や社会に根強く残っている偏見・差別の原因・背景を科学的に究明し、国民全体が共同してそれらを取り除いていく努力を続けなければ、将来、新たな感染症・難病等に対して同じような過ちを繰り返すことになろう。③ハンセン病療養所の入所者も高齢化してきており、障害者問題史研究の一環として、特にその子どもの時期の体験がその後の精神形成・人生に及ぼした影響などについて記録し未来への教訓として生かしていくことが大切である。

最後に、司会者の平田が、ハンセン病児問題史の研究はこれまで殆どなされてこなかっただけに意義深い企画であり、特に当事者が参加し体験に基づいて発表し討論し合えたのは、本学会が国民に開かれた、国民と共に研究活動を推進していく場となるためにも貴重なことであり、今後もこの企画が継続していくことを期待したいと述べた。

（清水寛・平田勝政）

出典　日本特殊教育学会機関誌『特殊教育学研究』第三六巻第五号、一九九九年三月、二三五～二三七頁。

資料2　日本特殊教育学会第三七回大会（一九九九年九月一六日～一八日、北海道大学）

〔自主シンポジウム９〕ハンセン病療養所における子どもたちの生活・教育・人権の歴史と未来への教訓[Ⅱ]

――国立療養所栗生楽泉園を中心に

企画者　清水　寛（埼玉大学）

司会者　平田勝政（長崎大学）

話題提供者　清水　寛（埼玉大学）

前田博行（東京学芸大学大学院教育学研究科）

江連恭弘（杉並区立阿佐ヶ谷中学校）

石浦教良（栗生楽泉園在園者）

篠崎恵昭（埼玉大学）

金《キム》　福漢《ボクハン》（大宮市・育成会さくら作業所）

指定討論者　冬　敏之（元・栗生楽泉園入園者）

まず清水が企画の趣旨と主題は前年度と同じであり、昨年の国立療養所多磨全生園にひき続き国立療養所栗生楽泉園（一九三二〔昭和7〕年創立、群馬県吾妻郡草津町大字草津乙六四七番地、約七三〇万平方メートル）を中心として、前年と同様に当事者（在園者、元・入園者）の参加も得て共同研究の成果を発表し合うものであることと、話題提供者のそれぞれのテーマ・発表内容との相互関係について説明。以下、報告は話題提供者作成・配布の『発表資料集』（全四八ページ）を用いて行われた。

清水は標記の主題を日本ハンセン病児問題史研究の一環として総合的・実証的に究明していくために必要な課題・視点として次の一一点を提起。①私・公・国立ハンセン病療養所の設立・患者収容以前のハンセン病児問題前史の解明、②対象児を療養所の病児、「未感染児」に限定せず家族が罹病・入所している家庭の子どもや在宅病児（在日外国人の子どもを含む、以下同様）に広げ、職員の子どもや地域の子どもとの関係を究明、③ハンセン病政策と患者運動、療養所全体の状況と係わらせながら子どもの問題の分野の特定と社会的性格の構造的把握、④療養所での子どもとしての「処遇」の分化と要因、⑤療養所における子どもの生活・教育空間の区分と居住・教育関係の建物・設備の利用の仕方の変容過程、⑥療養所と地域社会・住民との関係の変化と背景、⑦療養所の類型化（五類型を仮定）と各類型・療養所における子ども問題史の比較検討、⑧時期区分におけるハンセン病問題史と各時期の子ども問題史の共通性と独自性、⑨日本の旧植民地・占領地におけるハンセン病児問題との関係、⑩ハンセン病問題の国際的動向との関連、⑪療養所・「未感染児」保育所の退所児、療養所出身の生徒のための高校の卒業生など（在日・帰国外国人を含む）のその後の生活史の調査・研究の必要性・意義、である。

前田は、国立療養所栗生楽泉園史を検討するための歴史的前提として、また清水の提起を検討するための基礎作業として、同園の所在する草津町（草津温泉）における「癩者」（ハンセン病者）の存在形態及び同地に存在した自由療養村「湯之沢部落」と同地との関係の史的変遷について報告。近世中期から近代に至る草津温泉の歴史的過程を「医療都市」から「観光都市」への移行として捉え、その媒介項として「衛生化」「観光化」などに象徴される近代的価値による変革＝「近代化」を設定。その「近代化」こそが「癩者」及び「湯之沢部落」を周縁的存在へと排除し、その根拠として「癩」予防行政が機能していたことを説明。あわせて、「医療都市」としての伝統性から、「湯之沢部落」と草津本町との間に日常的な交流があったことについても言及し、草津温泉の地域性からの研究が望まれることを指摘した。

江連は、「栗生楽泉園における戦後初期の患者運動と教育問題」と題して以下の内容を報告。①ハンセン病患者運動の成立について、「特別病室」（重監房）問題に端を発した生活擁護患者大会での要求を検討し、生活保障を求める意識の形成を確認したほか、劣悪な生活環境にあった子どもの問題に関心が寄せられたことに言及、②療養生活論と平和意識について、「らい予防法」改正運動で提起された「療養権」と運動過程の中での「自己」の問い直し、それを基底にした原水爆禁止運動への取り組みにおける「平和と生活を守る」意識の生成を指摘、③教育権保障の状況について、通学問題や「観察期間」に基づく三段階の保育論のほか、青年期教育については「教養」の獲得と「社会復帰」への足掛かりとしての高校設置に論及。以上から、戦後初期（一九四五～五五）におけるハンセン病患者の「戦後」的意識状況について生存権を問う運動の成立と教育への意識変化を通して論及した。

石浦は、「湯之沢部落と楽泉園での子ども時代の思い出」と題し、在園者の立場から貴重な体験の報告と証言をした。一九四〇年、五歳の時、ハンセン病に罹患している両親と湯之沢部落に住み、C・リー（一八五七～一九四一）創設の聖バルナバ幼稚園に入園。一九四一年四月～四二年五月、草津町立草津国民学校に通学、本町

（上町《うわまち》と呼称）の子らともよく遊んだ。一九四二年、湯之沢部落解散にともない楽泉園に入園、いわゆる「未感染児」の保育所「双葉寮」に入寮し保育所敷地内に設置されていた草津国民学校栗生分教場に通学。年一回、本校に集まったが「(旧友たちと）顔を合わせるのが辛《つら》く厭《いや》だった」。一九四四年秋に発病、翌年二月に「患者地区」に移り、親の寮舎で生活しながら「望《のぞみ》学園」（教育法規外の学校、対象は学齢期の患児、教師は元・教諭などの患者で所内患者作業の一環、校舎は湯之沢部落の「聖望小学校」の建物を移築）に通学し一九五〇年に卒園。しかし、本学園の教育が公教育として位置づけられ、草津小・中学校第一分校として認可されるのは戦後も九年を過ぎた一九五四年三月のこと。そこに至るまでの所内の子どもたちの生活・医療・作業、学園（分校）の教師、教育内容などについて語った。

篠崎は、湯之沢部落のいわゆるミッション・ホームの患者たちの月刊文芸誌『高原』（一九三二年一二月〜一九四一年一月）に掲載された短歌を中心にして報告。中心人物の一人である高原《たかはら》邦吉は、自ら「病教師の歌」と題し、作品を毎号発表し、子どもの生活、教育、心理を描いている。作品の内容から二期に分けられ、第一期は湯之沢部落の「聖望学園」の教師として病気の子どもたちの教育にたずさわった時期、第二期は病気が悪化し職を退いてから、一九四一年湯之沢部落が解散を決定するその年の一月号（通巻一〇〇号）を以て廃刊するまでの時期である。第一期の高原の短歌の内容は常に子どもの側から生活、学習、心理をモチーフとして詠んでいる。第二期は「時局」が迫り、また高原自身の病状が悪化し教師としてのしごとからは離れているにもかかわらず、短歌は一貫して子どもを取り巻く問題を取り上げている。高原は「アララギ」に属していた。『高原』誌の同人の一部は「支那事変」を肯定したり皇室を讃美することを創作のモチーフにしている。高原の作品は全体として生命のほとばしり、生命の尊厳を基調としている点に特質がある（しかし、大会発表後、滝尾英二氏からのご教示があり、『高原』誌の邦吉の他の短歌を調べ直したところ、天皇制慈恵の受容・同調もみられることが分かった——筆者注）。

一九四三年に病没。享年四三歳。

清水は、発表予定者であった金福漢に代わって、金との共同研究の成果である「多磨全生園・栗生楽泉園における在日韓国・朝鮮人の入所の経緯とその背景」を報告。内容は①国立・私立療養所における一九六六年以降の療養所別の在日韓国・朝鮮人入所者の男女別人数の推移、②その背景にある朝鮮に対する植民地支配と日本における戦中・戦後の朝鮮・韓国人の劣悪な生活・労働と人権侵害の実態、③全国の療養所の在日韓国・朝鮮人に対して入所の経緯などに関し質問紙郵送法による調査を実施したところ全生園からは二〇人、楽泉園からは一七人の回答があり、それらの内容からも②で指摘したことをかなり裏づけ得ることなどである。

最後に指定討論者の冬は、話題提供者の発表を踏まえながら、特に以下のことを強調した。冬は国立療養所多磨全生園と同栗生楽泉園に在園した体験を通し、両園での子どもに対する処遇に著しい相違があり、園長の方針や園の設立以降の条件等による違いを述べた。一九四五年前後の食料難の時代でも、楽泉園では牛乳やおやつが子どもに支給されたし、親や兄姉との同居も認められていた。全生園ではそのどちらも認められず、飢えや子ども同士のいじめ等が原因で、数名の子どもが死亡したことなどである。楽泉園の同時代の入所者の証言にも、飢えやいじめの話はほとんどなく、比較的のびのびとした学園生活などの思い出が語られていた。しかし、そうした子どもたちも、学園・分校を卒業して社会復帰するに当たっては、ハンセン病への根強い差別・偏見により、以後の人生はその多くが平穏なものばかりとは言えず、いばらの道を歩んだ人たちのいたことを、具体例を提示しながら述べた。

参加者からの発言としては、昨年度の本自主シンポジウムにも参加した藤井力夫学会員（北海道教育大学札幌分校）は、①前年報告の全生園と比較して草津の楽泉園の方が自由な側面を有していたと考えてよいか。よいとするならばその要因の一つに湯治場としての共同体意識を挙げることが出来るか。温泉地としての近代化の歴史と湯治場としての癒しの共同体の歴史との相剋として強調し得ることがらがあれば明らかにして欲しい。②収容施設の中での生活の保障の鍵概念に食文化の充実があると考えている。事実、一八三〇年代フランスにおける精神病院の院内改革は食堂の建設から始まっているとみなせる。ハンセン病施設での食文化はどのような実態であったか掘り下げるべきではないか。③現今の社会変革をめぐる動きの中で、ハンセン病処遇の歴史から学ぶことが多く、驚きと共に貴重な研究と当事者の証言に敬意を表したいと述べた。①に対しては前田からの説明があり、②については清水から冒頭に提起した④、⑤の課題の中で実証的に深めたいとの答えがなされた。

是永かな子会員（東京学芸大学大学院連合学校教育学研究科）は、①埼玉大学でのハンセン病児問題史のゼミの一環として国立療養所長島愛生園を訪問し、今回の自主シンポジウムに参加して考えたことは、ハンセン病者にとってノーマライゼーションとは何であるかということである。自分が研究しているスウェーデンの社会・教育・障害児教育においては障害児・者のノーマライゼーション、インテグレーション、インクルージョンが議論されてきた。一方、日本はハンセン病者に対して隔離（セグリゲーション）・収容を強制的に行ってきた。これらは対極の思想である。ハンセン病者処遇の歴史は正しい事実認識のもと日本国民全てが学び反省しなければならないことであろう。ではその後はどうすべきか。何がハンセン病者にとってのノーマライゼーションかを明らかにしていくことが今後の重要な課題となろうと述べた。

谷川弘治学会員（西南女学院大学）は、今日の医療現場での感染症への対応や感染予防対策には、個々の療養生活における関係や諸活動に豊かなバリエーションがありうる。科学技術の水準、疾病観、人権意識の異なる時代であるが、ハンセン病問題の背景にある近代的衛生観などを歴史的に再検討する際には、個々の療養所の処遇のバリエーションを分析・考察する必要があると述べた。

古田弘子学会員（熊本大学）は、このシンポジウムに参加して強く感じたことは、自主シンポジウム（「シュンポシオン」）とは本来このようなものではないのか、少なくとも自主シンポジウムの一つの基本的なあり方を示唆された。ともするとシンポジウムは寄せ集め、ないしは寄り合いになりがちだが、長年そのテーマにとりくんできた研究者が企画者となり、その課題意識・構想を基軸に、共同研究者がそれぞれの見地と研究の手法――教育史研究、歴史地理学、文学評論、フィールド・ワーク、聴き取り等――をもってのぞみ、当事者による証言・論評も取り入れており、主題は重いが興味深く聴けたと感想を述べた。

（清水寛）

出典　日本特殊教育学会機関誌『特殊教育学研究』第三七巻第五号、二〇〇〇年三月、二一六～一九〇頁。

資料3　日本特殊教育学会第三八回大会（二〇〇〇年九月二二日〜二三日、静岡大学）

〔自主シンポジウム9〕ハンセン病療養所における子どもたちの生活・教育・人権の歴史と未来への教訓[Ⅲ]

——国立療養所長島愛生園を中心に

企画者　清水　寛（埼玉大学）

司会者　平田勝政（長崎大学）

話題提供者　清水　寛（埼玉大学）

江連恭弘（法政大学第二高等学校）

池内謙次郎（長島愛生園在園者）

篠崎恵昭（埼玉大学）

丹羽弘子（東京都立久我山盲学校）

指定討論者　金　福漢（大宮市・育成会さくら作業所）
冬　敏之（岡山県立邑久高等学校新良田教室卒業生）

まず清水が、企画の趣旨と主題は第三六回・三七回大会と同じであり、これまでの国立療養所多磨全生園、同栗生楽泉園に引き続き国立療養所長島愛生園（一九三〇〔昭和5〕年創立、岡山県邑久郡邑久町虫明六五三九番地、約二三八万平方メートル）を中心として、前年までと同様に当事者（在園者、同園敷地内に設置された高等学校の卒業生）と共同研究を進めてきた成果を発表するものであることと、話題提供者の研究分担の内容上の相互関係について説明した。以下、報告は話題提供者集団が作成した『発表補足資料』（全四六頁）を用いて行われた。

清水は、全生園・楽泉園・愛生園の子どもの問題の比較検討の結果を報告。例えば、（1）内務省・厚生省衛生（局）年報、各療養所年報から、三園の一九三八年末と一九四二年末の入園者の場合、①発病年齢一八歳以下はそれぞれ平均四一・九パーセント、三九・二パーセント、②一八歳以下の入園者はそれぞれ平均八・五パーセント、七・五パーセント、③発病から入園までの経過年数は三園の両年末の平均で五年以下三四・四パーセント、六～一〇年二八・一パーセント、一一～二〇年二五・五パーセント、二一年以上一三・一パーセント、④「教育程度」は全体的に「尋小卒程度」が約三割前後で最も多く、「無教育ノ者」が一割前後に及ぶのは本病による不就（修）学が要因と推定されること、⑤職業は一二〇種にわたるが一九四二年末の場合、三園とも最も多いのは「農業」（平均三六・三パーセント）、次が「無職」で平均三〇・〇パーセントに及ぶ。（2）各療養所年誌、入園者自治会年史・機関誌から、三園の子どもたちの生活・教育の変遷の経緯には、①病児は患者による私塾的教育→患者たちを教師にしての教育法規外の所内の学園での教育→国民学校令または学校教育法で認可された所内の分教場（分校）での派遣教員・患者補助教師による教育、②非病児（「未感染児」）は所内の保育所附設分教場

（分校）での教育→本校へ通学しての教育、所外の養護施設での教育が見られる。戦後の各園の病児に対する六・三制義務教育の保障は遅れ、教育諸条件も劣悪であったと指摘した。

江連は、職場の事情で欠席、「愛生園における『児童問題』と患者運動」と題する発表原稿を篠崎が代読。内容は愛生園が設立された一九三〇年代の園長光田健輔や日本MTLの「児童問題」認識の中にある優生思想がハンセン病対策の基礎として共通認識になっていたことを究明。患者「救済」をスローガンとし、逆に患者への深い差別意識を醸成した光田健輔は「未だその病気に感染せぬ児童を、可及的速かに分離養育する」ことを呼びかけるとともに、断種手術の有効性をあげた。日本MTLも「癩産児制限」を求め、優生学の立場からの検討を求めている。そして、子どもの「分離（隔離）」が〝愛生人〟としての自覚を促す契機にもなっていたことを明らかにした。

池内は、一九四一（昭和16）年「らい根絶計画」によって苛酷な強制収容が行われた結果、一九四三年愛生園では一四五〇名の定員に対して二〇〇九名も収容。三八パーセントを超える大幅な人員増は太平洋戦争の激化とも重なり、医薬品や食料不足は療養生活を一層悪化させ、加えて所内での強制労働による過労と栄養失調とによる結核の蔓延と赤痢の流行のため、一九四一年から一九四六年までの六年間に一一九〇名が死亡し、特に一九四五年は一年間の死亡者が三三二名に及んだ。入園者は生き地獄のような暗く悲惨な療養生活を余儀なくされた。私は人間の尊厳を踏み躙った過去のハンセン病対策を後世までも語り継ぎ、決して繰り返させてはならないと思っていると語った。

篠崎は、「『望ケ丘の子供たち』（一九四一年）・『愛生』誌（戦中・戦後）からみる〝愛生人〟構想」を発表。〝愛生人〟構想とは、初代愛生園園長光田健輔を中心的な対象として考察した〝理想的患者像〟であり、瀬戸内海の長島にある長島愛生園を一つの「ムラ」と考え、強制収容・終生隔離下での疑似一大家族としての共同生活を

「楽土建設」への営みとしてとらえた人間像を指し、その理念・構想の形成・確立期を中心に検討した。確立期の著作の一つである『望ケ丘の子供たち』は園側の〝愛生人〟理念を色濃く反映した内容で、三編で構成され、その「生活記録編」には「運命の旅路」「御仁慈の蔭に」「厚生の諸相」「修養と療養としての作業」「一大家族となって」など一二の柱で子どもたちの作品が分類・収録されている。子どもたちは、青少年団活動と共に学習、作業、治療が日課であった。病教師（所内学園の患者教師）の中には紀井沓のように、苛酷な環境の中にあっても地道な教育活動に打ち込み、特に生活綴方教育を子どもの視線で木目《きめ》細かく実践した者もおり、その子ども観・教育観・指導観を〝愛生人〟の理念・構想と対比・分析。また子どもの作品としては、例えば○島康○（女子）のように書くことによって自己の置かれた状況を直視し、生活を綴る意味を見出していることも紹介・考察した。

丹羽は、「ハンセン病療養所入所者にとっての唯一の高等学校の歴史」と題して、愛生園の敷地内に設置された高等学校教育機関・岡山県立邑久《おく》高等学校定時制課程普通科新良田《にいらだ》教室の歴史を、①前史：「らい予防法」の改正から新良田教室創設まで（一九五三〜五五年）、②第一期：生徒総数が一〇〇名をこえる時期（一九五五〜六三年）、③第二期：生徒と教師がよりよい学園を模索していく時期（一九六四〜七五年）、④第三期：民主的な教育運営がなされる時期（一九七六〜八七年）の四期に時期区分して報告。具体的には、①同校は「らい予防法」（一九五三年八月公布）に基づき、ハンセン病療養所入所者を対象に一九五五年九月に開校され、一九八七年三月に閉校したこと、②同校は全患協を中心とする「らい予防法」反対闘争の成果の一つとして実現したものであり、本法によって療養所生活を余儀なくされた入所者に後期中等教育の機会を保障する役割を果たしたこと、③他方、同校が終息に向かって規模を減少させながら存続していく時代は、国際・国内的にもすべての障害者に「完全参加と平等」の思潮が高まった時代であったにもかかわらず、ハンセン病療養所入所者への高校教育は瀬戸内海の離島の中で一般の高校生からは分離という形態のままに終わってしまったこと、を指摘した。④今後の課題としては、同校の三一年余にわたる存在と教育実践などの意義と問題点を日本ハンセン病問題史の中で実証的・総合的に位置づけ究明しながら、さらにハンセン病療養所入所者のノーマライゼーションの問題を真剣に考え解決していく必要性を強調した。

金は、職場の事情で欠席し、金と韓国にも調査に行き共同研究に取り組んできた清水が代わって、（1）愛生園における在日韓国・朝鮮人の入所の経緯と背景（一九四五～一九五八年までの年次別人数推移）を見ると最少が一九四六年の一二一人（男性六〇人、女性六一人）、最多が一九五八年の二〇五人（男性一四四人、女性六一人）、（2）入所に至るまでとその後の特に日本人入園者との処遇の差異・差別などについての聴き取り（男性二人、女性一人）の結果を報告した。

指定討論者で、多摩全生園から新良田教室に進学（第一期生）した冬は、報告者たちが述べたハンセン病児及び入所者の受けた過去の様々な被害例を踏まえながら、それらが決して過去のものではないことを、実例を挙げて述べた。すなわち、らい予防法廃止後一年を経過した一九九七年六月、ハンセン病と診断された鹿児島県に住む九〇歳の女性が、家族や周囲の過度な恐怖や嫌悪から、自らの命を絶ったという痛ましい事件である。これは、「らい予防法」の強制収容・終生隔離、家屋家財の消毒など、著しい人権侵害と差別偏見の助長から起こったものと指摘した。現在、熊本・東京・岡山で争われているハンセン病国家賠償請求訴訟の原告でもある冬は、裁判が、過去の被害の償いだけでなく、鹿児島の事例を再発させないためにも重要であるとして、参加者に支援を強く訴えた。

質疑に移り、参加者からは、前田博之学会員（東京学芸大学大学院）が、ファシズム化や優生思想によって〝愛生人〟として生きる意味を付与されることと園内での生活が剝奪されることとの間で、入園者がどのような葛藤を抱えていたのかという問題について、「長島事件」（一九三六年八月、入園者が待遇改善・自治等を要求し決起）の前と後での変化の有無や違いについて質問をし、それに対し、清水は、事件収拾約一ヶ月後に開かれた全国官公立癩療養所長会議の決議に基づき所長代表として光田健輔が司法大臣に「不逞ノ患者」に「行刑政策ノ徹底」を陳情している事実を指摘、篠崎は強制収容・終生隔離政策などと〝愛生人〟の理念・構想は表裏一体をなすものであり、人間の発達にとってかけがえのない〝子ども期〟を奪い精神的内面を歪め、その後の人生にも癒えない心的傷害を与えていると説明した。

シンポ後に小林はるよ学会員（新宿区教育センター）は、「教育という現象の本質は、かくあるべしというような議論によってではなく、その政治的・社会的現実の過程を問うことによって現われて」くること、「国家と教育がどんな関係にあったかという事実の検討を欠かすことはできない」という趣旨の感想を寄せた。

また臨時学会員として三年間にわたり本自主シンポを傍聴した藤川信子・山崎みね子は、「報告者が研究者だけでなく療養所在園者、指定討論者が元・入園者であることに新鮮な驚きと共感を覚えた。強制収容・隔離政策の非人間性、それが本人のみならず一家親族まで社会的な差別を受けている事実に大きな衝撃を受けた。療養所によりその地理的・歴史的条件の違いはあるが『らい予防法』が如何に悪法であったかを痛感した。法は廃止されても、〝見えない壁〟として現存していること、患者・家族が国家権力により人間の尊厳と権利を蹂躙されてきたという事実を多くの人に識って欲しいと強く思う」という感想を寄せた。

三年間にわたって司会を担当した平田は、昨年のシンポ後に栗生楽泉園発行の『高原』誌に寄せた「まとめ」（二〇〇〇年五月号掲載）で指摘した四点は今後も課題として残っていること、さらに今回の長島愛生園に関わって言えば、①本園は日本初の国立施設であり、しかも明治三〇年代から逸早く「癩病隔離所」の設立を主張し、その後の救癩事業の中核を担った光田健輔の癩者処遇観が凝集された特別な位置と役割と意義を持つ療養所であるだけに、光田の〝愛生人〟構想はノーマライゼーションの対極にある隔離型処遇観の典型として光田の全生涯と業績を踏まえたより一層の特質の解明、②指摘された光田の処遇観の根底にある優生思想の影響に関する思想史的解明、③光田の処遇観の他の療養所（旧植民地を含む）への影響とその浸透範囲及びそれに対する疑義・批判意識の有無（光田を相対化する度合）を民間私立の癩病院等での処遇との比較をも含めての検討、などが必要ではないかと指摘した。そして三年間のシンポを締め括るにあたって、再度確認したいことは、ハンセン病者への差別・偏見・人権侵害の歴史とそれを生み出した諸要因の解明と克服への努力は、二度と悲劇を繰り返さないという未来責任を個人レベル・国家社会レベルで夫々自覚し個人意志・国家社会意志に深く刻み込むことを意味するということ、言い換えればハンセン病者問題が突き付けている「人間の尊厳」に関わる重大な問題を問い解決していくことは、ハンセン病者の人間回復にとどまらず、私たち国民の人間性の回復・向上の道を開拓していくことであり、日本の国家・社会もその人道性・倫理性の質を回復・向上させていくことでもあるということ、そのことを肝に銘じて問題解決に向けてそれぞれの持ち場・地域で今後とも努力していきましょうと呼び掛け、司会を終えた。

最後に企画を担当した清水から、本テーマによる連続自主シンポは今回でひとまず終了し、今後は本シンポを発展させて、二一世紀のアジアにおけるノーマライゼーションをめざし、日本と旧植民地・占領地の障害者・病者（ハンセン病を含む）問題の史的比較研究をテーマとした連続シンポを関係各国の研究者・当事者の参加も得て開催したいのでご協力いただきたいとの呼びかけがなされた。

なお本稿は、企画者と司会者が協議しながらまとめた。

（清水寛・平田勝政）

出典　日本特殊教育学会機関誌『特殊教育学研究』第三八巻第五号、二〇〇一年三月、二四一〜二四四頁。

年史』（沖縄愛楽園入園者自治会、1989年）、みやこ・あんなの会『戦争を乗り越えて―宮古南静園からの証言』(2000年)、百年史編集委員会『神山復生病院の100年』(春秋社、1989年)、滝尾英二『近代日本のハンセン病と子どもたち・考』（広島青丘文庫、2000年）。なお、私立療養所や占領地、植民地、すでに閉鎖された療養所などについては十分に取り上げられなかった。今後の課題としたい。

1987	※1986年8月31日までの入学者総数369名、卒業生307名（新良田教室）		
1988	10.9同窓会（上野）（新良田教室）		5.邑久・長島大橋開通式
1992	9.2同窓会（熊本）（新良田教室） 「朝日小・中学校双葉分校」廃校（奄美和光園）	3.31「名瀬天使園」閉園（奄美和光園）	
1996			3.「らい予防法廃止に関する法律」成立
1998	9.22同窓会（御殿場）（新良田教室）		7.ハンセン病国賠訴訟提訴（熊本地裁）
2001			5.11国賠訴訟で「国の隔離政策は違憲」との判決（熊本地裁） 6.ハンセン病保障法、参院可決
2002			10.16ハンセン病問題に関する検証会議発足
2003			11.熊本県の里帰り事業でホテル宿泊拒否事件発生 12.韓国・小鹿島病院入所者が補償請求
2004			8.台湾・楽生院入所者が補償請求
2005			3.ハンセン病問題に関する検証会議「最終報告書」提出 10.台湾・小鹿島両訴訟で相反する判決

備考）本年表は、以下の資料を参考に作成した。清水寛「日本ハンセン病児問題史研究〔1〕―研究の課題と『日本ハンセン病児問題史年表（第1次案）』」（『埼玉大学紀要　教育学部（教育科学）』第48巻第1号、1999年）、伊藤文男「裏から表へ―松丘における児童教育の歩み」（松丘保養園七十周年記念誌刊行委員会『秘境を開く―そこに生きて七十年』（北の街社、1979年）、『忘れられた地の群像―東北新生園入所者自治会40年史』（東北新生園入所者自治会、1987年）、栗生楽泉園患者自治会編『風雪の紋―栗生楽泉園患者50年史』（1982年）、多磨全生園患者自治会編『倶会一処――患者が綴る全生園の七十年』（一光社、1979年）、駿河会編『入所者三十年の歩み』（国立駿河療養所患者自治会、1975年）、『閉ざされた島の昭和史―国立療養所大島青松園入所者自治会五十年史』（大島青松園入所者自治会（協和会）、1981年）、長島愛生園入園者自治会『隔絶の里程―長島愛生園入園者五十年史』（日本文教出版、1989年）、邑久光明園入所者自治会『風と海のなか―邑久光明園入所者八十年の歩み』（日本文教出版、1989年）、国立療養所邑久光明園入所者自治会『邑久光明園創立百周年記念誌「隔離から解放へ」―邑久光明園入所者百年の歩み』（山陽新聞社、2009年）、『壁をこえて―自治会八十年の軌跡』（国立療養所菊池恵楓園入所者自治会、2006年）、『名もなき星たちよ―星塚敬愛園五十年史』（星塚敬愛園入所者自治会、1985年）、国立療養所奄美和光園『光仰ぐ日あるべし―南島のハンセン病療養所の50年』（柏書房、1993年）、『命ひたすら―療養50

1973	園） 2.27恵楓園内分校中学生・教師が修学旅行で来園（長島愛生園） 4.教員室のブザー撤去（新良田教室）		
1974	1.教員室への出入り自由になる（新良田教室） 3.「星塚小中学校分校」廃校（星塚敬愛園） 8.2多磨全生園分校生徒13名が臨海学校で来園（長島愛生園）		
1975	4.少女寮「百合舎」閉鎖（多磨全生園） 10.11在校生が第1回同窓会、設立20周年事業として母校で開催。11.25東京方面に初めて正規の修学旅行（この頃からスキー旅行、キャンプ、近くの高等学校生徒との交流始める）（新良田教室） 11.25患者自治会の後援で新良田教室生徒を招待し都内・箱根案内（多磨全生園）	3.31「名瀬天使園」閉園（奄美和光園） 3.「修和館」は職員児童の保育所となる（駿河療養所）	
1976	3.「合志中学校分校」休校（菊池恵楓園） 3.「青葉小学校全生分教室」小学部一時閉鎖（多磨全生園）		
1977	3.20「稲沖分校」生徒2名退園12.12「稲沖分校」休校（宮古南静園）		1.全国退所者協議会結成
1978	「朝日小・中学校双葉分校」休校（奄美和光園）		
1979	3.31「東村山市立東村山第二中学校全生分教室」休校（多磨全生園）		「らい」の呼称を「ハンセン病」と改称
1980	7.25卒業生有志により「澄井小中学校之碑」建立（沖縄愛楽園）		
1981	3.31「澄井分校」廃校（沖縄愛楽園）		
1983	10.9同窓会（岡山市内）（新良田教室）		
1987	3.3新良田教室閉校式（第29期卒業生男子1名）・兼同窓会		

1967	3.15「星塚小・中学校分校」最後の卒業式・休校（星塚敬愛園） 「新城中学校二葉分教室」閉校（松丘保養園） 7.24寮父母は帰省できない子どものため、夏休みに栗生楽泉園での林間学校を計画、楽泉園の協力を受けバスで長野県小諸や鬼押し出しなどを見学（多磨全生園）	「新生保育所」最後の２名を送り出し閉所（東北新生園）	7.回復者の社会復帰のための宿泊施設「交流の家」を奈良県に竣工
1968	3.中学校分校卒業式（最後は男子生徒2名、女子1名）・閉鎖。少年少女寮閉鎖、独身軽症舎に改造・転用（長島愛生園） 10.山陽女子高校で開かれた部落問題研究会に初参加（新良田教室） 12.1～5中学校分教室独自の修学旅行を実施。「交流の家」を宿舎に京都・奈良市内を見学（多磨全生園）		
1969	校内民主化運動が高揚。ハンセン病、らい予防法、教育基本法などについての自主的学習すすむ（新良田教室）		
1970	7.中学校分校生徒3名が万国博覧会見学、奈良の「むすびの家」に宿泊（菊池恵楓園）		
1971	「合志小学校分校」休校（菊池恵楓園）	6.「長崎聖嬰会」は「名瀬天使園」と改称（奄美和光園）	
1972	4.「宮古稲沖小・中学校」を「沖縄県立那覇養護学校附属稲沖分校」と改称（宮古南静園） 4.1東村山市立青葉小学校開校に伴い、「全生分教室」は青葉小学校所属となる（多磨全生園） 5.15沖縄の日本復帰に伴い、「沖縄県立那覇養護学校澄井分校」と改称（沖縄愛楽園） 12.岡山市内定時制三校とバレーボールや卓球で交流（新良田教室）		
1973	2.12宮古島の稲沖分校の教員4名生徒7名が修学旅行で澄井分校に来校（沖縄愛楽	3.「敬愛保育所」閉鎖（星塚敬愛園）	

1964	3月の卒業式でわかば分校（養護学級）閉鎖（大島青松園）		11.鳥取県が全国初の里帰り実施（以後、各府県に普及）
1965	2.27沖縄の療養所から新良田教室への直接進学実現、現地で入学試験実施（沖縄愛楽園） 3.「新城小学校二葉分教室」閉校（松丘保養園） 3.17「富士岡中学校駿河分校」、卒業生3名をもち最後の卒業式を挙行、以後休校扱い。補助教師制度を廃止（駿河療養所） 3.26「新田小・中学校葉の木沢分校」閉校（東北新生園） 7.14「和光園子供会」発足（奄美和光園） 7.24生徒（4年生）が自主修学旅行（新良田教室） 「庵治中学校養護学級」4名の卒業生を最後に閉鎖（大島青松園） 12.2「全生分教室」はハンセン病児童の最後の児童教育の拠点となるものと考え、入園者自治会は「入所児童に対する奨学助成金給与等」の請願書を東村山市議会に提出、市教育委員会にも陳情活動を展開（多磨全生園） 小学生男子2名の卒業とともに児童皆無になる。「裳掛小学校分校」廃止（長島愛生園）	7.社会福祉法人「長崎聖嬰会」が経営を受け継ぐ（奄美和光園）	
1966	9.派遣教員を小・中学校とも各1名増員、それに伴い療養所や自治会も理解を示し、今までやりくりしてきた教材費を正式に予算化。1966～67にかけて全国各地からあらたに発病した児童13名が入園（青森、秋田、山形、茨城、東京、大阪、山口、長崎）（多磨全生園） 9.1韓国人互助会が主催し、韓国・朝鮮人在園者のための日本語学習の「識字学校」講座を開講2年間続く（邑久光明園） 「新城中学校二葉分教室」休校（松丘保養園）	3.「栗生保育所」閉鎖（保育児童総計271名）（栗生楽泉園）	

1956	了、派遣教員のみとなる（長島愛生園）		
1958	3.園長任命の補助教師は財政上の理由で全員退職（沖縄愛楽園）		
1959	3.31「草津小学校望分校」は児童が卒業し在籍者がなく休校（実質的に閉校）（栗生楽泉園） 自治会からの補助教師引き上げ（大島青松園）	12.1「横浜純真学園」建物の全生園への移築のため、木工部員のべ400人出動作業（多磨全生園）	
1960	4.学区変更に伴い、東村山市立第二中学校の所属に移管（多磨全生園） 9.患者による補助教師制度を廃止し、職員に移管（菊池恵楓園） 10.洋裁講師山川雅子を迎えて女子職業教育洋裁講習を開始、男子職業教育（自動車講習）と並んで入園者の社会復帰体制をつくる事業としての意義あり（沖縄愛楽園） 12.公民科学級廃止（菊池恵楓園）	「駿河寮」を閉鎖し「修和館」と命名し来客宿泊所に使用（駿河療養所）	3.沖縄読谷高校でハンセン病回復者の入試合格を取り消す入学拒否事件発生
1961	3.25「草津中学校望分校」卒業式（卒業生男子2名）、在籍生徒なく閉校（栗生楽泉園）		
1962	3.16小学生4名の卒業をもって神山小学校駿河分校が休校。児童寮「双葉寮」閉鎖、中学生は家族寮より通学（駿河療養所） 3.23「裳掛小・中学校第三分校」休校、3.24少年少女寮「双葉寮」閉鎖（邑久光明園） 4.1化成小学校秋津分校が独立し、「全生分教室」が秋津小学校の所属となる（多磨全生園）		12.「らい予防法改正研究委員会」結成（全患協）
1963	6.19「第二分校」分教室の中学生、岡山へ初めてバスレクリェーション実施（長島愛生園） 7.20園、分校、本校の三者で分校存続懇談会を開催 10.15分校休校の問題について懇談会開催（東北新生園）	10.1保育所児童、東京方面に修学旅行（栗生楽泉園）	

1954	日間の野外キャンプ実施（沖縄愛楽園） 10.光明園を会場に全国のハンセン病療養所内小・中学校（分校）教官会議を開催（邑久光明園） 11.1青年学級開設、年齢制限なしに高校進学のための補習授業実施（駿河療養所） 「宮古稲沖小・中学校」と改称（宮古南静園）		
1955	2.1町村合併に伴い「名瀬市立朝日小・中学校双葉分校」と改称。3.分校校舎新築落成（奄美和光園） 4.15高校入学補習を目的とした方針を変更し、一般入所者を対象とした青年学級を開設。 5.11駿河分校PTA発足（駿河療養所） 6.15旧校舎に並んで中学校の分校校舎新築（星塚敬愛園） 9.1二人目の専任教員が中学校担当として就任、補助教師も採用（松丘保養園） 9.新生園を会場に、らい療養所における分校教官会議を開催（東北新生園） 9.16「らい予防法」改正をめぐる闘争の要求の一つであった「岡山県立邑久高等学校定時制課程新良田教室」が愛生園内に設置・開校（一学年定員30名、第一期生男子27名女子3名）（新良田教室） 10～11.児童福祉対策委員会設置、学童の家族舎からの通学などについて公聴会開催、答申まとめる（駿河療養所）	3.27草津中学校第一分校の一部新築落成。4.1「栗生保育所草津小学校分教場」の全児童に草津小学校通学認可、分教場閉鎖。4.12青年学級の設立を希望する者20名が署名し「請願書」を園長に提出（栗生楽泉園） 4.1「未感染児童」のための保育所「駿河寮」を開設（駿河療養所） 4.竜田寮問題は、熊本商科大学長高橋守雄の調停斡旋となる（菊池恵楓園） 7.新校舎建設（教室4つ、職員室、理科実験室）（大島青松園） 9.宗教法人「幼きイエズス修道会」が保育事業を引き継ぐ（奄美和光園） 12.9園内保育所は児童の社会復帰を完了し閉鎖（長島愛生園）	
1956	10.1「葉ノ木沢分校」在学生の保護者、世話人、寮父母によるPTA「子を守る会」発足。 10.25高等学校入学者に対する奨学援助金支給について「慰安会」会計より月額一人500円と決定（栗生楽泉園） 12.「愛生学園」開園時から続いてきた患者教師の任用を終		4.「ローマ宣言」

1953	教室」12.1「全生学園中学部」は、「東村山町立東村山中学校全生分教室」として認可。新しい少女舎「百合舎」設置（多磨全生園） 11.分校児童のバスレクリエーションを日本平、三保の松原方面へ実施（駿河療養所） 11.2補習教育機関として「青年学級」開設（多磨全生園） 11.11分校教師と父兄会の初懇談会を開催、PTA結成（肉親が園内にいない児童には同郷の入園者か親しい人が親代わりに参加）（星塚敬愛園） 12.25日本復帰とともに「鹿児島県大島郡三方村立朝日小学校・同中学校双葉分校」となる（奄美和光園）		
1954	2.新城村教育委員会が「新城小・中学校二葉分校分教室」として認可。専任教員一人の派遣決定（松丘保養園） 3.澄井初等中等学校の児童生徒が初めてトラックで琉球政府、琉球大学、南部戦跡など社会見学（沖縄愛楽園） 3.24「望学園」が「草津町立小・中学校第一分校」として認可されて以来初めて卒業式挙行（卒業生2名）（栗生楽泉園） 4.1学校教育法による正規の学校として発足（松丘保養園） 4.1草津小・中学校第一分校開校式（教員2名派遣）（栗生楽泉園） 4.少年舎「若竹寮」新築、分教室の小・中学校の校舎改築（多磨全生園） 4.1「駿河学園小学校」が神山小学校の分校として認可（派遣教員1名）（駿河療養所） 7.7開校式（小・中学校分教室に専任教員1名、入園者の補助教師も担当）（松丘保養園） 8.夏休みに古宇利島東側で3	3.「黎明学園」（裳掛中学校第一分校）休校・閉鎖 3.通学問題について、熊本市教育委員会は通学を許可、PTAは反対（同盟休校） 4.竜田寮児童入学対策委員会設置。 10.竜田寮問題が参議院文教委員会で取り上げられ公聴会開催（菊池恵楓園） 11.和光園の新生児を隔離して健全に育てることを願い、ゼロム神父が自費で養育を始めたことが契機となり、奄美全域より家庭で養育困難な乳幼児を預かり保育活動を行う（奄美和光園）	

1951	し、児童寮「塩見寮」開設（駿河療養所） 女子中学生1名がプロミン全治第一号として退園（邑久光明園）		
1952	3.25第1回小学校卒業式、学芸会開催（国頭愛楽園） 3.31「琉球政府立宮古南静園小・中学校」（仮称）として認可（教員は患者の有資格者など）（宮古南静園） 4.1「琉球政府立双葉小・中学校」として認可（名瀬市立朝日小中学校双葉分校）（奄美和光園） 4.28第1回修学旅行を実施（バスで仙台方面）（東北新生園） 11.夜間補習授業開始（多磨全生園）園内にPTAを結成、園内学園の正式認可と有資格専任教員派遣要請運動を展開（松丘保養園） 52年以降、分校で岡山市内見学一日旅行を実施（本校生徒との交歓会、本校授業見学なし）（邑久光明園）	4.1「栗生保育所」児童のうち小学４年生以上が「草津小学校」への通学を認められる（栗生楽泉園） 5.愛生園付属保育所「黎明学園」児童が本校の「裳掛小学校」への通学、本校通学に対して本校ＰＴＡより異議が出たが、村・学校当局と覚書を手交して解決（長島愛生園） 「白鳥寮」児童、大阪市立啓発小学校・中島中学校へ通学（長島愛生園）	4.国頭愛楽園を沖縄愛楽園と改称 6.藤楓協会発足（癩予防協会を改称） 6.「一時帰省」が正式に許可（厚生省医務局長通達） 12.全国国立療養所ハンセン氏病患者協議会（全患協）となる
1953	4.少年寮から中学生1名が社会復帰（プロミンによる敬愛園からの退園第1号）（星塚敬愛園） 4.1「富士岡中学校駿河分校」として認可（派遣教員1名、入所者も補助教師2名が就任） 5.少年少女寮「双葉寮」完成6.8小・中学校の校舎を新築（駿河療養所） 6.25葉の木沢分校校舎落成 8.11入園者自治会・楓会により「療養所入所子弟教育の困難性」に鑑み、「東北新生園教育振興委員会」発足（東北新生園） 9.22岡山県立操山高等学校通信教育の受講生入学式。16～37歳までの生徒が正科生、特科生として受講（邑久光明園） 10.1「全生学園小学部」は、「東村山町立化成小学校全生分	5.竜田寮保育施設移転促進運動 11.「竜田寮」児童の黒髪校通学問題が発生（菊池恵楓園） 園内の園長官舎内で、園内で生まれた入園者の新生児・乳児の保育実施（奄美和光園） 楓蔭会東京支部が「恵光寮」の認可申請（不許可のため57年閉鎖）	6.「らい予防法」改正案が政府より衆議院に提出 7～8.国会直接陳情、座り込み、交渉 8.法律第214号「らい予防法」公布・施行

1950	ける（駿河療養所） 2.スコアブランド米軍政府公衆衛生部長により木造トタン葺校舎（98.01㎡）建設、4教室を新築（国頭愛楽園） 4.公民科学級開設（菊池恵楓園） 4.「西俣小学校星塚分校」「大姶良中学校星塚分校」開校（星塚敬愛園）	生園）	
1951	2.少年少女寮新築（菊池恵楓園） 3.20寮舎を教室にした寺子屋式学園で卒業式を挙行。富士岡小・中学校より卒業証書が送られるものの、8名の卒業生に対し、4名分の卒業証書しかなく、残り4名には仮証書が渡され、1年後に本証書が交付された（駿河療養所） 3.29新田村長、村教育委員会と新田小中校長が来園し、園当局・自治会と懇談（東北新生園） 4.1児童患者の教育費として「児童教材費」が予算化（全療養所） 4.沖縄群島政府文教局長屋良朝苗来園、入所者自治会会長徳田祐弼が「教育の機会均等」の実現を陳情（国頭愛楽園） 4.14少年舎児童が宇野方面へ近海遊覧（長島愛生園） 6.4「新田村立新田小・中学校葉の木沢分校」（4坪の仮校舎）開校（新生学園閉鎖） 6.27少年少女寮開設（少年舎新設、少女舎は一般独身寮を転用）（東北新生園） 9.14沖縄群島政府知事平良辰雄は「愛楽学園」を「政府立澄井初等中等学校」および「附設若竹幼稚園」として認可（派遣教員3名、補助教師4名、保母1名設置）（国頭愛楽園） 12.児童室・教室を新築移転	2.24横浜の保育児童施設「純真学園」が国立に移管され、全生園の管理（分園）に移行（多磨全生園）	1.全国癩患者協議会（全癩患協）結成 8.藤本事件発生 11.三園長の国会証言

1945	学齢児童、未就学学齢超過者への教育開始（奄美和光園）		
1946	6.12厚生省より「未感染児童」保育所職員の勤務に関する調査実施（栗生楽泉園）	5.保育所所管が癩予防協会から国に移管（長島愛生園）	
1947	3.「愛楽学園」が仮公会堂で開校（国頭愛楽園） 8.男子児童室設置(駿河療養所) 「八重菱学園」教育再開（宮古南静園） 8.男子児童室（三号室）設置(駿河療養所)	園内に保育所開設（奄美和光園） 8.済井出部落に疎開していた保育所は、米軍からコンセット資材をもらい、職員居住地帯に保育所を移動・組み立て(国頭愛楽園)	3.教育基本法・学校教育法公布 4.学校教育６・３・３制実施に伴い、各療養所に中学校設置
	庵治小学校養護学級と庵治中学校養護学級に教育委員会より教師派遣、義務教育実施（大島青松園）		
1948	3.24「愛生学園」は「裳掛小・中学校第二分校」となる（長島愛生園） 3.26「裳掛中学校第三分校」開校式（邑久光明園） 4.1「恵愛学園」が小学部・中学部に改称（星塚敬愛園） 8.元研究室を校舎に使用。 9.大川隆が宮古南静園に引き揚げ後任に友川光夫が就任（国頭愛楽園）	3.24「黎明学園」に裳掛中学校第一分校を併設（長島愛生園） 4.15「栗生保育所」開所15周年記念祝賀式。 9.15児童、東京見学で多磨全生園に宿泊（栗生楽泉園） 10.1「楓蔭幼稚園」開園（長島愛生園）	5.優生保護法成立 7.プロミン予算獲得闘争委員会結成
1949	1.13入所者自治会が「愛楽学園」を地元屋我地村の「饒平名校分校」として認可申請するも不可（国頭愛楽園） 3.園立の校舎1棟（25坪）建築（宮古南静園） 4.11「栄小学校」「合志中学校」の園内分校設置が認可・開校式（菊池恵楓園） 県教育委員会、鹿屋市助役、市教育委員、民生委員などが「分校」を設立している恵楓園を視察（星塚敬愛園） 庵治小中学校養護学級。職員や島民の子等とともに勉強できるようになる（大島青松園）	4.16「栗生保育所」児童小学５年生以上の「草津小学校」への通学が認められる（栗生楽泉園） 10.22教養会を改組し、財団法人楓蔭会を設立（長島愛生園） 保育所の学齢児童、職員や島民の子ども等とともに「庵治小学校」に通学（大島青松園）	
1950	1.16義務教育該当児童の問題を放置しておけず、入所者の寮舎で寺子屋式の授業開始（入所者教師1名、児童6名)。4.10富士岡小・中学校に交渉し、教科書の寄贈を受	3.16児童福祉法による養護施設として「楓蔭寮」が県知事より認可。 12.4保育所児童を一般養護施設へ転出させる気運高まり、楓蔭会大阪支部「白鳥寮」を開設（長島愛	

1941	任へ。これまで大人と同居していた少女を少年寮「ひるぎ舎」に移動し、「ひるぎ舎」食堂を教室として使用。戦争に伴い教科書入手困難のため教師作成の教科書で授業開始。「食糧増産突撃隊」を学童で編成し堆肥用の草刈、海草集め、待避壕掘りに協力（国頭愛楽園）		
1942	「松丘国民学校」に改称（松丘保養園） 少年舎二棟増築（長島愛生園）	6.回春病院跡に癩予防協会所属の保育所「竜田寮」開設。 10.保育所「恵楓園」を廃止し「竜田寮」に移転（児童29人）（菊池恵楓園） 7.1保育所敷地内に技工修練所「つつじ丘工芸学園」設置（保育児童のための授産施設）（栗生楽泉園）	
	国民学校令に基づく「養護学級」として「大島学園」と「楓学園」を統合し、庵治村立「庵治第二国民学校」設置（初等科・高等科・養護学級の三学級編成）（大島青松園）		
1943	2.11敬愛少年団結団式。「敬愛学園」新校舎を健児ヶ丘に竣工（星塚敬愛園） 患者教師の家「希望寮」を望ヶ丘に建設（長島愛生園） 学園に実習畑を設置、過酷な労働始まる（邑久光明園） 第二国民学校の養護学級として卒業証書授与（大島青松園）	「竜田寮」での教育開始（菊池恵楓園）	4.国立療養所奄美和光園設置
1944	5.「光明学園」の名称廃止（邑久光明園） 5.5「愛生学園」校舎が一教室増築され「裳掛国民学校第二分教場」となる（長島愛生園）	「愛生保育所」が「裳掛国民学校第一分教場」となる（長島愛生園） 9.保育児童（7歳以下14名）を長島愛生園に疎開させる（星塚敬愛園）	12.国立駿河療養所設置
1945	4.23米兵が園に侵入。園内施設はほぼ壊滅。児童・教師は三カ月間園内に造った防空壕で生活。壕生活から解放されたものの少年二人のうち一人は栄養失調で、もう一人は肺結核で死亡。（国頭愛楽園） 5.5光明学園は「裳掛国民学校第三分教場」として岡山県知事より認可（邑久光明園）		10.選挙法改正により患者が参政権を取得

1939	1.6「愛楽学園」の寺子屋式授業開始（男11人女6人）（国頭愛楽園） 3.少年少女舎「双葉寮」竣工（邑久光明園） 3.20「光明学園」校舎の新築落成（邑久光明園） 5.光明学園設立（邑久光明園） 5.「日曜塔」完成。日曜学校（東京）の生徒たちの寄付によって、一般舎から谷を隔てた向かい側の丘に作られた八角形二階建ての塔。児童たちの課外授業の場として利用（星塚敬愛園） 6.1「双葉寮」開設（邑久光明園）	4.沖縄らい予防協会が15,000円の資金をもとに、定員30人面積130坪の保育所を職員居住地帯に建設計画、日中戦争拡大による建築資材高騰で工事入札段階で不調となり計画を一部変更（国頭愛楽園） 4.28「楓光幼稚園」開園式（星塚敬愛園） 12.保育所設置（国頭愛楽園）	10.国立療養所東北新生園設置
1940	4.1「新生学園」設立、定まった教室はなく、一般舎の空室（分館脇の面会所）で授業開始（東北新生園） 9.少年団結成（男女で構成）（邑久光明園） 栗生会館を教室として使用（栗生楽泉園）	2.19保育所事業を救世軍への委託から園の直接管轄に移行（栗生楽泉園） 9.30定員15人、建坪84坪の木造瓦葺平屋一棟「愛楽園保育所」竣工（国頭愛楽園）	
1941	7.学童数32人に増加。教科書新調、小学全集80巻、オルガン、運動具、学用品など支給、台湾猿二匹飼育（国頭愛楽園） 7.九療学園を「恵楓学園」と改称（菊池敬楓園） 秋には一般舎ではなく独立した校舎（旧図書室）を使用（東北新生園） 湯之沢の「聖望小学校」の校舎を楽泉園下地区のグラウンド西側に移築。草津小学校の分校として認められていたが、厚生省所管の国立療養所内建物とみなされたため小学校名は用いられず、「望」の一字をもらいうけて、「望学園」と名づけた。三教室に雨天運動場、教員室を整備（栗生楽泉園） 12.「愛楽学園」の運営が園当局から入園者翼賛教育部の責	5.27「新生保育所」開設（東北新生園）	公立療養所7か所が、国立に移管。名称もそれぞれ多磨全生園、松丘保養園、邑久光明園、大島青松園、菊池恵楓園、宮古南静園、国頭愛楽園と改称

1934	丘学園」設置。学園長は中条資俊院長、生徒38名、成人患者にも開放、学園長による学園卒業証書を交付（北部保養院） 少年少女舎設置（全生病院）		（朝鮮総督府が1916年に開設）を「小鹿島更生園」と改称（朝鮮）
1935	2.11少年団結成（北部保養院） 3.「檜小学校」第1回卒業式（九州療養所） 9.「栴檀寮」竣工（宮古南静園、日本日曜学校協会の寄付金による児童学習場） 園が「八重菱学園」開設、寺子屋式授業開始、「文盲者にも聖書が読めること」を目的に（宮古療養所） 患者学校設立（小鹿島更生園）	4.癩予防協会、「松丘保育所」を院内に開設（北部保養院） 5.癩予防協会による「未感染児童」保育所「恵楓園」開設（九州療養所） 6.「未感染児童」保育所開設（宮古療養所） 外島風水害で委託されていた患者が自宅で学齢期児童6～7名に授業を実施（栗生楽泉園） 8.嬰児室、児童室、学習室などを新設（小鹿島更生園）	10.国立療養所星塚敬愛園設置
1936	1.8事務分館倉庫隣の舎の一室を教室にして「敬愛学園」開設（星塚敬愛園） 11.檜小学校を「九療学園」と改称（九州療養所）	1.8バルナバ保育所「聖マーガレット館」全焼（湯之沢部落） 3.裳掛小学校慰問学芸会（長島愛生園） 4.28保育所「楓光寮」開設、（学齢児は職員の学齢児と共に近隣の西俣小学校へ通学（星塚敬愛園） 5.保育所に分教場が開設（九州療養所） 6.30「新城尋常高等小学校二葉分教室」設置（北部保養院）	2.らい根絶20ヵ年計画を決定（内務省） 8.長島事件
1937	「八重菱学園」閉校、同年8.1再編成し発足（宮古療養所） 8.「愛生学園」校舎建設（少年少女寮から独立した教育施設へ）（長島愛生園）		
1938	7.移転により「外島学園」から「光明学園」に改称、再発足（邑久光明園） 11.10「愛楽学園」開園式（国頭愛楽園） 「若竹寮」（男子）・「若草寮」（女子）設置（北部保養院）	1.4「栗生保育所」火災。 1.12皇太后より保育所火災被災児童被服類購入資金を寄付。 12.11「草津小学校栗生分教場」火災（栗生楽泉園） 12.28「楓光幼稚園」竣工（星塚敬愛園）	4.外島保養院が復旧し、邑久光明園と改称し場所も移転して開設 11.県立療養所国頭愛楽園設置 12.栗生楽泉園に重監房「特別病室」設置

1928	「大島学園」新築（大島療養所）	6.湯之沢部落患者の保育児童が草津小学校に通学開始（湯之沢部落）	
1929	10.2「全生少年少女団」結成（全生病院）		
1930	患者児童のための新校舎・屋内運動場が完成。学校を「聖望小学校」に改称、落成式に町長、草津小学校長列席・祝辞（湯之沢部落）		11.国立療養所長島愛生園設置 12.台湾楽生院設置
1931	5.5.「愛生学園」開設（児童２名、教室は礼拝堂の一室） 9.15「愛生学園」中等部の授業開始（長島愛生園） 「檜小学校」開設、校舎兼図書室新築（九州療養所） 11.13「全生学園」校舎設置（全生病院）	8.1.愛生保育所「楓蔭寮」を開設（長島愛生園） 8.癩予防協会、「楓学園」を保育所の一部に設置（大島療養所）	3.沖縄県立療養所宮古保養院設置 3.癩予防協会設立 4.改正「癩予防法」公布、「無らい県運動」始まる
1932	2.1院内組織として「教育部」発足（北部保養院） 2.20「愛生青年団」結団式。 4.1「外島学園」開設（外島保養院）	5.少女寮「慈岡寮」（岡山県婦人慈善会寄贈10坪住宅第１号）に６名の少女が舎長（寮母）と共に「つる舎」から移住（長島愛生園）	12.16国立療養所栗生楽泉園設置
1933	5.少年少女舎開設（九州療養所） 「愛生少年団」結団式（長島愛生園） 「子供室」開設（児童10名）（大島療養所）	2.児童保育所設置打ち合わせのため救世軍本営植村中佐および加藤大尉来園視察。4.児童保育所仮収容所開所（栗生楽泉園） 4.15癩予防協会、園内「双葉寮」に仮保育所設置。「黎明少年団」結団式。5.1保育所付属「黎明学園」開設、「裳掛村立裳掛尋常小学校分教場」となる（長島愛生園） 5.幼児学齢児童寮設置（九州療養所） 9.15児童保育所落成。10.1保育所内に「草津小学校栗生分校」設置。10.8「栗生保育所」開所式（栗生楽泉園） 「楓学園」が島内「庵治村立庵治尋常高等小学校分教場」として認可（大島療養所） 「未感染児童棟」の新築（神山復生病院）	10.宮古保養院を「宮古療養所」と改称
1934	10.少年舎「平安寮」を望ヶ丘に設置（長島愛生園） 12.14患者慰藉会により、「松	12.23「第二楓蔭寮」竣工（長島愛生園）	9.21室戸台風により外島保養院壊滅 10.小鹿島《ソロクト》慈恵病院

資料4　ハンセン病児問題史年表　（江連恭弘・清水寛）

	患者児童	保育児童＊	関連記事
1909	国内有識者による空室での寺子屋式授業（大人も対象）（北部保養院）		第一区～第五区の公立療養所設置
1910	12.教職経験のある患者を学事世話係として院内礼拝堂で寺子屋式授業を開始（全生病院） 寺子屋式による成人対象の「簡易な教場」、学齢患者児童への「日曜学校」を実施（大島療養所）	4.「患者携帯児」が多数になるときは、子どもの収容所を設置するか、養育院・孤児院に委託することを確認（第1回療養所長会議）	
1911	礼拝堂の一隅に少年教育所設置（外島保養院） 読書・習字・修身など患者の学習活動を説教場で開始（九州療養所）		
1912	学級設置（外島保養院） 患者学校設立（生徒約15人）（九州療養所）		
1919	「大島学園」新築設置（中心は学齢患者児童、1925年に再建され馬場地区に現存）（大島療養所）		
1923		コンウォール・リー、矢崎ケサに児童4名の保育を委ねる（湯之沢部落）	
1924		12.リー、患者である親と同居する児童の保育施設「聖マーガレット館（バルナバ保育所）」開設（9名収容、1930年には25名に。男女混合保育）、成長後の男児のための養護施設「聖テモテ館」を併設（湯之沢部落）	
1925	1.リーが湯之沢の患者児童を対象に寺子屋式学校を開設（湯之沢部落）		1.日本ＭＴＬ発足
1926	青年層対象の夜間二時間珠算講習（受講者約40名）、他に文法・英語等の講座あり。1920年代後半には婦人対象の裁縫講習を継続（九州療養所）		

＊「保育児童」とは、「未感染児童」などと呼ばれた、親がハンセン病者で療養所等にいる子どもたちのことを指す。

あとがき

清水　寛

まず、お会いしたり文通しあった在園者や社会復帰者で、ハンセン病児問題の歴史と実態について貴重な教えを受け、その方の人生と生き方から人格的な感化をも与えられた方々について、すでに亡くなられた方が多いが、ご氏名を療養所ごとに記し感謝の意を表したい（敬称略す）。

松丘《まつがおか》保養園（青森県青森市）＝伊藤文男、滝田十和男、梅原秀之、田原浩、菊池盈。／東北新生園（宮城県登米市）＝小野寺民雄、鈴木磐井《いわい》。／栗生楽泉園（群馬県草津町）＝藤田三四郎、谺雄二、鈴木幸次、沢田五郎、横山秀夫、金夏日《キムハイル》、韓億珠《ハンオクス》、石浦教良、小林弘明、安谷屋《あたにや》周二、加藤三郎。／多磨全生園（東京都東村山市）＝松本馨、光岡良二、山下道輔、大竹章、野上寛次、李衛、伊波敏男、冬敏之、森元美代治、藤田四郎、三木義夫、平沢安治、津田せつ子、斎藤いね子。／駿河療養所（静岡県御殿場市）＝沢田二郎、西村時夫、島田清、除内大郎、荻野全俔《ぜんけん》。／邑久光明園《おくこうみょう》（岡山県瀬戸内市）＝木谷昌弘、望月拓郎、崔南竜。／長島愛生園（同前）＝島田等《ひとし》、宇佐美治、池内謙次郎、近藤宏一、双見美智子、金泰九《キムテグ》、川島保、千葉修、石田雅男、加賀田一、福岡武、田端明、内田とみ、仲信一郎、日野三郎、甲斐八郎。／大島青松園（香川県高松市）＝政石道男、中石俊夫、薄井三佐男、森和夫、田根《たね》正男、田中京祐、門脇光子、山本恵美子。／菊池恵楓園（熊本県合志町）＝杉野桂子、青木伸一、芝精、山本吉徳、畑野むめ、内海俊夫、金成允《キムソンテ》、大山洋。／星塚敬愛園（鹿児島県鹿屋市）＝島比呂志、月田まさし、イシガ・オサム、中山弥弘。／奄美大島和光園（鹿児島県奄美市）＝森山一隆。／沖縄愛楽園（沖縄県名護市）＝宮城兼尚、嘉数弘子、南真砂子、宮里光雄、深山《みやま》一夫。／宮古南静園（沖縄県宮古島市）＝与那覇次郎、下澤仲夫、仲門金四郎、佐久本哲夫、吉村清祐、長浜春吉、嵩原《たけはら》勝米、羽地良祥。／韓国（元・小鹿島病院入院者）沈田　潢《シムジョンファン》。／台湾（元・楽生院入院者）洪耒成。

当初は、少なくとも一三の国立療養所全体を対象として、ハンセン病児問題史の通史をまとめることを意図していたが無理であった。聴き取りした録音テープが数多く残っている。

ところで、第Ⅱ部「証言編」で長島愛生園の証言者が少ないのは、ゼミの報告書の第3集『ハンセン病療養所における子どもの生活・教育・人権の歴史——国立療養所長島愛生園を中心に』（二〇〇二年三月発行予定）の成稿を印刷直前に事故（火災）で全て失ったからである。冬敏之さんの直筆原稿だけは私の手許に保存してあったので本書に収録できた。

島田等さんはハンセン病児問題史の研究に強い共感と深い理解を示し、文通によっても励ましと資料の提供を受けた（一九七八年五月一八日付から九二年六月一七日付まで、書簡二三通、葉書九通受信。『隔絶の里程』編纂《へんさん》・執筆に際し収集された「愛生学園」「裳掛《もがけ》小・中学校長島分校」「愛生保育所」「邑久高校新良田《にいらだ》教室」などの第一次資料の教育関係目録計一二三点の直筆原稿複写を受贈）。しかし、惜しいことに、一九九五年一〇月二〇日、膵臓《すいぞう》がんで逝去、享年六九歳であった。

その後、私たちのハンセン病児問題史のゼミは夏休みに長島愛生園に一週間合宿し、島田さんたちが心血を注いで刊行した『隔絶の里程』、島田さんの名著『病棄《やみす》て——思想としての隔離』（ゆみる出版、一九八五年）などに学びつつ、前掲の「目録」を手がかりに資料の収集・複写や金泰九さんをはじめとする在園者の方々から聴き取りをさせていただいた。

このように、本書は長年にわたり多くの方々のご教示・ご援助を得ることによって生まれることが出来たが、思い遺す面もある。本書にこめた私たちの願いを受けとめ、さらにハンセン病児問題史の研究を発展させていって下さることを切望している。

本書の内容に関連する編者の著書・論文・報告には、①『人間のいのちと権利――民主主義・人権・平和と障害者問題』（全障研出版部、一九八九年）、②「第2次大戦と障害者――太平洋戦争下の精神障害者・ハンセン病者の生存と人権」（埼玉大学紀要教育学部（教育科学）』39巻1号、一九九九年三月）、③『日本及び旧植民地朝鮮・台湾におけるハンセン病児童の生活と教育と人権の歴史』（科研費補助金研究成果報告、二〇〇一年三月）がある。

さいごに、東京学芸大学の大学院生のときからゼミに参加され、本書の実質的な共編者である江連恭弘さんと、本書の原稿を深く読み取り適切な助言をしながら編集の労をとられた新日本出版社編集部の角田真己さんに厚くお礼申し上げる。

なお、私事ながら、今年は私どもの結婚五〇周年であり、私のこれまでの生活と研究を支えてくれている妻・和子に感謝する。

二〇一六年九月六日

清水寛（しみず・ひろし）

1936年、東京都生まれ。埼玉大学名誉教授（障害者教育学）。全国障害者問題研究会顧問。『セガン　知的障害教育・福祉の源流』全４巻（日本図書センター、2004年、編著、第24回社会事業史学会文献賞受賞）、『日本帝国陸軍と精神障害兵士』（不二出版、2006年、編集）、『資料集成　戦争と障害者』全６冊（不二出版、2007年、編集）など著作多数。

編集協力：江連恭弘（えづれ・やすひろ）

1974年、栃木県生まれ。法政大学第二中・高等学校教諭。著書に『東村山市史２　通史編　下巻』（2003年、共著）『近現代日本ハンセン病問題資料集成　補巻10　ハンセン病と教育』（不二出版、2006年、編・解説）。

ハンセン病《びょう》児《じ》問題《もんだい》史《し》研究《けんきゅう》——国《くに》に隔離《かくり》された子《こ》ら

2016年10月30日　初　版

編著者　清　水　　寛
発行者　田　所　　稔

郵便番号　151-0051　東京都渋谷区千駄ヶ谷４－25－６
発行所　株式会社　新日本出版社
電話　03（3423）8402（営業）
03（3423）9323（編集）
info@shinnihon-net.co.jp
www.shinnihon-net.co.jp
振替番号　00130-0-13681
印刷　光陽メディア　製本　小泉製本

落丁・乱丁がありましたらおとりかえいたします。

ISBN978-4-406-06054-7　C0036　Printed in Japan